HIPPOLYTE BERNHEIM

DE LA SUGGESTION ET DE SES APPLICATIONS À LA THÉRAPEUTIQUE

Elibron Classics
www.elibron.com

Elibron Classics series.

ISBN 1-4212-0262-X (paperback)
ISBN 1-4212-0261-1 (hardcover)

This Elibron Classics Replica Edition is an unabridged facsimile of the edition published in 1888 by Octave Doin, Paris.

DE LA

SUGGESTION

ET DE SES APPLICATIONS

A LA THÉRAPEUTIQUE

BIBLIOTHÈQUE DE L'ÉLÈVE ET DU PRATICIEN

Collection publiée dans le format in-18 jésus. Cartonnage diamant, tranches rouges.

OUVRAGES PARUS DANS CETTE COLLECTION :

Histoire de la médecine d'Hippocrate à Broussais et ses successeurs, par le Dr J.-M. GUARDIA. 1 vol. de 600 pages. 7 fr.

Manuel pratique de médecine mentale, par le Dr E. RÉGIS, ancien chef de clinique de la Faculté de médecine de Paris à Sainte-Anne, précédé d'une préface de M. B. BALL, professeur de clinique des maladies mentales à la Faculté de médecine de Paris. 1 vol. de 600 pages avec planches. 7 fr. 50.

De la suggestion et de ses applications à la thérapeutique, par le Dr BERNHEIM, professeur à la Faculté de médecine de Nancy. 1 vol. de 600 pages avec figures dans le texte 2e édition. 7 fr.

Manuel pratique de laryngoscopie et de laryngologie, par le Dr G. POYET, ancien interne des hôpitaux de Paris. 1 vol. de 400 pages avec figures dans le texte et 24 dessins chromolithographiques hors texte. 7 fr. 50

Manuel pratique des maladies de l'oreille, par le Dr P. GUERDER. 1 vol. de 320 pages. 5 fr.

Manuel pratique des maladies des fosses nasales, par le Dr MOURE. 1 vol. de 300 pages avec 60 figures et 6 planches hors texte. 5 fr.

Manuel d'ophtalmoscopie, par le Dr A. LANDOLT, directeur du laboratoire d'ophtalmologie à la Sorbonne. 1 vol. avec figures dans le texte. 3 fr. 50

Hygiène de la vue, par le Dr G. SOUS (de Bordeaux). 1 vol. de 350 p. avec 67 fig. 6 fr.

Manuel d'accouchement et de pathologie puerpérale, par A. CORRE, professeur agrégé d'accouchement à l'Ecole de médecine de Brest. 1 vol. de 650 pages avec 80 figures et 4 pl. chromolithographiques hors texte. 6 fr.

Traité pratique des maladies des organes sexuels, par le Dr LANGLEBERT. 1 vol. de 550 pages avec figures. 7 fr.

Manuel clinique de l'analyse des urines, par P. YVON, pharmacien de 1re classe, ancien interne des hôpitaux de Paris, 3e édition, revue et très augmentée. 1 vol de 420 pages. avec 50 figures dans le texte et 8 planches hors texte. 7 fr.

Manuel pratique des maladies de la peau, par le Dr F. BERLIOZ, professeur à l'Ecole de médecine de Grenoble. 1 vol. de 500 pages. 6 fr.

Traité pratique de massage et de gymnastique médicale, par le Dr SCHREIBER, ancien professeur libre à l'Université de Vienne, membre des Sociétés d'hygiène et d'hydrologie de Paris. 1 vol. de 350 pages avec 117 figures. 7 fr.

Manuel d'hydrothérapie, par le Dr Paul DELMAS, inspecteur du service hydrothérapique de l'hôpital Sainte-Anne de Bordeaux. 1 vol. de 600 pages avec 39 figures, 9 tableaux graphiques et 60 tracés. 6 fr.

Manuel pratique de médecine thermale, par le Dr H. CANDELLÉ, ancien interne des hôpitaux de Paris, membre de la Société d'hydrologie médicale. 1 vol. de 450 pages. 6 fr.

Guide thérapeutique aux eaux minérales et aux bains de mer, par le Dr CAMPARDON, avec une préface de M. Dujardin-Beaumetz. 1 vol. de 300 pages. 5 fr.

Des vers chez les enfants et des maladies vermineuses, par le Dr Elie GOUBERT, ouvrage couronné (médaille d'or) par la Société protectrice de l'enfance. 1 vol. de 180 p., avec 60 figures dans le texte. 4 fr.

Manuel de dissection des régions et des nerfs, par le Dr Charles AUFFRET, professeur d'anatomie et de physiologie à l'Ecole de médecine navale de Brest. 1 vol. de 47 pages, avec 60 figures originales dans le texte, exécutées pour la plupart d'après les préparations de l'auteur. 7 fr.

Nouveaux éléments d'histologie, par le Dr R. KLEIN, professeur adjoint d'anatomie et de physiologie à l'Ecole médicale de Saint-Bartholomew's hospital de Londres, traduit de l'anglais et augmenté de nombreuses notes, par le Dr G. VARIOT, chef de clinique des Enfants assistés et préparateur des travaux d'histologie de la Faculté de médecine de Paris, et précédé d'une préface du professeur Ch. ROBIN. 1 vol. de 540 pages avec 183 figures. 8 fr.

Nouveaux éléments de petite chirurgie, par le Dr P. CHAVASSE, professeur agrégé au Val-de-Grâce. 1 vol. de 900 p. avec 525 fig. 9 fr.

Nouveaux éléments de chirurgie opératoire, par le Dr CHALOT, professeur agrégé à la Faculté de médecine de Montpellier. 1 vol. de 750 pages avec 498 figures. 8 fr.

Manuel d'Embryologie humaine et comparée, par le Dr Ch. DEBIERRE, professeur agrégé à la Faculté de médecine de Lyon, chef des travaux anatomiques. 1 vol. de 794 pages avec 321 figures dans le texte et 8 planches en couleur hors texte. 8 fr.

Manuel de microbiologie, comprenant l'étude des fermentations, l'étude microscopique et les procédés de culture des bactéries, l'étude des principales maladies d'origine bactérienne, par le Dr DUBIEF, ancien interne des hôpitaux de Paris. 1 vol. de 600 pages avec 200 fig. 8 fr.

Manuel pratique de médecine militaire, par le Dr AUDET, médecin-major à l'Ecole spéciale militaire de Saint-Cyr. 1 vol. de 300 pages avec planches hors texte. 5 fr.

DE LA

SUGGESTION

ET DE SES APPLICATIONS

A LA THÉRAPEUTIQUE

PAR

Le Dr BERNHEIM

PROFESSEUR A LA FACULTÉ DE MÉDECINE DE NANCY

Deuxième édition corrigée et augmentée

AVEC FIGURES DANS LE TEXTE

PARIS

OCTAVE DOIN, ÉDITEUR

8, PLACE DE L'ODÉON, 8

1888

PRÉFACE

DE LA NOUVELLE ÉDITION

Ce qui frappe toujours d'étonnement les confrères qui nous font l'honneur de venir à notre clinique constater les faits relatés dans ce livre, c'est la singulière facilité avec laquelle on peut hypnotiser l'immense majorité des sujets de tout âge, de tout sexe, de tout tempérament. Ils s'imaginaient que l'état hypnotique est l'apanage exclusif de quelques rares névropathes, et ils voient maintenant tomber successivement sous l'empire de la suggestion *tous* ou *presque tous* les malades d'une salle. « Comment, disent-ils, a-t-on pu passer pendant des siècles à côté de cette vérité si aisée à démontrer, sans la découvrir ? »

Parmi les personnes qu'on hypnotise, les unes tombent en sommeil profond, sans souvenir au réveil ; nous les appelons des somnambules. Un cinquième ou un sixième des sujets, d'après M. Liébeault, entre en somnambulisme. Dans notre service d'hôpital, où le médecin a une plus grande autorité sur les malades, où l'imitation et l'entraînement de l'exemple constituent peut-être une véritable atmosphère suggestive, la proportion des somnambules est bien plus considérable, et nous arrivons quelquefois à mettre dans cet état la moitié, si ce n'est plus encore, de nos clients.

Les autres, bien qu'ayant conservé le souvenir de tout au réveil, bien qu'ils s'imaginent parfois n'avoir pas dormi, ont été influencés à des degrés divers : la catalepsie suggestive, la contracture provoquée, les mouvements automatiques, la suppression de douleurs, etc., démontrent d'une façon irréfragable que l'influence existe.

Ceux qui sont dans le sommeil profond, sans souvenir au réveil, si on les abandonne à eux-mêmes, dorment calmes et inertes, comme les dormeurs naturels. Rien ne différencie ce sommeil provoqué du sommeil spontané. Les phénomènes de sensibilité, de motilité, d'idéation, d'imagination, illusions et hallucinations ne s'y manifestent pas spontanément, mais sont provoqués par la suggestion. Les mêmes phénomènes peuvent être déterminés chez ces mêmes sujets lorsqu'on réussit à se mettre en relation avec eux dans leur sommeil naturel : même attitude passive des membres, dite catalepsie, mêmes mouvements automatiques, mêmes illusions, mêmes hallucinations actives ou passives. Les hallucinations ne sont que des rêves suggérés; les rêves ne sont que des hallucinations spontanées. Ces hallucinations soit spontanées, soit suggérées restent passives, c'est-à-dire que le sujet demeure inerte comme dans le rêve normal; elles ne deviennent actives, c'est-à-dire que le sujet ne se remue, ne marche, ne joue un rôle animé dans l'acte hallucinatoire évoqué, que si, par la suggestion, on le tire de sa torpeur. De même les rêves du sommeil spontané deviennent chez quelques-uns actifs, et constituent le somnambulisme naturel. Toutes les manifestations réalisées dans l'état hypnotique peuvent, je le répète, chez le même sujet, être réalisées, les mêmes dans son sommeil naturel.

Non ! le sommeil hypnotique n'est pas un sommeil pathologique ! Non ! l'état hypnotique n'est pas une névrose analogue à l'hystérie. Sans doute on peut créer chez les hypnotisés les manifestations de l'hystérie, on peut développer chez eux une vraie névrose hypnotique qui se répétera à chaque sommeil provoqué. Mais ces manifestations ne sont pas dues à l'hypnose, elles sont dues à la suggestion de l'opérateur ou quelquefois à l'auto-suggestion d'un sujet particulièrement impressionnable dont l'imagination frappée par l'idée émotive du magnétisme crée ces désordres fonctionnels, qu'une suggestion calmante pourra toujours réprimer. Les prétendus phénomènes physiques de l'hypnose ne sont que des phénomènes psychiques; la catalepsie, le transfert, la contracture, etc., sont des effets de suggestion. Constater que la très grande majorité des sujets est suggestible, c'est éliminer l'idée de névrose ! A moins d'admettre que la névrose est universelle, que le mot hystérie est synonyme d'impressionnabilité nerveuse quelconque ! Et comme nous avons tous des nerfs et que c'est une propriété des nerfs d'être impressionnables, nous serions tous des hystériques !

Le sommeil lui-même est l'effet d'une suggestion. J'ai dit : nul ne peut être endormi contre sa volonté. M. Ochorowitz a vivement combattu cette proposition. Il n'a peut-être pas suffisamment saisi ma pensée. Il est certain que tout sujet qui ne veut pas être hypnotisé et qui sait qu'il ne peut pas l'être, s'il ne le veut pas, résiste avec succès à toutes les tentatives. Il est vrai aussi que certains sujets ne peuvent pas résister parce que leur volonté est affaiblie par la peur ou par l'*idée* d'une force supérieure qui les influence malgré eux. *Nul ne peut être hypnotisé s'il n'a l'idée qu'il va l'être*. Ainsi conçue, ma proposition est inattaquable. C'est l'idée qui fait l'hypnose ; c'est une influence psychique et non une influence physique ou fluidique qui détermine cet état. Chose singulière, ce sont des psychologues comme M. Janet et M. Binet qui ont méconnu la nature purement psychique de ces manifestations ! M. Delbœuf ne s'y est pas trompé.

On a invoqué contre la doctrine suggestive les expériences faites dans ces derniers temps par MM. Bourru et Burot, de Rochefort ; je veux parler de l'action médicamenteuse à distance. Certains sujets hypnotisés ou même à l'état de veille auraient une aptitude singulière à être influencés par une substance contenue dans un flacon placé à côté d'eux et dont ils ignorent le contenu comme s'ils avaient ingéré cette substance.

J'avoue n'avoir jamais réussi cette expérience chez mes meilleurs somnambules, et je dirai franchement quel était, peut-être à tort, mon sentiment à cet égard. J'ai assisté à une expérience de ce genre, et, dans cette expérience, au moins, je me suis assuré que la suggestion faisait tous les frais du phénomène. Qu'on sache bien d'abord que l'hypnotisé, à tous les degrés de l'hypnose, même alors qu'il paraît inerte et impassible, entend tout, se rend compte de tout. Quelques-uns, dans cet état de concentration d'esprit spécial, ont une acuité excessive des sens, comme si toute leur activité nerveuse était accumulée sur l'organe dont l'attention est provoquée. Ils croient devoir s'ingénier à réaliser la pensée de l'opérateur, ils appliquent toute cette hyperacuité sensorielle, toute cette attention concentrée à deviner ce qu'on veut obtenir d'eux. Sachant qu'ils doivent ressentir l'effet d'une substance contenue dans un flacon, ils commencent par se suggérer des phénomènes vagues, tels que malaise, anxiété, agitation, nausées, qui répondent à la plupart des poisons : alcool, opium, émétique, valériane, etc. Si parmi les assistants, connaissant la substance en question, il en est qui, frappés par ces premières manifestations, trahissent leurs sentiments par la parole, le sujet entend chaque mot prononcé à voix basse et saisit la perche suggestive qui lui est tendue. Si l'assistance est muette, il cherche à surprendre dans les physionomies, dans les gestes, dans le moindre indice d'approbation ou d'improbation, dans les odeurs, un point de repère qui le mette sur la voie ; il tâtonne, il fait du cumberlandisme ; parfois, il devine juste. Si aucun indice ne se manifeste, si nul de l'assistance, pas même l'expérimentateur, ne connaît le contenu du flacon, le sujet, après quelques manifestations peu précises, retombe dans son inertie ; l'expérience a échoué.

Je m'empresse d'ajouter que de bons observateurs dignes de foi affirment avoir réussi dans des conditions telles que la suggestion ne pouvait être en jeu. Je suspends donc mon jugement. Les faits que je n'ai pu produire sur mes sujets ont pu être réalisés sur d'autres. Les nier sans plus ample informé serait contraire à l'esprit scientifique.

On invoque aussi les faits de transmission de pensée ou suggestion mentale. Des hommes très éclairés et très honorables ont observé des faits qui paraissent concluants.

Le Dr Gibert, du Havre, M. Pierre Janet, MM. Myers, de Londres, le Dr Perronnet, de Lyon, M. Ochorowitz ont publié grand nombre d'observations. J'ai cherché inutilement sur des centaines de sujets à produire la transmission de pensée ; je n'ai rien trouvé de précis et ici encore je reste dans le doute. Si cette action médicamenteuse à distance d'une part, si la transmission de pensée d'autre part, existent, ce sont là des phénomènes d'un autre ordre qui restent à étudier ; ils n'ont rien de commun avec ceux de la suggestion. Dans ce livre je n'étudie que la suggestion verbale et son application à la thérapeutique.

La suggestibilité existe à l'état de veille, mais elle est alors neutralisée ou refrénée par les facultés de raison, par l'attention, le jugement. Dans le sommeil spontané ou provoqué, ces facultés sont engourdies, affaiblies ; l'imagination règne en maîtresse ; les impressions qui arrivent au sensorium sont acceptées sans contrôle et transformées par le cerveau en actes, sensations, mouvements, images. La modalité psychique ainsi modifiée, l'état de conscience nouveau qui se constitue rend le cerveau plus docile, plus malléable, plus suggestible, d'une part, plus apte, d'autre part, à réagir sur les fonctions et les organes par voie d'inhibition ou de dynamogénie ; c'est cette aptitude exaltée par la suggestion que nous utilisons de la façon la plus efficace dans un but thérapeutique.

Telles sont les idées principales que le lecteur trouvera développées dans ce livre.

Cette édition n'est pas une simple reproduction de l'ancienne ; elle contient une nouvelle classification des divers états en degrés de l'hypnose, classification qui est en même temps, ce me semble, une conception nouvelle et je pourrais presque dire une démonstration lumineuse de la nature psychique des phénomènes.

Elle contient en outre une étude plus complète sur un phénomène de la plus haute importance au point de vue social et juridique, celui des hallucinations rétroactives que j'ai le premier signalé et que M. Liégeois a observé en même temps que moi.

Elle contient enfin un très grand nombre d'observations nouvelles de thérapeutique suggestive.

C'est l'école de Nancy qui, plaçant l'étude de l'hypnotisme sur sa véritable base, la suggestion, a créé cette application, la plus utile, la plus féconde, celle qui est la raison d'être de ce livre. C'est M. Liébeault qui en est le premier initiateur ; personne ne saurait lui enlever ce titre d'honneur. Nous l'avons le premier suivi dans cette voie ; la précédente édition de ce livre a été une vraie révélation, je n'hésite pas à le dire, pour beaucoup de médecins qui ont bien voulu expérimenter à leur tour.

L'évidence des faits finira par s'imposer aux plus récalcitrants et la thérapeutique suggestive, acceptée et pratiquée par tous, sera une des plus belles conquêtes de la médecine contemporaine.

H. BERNHEIM.

Novembre 1887.

AVANT-PROPOS

La première partie de ce livre a déjà été publiée en 1884. Je l'ai remaniée, ajoutant de nouveaux faits, de nouvelles considérations, et répondant aux critiques qui m'ont été adressées. La seconde partie, entièrement nouvelle, a pour objet la *thérapeutique suggestive*.

J'intitule ce livre : *De la Suggestion*. Le mot magnétisme, né d'une interprétation erronée des phénomènes, n'a plus de raison d'être. C'est la *suggestion* qui domine la plupart des manifestations de l'hypnose ; les prétendus phénomènes physiques ne sont, suivant moi, que des phénomènes psychiques. C'est l'idée conçue par l'opérateur qui, saisie par l'hypnotisé et acceptée par son cerveau, réalise le phénomène, à la faveur d'une suggestion exaltée, produite par la concentration d'esprit spéciale de l'état hypnotique. La *suggestion est la clef du braidisme*.

Cette doctrine nous a conduit à suivre M. Liébeault dans sa méthode de thérapeutique suggestive.

C'est à M. Liébeault, docteur en médecine à Nancy, que je dois la connaissance de la méthode que j'emploie pour provoquer le sommeil et obtenir certains effets thérapeutiques incontestables. Depuis plus de vingt-cinq ans, ce confrère, bravant le ridicule et le discrédit attachés aux pratiques de ce qu'on appelle le magnétisme animal, poursuit ses recherches et se voue avec désintéressement au traitement des maladies par le sommeil.

L'idée de la suggestion, émise par Faria, a été mieux appliquée par Braid; M. Liébeault, perfectionnant la méthode, la ramenant à sa plus simple expression, a montré après Braid que la très grande majorité des sujets est susceptible d'être influencée; et beaucoup peuvent obtenir des effets bienfaisants par l'état psychique ainsi provoqué. Les premières recherches du médecin de Nancy sont consignées dans un volume intitulé : *Du Sommeil et des états analogues considérés surtout au point de vue de l'action du moral sur le physique*. Paris, 1866.

Les assertions de M. Liébeault ne trouvèrent que des incrédules. Ses pratiques parurent tellement empreintes d'étrangeté, pour ne pas dire de naïveté, que les médecins les rejetèrent sans plus ample examen. M. Liébeault vécut à l'écart, en dehors du monde médical, tout entier à ses malades (presque tous des classes pauvres) et à ses convictions.

Il y a cinq ans, M. Dumont, chef des travaux physiques de la Faculté de médecine, ayant suivi les consultations de M. Liébeault, fut convaincu de la réalité des phénomènes observés; il expérimenta avec succès à l'asile de Maréville et eut le bonheur de faire disparaître chez une hystéro-épileptique une contracture de la jambe droite datant de trois ans et des attaques d'hystéro-épilepsie se répétant cinq ou six fois par jour.

A ma demande, il présenta le 10 mai 1882, à la Société

de médecine de Nancy, quatre sujets sur lesquels il produisit un certain nombre d'expériences qui frappèrent vivement les membres de la Société.

J'ai moi-même expérimenté depuis cette époque, avec un grand scepticisme, je l'avoue, au début; et après quelques tâtonnements et hésitations, je n'ai pas tardé à constater des résultats certains, frappants, qui m'imposent le devoir de ne pas garder le silence.

Dans la première partie de ce livre, j'exposerai d'abord la méthode employée pour produire l'hypnotisme et les diverses manifestations qu'on peut déterminer chez les sujets hypnotisés.

Ensuite, je ferai un court aperçu historique de la question; j'examinerai les vues théoriques émises à ce sujet et j'exposerai mes opinions personnelles sur le mécanisme psychologique des phénomènes.

Enfin, j'examinerai d'une façon générale les applications de la doctrine de la suggestion à la psychologie, à la médecine légale, à la sociologie.

Dans la seconde partie, j'étudierai spécialement la thérapeutique suggestive, et je relaterai mes observations personnelles.

H. BERNHEIM.

Juin 1886.

DE

LA SUGGESTION

ET DE SES APPLICATIONS

A LA THÉRAPEUTIQUE

PREMIÈRE PARTIE

CHAPITRE PREMIER

Procédé d'hypnotisation. — Sommeil et influence hypnotique. — Impressionnabilité variable des sujets. — Classification des divers degrés du sommeil d'après M. Liébault : 1° engourdissement, 2° catalepsie suggestive, 3° automatisme rotatoire, 4° relation auditive du sujet avec l'opérateur seul, 5° somnambulisme léger, 6° somnambulisme profond. — Classification de l'auteur : *A*. Avec souvenir au réveil : 1° suggestibilité pour certains actes seuls, 2° impossibilité d'ouvrir les yeux, 3° catalepsie suggestive avec possibilité de la rompre, 4° catalepsie irrésistible, 5° contracture suggestive, 6° obéissance automatique. *B*. Sans souvenir au réveil ou somnambulisme : 7° sans hallucinabilité, 8° avec hallucinabilité pendant le sommeil, 9° avec hallucinabilité hypnotique et post-hypnotique. — Variantes. — Suggestion sans sommeil. — Définition de l'hypnotisme. — De la fascination. — Du réveil. — Proportion des sujets hypnotisables.

Voici comment je procède pour obtenir l'hypnotisme.

Je commence par dire au malade, que je crois devoir avec utilité soumettre à la thérapeutique suggestive, qu'il est possible de le guérir ou de le soulager par l'hypnotisme; qu'il ne s'agit d'aucune pratique nuisible ou extraordinaire; que c'est un *simple sommeil* ou engourdissement qu'on peut provoquer chez tout le monde, que cet état calme, bienfaisant, rétablit l'équilibre du système nerveux, etc.; au besoin, j'hypnotise devant lui un ou deux sujets pour lui montrer que cet état n'a rien de pénible, ne s'accompagne d'aucune expérience; et quand j'ai éloigné ainsi de son esprit la préoccupation que fait naître l'idée du magnétisme et la crainte un peu mystique qui est attachée à cet inconnu, surtout quand il a vu des malades guéris ou améliorés par cette pratique, il est confiant et se livre. Alors je lui dis : « Regardez-moi bien et ne songez qu'à dormir. Vous allez sentir une lourdeur dans les paupières, une fatigue dans vos yeux: ils clignotent, ils vont se mouiller; la vue devient confuse; ils se ferment. » Quelques sujets ferment les yeux et dorment immédiatement. Chez d'autres, je répète, j'accentue davantage, j'ajoute le geste; peu importe la nature du geste. Je place deux doigts de la main droite devant les yeux de la personne et je l'invite à les fixer, ou bien avec les deux mains je passe plusieurs fois de haut en bas devant ses yeux : ou bien encore je l'engage à fixer les miens et je tâche en même temps de concentrer toute son attention sur l'idée du sommeil. Je dis : « Vos paupières se ferment, vous ne pouvez plus les ouvrir. Vous éprouvez une lourdeur dans les bras, dans les jambes; vous ne sentez plus rien, vos mains restent immobiles, vous ne voyez plus rien; le sommeil vient », et j'ajoute d'un ton un peu impérieux : « Dormez. » Souvent ce mot emporte la balance; les yeux se ferment; le malade *dort* ou du moins *est influencé*.

J'emploie le mot dormir pour essayer d'obtenir chez les sujets une influence suggestive aussi profonde que possible avec sommeil, s'il est possible. Mais le sommeil proprement dit ne s'obtient pas toujours; si les sujets n'ont pas conscience de dormir et manifestent cette absence de sommeil, j'ai soin de leur dire que le sommeil n'est pas nécessaire, que l'influence hypnotique d'où peut naître la guérison peut exister sans sommeil, que beaucoup de sujets sont magnétisés, bien qu'ils ne dorment pas. (Voir plus loin.)

Si le sujet ne ferme pas les yeux ou ne les garde pas fermés, je ne fais pas longtemps prolonger la fixation de ses regards sur les miens ou sur mes doigts : car il en est qui maintiennent les yeux indéfiniment écarquillés et qui, au lieu de concevoir ainsi l'idée du sommeil, n'ont que celle de fixer avec rigidité : l'occlusion des yeux réussit alors mieux. Au bout d'une ou deux minutes de fixation, je maintiens les paupières closes, ou bien je les étends lentement et doucement sur les globes oculaires, les fermant de plus en plus, progressivement, imitant ce qui se produit quand le sommeil vient naturellement ; je finis pas les maintenir closes, tout en continuant la suggestion : « Vos paupières sont collées, vous ne pouvez plus les ouvrir ; le besoin de dormir devient de plus en plus profond ; vous ne pouvez plus résister. » Je baisse graduellement la voix, je répète l'injonction : « Dormez », et il est rare que plus de trois minutes se passent, sans que le sommeil ou un degré quelconque d'influence d'hypnotique soit obtenu. C'est le *sommeil par suggestion*, c'est *l'image du sommeil que je suggère, que j'insinue dans le cerveau.*

Les passes, la fixation des yeux ou des doigts de l'opérateur, propres seulement à concentrer l'attention, ne sont pas absolument nécessaires.

Les enfants, depuis l'âge de la raison, quand ils écoutent et comprennent, s'hypnotisent en général très vite et très facilement. Je me contente souvent de leur fermer les yeux, de les tenir clos quelques instants, de leur dire de dormir, puis d'affirmer qu'ils dorment.

Quelques adultes s'endorment de même, de la facon la plus aisée du monde, par simple occlusion des yeux. Aussi, souvent je procède d'emblée, sans passe, ni fixation d'un objet, en fermant les paupières, en les maintenant doucement closes, en invitant le sujet à les tenir rapprochées, et en suggérant les phénomènes du sommeil. Il en est qui tombent rapidement dans un sommeil plus ou moins profond.

D'autres résistent plus ; je réussis quelquefois en maintenant longtemps l'occlusion des yeux, imposant le silence et l'immobilité, parlant continuellement et répétant les mêmes formules : « Vous sentez de l'engourdissement, de la torpeur ; les bras et les jambes sont immobiles ; voici de la chaleur dans les paupières ; le système nerveux se calme ; vous n'avez plus de volonté, vos yeux restent fermés ; le sommeil vient, etc. » Au bout de quelques minutes de cette suggestion auditive prolongée, je retire mes doigts, les yeux restent clos : je lève les bras du sujet, ils restent en l'air : c'est le sommeil cataleptique.

D'autres sont plus rebelles ; préoccupés, incapables de se laisser aller, ils s'analysent, se creusent, disent qu'ils ne peuvent dormir. Je leur impose le calme : je ne parle que de torpeur, d'engourdissement : « Cela suffit, dis-je, pour obtenir un résultat. La suggestion peut être efficace, même sans sommeil. Restez immobiles et ne vous inquiétez pas. » Je ne cherche pas, dans cet état d'esprit du sujet, à provoquer les effets cataleptiformes ; car celui-ci, simplement engourdi, mais toujours en éveil, toujours enclin à se ressaisir, sort facilement de sa torpeur. Quelquefois alors, me contentant d'un engourdissement douteux, et sans vouloir vérifier si le sujet est réellement influencé, je l'abandonne à lui-même, l'invitant à rester dans cette torpeur pendant quelque temps. Certains y restent assez longtemps, sans pouvoir dire s'ils l'ont fait volontairement ou involontairement. Ordinairement à la seconde ou à la troisième séance, par cette éducation suggestive du sujet, j'arrive à provoquer un degré plus avancé d'hypnotisation non douteuse, avec catalepsie suggestive, ou même avec somnambulisme.

Si chez quelques-uns, on réussit mieux en procédant avec douceur, chez d'autres, rebelles à la suggestion douce, il vaut mieux brusquer, parler d'un ton d'autorité pour réprimer la tendance au rire ou la velléité de résistance involontaire que cette manœuvre peut provoquer.

Beaucoup de personnes, je le répète, déjà à la première séance sont impressionnées; d'autres seulement à la seconde ou à la troisième. Après une ou deux hypnotisations, l'influence devient rapide. Il suffit souvent de les regarder, d'étendre les doigts devant les yeux, de dire : « Dormez », pour que, en quelques secondes, instantanément même, les yeux se ferment et tous les phénomènes du sommeil sont là. D'autres n'acquièrent qu'au bout d'un certain nombre de séances, en général peu nombreuses, l'aptitude à s'endormir vite.

Il m'arrive parfois d'influencer successivement sept ou huit malades, chacun en un rien de temps. Puis viennent aussi d'autres, réfractaires ou plus difficiles à influencer. Je n'insiste que quelques minutes; une seconde ou une troisième séance amène souvent l'hypnose non obtenue à la première.

Les sujets chez lesquels la suggestibilité hypnotique est très développée s'endorment, pour peu qu'on leur donne l'idée de dormir. On peut les hypnotiser par correspondance, en leur affirmant par exemple qu'aussitôt la lettre lue, ils dormirout; on peut les hypnotiser par téléphone, comme l'a fait M. Liégeois. Quelle que soit la voie par laquelle la suggestion arrive à l'entendement, elle produit son effet.

Quelques personnes s'hypnotisent sous le chloroforme, avant d'être chloroformées. Tous les chirurgiens ont vu des patients s'endormir brusquement, sans excitation, après quelques bouffées de l'anesthésique alors que certainement celui-ci n'a pas fait son œuvre. J'ai observé ce fait sur des clientes que je chloroformais devant le dentiste pour des extractions de dent. Aussi, mettant cette observation à profit, j'ai soin, chaque fois que je chloroforme, de suggérer au malade dès la première inspiration, qu'il va dormir doucement et rapidement. Chez quelques-uns le sommeil hypnotique vient ainsi avant le sommeil chloroformique. S'il est assez profond pour déterminer une anesthésie complète, ce que j'ai vu, l'opération peut être faite sans attendre. Si non, je continue l'inhalation du chloroforme jusqu'à l'anesthésie totale, laquelle arrive plus vite, la suggestion aidant; et procédant ainsi, je préviens dans ces cas la période d'excitation.

Il ne faudrait pas croire que les sujets impressionnés soient tous des névropathes, des cerveaux faibles, des hystériques, des femmes; la plupart de mes observations se rapportent à des hommes que j'ai choisis à dessein pour répondre à cette objection. Sans doute, l'impressionnabilité est variable; les gens du peuple, les cerveaux dociles, les anciens militaires, les artisans, les sujets habitués à l'obéissance passive, m'ont paru, ainsi qu'à M. Liébault, plus aptes à recevoir la suggestion, que les cerveaux raffinés, préoccupés, qui opposent une certaine résistance morale, souvent inconsciente. Les aliénés, les mélancoliques, les hypocondriaques sont souvent difficiles ou impossibles à influencer; il faut que l'idée ou la volonté morale soit là; il faut que le sujet se laisse aller, sans résistance cérébrale, aux injonctions de l'endormeur; et, je le répète, l'expérience montre que la très grande majorité des personnes y arrivent facilement.

J'ai hypnotisé des personnes très intelligentes, appartenant aux classes élevées de la société, nullement nerveuses, au moins dans le sens que nous attachons à ce mot. Sans doute les personnes qui mettent un point d'honneur à démontrer qu'elles ne sont pas hypnotisables, qu'elles ont le cerveau mieux équilibré que les autres, qu'elles ne sont pas suggestibles, ne peuvent souvent être influencées, car elles ne savent pas se mettre dans l'état psychique nécessaire pour réaliser la suggestion; elles refusent de l'accepter consciemment ou inconsciemment, elles se font une sorte de contre-suggestion.

Le degré de l'influence provoquée varie suivant les sujets. Voici la classification des divers degrés admise par M. Liébault.

Quelques-uns n'éprouvent qu'un engourdissement plus ou moins prononcé, de la pesanteur des paupières, de la sommolence; c'est le plus petit nombre. C'est le *premier degré* de M. Liébault. Cette sommolence peut disparaître aussitôt que l'opérateur cesse d'influencer; elle se prolonge pendant quelques minutes chez certaines personnes, plus longtemps chez d'autres, pendant une heure par exemple. Les sujets restent souvent inertes; d'autres exécutent quelques mouvements, changent de position, se retournent, mais continuent à rester somnolents. A l'une des séances suivantes, cet état peut passer à l'un des degrés plus avancés; d'autres fois, au contraire, on ne peut aller au delà. Chez une dame, par exemple, j'ai établi la somnolence durant une demi-heure à une heure, plus de cent fois, mais rien que cette somnolence du premier degré.

Certaines personnes n'ont pas de somnolence à proprement parler, mais elles gardent les paupières closes et ne peuvent les ouvrir; elles parlent, répondent aux questions, disent qu'elles ne dorment pas. Mais je leur dis : « Vous ne pouvez pas ouvrir les yeux »; elles font des efforts infructueux pour les ouvrir, les paupières sont comme cataleptisées. Il m'a paru, je ne puis cependant l'affirmer, que cette forme d'hypnotisme est plus fréquente chez les femmes que chez les hommes. Une d'elles faisait des efforts inouïs pour séparer les paupières; elle riait, parlait avec volubilité ; je lui répétais : « Essayez de les ouvrir »; elle y mettait toute sa force de volonté sans y réussir jusqu'à ce que je fis cesser le charme en disant : « Vous pouvez les ouvrir. »

J'appelle cela encore une variété du premier degré.

A un *second degré*, les sujets gardent les paupières closes, leurs membres sont en résolution ; ils entendent tout ce qu'on leur dit, tout ce qui se dit autour d'eux. Mais ils restent assujettis à la volonté de l'endormeur ; leur cerveau est dans cet état que les magnétiseurs appellent *hypotaxie* ou *charme*.

Ce degré est caractérisé par la *catalepsie suggestive*.

Nous désignons par ce mot le phénomène suivant : Aussitôt le sujet endormi, en résolution, si je lève son bras, il reste en l'air; si je lève la jambe, elle reste en l'air : les membres conservent passivement l'attitude qui leur est imprimée. Nous appelons cette catalepsie suggestive, parce que, comme il est facile de s'en assurer, elle est purement psychique, liée à l'état passif du sujet qui garde automatiquement l'attitude donnée, comme il garde une idée reçue. On voit en effet chez le même sujet ou chez les divers sujets, le phénomène s'accentuer plus ou moins, suivant la profondeur de l'hypnose, suivant la réceptivité psychique. D'abord cet état cataleptiforme est à peine marqué ; le membre soulevé reste bien quelques secondes en l'air, mais retombe ensuite avec une certaine hésitation. Ou bien l'avant-bras seul reste en l'air ; si on veut soulever le membre supérieur tout entier, avant-bras et bras, il retombe ; les doigts isolément ne conservent pas l'attitude qu'on leur imprime, mais la main tout entière et l'avant-bras restent fixés.

Quelques sujets, si on lève par exemple un de leurs bras rapidement et qu'on l'abandonne, le laissent retomber ; mais si on le maintient quelques secondes en l'air, de façon à fixer pour ainsi dire l'idée de cette attitude dans le cerveau, alors il reste.

Enfin chez d'autres, on n'obtient la catalepsie que par suggestion formulée verbalement : il faut dire à l'hypnotisé : vos bras restent en l'air, vos jambes restent en l'air. Alors seulement ils restent. Quelques-uns gardent l'attitude nouvelle passivement, si on ne leur dit rien ; mais si on les défie d'en sortir, ils se ressaisissent pour ainsi dire, font appel à leur volonté engourdie et baissent leur membre ; souvent alors ils se réveillent. Ces cas constituent des *degrés intermédiaires entre le premier et le second degré*. La plupart, au contraire, ne peuvent en dépit de tous leurs efforts modifier l'attitude imprimée.

On suit ainsi par le mode spécial de l'état cataleptiforme le développement progressif de la suggestibilité. Chez un très grand nombre cet état est d'emblée très accentué ; dès la première hypnotisation, les membres gardent spontanément l'attitude communiquée, sans qu'il soit nécessaire de formuler la suggestion ; ils y restent, tantôt fixés aussi longtemps que l'hypnotisme persiste, tantôt retombant lentement, graduellement, au bout de quelques minutes, un quart d'heure, une demi-heure ou plus encore.

A leur réveil, quelques-uns des sujets qui n'ont pas dépassé le second degré se figurent qu'ils n'ont pas dormi parce qu'ils se rappellent avoir tout entendu ; ils croient y avoir mis de la complaisance ; mais en répétant l'expérience, la catalepsie suggestive reparaît. Si ce n'est pas un sommeil, c'est au moins un état psychique spécial qui diminue la force de résistance cérébrale, qui rend le cerveau docile à la suggestion.

Dans un *troisième degré*, l'engourdissement paraît plus prononcé, la sensibilité tactile peut être émoussée ou éteinte ; outre la catalepsie suggestive, le sujet est susceptible de *mouvements automatiques*. Je tourne ses deux bras l'un autour de l'autre ; je dis : « Vous ne pouvez plus arrêter. » Les bras continuent à tourner plus ou moins longtemps ou indéfiniment. Le sujet entend tout ce qui se dit autour de lui.

Chez quelques-uns, cet automatisme rotatoire succède à l'impulsion communiquée aux bras ; la suggestion par la parole n'est pas nécessaire. On peut aussi dans ce degré déterminer de la *contracture suggestive*.

Le *quatrième degré* est caractérisé, outre les phénomènes précédents, par la perte de relations avec le monde extérieur. Le sujet entend ce que dit l'opérateur, il n'entend pas ce que disent les autres personnes, ce qui se dit autour de lui : ses sens ne sont en communication qu'avec l'endormeur. Mais ils sont susceptibles d'être mis en relation avec tout le monde.

Les *cinquième et sixième degrés*, caractérisés, pour M. Liébault, par l'oubli au réveil de tout ce qui s'est passé pendant le sommeil, constituent le somnambulisme. Le cinquième degré est le *somnambulisme léger:* les sujets se rappellent encore vaguement, ils ont entendu confusément à de certains moments : certains souvenirs se réveillent spontanément. Anéantissement de la sensibilité, catalepsie suggestive, mouvements automatiques, *hallucinations par suggestion :* c'est alors que tous ces phénomènes dont nous allons parler plus en détail atteignent leur plus grande expression.

Dans le somnambulisme profond ou sixième degré, le souvenir de tout ce qui s'est passé pendant le sommeil est absolument éteint et ne peut se réveiller *spontanément.*

Nous verrons plus loin que ces souvenirs peuvent *toujours* être réveillés *artificiellement.*

Le sujet reste endormi à la volonté de l'opérateur et devient un automate parfait, docile à tous ses ordres.

Cette division du sommeil en plusieurs degrés est purement théorique : elle permet de classer chaque sujet influencé, sans grande description. Il existe des variantes, des intermédiaires entre ces divers degrés ; on observe toutes les transitions possibles, depuis la simple torpeur et le sommeil douteux jusqu'au somnambulisme le plus profond.

J'ajoute que la docilité aux suggestions et la facilité de provoquer les divers phénomènes ne sont pas toujours en rapport avec la profondeur du sommeil. Certains sujets dorment peu, répondent aux questions, se rappellent tout à leur réveil, et cependant la contracture, l'insensibilité, les mouvements automatiques commandés ou communiqués, les suggestions thérapeutiques réussissent bien chez eux. Cela deviendra facile à concevoir quand j'aurai parlé de la suggestion à l'état de veille.

D'autres, au contraire, tombent dans un sommeil lourd, profond, ne se rappellent absolument rien à leur réveil. Pendant qu'ils dorment, on a beau les interroger, les harceler de questions, ils restent inertes. La catalepsie suggestive s'obtient difficilement chez eux ; ils ne gardent que peu de temps les bras en l'air. Les suggestions, actes, illusions, hallucinations, commandés pour le réveil ne sont pas réalisés ; on dirait qu'ils ne sont pas en rapport avec l'opérateur. Et cependant il suffit de prononcer le mot : « Réveillez-vous », pour qu'ils se réveillent spontanément ; preuve évidente que ce rapport existe. J'ai obtenu chez plusieurs sujets dont le sommeil était celui que je viens de décrire, en apparence inerte, des effets thérapeutiques immédiats par la suggestion auditive : retour de sensibilité, disparition de douleur, accroissement de la force musculaire mesurée au dynamomètre, preuve que, malgré leur inertie apparente, ils étaient restés pendant leur sommeil en rapport avec moi.

D'autres enfin répondent à toutes les questions, parlent avec volubilité, paraissent, sauf l'occlusion des yeux, complètement réveillés ; ils ne sont pas catalептisables ou ne le sont que peu ; on ne peut pas provoquer d'hallucinations ni d'illusions chez eux. Et cependant, au réveil, l'amnésie est complète.

Chaque dormeur a, pour ainsi dire, son individualité

propre, sa manière d'être spéciale. Je veux simplement établir pour le moment que l'aptitude à réaliser les phénomènes suggestifs n'est pas toujours proportionnelle à la profondeur du sommeil.

Telle est la classification des divers degrés du sommeil provoqué, telle qu'elle m'avait été indiquée par le Dr Liébault, telle qu'elle a été exposée dans la première édition de ce livre ; j'ai pu confirmer, en effet, la réalité des faits si bien observés par notre confrère.

Je crois cependant qu'il y a intérêt à envisager ces faits d'observation d'un point de vue plus large et d'appliquer au mot hypnose une signification plus étendue que celle de sommeil provoqué.

Les considérations que je vais exposer, loin de porter atteinte à la conception de M. Liébault, ne font au contraire que la confirmer, en montrant que la suggestion est la clef de voûte de toutes les manifestations hypnotiques.

Voici d'abord ce que révèle l'observation :

Parmi les sujets influencés par l'hypnotisme, les uns, revenus à l'état normal, n'ont plus conservé aucun souvenir de ce qui s'est passé ; tout est lettre morte : c'est la première catégorie.

D'autres ont conservé un souvenir partiel, vague, ou incomplet; certains faits sont retenus ; certains sont effacés ; quelques-uns ont entendu causer, mais ne se rappellent pas ce qui a été dit ; ou bien ils ont entendu ce qu'a dit l'hypnotiseur, mais non ce qu'ont dit les autres personnes : c'est la seconde catégorie.

D'autres, enfin, se rappellent tout ce qui s'est passé ; parmi eux les uns ont conscience, quoiqu'ils aient tout entendu, d'avoir été engourdis, assoupis, endormis ; ils n'ont pu faire aucun mouvement ; ils n'ont pu secouer leur torpeur ; les autres n'ont conscience d'aucun engourdissement, ils disent avoir assisté en pleine connaissance de cause et l'esprit éveillé à tout ce qui a été dit, à tout ce qui a été fait; ils disent n'avoir pas dormi ; et de fait, on ne peut appeler sommeil, l'état particulier dans lequel ils ont été; rien ne prouve au moins qu'il se soit agi là d'un véritable sommeil: ces divers états constituent la troisième catégorie.

C'est chez les sujets de la première catégorie, chez ceux qui ont perdu tout souvenir ou presque tout souvenir au réveil, que les phénomènes provoqués de l'hypnose sont le plus nombreux et le plus accentués ; c'est-à-dire que c'est chez eux que la suggestibilité est le plus accusée. Chez eux, on peut déterminer souvent de la catalepsie, des mouvements automatiques, de l'analgésie, des illusions sensorielles, des hallucinations hypnotiques et parfois post-hypnotiques. Toutefois, cela n'est pas constant.

J'ai vu des sujets (j'en rapporte un exemple plus loin) dormir assez profondément, ou du moins assez profondément influencés pour que tout souvenir fût éteint au réveil, et cependant ils ne pouvaient réaliser ni catalepsie, ni anesthésie, ni hallucinations. L'amnésie au réveil, bien que quelques-uns de ces sujets aient pu parler avec volubilité pendant leur état hypnotique, était le seul symptôme qui paraissait accuser ce sommeil.

D'autre part, j'ai vu des sujets qui ont pu être cataleptisés, anesthésiés et hallucinés pendant l'hypnose, et qui, revenus à leur état normal, ont conservé le souvenir de tout. Mais ces faits constituent la minorité. En général, la suggestibilité est plus prononcée, s'il y a amnésie au réveil.

Tous les individus hypnotisés ne dorment pas. Chez

quelques-uns le sommeil est partiel, incomplet ou douteux. Aussi je crois qu'il y a avantage, pour la conception réelle des phénomènes, à remplacer le mot sommeil hypnotique par le mot *influence hypnotique* et à dire : Cette influence se traduit chez les divers sujets par des symptômes variables, en rapport avec leur degré et leur mode spécial de suggestibilité. Chaque sujet représente à ce point de vue une individualité suggestive spéciale et on peut multiplier presque indéfiniment le nombre des divisions ou degrés qui correspondent à ces diverses influences hypnotiques.

Pour fixer les idées par une systématisation un peu schématique, mais qui me paraît embrasser la majorité des faits, j'adopterai la division suivante des divers degrés d'état hypnotique.

Premier degré. — Le sujet ne présente ni catalepsie, ni anesthésie, ni hallucinabilité, ni sommeil à proprement parler. Il dit n'avoir pas dormi ou avoir été seulement plus ou moins engourdi. Si on lui suggère le sommeil, il se contente de rester les yeux fermés. Il ne faut pas cependant le défier d'ouvrir les yeux, car alors il les ouvre. L'influence obtenue peut paraître nulle ou douteuse ; cependant elle existe, car si on ne peut provoquer ni sommeil, ni catalepsie, ni autres manifestations, la suggestibilité peut s'affirmer toutefois par d'autres influences : on peut provoquer, par exemple, une sensation de chaleur sur une région déterminée du corps ; on peut annihiler certaines douleurs et déterminer des effets thérapeutiques manifestes.

J'ai réussi, chez certains sujets ainsi rebelles en apparence à toutes les manifestations classiques de l'hypnose, à faire disparaître par suggestion des douleurs musculaires ou nerveuses invétérées ; preuve évidente que *la suggestibilité existait pour certains actes organiques.*

Deuxième degré. — Le sujet a la même apparence que dans le degré précédent ; mêmes symptômes négatifs. Si on lui suggère de dormir, il reste les yeux fermés, sans dormir, à proprement parler, ou bien il est simplement engourdi. Mais il diffère du précédent en ce qu'*il ne peut ouvrir les yeux spontanément*, si on le défie de le faire. Ici l'influence est manifeste.

Troisième degré. — Le sujet, les yeux ouverts ou fermés, engourdi ou à l'état de veille, est susceptible de *catalepsie suggestive*. Comme nous l'avons établi dans notre livre, cette catalepsie est d'intensité variable. A ce degré, le sujet reste dans l'attitude provoquée ou suggérée par la parole, tant qu'on ne le défie pas d'en sortir. Si on le défie, il se ressaisit pour ainsi dire et arrive par un effort de volonté à rompre cette attitude. Aussi l'influence peut paraître douteuse à un observateur superficiel ; elle ne l'est plus si, répétant l'expérience, on constate que l'attitude passive persiste par inertie chaque fois, tant qu'on ne fait pas appel à la volonté engourdie, mais non impuissante du sujet.

Quatrième degré. — Ici la catalepsie suggestive est plus accusée et défie tous les efforts du sujet pour la rompre. L'influence est manifeste. On peut démontrer au sujet qu'il est influencé en lui faisant constater *l'impossibilité de changer l'attitude provoquée.*

A cette catalepsie suggestive s'ajoute quelquefois la possibilité d'imprimer surtout aux membres supérieurs un *mouvement automatique rotatoire* qui continue longtemps ou indéfiniment. Ce mouvement succède chez les uns à la simple impulsion communiquée; chez les autres, la suggestion verbale est nécessaire pour que le mouvement se continue. Comme pour la catalepsie, quelques-uns arrivent, par un effort de volonté, à arrêter ce mouvement, si on les défie; d'autres ne le peuvent, en dépit de tous leurs efforts.

Cinquième degré. — Outre l'état cataleptiforme, avec ou sans mouvements automatiques, le sujet peut être *contracturé* à un degré variable par suggestion; on le défie de fléchir son avant-bras, d'ouvrir sa main, d'ouvrir ou de fermer sa bouche; il ne peut le faire.

Sixième degré. — Le sujet présente, en outre, une certaine docilité ou *obéissance automatique* plus ou moins grande. Inerte et passif, tant qu'on l'abandonne à lui-même, il se lève par suggestion; il marche, s'arrête au commandement, reste cloué sur place, quand on lui dit qu'il ne peut plus avancer.

Comme dans les degrés précédents, il n'est susceptible ni d'illusions sensorielles, ni d'hallucinations.

Les sujets de ces diverses catégories, alors même qu'on leur a suggéré le sommeil, se rappellent tout au réveil. Quelques-uns cependant ont conscience d'avoir dormi; ils restent inertes, passifs, sans spontanéité, sans initiative, tant qu'on ne les réveille pas de leur torpeur ou jusqu'au moment où, l'initiative intellectuelle reprenant le dessus, ils sortent spontanément de cet état. D'autres ne savent s'ils ont réellement dormi; d'autres enfin affirment catégoriquement qu'ils n'ont pas dormi. Mais on peut démontrer à ceux des trois derniers degrés, que, s'ils n'ont pas dormi, du moins ils ont été influencés.

Depuis la veille complète, en passant par l'engourdissement et la somnolence jusqu'au sommeil profond, toutes les transitions existent. Il est certain que chez plusieurs sujets de ces diverses catégories, l'intelligence et le sensorium restent éveillés pendant toute cette influence ; d'autres n'ont que certains symptômes du sommeil, l'absence d'initiative, l'inertie, la sensation d'engourdissement, l'occlusion des paupières. Ou bien leur esprit en éveil pour l'hypnotiseur auquel ils répondent et obéissent, paraît endormi à l'égard des autres personnes qu'ils ne paraissent pas entendre et auxquelles ils ne répondent pas.

Il est difficile souvent de pénétrer l'état psychique des personnes influencées ; l'observation est délicate, l'analyse est subtile. Le doute existe pour certains cas ; la simulation est possible, elle est facile ; il est plus facile encore de croire à la simulation quand elle n'existe pas. Certains sujets, par exemple, conservent les yeux clos, tant que l'opérateur les influence ; puis, lorsque celui-ci cesse de les regarder, ils ouvrent les yeux, et parfois les referment de nouveau aussitôt qu'il les regarde de nouveau. Cela a tout l'air d'une mystification. Les assistants croient à de la supercherie ; ils prennent en pitié la crédulité naïve de l'opérateur : le sujet trompe ou est complaisant.

Cela m'arrive journellement devant mes élèves ; je leur montre cependant que le sujet ne trompe pas et que je ne me trompe pas non plus. Car je le remets en état hypnotique et je provoque de la catalepsie ou de la contracture dont je le défie de sortir, en l'invitant à ne pas y mettre de la complaisance.

Cette tendance qu'ont certains sujets à sortir de leur nertie, aussitôt que l'opérateur cesse d'influencer, voire même à épier le moment où il sera parti ou n'aura plus l'attention fixée sur lui pour rouvrir les yeux, cette apparence de simulation grossière, fréquente surtout chez les enfants, existe même chez certains somnambules : on jurerait qu'ils ont simulé ; et cependant ils ne se rappellent plus rien au réveil.

J'ajoute cependant que la plupart des sujets restent les yeux clos, avec l'apparence, sinon la réalité proprement dite du sommeil, pendant un temps assez long ; ils ne les rouvrent que longtemps après qu'on a cessé de les influencer ou seulement lorsqu'on suggère le réveil.

Je ne saurais trop le répéter en présence de ces faits : le sujet hypnotisé n'est pas un cadavre inerte ou un corps en léthargie ; même alors qu'il reste inerte, il entend, il a sa conscience ; souvent il donne signe de vie ; on peut le voir qui rit ou se contraint pour étouffer son rire ; il peut faire des réflexions sur son état, il se fait quelquefois à lui-même l'effet qu'il simule ou qu'il est complaisant ; il se vante de bonne foi, quand le médecin est parti, de n'avoir pas dormi et d'avoir fait semblant de dormir. Il ne sait pas toujours qu'*il ne peut pas ne pas simuler*, que *sa complaisance est forcée*, qu'elle est due à un affaiblissement de sa volonté ou de son pouvoir de résistance. La plupart cependant finissent par se rendre compte de cette impuissance ; ils sentent qu'ils sont influencés, ils ont conscience d'avoir dormi, même alors qu'ils ont conservé le souvenir au réveil.

Dans les degrés suivants dont nous allons maintenant parler, l'influence hypnotique n'est plus douteuse, car il y a amnésie au réveil ; cette amnésie est tantôt complète, tantôt plus ou moins complète.

Le sujet peut se rappeler imparfaitement ; il sait qu'il

a entendu parler, mais ne sait pas ce qui a été dit; il se souvient de certaines choses; d'autres faits de sa vie hypnotique sont éteints pour lui. Nous appelons *somnambulisme* ces degrés d'influence hypnotique dans lesquels le souvenir est effacé au réveil; chez certains, le somnambulisme n'existe que pendant certains moments de l'hypnose. Ici le sommeil est manifeste, si on appelle sommeil un état du cerveau tel qu'il laisse après lui l'amnésie de tout ce qui s'y est passé. C'est dans cette catégorie, dans cet état somnambulique qu'on trouve, je le répète, les sujets hallucinables, analgésiques, suggestibles à tous les actes; la suggestibilité arrive à son degré culminant. Toutefois, dans cet état aussi, il y a des variantes nombreuses.

Septième degré. — Je considère comme appartenant à ce degré les cas dans lesquels il y a *amnésie au réveil, mais absence d'hallucinabilité.* Presque tous les sujets somnambules à ce degré, sont susceptibles des phénomènes provoqués dans les degrés précédents : catalepsie, contracture, mouvements automatiques, obéissance automatique. Cependant l'un ou l'autre de ces phénomènes peut manquer. Quelquefois, mais cela est exceptionnel, comme nous l'avons dit, tous font défaut : l'amnésie au réveil seule existe comme symptôme caractéristique du somnambulisme. Les yeux peuvent être ouverts ou fermés, dans cet état, comme dans les suivants.

Huitième degré. — Il y a amnésie au réveil, avec la plupart des phénomènes observés dans les degrés précédents; il y a de plus *hallucinabilité pendant le sommeil;* mais on ne peut suggérer des hallucinations pour le réveil.

Neuvième degré. — Amnésie au réveil avec *possibilité de réaliser des hallucinations hypnotiques et posthypnotiques.*

Ajoutons encore que ces hallucinations sont plus ou moins complètes, plus ou moins nettes, qu'elles peuvent réussir pour certains sens, par exemple olfactif et auditif, et non sur d'autres, par exemple visuel. Chez beaucoup, toutes les hallucinations les plus complexes sont réalisées avec perfection. Ici encore des degrés nombreux peuvent être établis, en rapport avec la puissance de représentation mentale de chaque sujet qui évoque les images avec plus ou moins de netteté et d'éclat.

L'anesthésie ou l'analgésie suggestive plus ou moins complète peut se rencontrer à tous les degrés de l'hypnose : elle est en général plus fréquente et plus accentuée chez les sujets des derniers degrés, ceux du somnambulisme profond qui sont très hallucinables.

En exposant les faits de cette manière, je crois être plus près de la vérité. L'hypnotisme se traduit chez les différents sujets par des influences variables : simple engourdissement ou sensations diverses provoquées, de chaleur, de picotement, ou autres ; c'est l'influence la plus légère. Plus accusée, la suggestibilité atteint la motilité, développe l'attitude cataleptique, l'impuissance motrice, la contracture, les mouvements automatiques. Plus accusée encore, elle affecte la volonté et produit l'obéissance automatique. Toutes ces facultés, motilité, volonté, et même la sensibilité, peuvent être atteintes par la suggestion avec ou sans sommeil, alors même que celle-ci est impuissante à réaliser le sommeil. A un degré plus intense, la suggestion produit le sommeil ou l'illusion du sommeil ; le sujet, convaincu qu'il dort, ne se rappellera plus rien au réveil. Alors, en général, la suggestibilité plus développée atteint les sphères sensorielles et sensitives, la mémoire et l'imagination ; les sensations peuvent être faussées, neutralisées, créées ; l'imagination peut évoquer les images mémoratives les plus diverses.

J'insiste encore sur ce fait : Toutes ou quelques-unes de ces suggestions peuvent être réalisées avec ou sans sommeil; d'autres suggestions peuvent réussir là où celle du sommeil lui-même reste inefficace. Car le sommeil n'est aussi qu'une suggestion. Il n'est pas possible chez tous ; il n'est pas nécessaire chez les bons somnambules pour qu'on obtienne les phénomènes les plus divers ; on peut les dissocier, pour ainsi dire, d'avec le sommeil. La catalepsie, la paralysie, l'anesthésie, les hallucinations les plus complexes peuvent être réalisées chez beaucoup sans qu'on fasse précéder ces phénomènes du sommeil : la suggestibilité existe à l'état de veille.

Définir l'hypnose par sommeil provoqué, c'est donner à ce mot une signification trop étroite, c'est méconnaître les nombreux phénomènes indépendants du sommeil que la suggestion peut déterminer. *Je définis l'hypnotisme ainsi : provocation d'un état psychique particulier qui augmente la suggestibilité.* Souvent, il est vrai de le dire, le sommeil provoqué, lorsqu'il peut l'être, facilite cette suggestibilité ; mais il n'en est pas le prélude indispensable. La suggestion domine l'hypnose.

Ajoutons, comme j'ai cherché à le démontrer, que le sommeil réel suggéré ne diffère en rien du sommeil naturel. Les mêmes phénomènes de suggestibilité peuvent être obtenus dans le sommeil naturel, lorsqu'on réussit à se mettre en rapport avec une personne endormie, sans la réveiller.

Cette conception nouvelle que je propose de l'influence hypnotique, cette définition plus large attribuée au mot hypnose, permet de faire rentrer dans le même cadre de phénomènes toutes les pratiques diverses qui, agissant sur l'imagination, créent avec ou sans sommeil l'état psychique de suggestibilité exaltée.

Telle est, par exemple, la *fascination* par un objet brillant ou par le regard ; ce dernier mode de fascination, employé pour la première fois par Donato, a été décrit d'après lui par Brémaud ; je l'ai vu appliqué aussi par Hansen. Donato, qui opère spécialement sur des jeunes gens, procède de la façon suivante : il prie le sujet d'appliquer la paume de ses mains sur les siennes, étendue horizontalement, et d'appuyer de haut en bas de toutes ses forces. Pendant que toute l'attention et toute la force physique du sujet sont absorbées dans cette manœuvre, que toute son innervation, pour ainsi dire concentrée vers cet effort musculaire, empêche sa pensée de se distraire, le magnétiseur, dit Brémaud, à l'exemple de Donato, « regarde vivement, brusquement et de très près le jeune homme, lui enjoignant par le geste (j'ajoute au besoin par la parole) de le regarder avec toute la fixité dont il est capable ». Alors l'opérateur reculant ou tournant autour du sujet en continuant à le fixer et à le provoquer du regard, celui-ci, comme attiré et fasciné le suit, l'œil grand ouvert qui ne peut plus se détacher du sien. Une fois entraîné par une première expérience, la simple fixation des yeux suffit pour entraîner le sujet : il n'est plus nécessaire de faire appuyer préalablement sa main sur celle de l'opérateur.

Il s'agit ici d'une simple *suggestion par le geste*. Le sujet comprend par la fixation des yeux du magnétiseur sur les siens, que son regard doit rester attaché sur lui et le suivre en tous lieux; il se croit attiré vers lui : c'est une *fascination suggestive psychique* et nullement physique. J'ai vu l'expérience ne pas réussir chez les meilleurs somnambules, quand ils ne comprennent pas l'intention que dénote le geste de l'opérateur. Elle réussit plus facilement par imitation, quand l'expérience ayant été faite avec succès chez un premier sujet entraîné, les autres y ont assisté et savent ce qui doit se produire : c'est alors de la *suggestion par imitation.*

Parmi les sujets ainsi fascinés, absolument comme parmi ceux hypnotisés par un autre procédé, les uns subissent l'influence sans sommeil; ils sont suggestionnés à l'état de veille; ils se rappellent après coup ce qu'ils ont fait; ils ne savent pas pourquoi ils n'ont pu s'empêcher de suivre et de fixer leur fascinateur. Les autres ne se rappellent plus rien, quand un souffle sur leurs yeux ou la simple parole a fait disparaître cet état de fascination; ils ne savent pas ce qui s'est passé; ils ont été en somnambulisme les yeux ouverts. On peut, dans cet état de fascination somnambulique, les cataleptiser, les halluciner. Ces mêmes sujets, d'ailleurs, peuvent souvent être cataleptisés ou hallucinés par la simple parole, par un geste, ou par une attitude qui leur est communiquée, sans fascination préalable.

La fascination ne crée donc pas un état spécial; c'est toujours l'hypnose, c'est-à-dire la suggestibilité exaltée, provoquée par une influence exercée sur l'imagination du sujet. Que cette influence arrive au sensorium par l'œil, la parole, le tact ou par une autre voie quelconque l'état psychique obtenu est toujours le même; c'est toujours, je répète le mot, la suggestibilité exaltée à des degrés variables chez les divers individus; et ce degré dépend moins du procédé employé que de l'impressionnabilité spéciale du sujet.

Le réveil peut être spontané. Les sujets qui dorment légèrement à leur première séance, ont parfois une tendance à se réveiller rapidement; il faut les maintenir sous le charme en tenant leurs paupières closes ou en répétant de temps en temps: « Dormez. » Bientôt l'habitude du sommeil est acquise par l'organisme; l'hypnotisé ne se réveille plus, tant que l'hypnotiseur est à ses côtés; quelques-uns se réveillent aussitôt qu'ils ne sentent plus cette influence. La plupart, abandonnés à eux-mêmes continuent à dormir pendant plusieurs minutes, une demi-heure, une ou plusieurs heures; j'ai laissé un de mes malades dormir pendant quinze heures, un autre pendant dix-huit heures.

Pour obtenir le réveil immédiat, je procède par suggestion vocale, comme pour obtenir le sommeil. Je dis: « C'est fini, réveillez-vous. » Et ce mot, prononcé même à voix basse, suffit chez les sujets déjà plusieurs fois hypnotisés pour obtenir un réveil immédiat. Chez quelques-uns, il faut respecter l'injonction: « Vos yeux s'ouvrent, vous êtes réveillé. » Si cela ne suffit pas, l'action de souffler une ou plusieurs fois sur les yeux provoque le réveil; jamais je n'ai dû recourir à d'autres procédés, tels que les aspersions d'eau froide; le réveil a toujours été on ne peut plus facile.

Rien de plus étrange parfois que ce réveil. Voici un sujet en sommeil profond; je l'interroge, il me répond; s'il est causeur de sa nature, il pourra parler avec volubilité. Au milieu de sa conversation, je dis brusquement: « Réveillez-vous. » Il ouvre les yeux et n'a aucun souvenir de ce qui s'est passé; il ne se rappelle pas m'avoir parlé, lui qui a parlé un dixième de seconde peut-être avant de se réveiller. Pour rendre le phénomène plus frappant, je le réveille parfois ainsi : « Comptez jusqu'à 10 ; quand vous direz à haute voix 10, vous serez réveillé. » Au moment où il dit 10, ses yeux s'ouvrent ; il ne se rappelle pas avoir compté. D'autres fois, je lui dis : « Vous allez compter jusqu'à 10 ; quand vous serez à 6, vous serez réveillé, mais vous continuerez jusqu'à 10. » Arrivé au chiffre 6, il ouvre les yeux et continue. Quand il a fini, je lui demande : « Pourquoi comptez-vous ? » Il ne se rappelle plus avoir compté. J'ai répété maintes fois cette expérience sur des personnes très intelligentes.

Chez certaines hystériques, il faut procéder avec prudence, éviter de toucher les points douloureux, de provoquer des zones hystérogènes ; car alors une crise hystérique peut être produite, le sommeil hypnotique peut faire place au sommeil hystérique et l'opérateur n'être plus en relation avec le sujet. Alors la suggestion reste sans influence.

A leur réveil, quelques personnes continuent à rester somnolentes ; il suffit de passer quelquefois les mains transversalement de manière à agiter l'air au-devant de leurs yeux, pour dissiper cet engourdissement. D'autres se plaignent de lourdeur dans la tête, de céphalalgie obtuse, de vertiges ; pour prévenir ces sensations diverses, je dis au sujet, avant de le réveiller : « Vous allez vous réveiller et vous serez bien à votre aise ; vous n'avez aucune lourdeur de tête, vous vous sentez tout à fait bien », et le réveil suggestif s'obtient sans aucune sensation désagréable.

Certains sujets peuvent être réveillés par suggestion à un délai déterminé, Il suffit de leur dire : « Vous vous réveillerez dans cinq minutes. » Le réveil se fait avec précision au moment suggéré. Ils ont la notion exacte du temps.

D'autres qui n'ont pas cette notion, se réveillent avant le moment voulu. D'autres enfin oublient de se réveiller ; ils restent passifs et ne paraissent pas pouvoir spontanément sortir de leur passivité. Il faut leur dire : « Réveillez-vous », pour qu'ils se réveillent.

Après le réveil, beaucoup se frottent les yeux, regardent effarés autour d'eux et ont la conscience d'avoir profondément dormi. D'autres ouvrent brusquement les yeux sans souvenir de ce qui s'est passé, ils ne savent plus qu'ils ont dormi. Comme les épileptiques qui ont eu des absences, ils ignorent la lacune qui a eu lieu dans leur état de conscience normal. « Avez-vous dormi ? » « Je ne sais pas. Je dois le croire puisque vous me le dites. » Ou bien, ils sont convaincus que rien d'anormal ne s'est passé en eux, ils nient avoir été influencés.

Le tableau suivant, communiqué à M. Dumont par M. Liébault, donne une idée de la proportion dans laquelle un nombre relativement considérable de sujets de tout âge, de tout sexe et de tout tempérament se sont trouvés répartis dans les différentes catégories du sommeil.

Année 1880. *Sur* 1,011 *personnes soumises à l'hypnotisation.*

Réfractaires.	27	Sommeil très profond. .	23
Somnolence, pesanteur.	33	Somnambuliste léger. .	31
Sommeil léger. . . .	100	Somnambuliste profond.	131
Sommeil profond. . .	460		

Sans doute, il faut tenir compte de ce fait que M. Liébault opère surtout sur des gens du peuple qui viennent chez lui pour être endormis, qui, convaincus de sa puissance *magnétique*, offrent une docilité cérébrale plus grande. Peut-être le nombre des personnes influencées serait-il moindre, sans ces conditions favorables et prédisposantes; cependant j'ai pu m'assurer par mes recherches que les sujets réfractaires constituent la grande minorité ; et il m'arrive journellement de produire l'hypnotisme dès la première séance sur des malades qui viennent dans mon cabinet et n'ont aucune idée de ce qu'est le sommeil hypnotique.

D'après cette statistique et une autre comptant aussi l'espace d'une année, recueillie par M. Liébault et relatée par M. Beaunis, la proportion des somnambules sur 100 sujets pris au hasard peut être considérée comme étant de 15 à 18.

Nous appelons somnambules les sujets hypnotisables qui ne conservent pas au réveil le souvenir de ce qui s'est passé pendant leur sommeil. Il m'a paru que cette proportion peut être notablement accrue si on a soin de dire aux sujets endormis : « A votre réveil vous ne vous souviendrez de rien. » Chez un certain nombre, l'amnésie se produit ainsi par suggestion.

Il ressort du même tableau statistique de M. Beaunis que les proportions de sujets hypnotisables sont à peu près les mêmes chez les hommes et chez les femmes et qu'en particulier, contrairement à l'opinion courante, la proportion est presque identique pour ce qui concerne le somnambulisme: 18,8 p. 100 chez les hommes; 19,4 p. 100 chez les femmes.

Quant aux variations dépendant de l'âge, voici d'après la même statistique le tableau dressé par M. Beaunis, en prenant pour chaque âge les chiffres proportionnels ; par exemple, pour 100 enfants de 1 à 7 ans combien y a-t-il de cas de somnambulisme, de sommeil très profond, etc., et ainsi de suite pour chaque âge.

AGE	SOMNAMBULISME	SOMMEIL très profond	SOMMEIL profond	SOMMEIL léger	SOMNOLENCE	NON INFLUENCÉ
Jusqu'à 7 ans. .	26,5	4,3	13,	52,1	4,3	»
7 à 14 ans. . .	55,3	7,6	23,	13,8	»	»
14 à 21 — . . .	25,2	5,7	44,8	5,7	8,	10,3
21 à 28 — . . .	13,2	5,1	36,7	18,3	17,3	9,1
28 à 35 — . . .	22,6	5,9	34,5	17,8	13,	5,9
35 à 42 — . . .	10,5	11,7	35,2	28,2	5,8	8,2
42 à 49 — . . .	21,6	4,7	29,2	22,6	9,4	12,2
49 à 56 — . . .	7,3	14,7	35,2	27,9	10,2	4,4
56 à 63 — . . .	7,3	8,6	37,6	18,8	13,	14,4
63 et au delà. .	11,8	8,4	38,9	20,3	6,7	13,5

Ce qui frappe, dit M. Beaunis, dans ce tableau, c'est la forte proportion des somnambules dans l'enfance et dans la jeunesse (26,5 p. 100 de 1 à 7 ans et 55,3 p. 100 de 8 à 14 ans); on remarquera aussi que pour ces deux périodes de la vie, tous les sujets sans exception ont été plus ou moins influencés. Dans la vieillesse, au contraire, on voit le nombre des somnambules décroître, mais tout en restant encore à un chiffre relativement élevé (7 à 11 p. 100).

CHAPITRE II

Les phénomènes constatés dans le sommeil hypnotique. — De la sensibilité. — Anesthésie spontanée ou par suggestion. — L'hypnotisme ne peut remplacer le chloroforme. — Altérations de la motilité. — Catalepsie suggestive. — Des mouvements automatiques. — Des mouvements par imitation. — De la paralysie suggestive. — Du somnambulisme avec oubli au réveil. — Obéissance automatique. — Des suggestions sensorielles. — Des hallucinations suggérées. — De la suggestion d'actes, d'illusions sensorielles, d'hallucinations pour le temps qui suit le réveil. — Des hallucinations négatives. — Amaurose et surdité psychiques. — Des hallucinations à longue échéance.

J'aborde maintenant l'étude rapide des phénomènes qui se manifestent ou que l'on peut provoquer dans l'état hypnotique. Tantôt les yeux se ferment brusquement, sans préambule, le sujet tombe comme une masse ; tantôt le sommeil vient progressivement : les paupières deviennent lourdes, clignotent, la vue se brouille, les yeux s'humectent, s'ouvrent et se ferment alternativement, puis enfin se ferment définitivement. Les paupières fermées restent immobiles chez quelques-uns ; chez d'autres, elles sont, pendant toute la durée de l'hypnose, agitées d'un frémissement vibratoire. Les globes oculaires conservent leur position normale dans le sommeil léger ; lorsque celui-ci est profond, ils sont souvent, mais non toujours, convulsés en haut, les pupilles cachées sous la paupière supérieure.

Quelques sujets nerveux ont, pendant le sommeil, des secousses musculaires dans les membres, des mouvements fibrillaires dans la face; la plupart sont inertes ou le deviennent par suggestion. Quelques-uns exécutent des mouvemements réflexes, se grattent, par exemple, remuent les mains, changent de position; d'autres, au contraire, restent sans mouvement.

La sensibilité, dans ses divers modes, est plus ou moins modifiée. Dans le sommeil léger, elle est conservée: un chatouillement, une piqûre d'épingle, l'attouchement d'une région douloureuse, déterminent des réflexes et provoquent le réveil.

Dans le sommeil profond, la sensibilité est atténuée ou totalement anéantie; d'après M. Liébault, elle commence à disparaître aux extrémités et c'est toujours la périphérie du corps qui est le plus anesthésiée. « En poussant l'examen plus avant sur les organes des sensations, on s'aperçoit que ce sont les deux sens fermés, la vue et le goût, qui deviennent obtus les premiers; vient ensuite l'odorat; l'ouïe et le tact s'amortissent en dernier lieu. Quand on emploie les procédés des hypnotiseurs (fixation d'un objet, doigts ou yeux de l'opérateur), les yeux sont les sens qui perdent leur propriété après tous les autres, parce que, par l'attention à laquelle les endormeurs les condamnent, ces organes sont forcés de veiller les derniers. »

L'anesthésie est-elle complète, on peut traverser la peau de part en part avec une épingle, on l'électrise, on enfonce des corps étrangers dans les narines, on les expose aux émanations d'ammoniaque, les sujets ne sourcillent pas. Cette anesthésie totale peut se développer spontanément par le fait seul de l'hypnose.

Chez d'autres sujets, elle n'existe pas spontanément, mais on peut la développer plus ou moins complètement par suggestion. Voici un sujet hypnotisé: je le pique avec une épingle, il réagit vivement; je débouche un flacon d'ammoniaque devant son nez, il contracte ses narines et manifeste l'impression perçue. Alors je lui dis: « Vous ne sentez plus rien; tout votre corps est insensible; je vous pique, vous ne le sentez pas; je mets de l'ammoniaque devant votre nez, vous ne percevez absolument rien. » Chez beaucoup, l'anesthésie survient ainsi *par suggestion*. Quelquefois, l'anesthésie cutanée s'obtient seule à un certain degré, tandis que les muqueuses olfactive et oculaire restent réfractaires à la suggestion.

Si donc, chez un certain nombre de sujets, l'insensibilité hypnotique est assez parfaite pour permettre les opérations chirurgicales les plus laborieuses, chez la plupart il n'en est point ainsi. L'hypnotisme ne peut être érigé en méthode générale d'anesthésie chirurgicale; il ne peut remplacer le chloroforme. Ajoutons que les préoccupations anxieuses qui obsèdent l'esprit des malades au moment d'une opération empêchent souvent la concentration psychique nécessaire au développement de l'état hypnotique.

Les altérations de la motilité sont plus fréquentes et plus faciles à obtenir que celles de la sensibilité. Tous les hypnotisés, sauf ceux du premier degré, sont susceptibles de la *catalepsie suggestive*.

Nous avons vu que ce phénomène se manifeste avec des variantes suivant le mode et le degré de suggestibilité. Le cerveau réalise la suggestion avec plus ou moins de contraction ou de contracture. Tantôt la *catalepsie est flasque*, si je puis dire; le membre fixé en l'air, retombe à la moindre pression exercée sur lui. Tantôt la catalepsie est plus ferme, sans être rigide; *catalepsie cireuse*. Les membres obéissent aux mouvements imprimés, se laissent étendre et fléchir docilement comme une cire molle (*flexibititas cerea*) ; on peut étendre certains doigts, fléchir d'autres, plier une cuisse, étendre l'autre, asseoir le malade, incliner la tête sur une épaule, communiquer aux divers segments du corps les attitudes les plus bizarres ; ils restent figés, comme un mannequin articulé, dans la position communiquée ; ils suivent le mouvement donné, sans le dépasser. Tantôt enfin la catalepsie est rigide, s'accompagne d'une vraie contracture qui ne se résout que par la suggestion. Je lève par exemple un bras verticalement ; il reste fixé, contracturé. Si on veut le baisser, il oppose une grande résistance à la main qui cherche à le déprimer ; si on a vaincu cette résistance et qu'on abandonne le membre, il reprend comme un ressort la position première, verticale en l'air. C'est une vraie catalepsie rigide que j'appellerai *catalepsie tétanique*. Aussitôt le sujet endormi, je lève bras et jambes, sans rien dire ; ils se fixent immédiatement, comme tétanisés dans l'attitude communiquée. Cette rigidité est ordinairement beaucoup plus grande dans les membres supérieurs que dans les membres inférieurs. Chez quelques sujets, tout le corps peut être ainsi immobilisé et tétanisé, si bien qu'on peut mettre la tête sur une chaise, les pieds sur l'autre et peser sur le corps sans rompre la contracture.

La suggestion seule réussit toujours à résoudre cet état tétanique. Je dis : « Je puis abaisser votre bras et le mouvoir comme je veux. » Alors la rigidité disparaît et la catalepsie persiste, cireuse ou flasque, comme dans les degrés précédents.

En un mot, on observe dans l'état hypnotique toutes les formes qui se présentent à l'état pathologique ; et si l'on veut bien relire les diverses observations de catalepsie spontanée qui ont été publiées, on ne tardera pas à s'assurer que beaucoup se rapportent en réalité à des cas d'hypnotisme ou de somnambulisme spontané. Lasègue, produisant par occlusion des yeux chez ses hystériques des accès cataleptiques artificiels présentant les caractères spéciaux de la catalepsie spontanée, ne s'est pas aperçu que ses hystériques étaient, en réalité, hypnotisés: il avait fait de la catalepsie suggestive.

Chez la plupart des hypnotisés, je le répète, il n'est pas nécessaire, pour que les membres restent cataleptisés, que la suggestion soit formulée. L'état psychique est tel que toute idée reçue par le cerveau s'y imprime, que toute attitude communiquée à un membre se maintient; cette position imprimée au membre par l'opérateur est acceptée par le cerveau du sujet, comme une suggestion devinée; il n'a pas assez d'initiative cérébrale pour modifier spontanément l'état musculaire créé.

Divers états pathologiques peuvent, en supprimant la spontanéité cérébrale ou en déterminant un état psychique analogue à celui créé artificiellement par l'hypnotisme, réaliser un état cataleptiforme. Je l'ai observé nombre de fois dans la fièvre typhoïde; seulement il faut chercher le phénomène pour le trouver.

Je citerai deux cas. Dans le premier, il s'agissait d'un homme de trente-cinq ans, atteint de fièvre typhoïde bénigne, mais compliquée de lypémanie anxieuse, du 15e au 35e jour, alors que la fièvre était déjà en voie de défervescence. Le malade était immobile, insensible à tout ce qui se passait autour de lui, il répondait aux questions par monosyllables, d'autres fois se retranchait dans un mutisme absolu. Les yeux étaient fermés, les pupilles cachées sous les paupières supérieures. Les réflexes étaient conservés; la sensibilité diminuée notablement. Le malade paraissait entendre les questions, mais ne répondait pas. On le réveille un moment par des injonctions vigoureuses et réitérées ; il ouvre les yeux pour reprendre aussitôt son immobilité primitive. Les bras conservent indéfiniment la position qu'on leur donne, comme dans la catalepsie suggestive, mais sans rigidité. Il reste assis indéfiniment quand on le place dans cette position. Cet état fut constaté pendant six jours ; puis fit place à du délire, avec agitation, raideur et tremblement des membres, refus des aliments, nécessité de recourir à la sonde œsophagienne : le malade guérit.

Dans le second cas, il s'agit d'une fièvre typhoïde adynamique mortelle chez un maçon italien âgé de vingt et un ans, qui succomba le 11e jour. Dès le 8e jour, le malade était prostré, parlait peu ; cependant il répondait aux questions d'une façon nette, mais lente. Il avait de la rétention d'urine ; le cathétérisme le laissait inerte ; cependant la sensibilité était conservée.

Ses yeux sont ouverts ; il fait tout ce qu'on lui dit de faire, souvent sans répondre un seul mot. Quelquefois si on lui demande son nom, il le profère à voix basse. Si on place le bras du malade en l'air, il le garde lontemps dans cette position, comme en catalepsie, sa face conservant, comme celle des hypnotisés, un masque d'impassibilité. Quelle que soit l'attitude qu'on leur imprime, le malade n'a pas assez d'initiative intellectuelle pour les en sortir ; à la longue seulement, la fatigue les fait tomber. Cet état cataleptiforme des membres supérieurs persista pendant trois jours, jusqu'à ce que les accidents ultimes d'adynamie cardiaque se manifestèrent.

Jamais l'état cataleptique ne s'observe, ni dans la fièvre typhoïde, ni dans d'autres états morbides, sans être accompagné de cette inertie psychique spéciale qui la commande. La catalepsie artificielle, comme aussi, je crois, la catalepsie spontanée me paraît être essentiellement d'ordre psychique.

Les phénomènes suivants sont du même ordre:

Je prends, par exemple, un pouce de l'hypnotisé, je l'applique sur son nez; je mets le pouce de l'autre main contre le petit doigt de la première, de manière à figurer le pied de nez; l'hypnotisé la maintient et sa physionomie reste impassible. Si je lui dis: « Le pouce est collé, vous ne pouvez l'enlever du nez, le petit doigt est collé contre l'autre pouce. Faites tout votre possible pour les décoller; vous n'arriverez pas », si je lui dis cela, il s'épuise en efforts infructueux, le pouce reste incrusté sur le nez, le nez le suit partout et ne peut s'en détacher. Cette expérience réussit chez la plupart des sujets arrivés au second et au troisième degré du sommeil.

Je lui ferme une main et je dis: « Vous ne pouvez plus l'ouvrir. » Elle reste contracturée, quelquefois à tel point qu'on ne peut plus l'ouvrir. Plus on insiste, plus on accentue l'injonction: « Votre main est fermée, personne ne peut plus l'ouvrir », plus le sujet la contracte avec force en flexion et résiste aux efforts faits pour l'ouvrir.

Si, au contraire, je l'ouvre et que je la maintienne ouverte pendant quelques instants, si le sujet comprend que cet acte veut dire que la main doit rester ouverte, il la contracte spontanément en extension et résiste aux efforts faits pour la fermer. On peut tétaniser les muscles de la mâchoire, produire le trismus, maintenir les mâchoires écartées, on peut faire un torticolis, un opisthotonos, un pleurosthotonos. Que les yeux soient ouverts ou fermés, que l'on fasse ou non des frictions sur les muscles à contracter, le phénomène se produit par le seul effet de la suggestion, c'est-à-dire de l'idée du phénomène introduite par la parole ou un geste compris dans le cerveau de l'individu.

Je n'ai jamais réussi, dans l'hypnotisme obtenu par ce procédé, à provoquer par la pression exercée sur un nerf, sans rien dire au sujet ni devant le sujet, la contraction des muscles innervés par ce nerf, par exemple la griffe cubitale ou radiale, la contorsion de la face, etc.

La production des mouvements automatiques semble exiger un degré d'hypnotisation plus profonde que celle de la catalepsie simple. Chez beaucoup, cependant, on arrive à les produire, soit à la première séance, soit à l'une des suivantes. On lève les deux bras horizontalement, on les tourne l'un autour de l'autre ; le sujet continue à les tourner spontanément, ou après injonction ; les uns tournent lentement avec une certaine hésitation trahissant un effort infructueux pour les arrêter ; les autres dormeurs plus profonds, tournent vite régulièrement, automatiquement. Je dis : « Faites tous vos efforts pour les arrêter. » — Les uns ne peuvent faire aucun effort, les autres s'escriment inutilement, rapprochant les mains, les frottant l'une contre l'autre incapables d'enrayer ce mouvement perpétuel irrésistible, supérieur à ce qui leur reste de volonté ou de force de résistance. Si j'arrête une des mains, l'autre peut continuer à tourner seule ; si alors je lâche de nouveau la main arrêtée, ou bien elle reste en place, le sujet croyant que mon intention est de l'arrêter, ou bien chez d'autres la main retourne comme un ressort à côté de sa congénère et se remet à tourner de plus belle. On peut provoquer de même, mais bien plus rarement, le mouvement automatique des jambes.

Chez quelques dormeurs profonds, ces mouvements automatiques ont lieu par imitation. Je me place devant l'un deux : je tourne mes bras l'un autour de l'autre : le sujet les tourne comme moi. J'intervertis le sens du mouvement, il l'intervertit aussi. Je fais un pied de nez, il fait comme moi. Je balance une jambe, il la balance. Je frappe du pied sur le sol, il frappe aussi. Le mouvement que je fais suggère dans son cerveau l'idée du même mouvement.

Je me suis assuré que ce phénomène, que les magnétiseurs donnent volontiers comme un effet du mesmérisme, c'est-à-dire d'un fluide émanant de mon corps sous l'influence de ma volonté et agissant directement sur le magnétisé, n'est autre chose qu'un phénomène de suggestion. C'est parce que le sujet voit à travers ses paupières mal jointes ou parce qu'il entend le mouvement que je fais, qu'il l'imite. Si je fais clore ses yeux hermétiquement, les mouvements imités ne se réalisent point. Un de mes somnambules, endormi en présence de mon collègue M. Charpentier, imitait cependant mes mouvements sans les voir, alors que je me plaçais derrière lui pour les faire. Je tournais les bras ; au bout d'un certain temps, il se mettait à les tourner aussi. Je remuait le pied d'une certaine façon : au bout d'un certain temps, il se mettait à les remuer aussi, toutefois sans arriver à réaliser l'imitation parfaite du mouvement que je faisais. Y avait-il là quelque influence fluidique ? Je me le demandais ; mais nous ne tardâmes pas à nous convaincre que notre somnambule entendait le mouvement de mes bras, celui de mes pieds, et que l'idée du mouvement à imiter était transmise à son cerveau par le sens auditif; car si j'exécutais le mouvement sans bruit de manière à éviter tout frottement de mes vêtements sur moi pendant cette opération, il restait immobile et me laissait seul me mouvementer.

Ajoutons que celui qui a été hypnotisé plusieurs fois et soumis à ces expériences, les réalise plus promptement et plus parfaitement. Souvent il suffit de lever ses deux bras horizontalement : il devine et les tourne l'un autour de l'autre ; il suffit de fermer sa main légèrement il la contracte en fermeture avec une force irrésistible ; il maintient son bras rigide en l'air ; chez quelques-uns, la contracture est telle, qu'ils n'entrent que difficilement en résolution, lorsque l'ordre leur en est donné.

La suggestion produit la contracture ; elle produit aussi la paralysie. Je dis au sujet : « Votre bras est paralysé. » Je le soulève : il retombe inerte ; l'autre, au contraire, que je n'ai pas paralysé reste cataleptisé en l'air. Chez les uns cette suggestion disparaît vite ; ils l'ont oubliée après quelques minutes ; chez d'autres, elle persiste longtemps. Ayant ainsi produit chez un de mes malades une paralysie d'un bras, un état cataleptiforme de l'autre bras, je remis les deux membres dans le lit. Après cette suggestion faite, je le laissai dormir pendant quarante minutes ; puis m'approchant doucement, je soulevai vite les deux bras : l'un resta en l'air, l'autre retomba. L'idée suggérée persistait dans le cerveau.

Les paralysies ainsi produites par suggestion et qu'on peut aussi, ainsi que je l'établirai plus loin, développer à l'état de veille, ont été appelées par Charcot *paralysies psychiques expérimentales* et rapprochées des paralysies par imagination *dependent on idea*, de Russel-Reynolds. Suivant P. Richer et Gilles de la Tourette (*Progrès médical*, 1884), ces paralysies suggestives auraient des caractères spéciaux qui permettraient de les différencier des autres paralysies dites organiques. Ces caractères seraient : la flaccidité complètes des membres, l'exagération considérable des réflexes tendineux, la trépidation spinale, l'abolition du sens musculaire, une exagération et une modification de la secousse musculaire provoquées par le choc galvanique, des troubles vasomoteurs.

Je n'ai pu confirmer l'existence de ces caractères spéciaux ; j'ai vu dans beaucoup de paralysies suggérées l'exagération des réflexes tendineux et la trépidation spinale faire défaut, le sens musculaire persister. Il m'a paru évident que ces paralysies psychiques suggérées varient de caractère suivant la conception individuelle de chaque sujet et suivant le mode de la suggestion : chacun la réalise comme il la conçoit, comme il l'interprète.

Tous ces faits et ceux que nous exposerons encore montrent que tous les phénomènes du soi-disant magnétisme animal ne sont que phénomènes de suggestion: l'hypnotisme met le cerveau du sujet dans un état tel, que l'idée suggérée à ce cerveau s'impose avec une force plus ou moins grande et détermine l'acte correspondant par une sorte d'automatisme cérébral. Je n'ai pas observé chez mes hypnotisés un seul fait qui ne puisse s'interpréter ainsi, qui appelle l'intervention d'un fluide quelconque analogue à la force de l'aimant ou de l'électricité, s'échappant de certains organismes pour réagir sur d'autres. C'est la doctrine de Braid ou braidisme, doctrine de la suggestion, qui découle de l'observation, contrairement à la doctrine de Mesmer ou mesmérisme, doctrine du fluide mesmérique ou magnétique.

Les mesméristes donnent, par exemple, à l'appui de

la théorie du fluide, les faits suivants : si l'on fait au-dessus d'un membre, bras ou jambe, une passe, en touchant légèrement les parties, les muscles, disent-ils, se contractent et le membre peut être soulevé : c'est une *passe mesmérisante*. Si alors on fait la passe au-dessus du membre, sans le toucher, en agitant seulement l'air sur le membre, celui-ci retomberait : c'est une passe *démesmérisante*. — On agite l'air sur le côté de la tête celle-ci suit là main de l'opérateur et se tourne de son côté. Fait-on la passe du côté opposé, la tête se retourne de ce côté.— Passez la main rapidement sur celle du sujet et retirez-la brusquement; si vous répétez cela plusieurs fois, la main peut se soulever et se cataleptiser. Preuve évidente, disent les mesméristes, que la main de l'opérateur attire celle de l'opéré comme l'aimant attire le fer !

Braid a démontré qu'il ne s'agit en réalité que d'un fait de suggestion, qu'aucun fluide, aucune vertu magnétique n'intervient. « Les phénomènes se produisent en dehors de la volonté de l'opérateur, pourvu qu'il manifeste par un geste ou par un attouchement interprété par le cerveau hypnotisé une volonté qu'il peut ne pas avoir. Les mêmes passes, avec ou sans attouchement du membre, mesmérisantes ou démesmérisantes, pour employer le vocabulaire des magnétiseurs, peuvent déterminer le même phénomène, soulèvement ou abaissement de la main. Les mouvements des sujets, provoqués par une certaine impression sensorielle, sont instinctifs et automatiques : c'est l'attitude du sujet qui commande le mouvement *naturellement* indiqué par cette attitude. Un muscle au repos se contracte, un muscle contracté se relâche sous l'influence de la même manœuvre. Une impression est-elle exercée sur la main ou le bras posé sur le genou, ce bras ne peut plus s'abaisser, il se soulève et devient rigide. La même impression a-t-elle lieu sur un bras maintenu en l'air, elle détermine le mouvement le plus naturel, l'abaissement du membre. Empêche-t-on l'élévation et l'abaissement du membre, la même impression provoquera des mouvements de latéralité. »

Ajoutons que le sujet auquel on a fait répéter plusieurs fois la même expérience ou qui l'a vu faire sur d'autres a conservé dans son souvenir les mouvements ou actes musculaires correspondant à chaque impression : il est dressé pour ainsi dire, et répète automatiquement, par la seule réflectivité cérébro-spinale, les mêmes actes qu'il a vu exécuter ou qu'il a exécutés lui-même dans les séances précédentes.

Les sujets que l'hypnotisation influence plus profondément arrivent dans l'état connu sous le nom de somnambulisme : alors de nouveaux phénomènes se manifestent. L'automatisme est complet : l'organisme humain est devenu presque une machine docile à la volonté de l'opérateur. Je lui dis : « Levez-vous » ; il se lève ; l'un se lève très rapidement, l'autre n'obéit que lentement, la machine est paresseuse ; l'injonction a besoin d'être répétée avec autorité. Je dis : « Marchez » ; il marche ; « Asseyez-vous » ; il s'assied.

Je dis : « Vous ne pouvez plus avancer, vous ne pouvez que reculer » ; il fait des efforts inutiles pour avancer, il marche à reculons.

« Vous ne pouvez plus avancer ni reculer » ; il reste cloué sur place, malgré tous les efforts physiques qu'il fait pour se déplacer.

« Vos jambes ne peuvent plus vous porter » ; il tombe comme paralysé.

« La jambe droite seule est paralysée » ; il traîne la jambe droite.

Je le touche avec mes deux mains étendues, et, faisant le geste de l'attirer vers moi, je me retire ; il me suit passivement partout où je vais.

Je lui ordonne de danser ; il danse et s'arrête comme figé à mon commandement.

Les sensibilités générales et sensorielles diverses peuvent être modifiées, exaltées, diminuées ou perverties à volonté. J'introduis du sel dans la bouche en disant que c'est du sucre ; quelques-uns ne reçoivent cette suggestion qu'imparfaitement, ils perçoivent encore plus ou moins nettement le goût salé. D'autres, et ils sont nombreux, sucent le sel avec bonheur et le trouvent très sucré. Je fais boire de l'eau ou du vinaigre en guise de vin. Je fais respirer de l'ammoniaque pour de l'eau de Cologne.

Je provoque de la surdité : le sujet déclare ne plus entendre, ne répond rien, ne réagit pas aux bruits les plus assourdissants. Je le rends muet, bègue. Les illusions les plus étranges peuvent être suggérées : un crayon dans la bouche fait l'office d'un cigare dont il aspire avec délice l'arome, dont il lâche en l'air les bouffées de fumée imaginaire.

Aux degrés avancés de l'hypnotisme, toutes les illusions, toutes les hallucinations se réalisent successivement avec une précision et une promptitude surprenantes.

De plus, tous les actes commandés sont exécutés : l'hypnotisé marche et danse au commandement, montre le poing aux personnes que je lui désigne, fouille dans leur poche plus ou moins adroitement, vole, se livre à toutes les voies de fait qui lui sont ordonnées ; l'un agit avec une certaine hésitation, l'autre agit résolument.

Les somnambules peuvent écrire, travailler, faire de

la musique, converser entre eux, et, à les voir ainsi agir, les yeux fermés ou ouverts, comme dans l'état de veille, on jurerait qu'ils ne dorment pas. Passifs et inertes le plus souvent, quand on les abandonne à eux-mêmes, ils deviennent actifs et se mouvementent, sous l'influence de la suggestion.

Voici, par exemple, dans mon service, une femme de cinquante-cinq ans, ménagère, affectée de douleurs rhumatismales nullement hystérique. Je la mets facilement en somnambulisme. Ce somnambulisme est passif, si je ne dis rien : elle dort, en résolution, tranquille. Je développe chez elle par affirmation de l'anesthésie, de la catalepsie, de la contracture, des hallucinations ; je la fais sortir de sa passivité. Je lui dis : « Levez-vous donc, puisque vous êtes guérie. Faites votre ouvrage. » La voilà qui se lève, s'habille, cherche une chaise, grimpe sur l'appui de la fenêtre, ouvre celle-ci, trempe ses mains dans la cruche contenant la tisane qu'elle croit de l'eau destinée aux usages domestiques et se met à laver les vitres consciencieusement sur les deux faces. Puis, elle fait son lit ou balaie le parquet de la salle avec un balai qu'on lui apporte. Une fois réveillée, elle ne se souvient de rien et croit avoir paisiblement dormi sur une chaise.

Ce ne sont pas là des faits exceptionnels. On est étonné, si on veut bien examiner ce point de vue, les sujets les plus divers, de tempéraments variables, couchés dans une salle d'hôpital, de voir le grand nombre de ceux qui peuvent réaliser ces phénomènes de somnambulisme actif. J'ai quelquefois trois ou quatre femmes sur une salle de vingt, qui travaillent ainsi : l'une tricote, l'autre coud, la troisième va chercher, les yeux fermés, du vieux linge et des fers avec lesquels elle repasse le linge. Quelques-unes susceptibles d'hallucinations, réalisent leur travail avec des ustensiles imaginaires : une telle, par exemple, prend le drap de lit, replie le bord, puis, enfilant une aiguille fictive et mettant un dé à coudre fictif, exécute avec précision tous les mouvements pour faire un ourlet, pas à pas, sans se tromper. Tout cela s'accomplit par suggestion, les yeux ouverts ou fermés ; et le souvenir de tout est éteint au réveil.

Pour préciser davantage la manière d'être des somnambules et les manifestations complexes qu'ils peuvent réaliser, je relaterai plus loin quelques observations plus éloquentes que toutes les descriptions que je pourrais faire.

Mais auparavant, je veux appeler l'attention sur un des phénomènes les plus intéressants du somnambulisme. Je veux parler de la possibilité de créer chez un somnambule des suggestions d'actes, d'illusions sensorielles, d'hallucinations qui se manifesteront non pendant le sommeil, mais au réveil : le sujet a entendu ce que je lui ait dit pendant le sommeil, mais il n'a conservé aucun souvenir de ce que je lui ai dit ; il ne sait plus que je lui ai parlé. L'idée suggérée se présente dans son cerveau à son réveil : il a oublié son origine et croit à sa spontanéité. Des faits de ce genre ont été constatés par A. Bertrand, par le général Noiset, par le Dr Liébault, par Charles Richet. Je les ai répétés avec succès un très grand nombre de fois chez beaucoup de dormeurs et je me suis assuré de leur bonne foi.

Voici des *suggestions d'actes :* je les choisis bizarres à dessein, pour rendre l'expérience plus concluante :

A l'un de mes malades, D..., je suggérai pendant son sommeil qu'après son réveil il se frictionnerait la jambe et la cuisse malades, puis sortirait de son lit, irait à la fenêtre et retournerait dans son lit : ce qu'il fit sans se douter que l'ordre lui avait été donné pendant le sommeil.

A Sch..., je suggérai un jour de mettre à son réveil mon chapeau sur sa tête, de me l'apporter dans la salle voisine et de le mettre sur ma tête. C'est ce qu'il fit sans se rendre compte pourquoi.

Un autre jour, en présence de mon collègue M. Charpentier, je lui suggère, au début de son sommeil, qu'aussitôt éveillé il prendrait le parapluie de mon collègue accroché au lit, l'ouvrirait et irait se promener sur la galerie attenant à la salle, dont il ferait deux fois le tour. Je le réveille longtemps après, et avant que ses yeux soient ouverts, nous sortons rapidement, pour ne pas lui rappeler la suggestion par notre présence. Bientôt, nous le voyons arriver le parapluie à la main, non ouvert (malgré la suggestion), et faire deux fois le tour de la galerie. Je lui demande : « Que faites-vous ? » Il répond : « Je prends l'air. — Pourquoi ? Avez-vous chaud ? — Non ; c'est une idée, je me promène parfois. — Mais, qu'est-ce que c'est que ce parapluie ? il appartient à M. Charpentier. — Tiens ! je croyais que c'était le mien, il lui ressemble. Je vais le rapporter où je l'ai pris. »

Quelquefois, le sujet cherche lui-même des raisons aux idées qu'il trouve dans son cerveau. Un jour que j'avais suggéré au même qu'il irait, dès son réveil, demander à un malade désigné dans la même salle des nouvelles de sa santé, il y fut aussitôt éveillé. Et comme je lui demandai pourquoi il y allait, s'il s'intéressait spécialement à lui : « Non, me dit-il, mais c'est une idée. » Puis, après réflexion : « Il ne nous a pas laissé dormir la nuit dernière. » Il cherchait donc à s'expliquer lui-même son idée par le désir de savoir si le malade le laisserait dormir cette nuit.

Un autre fois, je lui suggérai qu'aussitôt réveillé, il

se mettrait les deux pouces dans la bouche, ce qu'il fit : il rapporta ce besoin à une sensation douloureuse de la langue due à une morsure qu'il s'était faite la veille dans une attaque épileptiforme.

A Cl..., je suggère, à onze heures du matin, qu'à une heure de l'après-midi il serait pris d'un désir auquel il ne pourrait résister : de longer toute la rue Stanislas dans les deux sens, deux fois de suite. A une heure, je le vois déboucher dans la rue, la longer d'un bout à l'autre, puis retourner en sens contraire, s'arrêtant comme un flâneur devant les vitrines. Mais il ne refit pas cette promenade une seconde fois, soit qu'il n'eût pas compris cette partie de l'ordre donné, soit qu'il y résistât. Une autre fois, je lui suggérai qu'à la même heure, par un itinéraire que je lui traçai, il irait place de l'Académie jusqu'au kiosque où il achèterait un *Petit Journal*, puis rentrerait chez lui par un autre chemin. A l'heure fixée, il se rendait par l'itinéraire désigné au kiosque, achetait son *Petit Journal*, puis rentrait chez lui, mais par un autre chemin.

A un pauvre garçon atteint d'insuffisance aortique, je suggérai qu'à son réveil, au bout de cinq minutes, il prendrait le livre placé à son chevet et lirait la page 100. Un quart d'heure après cette suggestion, je le réveille et m'éloigne. Trois minutes après, la notion exacte du temps lui faisait défaut, je le vois de loin prendre son livre et lire; je m'approche, c'était la page 100. « Pourquoi lisez-vous cette page ? » lui dis-je. — « Je ne sais pas, répondit-il, je lis souvent au hasard. »

J'ai répété des suggestions analogues chez un grand nombre de sujets. Voici, pour exemple, deux expériences de ce genre qui me paraissent offrir un intérêt spécial au point de vue psychologique :

X... est un ancien marin, ancien employé de chemin de fer, âgé de cinquante et un ans, affecté de rhumatisme articulaire chronique des genoux avec rétraction des membres en flexion. C'est un homme intelligent, bien équilibré, l'esprit assez cultivé, rien moins que nerveux, nullement crédule. Quand je lui proposai de l'hypnotiser, il affirma que je n'arriverais jamais; j'essayai et dans la première séance j'obtins l'occlusion des yeux; il prétendit n'avoir point dormi.

A la seconde séance, j'obtins la catalepsie suggestive; il prétendit cependant n'avoir pas dormi et avoir tenu les bras en l'air parce qu'il le voulait bien, par pure complaisance. Il me fallut le rendormir de nouveau, et le mettre au défi de modifier les attitudes diverses imprimées à ses membres pour qu'au réveil il avouât qu'il avait été influencé réellement. Quelques jours plus tard le trouvant naturellement endormi, je m'approche doucement en lui disant : « Continuez à dormir; ne vous réveillez pas; » j'applique ma main sur son front pendant deux minutes, puis je lève son bras, il reste en catalepsie suggestive; le sommeil naturel était devenu sommeil hypnotique; autrement dit, j'avais pu me mettre en relation avec lui par l'organe auditif pendant son sommeil; à son réveil il ne se rappelait pas que je lui avais parlé, ni que je l'avais touché.

Depuis lors, c'est-à-dire depuis la cinquième ou sixième séance, je le mets en sommeil profond sans souvenir au réveil; je produis sur lui à l'état de veille de la catalepsie et des mouvements automatiques; il est susceptible d'hallucinations post-hypnotiques complexes; on peut lui suggérer pendant son sommeil des actes et des idées qu'il exécute ou formule à son réveil, les croyant émanées de son initiative intellectuelle. Je ne citerai que la suggestion suivante, intéressante au point de vue psychologique. L'ayant hypnotisé, je vois un manuel de chimie au chevet de son lit : « Voilà un livre de chimie, lui dis-je, quand vous serez réveillé, l'idée vous viendra d'y lire le chapitre *Or :* vous le chercherez à la table des matières; vous lirez ce chapitre. Alors vous me direz à moi : « De l'or ! si j'en avais, je « vous en donnerais bien, pour vous remercier de vos « soins. Malheureusement, je n'en ai guère. On ne « gagne pas d'or, ni dans la marine, ni au service du « chemin de fer. » — Cette idée vous viendra en lisant. »

Au bout d'une demi-heure, l'ayant réveillé, je m'éloigne et continue à l'observer de loin. Je le vois chercher son étui, en retirer ses lunettes, les mettre, prendre le livre, feuilleter au moins cinq minutes, finir par trouver, lire; je m'approche; c'était l'article *Or*. « Pourquoi lisez-vous cet article? », lui dis-je. — « C'est une idée », me dit-il; et il continue à lire. Après quelques minutes, il me regarde. « De l'or, dit-il, si j'en avais, je vous récompenserais bien ; mais je n'en ai pas. » Il se remet à lire et après quelque temps, ajoute : « Ce n'est pas la compagnie des chemins de fer qui enrichit ses employés. » Puis il continue sa lecture, sans affectation; il eût été bien étonné d'apprendre que l'idée exprimée par lui avait été introduite par moi dans son cerveau.

X... est un comptable âgé de quarante-sept ans, homme intelligent, parfaitement équilibré, affecté de la crampe des écrivains, naturellement nerveux. Son observation thérapeutique sera rapportée plus loin. La première fois que je l'endormis, il fut au troisième degré, c'est-à-dire catalepsie suggestive, mouvements automatiques, conservation du souvenir au réveil. Un doute restait dans son esprit comme chez tous ceux qui conservent le souvenir; il ne savait s'il avait réellement dormi et me demanda s'il fallait conserver les bras en l'air; il croyait réellement y avoir mis de la complaisance. Il avait cependant été influencé, sans conteste, car à la séance suivante, je le mis en sommeil profond, sans souvenir au réveil; alors seulement il eut conscience d'avoir dormi.

Je lui suggère un jour pendant son sommeil l'acte suivant : A votre réveil, vous irez à mon bureau et vous écrirez sur une feuille de papier : « J'ai très bien dormi et vous mettrez une croix après votre nom. »

Un quart d'heure après je le réveille; il va au bureau, écrit la phrase que j'avais inscrite dans son cerveau, signe et met une croix après son nom. « Que signifie cette croix? lui dis-je. — Tiens! répondit-il. Ma foi, je ne sais pas. Je l'ai faite sans m'en douter. » — Le lendemain, je lui fais écrire une autre phrase avec deux croix après son nom; le surlendemain je le fais écrire son nom avec une étoile à la suite. — Le jour suivant, je lui suggère pendant son sommeil : « A votre réveil vous écrirez : J'irai chez M. Liébault pendant votre absence. Et vous signerez, seulement vous vous tromperez. Au lieu de signer votre nom H... vous signerez le mien Bernheim; alors vous reconnaîtrez que vous vous êtes trompé, vous effacerez mon nom et vous mettrez le vôtre. » Il fit ainsi à son réveil et parut très confus de son erreur; il me fit des excuses, ne se doutant pas que la responsabilité de l'erreur ne lui incombait pas, que j'agissais en lui.

Je le répète : c'est un homme intelligent, qui n'est pas hystérique, qui n'est pas nerveux, dont l'imagination est calme; ce n'est pas un esprit malade. J'insiste, puisque certaines personnes non suffisamment éclairées sur la question, persistent à admettre que les névropathes seuls sont susceptibles d'être mis en somnambulisme.

« La façon dont les suggestions s'établissent chez les sujets, dit M. Beaunis, donne des renseignements précieux sur l'état de la volonté dans le somnambulisme. Rien de plus curieux, au point de vue psychologique, que de suivre sur leur physionomie l'éclosion et le développement de l'idée qui leur a été suggérée. Ce sera, par exemple, au milieu d'une conversation banale qui n'a aucun rapport avec la suggestion. Tout à coup, l'hypnotiseur qui est averti et qui surveille son sujet sans en avoir l'air, saisit à un moment donné comme une sorte d'arrêt dans la pensée, de choc intérieur qui se traduit par un signe imperceptible, un regard, un geste, un pli de la face; puis la conversation reprend, mais l'idée revient à la charge, encore faible et indécise; il y a un peu d'étonnement dans le regard; on sent que quelque chose d'inattendu traverse par moments l'esprit comme un éclair; bientôt l'idée grandit peu à peu; elle s'empare de plus en plus de l'intelligence, la lutte est commencée, les yeux, les gestes, tout parle, tout révèle le combat intérieur; on suit les fluctuations de la pensée; le sujet écoute encore la conversation, mais vaguement; machinalement, il est ailleurs; tout son être est en proie à l'idée fixe qui s'implante de plus en plus dans son cerveau; le moment est venu, toute hésitation disparaît, la figure prend un caractère remarquable de résolution; le sujet se lève et accomplit l'acte suggéré.

« Cette lutte intérieure est plus ou moins longue, plus ou moins énergique, suivant la nature de l'acte suggéré et surtout suivant l'état même du somnambule. Quand le sujet a été souvent hypnotisé et surtout qu'il l'a été par la même personne, cette personne acquiert sur lui une telle puissance que les actes les plus excentriques, les plus graves, les plus dangereux même s'accomplissent sans lutte apparente et sans tentative appréciable de résistance. » Je ne puis que m'associer à ces observations de mon collègue.

L'effet de la suggestion d'actes post-hypnotiques n'est pas absolument fatal : certains sujets y résistent. L'envie de commettre l'acte ordonné est plus ou moins impérieuse; ils y résistent dans une certaine mesure.

Voici quelques exemples de résistance plus ou moins complète :

Dans le suivant, on saisit la lutte, on assiste à l'hésitation du sujet, jusqu'à ce que la suggestion finalement l'emporte :

Une jeune fille hystérique fut présentée par M. Dumont à la Société de médecine de Nancy. Pendant son sommeil provoqué on lui ordonne d'aller après son réveil prendre le verre cylindrique qui entoure le bec de gaz situé au-dessus de la table, de le mettre dans sa poche et de l'emporter en partant. Une fois éveillée, elle se dirige timidement vers la table, semble confuse de voir tous les regards se porter sur elle; puis, après quelques hésitations, monte à genoux sur la table. Elle y reste environ deux minutes, ayant l'air toute honteuse de sa situation, regarde alternativement les personnes qui l'entourent et l'objet dont elle doit s'emparer, avance la main, puis la retire et subitement enlève le verre, le met dans sa poche et s'éloigne rapidement. Elle ne consent à restituer l'objet que lorsqu'elle est sortie de la salle.

A D... je suggère de faire, après son réveil, trois fois le tour de la salle; il ne le fait qu'une seule fois.

Au jeune G... je suggère qu'à son réveil il se mettra debout sur la table ; réveillé, il regarde bien la table, mais n'y monte pas. L'envie de le faire existait sans doute chez lui, mais le respect pour l'assistance lui donna la force de surmonter ce désir.

A S... je suggérai un jour qu'à son réveil il verrait derrière lui sur un meuble une cuiller en argent et qu'il la mettrait dans sa poche. Réveillé, il ne se retourna pas et ne vit pas la cuiller. Mais sur la table devant lui était une montre : je lui avais suggéré en outre l'hallucination négative qu'il ne verrait personne dans la salle et se trouverait tout seul, ce qui se réalisa : l'idée du vol suggéré pour la cuiller se présenta dans son cerveau pour la montre. Il la regarda, la toucha, puis dit : « Non, ce serait un vol » ; et la laissa. Si la suggestion du vol de la cuiller lui avait été répétée avec force et impérieusement commandée, je ne doute pas qu'il ne l'eût prise.

Depuis que ceci était écrit, j'ai eu occasion d'hypnoniser de nouveau S..., je lui ai fait la même suggestion plus impérieusement : « Vous mettrez la cuiller dans votre poche, vous ne pourrez pas faire autrement. » A son réveil, il vit la cuiller, hésita un instant, puis dit : « Ma foi, tant pis ! » et la mit dans sa poche.

Une autre jeune fille hystérique de mon service est susceptible, pendant son sommeil provoqué, de suggestions pour le réveil, d'illusions et d'hallucinations ; elle n'exécute pas toujours les actes suggérés. Je lui dis, par exemple : « A votre réveil, vous ferez deux fois le tour de la salle, ou bien vous lirez dans ce livre de prières. » Elle se réveille, elle obéit quelquefois, mais souvent n'obéit pas à l'injonction. L'idée de l'accomplir existe bien dans son cerveau, mais par esprit de contradiction ou je ne sais quelle fausse honte, elle résiste. Je lui dis : « Je sais à quoi vous pensez : vous avez envie de lire une prière ou vous avez envie de faire le tour de la salle. » Elle paraît tout étonnée que je devine sa pensée intime et croit que je puis lire dans son intérieur.

Chose singulière ! les suggestions d'actes peuvent se faire non seulement pour le temps qui suit immédiatement le sommeil, mais pour un délai ultérieur plus ou moins long. Un somnambule auquel on fait promettre pendant son sommeil qu'il reviendra tel jour, telle heure, bien qu'à son réveil il n'ait aucun souvenir de sa promesse, reviendra presque certainement le jour et l'heure désignés. A S... j'ai fait dire qu'il reviendrait me voir au bout de treize jours, à dix heures du matin. Réveillé, il ne se souvenait de rien. Le treizième jour, à dix heures du matin, il était présent, ayant fait trois kilomètres depuis son domicile jusqu'à l'hôpital. Il avait passer la nuit à travailler aux forges, s'était couché à six heures du matin et à neuf heures se réveillait avec l'idée qu'il devait venir à l'hôpital me voir. « Cette idée, me dit-il, il ne l'avait pas eue les jours précédents, il ne savait pas qu'il devait venir me trouver ; elle s'était présentée à son esprit au moment seulement où il devait l'exécuter. »

Ainsi, une suggestion peut dormir inconsciente dans le cerveau où elle a été déposée pendant le sommeil et n'éclore que le jour assigné d'avance pour son éclosion. Des recherches ultérieures sont nécessaires pour bien élucider ce curieux fait de psychologie, pour établir combien de temps une suggestion hypnotique peut ainsi, par ordre, rester latente avant d'être réalisée ; il va de soi que tous les somnambules ne sont pas susceptibles de suggestions à si longue échéance.

J'ai parlé des suggestions d'actes, je passe aux *suggestions sensitivo-sensorielles*. Des illusions des sens et de la sensibilité peuvent être suggérées à la plupart des somnambules. Je leur dis : « À votre réveil, vous sentirez un engourdissement dans le pied, ou une crampe dans le mollet, une douleur vive dans une dent, une démangeaison dans le cuir chevelu » ; ces sensations diverses se manifestent invariablement chez tous ou presque tous les dormeurs profonds. Un malade atteint d'insuffisance aortique auquel j'avais suggéré une démangeaison dans les cheveux, se gratte avec violence, ne comprenant pas où il avait attrapé pendant son sommeil toute cette vermine. Un phtisique, auquel je produisis la même sensation, prit un peigne et le passa vivement dans les cheveux d'arrière en avant pour débarrasser sa tête de poux imaginaires.

Les sensations les plus diverses peuvent être réalisées avec une vérité saisissante : la soif avec besoin de prendre trois verres d'eau coup sur coup, la faim avec besoin de manger immédiatement, le besoin d'uriner ou d'aller à la selle dès le réveil. Un tel ressent, sans savoir pourquoi, un picotement dans le nez et éternue cinq ou six fois de suite ; tel autre bâille plusieurs fois par suggestion hypnotique ; un autre voit pendant plusieurs minutes les objets en vert, etc. ; en un mot, toutes les illusions sensorielles, commandées pendant le sommeil chez beaucoup de dormeurs profonds, se réalisent au réveil, et le sujet ne peut s'y soustraire.

L'expérience suivante, que j'ai répétée plusieurs fois, montre bien que la suggestion agit pendant le sommeil en créant l'*image sensorielle suggérée ;* ce n'est pas le *mot* formulé, c'est l'*idée* contenue dans ce mot qui est retenue par le cerveau. A un homme très intelligent et nullement nerveux, d'une position sociale élevée, je dis, après l'avoir endormi : « A votre réveil, vous sentirez une odeur très forte d'eau de Cologne ; j'en verse un flacon sur vos habits. » Quand je l'eus réveillé, il renifla plusieurs fois et me dit : « Je sens une odeur chez vous. » — « Quelle odeur ? lui dis-je ; je ne sens rien, j'ai le rhume de cerveau. » — C'est comme du vinaigre, dit-il est-ce que vous n'auriez pas versé un flacon de vinaigre dans le feu ? » Je lui réponds : « Non ! Il n'y a pas d'odeur ; c'est une suggestion que je vous ai faite pendant votre sommeil. Mais ce n'est pas du vinaigre. Cherchez bien ce que c'est. » — « Je serais embarrassé de le dire. C'est comme du vinaigre. » — « C'est de l'eau de Cologne. » — « C'est bien quelque chose comme cela, mais je n'aurais pas reconnu l'eau de Cologne. » — Maintenant que vous savez que c'est une simple suggestion, et non une réalité, la sentez-vous encore ? » Il approcha la main de son nez et me dit : « C'est curieux, je la sens encore très bien. » Ainsi, le mot eau de Cologne n'avait pas été retenu ; l'image olfactive suggérée n'étant pas bien précise dans le cerveau chez une personne qui n'avait pas l'habitude d'en faire un fréquent usage, c'est une odeur analogue, mémorative d'un vinaigre mal défini, que le centre olfactif avait évoquée.

Citons encore à l'appui de cette idée le fait suivant :

A un malade de mon service atteint d'affection cardiaque, je dis pendant son sommeil artificiel : « A votre réveil, vous prendrez le livre qui est sur la table de nuit ; vous ouvrirez la page 56 ; vous y trouverez votre portrait très bien fait. »

A son réveil, je le vois prendre ce livre : « Qu'est-ce

que vous cherchez? » lui-dis-je. — « C'est une histoire que j'ai commencée hier; je crois que je suis resté à la page 56. » — « Est-ce que vous devez trouver quelque chose de particulier sur cette page? » — « Non, c'est la continuation de l'histoire! » Il cherche la page et l'ayant trouvée, paraît étonné. « Tiens, qu'est-ce que cela? C'est un portrait! » Il regarde quelques instants, puis seulement se reconnaît : « C'est moi. » Il ne savait pas, en cherchant la page qu'il devait trouver son portrait : il ne s'est pas reconnu tout de suite dans ce portrait.

Les hallucinations ainsi provoquées peuvent être nettes comme la réalité ; le sujet même sachant que c'est une hallucination, ne peut s'y dérober. On peut s'en rendre compte quand on opère sur des personnes très intelligentes. J'endors récemment une jeune fille d'une intelligence remarquable, d'un esprit positif, nullement vaporeuse, et dont je puis garantir la bonne foi. A son réveil je lui fais voir une rose fictive. Elle la voit, la touche, en perçoit l'odeur ; elle me la décrit; puis, sachant que je pouvais lui avoir donné une suggestion, elle me demande si la rose est réelle ou imaginaire. « Il me serait absolument impossible, dit-elle, de faire la différence. » Je lui dis qu'elle est imaginaire. Elle en est convaincue, et, malgré cela, elle s'assure qu'elle ne peut pas par un effort de volonté la faire disparaître. « Je continue dit-elle, à la voir, à la toucher, absolument comme si elle était naturelle, et vous mettriez une vraie rose à la place ou à côté, que je ne saurais les distinguer. » Je la lui fais voir encore pendant dix minutes ; elle la tourne la change de place, etc., elle est parfaitement éveillée et discute froidement le phénomène. Puis je lui dis : « Regardez-la une dernière fois, elle va s'évaporer. »

Alors elle la voit devenir moins distincte, nuageuse, et s'effacer insensiblement.

D'autres sujets ne réalisent pas aussi bien ces images sensorielles, elles sont peu nettes, peu distinctes; l'hallucination est incomplète, floue; quelquefois aux séances suivantes, elle s'accentue mieux. — D'autres enfin, moins suggestibles, se rappellent au réveil qu'elles doivent voir, sentir, entendre ce qu'on leur a suggéré; de la musique, par exemple. Mais l'hallucination n'est pas évoquée : ils ne la perçoivent pas; nous en citerons plus loin des exemples.

Quelques mots encore sur cette suggestion d'hallucinations simples ou complexes : le somnambulisme profond est caractérisé souvent par la possibilité de développer au réveil des hallucinations dans lesquelles un ou plusieurs sens peuvent jouer un rôle. Voici quelques exemples :

Je suggère à Cl... pendant son sommeil qu'il verrait, à son réveil, M. St..., un confrère présent, la figure rasée d'un côté et un immense nez en argent. Une fois réveillé, ses yeux s'étant portés par hasard sur notre confrère, il part d'un immense éclat de rire : « Vous avez donc fait un pari, dit-il, vous vous êtes fait raser d'un côté! Et ce nez! vous étiez donc aux Invalides ? »

Une autre fois, je lui suggère, dans une salle de malades, qu'il verra dans chaque lit un gros chien à la place des malades, et il est tout étonné, à son réveil, de se trouver dans un hôpital de chiens.

Un jour, qu'il me racontait avoir été maltraité par la femme de son propriétaire, je lui suggérai qu'à son réveil il verrait le mari entrer dans la salle et lui ferait des remontrances sur les agissements de sa femme, puis qu'après cinq minutes de ces remontrances bien accentuées, il se rendormirait spontanément. Aussitôt réveillé, il voit en effet son propriétaire, et, s'avançant vers lui : « Ah ! bonjour, monsieur H... ; je suis content de vous rencontrer, car je dois vous dire ce que j'ai sur le cœur. Votre femme est une mauvaise femme ; elle m'a battu. Cela ne se passera pas comme ça. Je vais aller me plaindre à la police, etc., etc. » Au bout de quelques minutes, pendant lesquelles il continue à récriminer vivement, il va se rasseoir sur une chaise et se rendort.

A Sch... je dis, en présence de M. le docteur Christian, médecin en chef de l'asile de Charenton : « Quand vous vous réveillerez, vous irez à votre lit ; vous trouverez là une dame qui vous remettra un panier de fraises, vous la remercierez, vous lui donnerez la main, puis vous mangerez les fraises. » Réveillé une demi-heure plus tard, il va à son lit et dit : « Bonjour, madame, je vous remercie beaucoup » ; il lui prend la main. Je m'approche, il me montre le panier de fraises fictif. « Où est-elle, la dame ? » lui dis-je. Il répond : « Elle est partie ; la voici dans le corridor » ; il me la montre par la fenêtre qui donne sur le corridor. Puis il mange les fraises, l'une après l'autre, les portant délicatement à la bouche, les suçant avec délice, jetant les pédicules, s'essuyant les mains de temps en temps avec une apparence de réalité dont l'imitation serait difficile.

Au même sujet, je fais manger aussi tantôt des cerises, tantôt des pêches, ou des raisins imaginaires ; ou bien je lui fais prendre, quand il est constipé, une bouteille d'eau de Sedlitz imaginaire. Il prend la bouteille fictive, verse dans un verre fictif, en boit successivement trois ou quatre, faisant tous les mouvements de déglutition, la trouve amère, remet le verre en place et a quelquefois dans la journée plusieurs (jusqu'à quatre ou cinq) selles provoquées par ce purgatif imaginaire. Toutefois, certains jours de grande constipation, l'imagination ne suffit pas à provoquer un effet aussi considérable.

Chez une dame G..., intelligente, impressionnable, nullement hystérique, dont je relaterai l'observation, je provoque à son réveil les hallucinations les plus complexes intéressant tous les organes sensoriels. Je lui fais entendre de la musique militaire dans la cour de l'hôpital : des soldats montent, entrent dans la salle; elle voit un tambour-major faire des pirouettes devant son lit; un musicien s'approche d'elle, lui parle ; il est ivre; il lui tient des propos inconvenants; il veut l'embrasser; elle lui applique une paire de soufflets, et appelle la sœur et l'infirmière, celles-ci accourent et mettent l'ivrogne à la porte. Toute cette scène suggérée pendant le sommeil, se déroule devant elle, spectatrice et actrice, avec autant de lumière que la réalité. Elle a beau avoir subi nombre de fois des hallucinations analogues; elle ne peut s'y dérober. Elle regarde autour d'elle et demande aux autres malades si elles n'ont pas vu et entendu. Elle ne peut distinguer l'illusion de la réalité; quand tout est terminé et que je lui dis : « C'est une vision que je vous ai donnée », elle comprend bien que c'est une vision, mais elle affirme que c'est plus qu'un rêve, que c'est aussi net que la réalité même.

A une jeune fille, je fais voir à son réveil une bague à son doigt, un bracelet au bras, ou bien je lui donne un bel éventail orné des portraits des personnes qu'elle connaît. Elle est tout heureuse du cadeau, mais au bout de trois à quatre minutes, chez elle, l'objet a disparu, et, depuis que l'expérience lui a appris la volatilité de ces cadeaux, elle me supplie chaque fois de les lui laisser, de ne plus les lui enlever.

Chez d'autres, ces hallucinations durent plus longtemps. A une dame, Mme L..., je fais voir au réveil le portrait de son mari; elle le voit et continue à le voir encore le lendemain, au bout de vingt-quatre heures, sachant fort bien que le portrait n'existe pas. Un autre jour, je lui dis : « A votre réveil, vous verrez assise sur cette chaise Mme E... » (C'était Mme R... qui occupait cette chaise.) Réveillée, elle voit Mme E... et parle à la personne supposée. Après dix minutes de conversation, je lui dis : « Mais vous vous trompez, ce n'est pas Mme E... c'est Mme R... qui est devant vous. » Elle est convaincue alors que c'est Mme R... elle sait que c'est une illusion sensorielle et cependant ne peut s'y dérober. Comme l'illusion persiste et lui est désagréable, au bout d'une demi-heure je la rendors, sur sa demande, pour rendre à Mme R... sa véritable physionomie.

Ces suggestions d'hallucinations, dont je pourrais multiplier indéfiniment les exemples, ne réussissent pas chez tous les somnambules.

A D... j'affirme qu'à son réveil il verrait un chien dans son lit et le caresserait. Réveillé, il chercha sous l'édredon sans rien trouver, disant qu'il croyait avoir rêvé qu'un chien était dans son lit.

A un autre, je dis : « A votre réveil, vous me verrez saigner abondamment du nez. » Réveillé, il me regarde et dit : « Vous avez dû saigner du nez abondamment. » Il ne voyait pas de sang; l'idée seule de mon épistaxis existait dans son cerveau.

Ainsi, parmi les somnambules, les uns n'obéissent qu'aux suggestions d'actes, d'autres sont susceptibles en même temps d'illusions sensitivo-sensorielles plus ou moins complètes; tel peut être affecté de démangeaisons, de douleur, c'est-à-dire d'illusions de la sensibilité tactile, mais non d'illusions sensorielles. On ne réussit point, par exemple, à lui faire sucer du sel pendant son sommeil, lui disant que c'est du sucre, et à lui faire conserver le goût sucré dans la bouche ; à son réveil, il perçoit le goût du sel et non du sucre; on ne peut lui faire voir les objets en rouge ou en jaune : l'illusion sensorielle ne réussit pas, pas plus que l'hallucination.

Chez d'autres, suggestions d'actes, d'illusions sensitivo-sensorielles, d'hallucinations, tout réussit. Le même sujet d'ailleurs qui, dans les premières séances, restait rebelle aux illusions sensorielles et aux hallucinations peut se perfectionner par l'habitude et arriver, au bout de séances multipliées, à réaliser toutes les conceptions hallucinatoires commandées à son cerveau hypnotisé.

Chez certains, on peut suggérer pendant le sommeil une *hallucination négative;* ceci ne réussit que sur les somnambules profonds. Un jour, je me trouvais chez le Dr Liébault : il suggéra à une femme endormie — ce n'était pas une hystérique — qu'à son réveil elle ne me verrait plus, je serais parti, ayant oublié mon chapeau. Avant de partir, elle prendrait mon chapeau, le mettrait sur sa tête et me l'apporterait à mon domicile.

Quant elle se réveilla, je me plaçai en face d'elle. On lui demanda : « Où est le docteur Bernheim? » Elle répondit : « Il est parti ; voici son chapeau. » Je lui dis : « Me voici, madame, je ne suis pas parti, vous me reconnaissez bien. » Elle ne répondit rien. Au bout de cinq minutes, après avoir laissé la première impression s'effacer, je m'assis à côté d'elle et lui demandai : « Y a-t-il longtemps que vous venez chez M. Liébault ? » Elle ne me répondit rien, comme si elle ne m'avait ni vu ni entendu. Une autre personne lui fit la même question. Elle répondit immédiatement : « Depuis quinze jours. » Là-dessus, je continuai : « Et vous allez mieux, madame, n'est-ce pas, depuis ce traitement ? » Même silence. Réponse à la personne voisine. Je mis mes mains devant ses yeux pendant deux minutes ; elle ne sourcilla pas, je n'existais pas pour elle. Enfin quand elle partit, elle prit mon chapeau, le mit sur sa tête et sortit. M. Liébault la suivit dans la rue et lui redemanda le chapeau, disant qu'il se chargeait lui-même de me l'envoyer.

J'ai répété cette expérience d'hallucination négative avec succès sur plusieurs de mes somnambules.

Je cite un de ces faits : A la dame G..., de mon service, je suggère, en présence de deux dames de la ville qui étaient venues visiter l'hôpital, qu'à son réveil elle ne me verrait plus, elle ne m'entendrait plus ; je ne serais plus là. Réveillée, elle me cherche ; j'ai beau me montrer, lui corner à l'oreille que je suis là, lui pincer la main qu'elle retire brusquement sans découvrir l'origine de cette sensation ; les dames présentes lui disent que je suis là, que je lui parle ; elle ne me voit pas et croit que ces dames veulent se moquer d'elle. Cette illusion négative, que j'avais déjà produite chez elle dans d'autres séances, mais qui n'avait persisté que cinq à dix minutes, persiste cette fois-ci pendant tout le temps — plus de vingt minutes — que je continue à rester auprès d'elle.

L'une des deux dames présentes était une hystérique que je traitais par l'hypnotisme pour une aphonie nerveuse, et qui était susceptible aussi d'hallucinations hypnotiques et post-hypnotiques. Or, le lendemain de cette scène à laquelle je l'avais fait assister, je la mis en somnambulisme et je lui dis : « Vous savez, à votre réveil, vous ne me verrez plus. » Elle se mit à sourire.

« Vous riez, lui dis-je, parce que vous vous rappelez la femme d'hier qui ne m'a plus vu à son réveil. Eh bien ! ce sera la même chose pour vous. Seulement, vous ne me verrez plus, parce que je serai réellement parti. Au moment de vous réveiller, je partirai et je resterai absent pendant dix minutes. Vous me verrez rentrer par la porte en face. » Quand je l'eus réveillée, elle me chercha inutilement et parut fort contrariée de ne pas me voir. « Je suis-là, lui dis-je. Vous me voyez bien, je vous touche, je vous chatouille le front. » Elle ne bougea pas. « Vous voulez vous moquer de moi, ajoutai-je ; vous jouez la comédie. Vous ne pouvez vous empêcher de rire ; vous allez partir d'un immense éclat. » Elle ne sourcilla pas. Comme elle témoigna son mécontentement, je dis aux personnes présentes de lui affirmer qu'on m'avait mandé en toute hâte pour un client qui venait d'avoir une attaque dans le voisinage. Elle continua à être de mauvaise humeur et se rendormit spontanément ; au bout de dix minutes précises, elle rouvrit les yeux, regarda du côté de la porte, comme si elle me voyait rentrer, me salua, se montra contente de me revoir, et attribua son mécontentement à la crainte qu'elle avait eue d'une crise nerveuse produite par le réveil, sans mon influence. Je lui avouai alors que j'étais présent, mais que je lui avais donné une suggestion négative semblable à celle qu'elle avait vu réaliser la veille sur une autre personne ; elle affirma ne m'avoir ni vu ni entendu ; l'escamotage de ma personne était parfait.

L'expression *hallucination négative* par laquelle nous désignons à Nancy ce phénomène a été critiquée par MM. Binet et Feré. « Ce nom est singulièrement mal choisi, disent ces auteurs, car il ne s'agit pas d'hallucinations du tout. On ne peut bien comprendre la nature de ce trouble sensitif qu'en le comparant aux paralysies systématiques du mouvement... Il s'agit pour l'œil comme pour le bras d'un phénomène d'inhibition qui produit une paralysie systématique. » (*Revue philosophique*, janvier 1885.)

Mes honorables contradicteurs me paraissent mériter le reproche qu'ils me font d'avoir mal saisi la nature et la signification du phénomène.

Quand je fais voir par suggestion hypnotique ou par suggestion à l'état de veille à un sujet hypnotisable, une personne ou une chose qui n'est pas devant ses yeux, j'ai créé une image évoquée par son cerveau, j'ai fait naître une hallucination visuelle.

Si, chez le même sujet et par le même procédé, j'ai rendu invisible une personne ou une chose qui est devant ses yeux, je n'ai pas produit une paralysie de l'œil; le sujet voit tous les objets, à l'exclusion de celui qui a été suggéré invisible pour lui; j'ai effacé dans son cerveau une image sensorielle, j'ai neutralisé ou rendu négative la perception de cette image: j'appelle cela une hallucination négative.

Dans les deux cas, le phénomène psychique ou psycho-sensoriel est de même ordre; dans les deux cas, j'ai fait un halluciné.

D'ailleurs, dans toutes les hallucinations complexes, telles que nous les réalisons artificiellement, telles qu'elles se développent spontanément, les deux phénomènes coexistent. Un aliéné se croit en prison; il voit son cachot, le geôlier, la chaîne qui l'attache; voilà des perceptions sensorielles créées dans son cerveau. D'autre part, il ne voit pas les objets réels qui sont devant lui, il ne voit pas, il n'entend pas les personnes qui l'entourent : voilà des perceptions sensorielles réelles effacées.

Dira-t-on que ces deux ordres de phénomènes le premier constitue seul une hallucination, que le second n'en est pas une? Le mot hallucination négative me semble, pour un abus de mot autorisé dans notre langue (exemples: pression négative, valeur négative, quantité négative, etc.) parfaitement choisi pour affirmer le mécanisme psychique du phénomène connexe de celui qui fait l'hallucination positive.

J'ai d'ailleurs démontré que l'amaurose suggestive, de même que l'amaurose hystérique, n'est pas une paralysie systématique, mais une *amaurose purement psychique*, une neutralisation de l'objet perçu par l'imagination ; c'est bien une hallucination négative. Cette amaurose n'a pas de substratum organique, n'a pas de localisation anatomique. Le sujet voit avec sa rétine ; il voit avec son cerveau. La première reçoit l'impression ; le second, par son centre cortical visuel la perçoit. Mais l'image visuelle perçue, l'amaurotique par suggestion et l'hystérique la neutralisent inconsciemment avec leur imagination ; *oculos habent et non vident ;* ils voient avec les yeux du corps ; ils ne voient pas avec les yeux de l'esprit ; l'amaurose n'est qu'une illusion négative.

J'avais observé d'abord que parmi les sujets auxquels j'avais suggéré pendant leur sommeil qu'au réveil ils ne me verraient pas, quelques-uns paraissaient d'emblée ne pas me voir ; mais d'autres commençaient par me regarder comme si le souvenir de l'idée suggérée n'existait plus, puis tout d'un coup, le souvenir renaissant, leur physionomie se modifiait, devenait inerte à mon égard ; j'avais disparu pour eux, ils ne me voyaient plus ; et plus tard, quand la suggestion n'existait plus, ils croyaient et affirmaient ne pas m'avoir vu, même immédiatement après leur réveil.

Voulant expérimenter si cette amaurose unilatérale suggérée était réelle ou feinte, mon chef de clinique, M. Ganzinotty se servit de l'appareil de Stœber dont je vais parler, destiné à déjouer la simulation et constata que les indications données par les sujets étaient fausses; il fut tenté de croire à la simulation. Je lui expliquai que l'amaurose étant purement psychique, c'est-à-dire imaginaire, ne pouvait obéir aux lois de l'optique.

Plus tard, je pus démontrer la chose expérimentalement pour l'amaurose unilatérale des hystériques qui se comporte absolument comme celle que nous suggérons. Voici cette démonstration que j'ai faite sur un grand nombre d'hystériques de mon service. Elles avaient une hémianesthésie sensitivo-sensorielle complète d'un côté; admettons le côté gauche, y comprise une amaurose complète du côté gauche.

Or, après avoir constaté que l'œil droit étant fermé, les sujets ne voient rien de l'œil gauche et sont devenus totalement aveugles, il est facile de s'assurer que cette cécité est purement psychique. A cet effet je me sers de l'appareil du docteur Stœber, modification de celui de Snellen, qui sert à déjouer les amauroses simulées. On place devant les yeux des malades une paire de lunettes dont l'un des verres est rouge et l'autre vert, et on leur fait lire sur un cadre noir six lettres recouvertes de carrés de verre alternativement rouges et verts. En regardant les deux yeux ouverts, on lit les six lettres; en regardant avec un seul œil, l'autre étant fermé, on n'en voit que trois, celles recouvertes par le verre à même couleur que celle du verre de lunette correspondant à l'œil qui regarde : les lettres rouges, si c'est l'œil à verre rouge qui regarde, les lettres vertes, si c'est l'œil à verre vert. Ceci résulte de ce que le vert et le rouge mélangés font du noir : si avec un verre rouge, on regarde du vert par transparence, on voit du noir.

Cela posé, nos hystériques regardant à travers la lunette les six lettres, *les lisaient toutes* sans hésiter un instant ; elles lisaient celles qu'elles étaient censées ne pas voir; donc elles *voyaient de l'œil gauche, à leur insu*. Si on leur fermait alors l'œil gauche, elles ne voyaient plus que trois lettres.

Une autre expérience des plus simples confirme cette donnée. On sait qu'un prisme placé devant un œil dévie l'image correspondante et produit ainsi de la diplopie. Si l'autre œil étant fermé, il n'y a pas de diplopie, l'objet est vu simple et non double.

Les hystériques à amaurose unilatérale ne devront voir qu'une image à travers le prisme ; or elles en voyaient deux, sans hésitation ; donc l'œil amaurotique voyait.

L'achromatopsie des hystériques et la suggestive sont aussi psychiques que l'amaurose.

Voici une expérience due à M. le Dr Parinaud, rapportée dans la thèse d'agrégation de M. Grenier. (*Des localisations dans les maladies nerveuses*, 1886.) Soit une hystérique achromatope de l'œil gauche, par exemple ; un carré de papier vert est ou gris par cet œil et vert par l'œil droit, chacun d'eux étant fermé alternativement. Si nous plaçons sur l'œil sain un prisme à base supérieure, le malade, ayant les deux yeux ouverts, verra deux carrés de papier et les verra non pas l'un vert et l'autre gris, mais tous deux verts : c'est-à-dire que, dans ces conditions, l'œil achromatope voit la couleur. Si l'on place au contraire le prisme sur l'œil achromatope, la plupart des malades verront les deux carrés gris, les deux yeux auront cessé de voir la couleur.

L'auteur explique ce fait par cette hypothèse que dans

la vision de chaque œil séparément, la rétine se met en rapport avec l'hémisphère opposé ; mais que dans la vision binoculaire les deux yeux peuvent se mettre en rapport avec l'un ou l'autre hémisphère. Hypothèse qui ne repose sur aucune donnée expérimentale ou anatomique !

Il s'agit là d'un phénomène purement psychique, c'est-à-dire dans lequel l'imagination du sujet fait tout. Si je place devant l'œil normal du sujet un carton coloré en vert et que je lui fasse regarder ce carton à travers un prisme, au lieu de voir une image grise (fournie par l'œil soit-disant achromatique) et une image verte (fournie par l'œil normal), il voit deux images vertes sans hésiter. Ceci semble prouver que l'image fournie par l'œil gauche est verte, à l'insu du sujet, et que l'achromatopsie est purement psychique. Si je place le prisme sur l'œil achromatique, et que je lui fasse regarder de nouveau le carton vert, au lieu de voir un carton gris (image fournie par l'œil achrômatique) et un carton vert (image fournie par le bon œil), il voit les deux images grises !

Pourquoi? Parce qu'il sait que l'œil gauche voit en gris (ou du moins il le croit); parce qu'il a constaté que le prisme fait voir double, parce qu'il ne sait pas que l'une des images est fournie par l'autre œil et croit que le prisme placé devant un œil, double l'objet vu par cet œil; parce qu'il se suggère ainsi logiquement et inconsciemment que l'œil achromatique voyant en gris, l'objet étant dédoublé par lui à travers le prisme, les deux images doivent être grises.

Chez une troisième hystérique de mon service, j'ai pu confirmer mon interprétation, à savoir que tout le phénomène est subordonné à l'imagination. Son œil gauche était achromatique ; un objet rouge est devenu gris pour cet œil, il est bien rouge pour l'œil droit.

Je la fais regarder à travers le prisme, les deux yeux ouverts ; elle voit l'objet double. Je ferme l'œil gauche achromatique et je la fais regarder l'objet à travers le prisme placé sur l'œil droit : elle voit un seul objet rouge, ce qui est exact et conforme à l'optique.

Si au contraire fermant l'œil droit, je place devant l'œil gauche achromatique un objet rouge ou vert, elle le voit gris. Si alors je place un prisme devant cet œil, au lieu de voir l'objet simple, et gris, elle le voit *double et avec sa vraie couleur*.

Le prisme a rétabli la vraie couleur, en dépit de toutes les lois de la physique et de la physiologie ; il a effacé l'illusion en troublant le jeu de l'imagination malade ; d'autre part le sujet s'est suggéré une image double par un nouveau jeu de l'imagination. Il s'agit donc là uniquement de *phénomènes d'auto-suggestion inconsciente*.

J'ai donc démontré que l'amaurose hystérique et suggestive, que l'achromatopsie hystérique et suggestive n'existent pas, en tant que troubles organiques, matériels ; les phénomènes sont dus à une illusion de l'esprit. La cécité des hystériques est une *cécité psychique*.

Les neuro-pathologistes ont à tort, à mon avis, donné la dénomination de *cécité psychique*, *cécité de l'âme* (Seelenblindheit des Allemands) à un trouble constitué par la conservation de la vision avec perte de la *mémoire visuelle ;* le sujet voit, mais il ne sait plus ce qu'il voit, il a perdu le souvenir de la signification des objets vus. Je propose de donner à ce trouble la dénomination d'amnésie visuelle et de réserver celle de cécité psychique à la cécité que je viens de décrire ; la *cécité psychique est la cécité par l'imagination ; elle est due à la destruction de l'image par l'agent psychique*.

J'ajoute encore que chez tous mes hystériques, les symptômes d'amblyopie et d'achromatopsie psychique disparurent presque instantanément par la suggestion hypnotique.

Je conclus : l'amaurose hystérique et l'amaurose suggestive n'ont aucune localisation anatomique ; elles ne siègent ni dans la rétine, ni dans le nerf optique, ni dans le centre cortical de la vision ; elles sont réelles ; mais elles n'existent que dans l'imagination du sujet.

Il en est, sans doute, de même des autres anesthésies suggestives. Cela est aisé à démontrer pour la surdité. Je dis à un somnambule endormi : « A votre réveil, vous ne me verrez pas, vous ne m'entendrez pas, vous serez sourd et aveugle. » Je le réveille, je lui parle, je corne à ses oreilles ; il ne sourcille pas ; sa figure reste inerte. Si alors je lui dis avec force, soit une fois, soit plusieurs fois : « Vous entendez de nouveau » ; tout d'un coup sa figure exprime un profond étonnement, il m'entend et me répond. J'ai beau lui dire : « Vous avez dû entendre tout le temps, puisque votre surdité prétendue s'est dissipée, quand j'ai affirmé que vous m'entendez de nouveau. » Il est convaincu qu'il n'a rien entendu et ne sait comment l'ouïe est revenue. Je répète l'expérience sur lui, chaque fois avec le même résultat. Un simulateur vrai ne se laisse pas déjouer avec tant d'ingénuité. Le sourd par suggestion entend comme l'aveugle par suggestion voit, mais il neutralise à chaque instant l'impression perçue, avec son imagination et se fait accroire qu'il n'a pas entendu.

Dans le chapitre IX, je parlerai d'une autre variété d'hallucinations que j'appellerai *hallucinations rétroactives*, et j'insisterai spécialement sur cette importante question.

Les illusions sensorielles et hallucinatoires, comme les suggestions d'actes, peuvent être commandées à *longue échéance*. A la dame G..., dont j'ai parlé, je suggère dans cinq jours, à l'heure de la visite, une céphalalgie qui se réalise. Un autre jour, je lui dis: « Dans la nuit de jeudi à vendredi prochain, dans six jours, vous verrez l'infirmière s'approcher de votre lit et elle vous versera un seau d'eau sur les jambes. » Le vendredi suivant, à la visite, elle se plaint vivement que l'infirmière lui a, dans la nuit, versé de l'eau sur les jambes. J'appelle l'infirmière qui nie naturellement; la sœur ne sait rien. Je dis à la malade: « C'est un rêve; Marie ne vous a rien fait; vous savez bien que je vous donne des rêves. » Elle affirme que ce n'est pas un rêve, mais qu'elle a vu de ses yeux vu, qu'elle a senti l'eau, qu'elle a été mouillée.

Chez quelques-uns, on obtient des phénomène suggérés au bout d'un temps beaucoup plus long encore.

Voici deux exemples:

Samedi, le 22 décembre 1883, je dis à la dame G..., dont il a été question à plusieurs reprises, après l'avoir hypnotisée: « Mardi prochain, en trois semaines, c'est-à-dire dans vingt-cinq jours, quand je passerai devant votre lit à la visite du matin, vous verrez avec moi mon collègue, M. V. P... Il vous demandera de vos nouvelles, vous lui raconterez les détails de votre maladie et vous lui causerez de choses qui vous intéressent. » A son réveil, elle ne se souvient de rien; jamais je ne fais la moindre allusion devant elle à cette suggestion à laquelle je n'ai initié aucun de mes élèves. Dans l'intervalle, elle est hypnotisée à diverses reprises, d'autres suggestions lui sont faites, on prend ses photographies en diverses attitudes hypnotiques. Le mardi 15 janvier, à la visite, je m'arrête sans affectation, comme d'habitude, à son lit, elle regarde à sa gauche et salue respectueusement : « Ah ! M. V. P... ! » Après quelques instants, elle répond à une question fictive : « Je vais beaucoup mieux ; je n'ai plus de douleurs. Malheureusement mon genou reste luxé et je ne puis marcher qu'avec un appareil. » Elle écoute un nouveau propos de son interlocuteur fictif, puis répond : « Je vous remercie beaucoup. Vous savez que j'ai nourri, les enfants de M. B..., adjoint au maire, votre collègue. Si vous pouviez me recommander à lui, il aiderait peut-être à mon placement dans un hospice d'infirmes ! » Elle écoute encore, puis remercie, s'incline, et suit de l'œil l'image de mon collègue jusqu'à la porte. « Saviez-vous lui dis-je, que M. V. P... viendrait vous voir aujourd'hui ? — Nullement, me dit-elle. » Elle m'affirma n'avoir eu aucune idée, aucun pressentiment de cette visite. Voilà donc une hallucination complexe éclose après vingt-cinq jours de suggestion.

Au mois d'août 1883, je dis, pendant son sommeil, au somnambule S..., ancien sergent, dont je relaterai l'observation : « Quel jour serez-vous libre dans la première semaine du mois d'octobre ? » Il me dit : — « Le mercredi. » — « Eh bien ! alors, écoutez bien : le premier mercredi d'octobre, vous irez chez le Dr Liébault (qui m'avait adressé ce sujet), et vous trouverez chez lui le président de la République qui vous remettra une médaille et une pension. » — « J'irai », me dit-il. — Je ne lui en parle plus. A son réveil, il ne se souvient de rien. Je le vois plusieurs fois dans l'intervalle, je détermine chez lui d'autres suggestions et ne lui rappelle jamais la précédente. Le 3 octobre (63 jours après la suggestion), je reçois de M. le Dr Liébault la lettre suivante : « Le somnambule S... vient d'arriver aujourd'hui chez moi à onze heures moins dix minutes. Après avoir salué en entrant M. F... qui se trouvait sur son chemin, il s'est dirigé vers la gauche de ma bibliothèque sans faire attention à personne et je l'ai vu saluer respectueusement, puis entendu prononcer le mot : « Excellence. » Comme il parlait assez bas, je suis allé immédiatement vers lui ; en ce moment, il tendait la main droite et répondait : « Merci, Excellence. » Alors je lui ai demandé à qui il parlait. « Mais, m'a-t-il dit au président de la République. » Je note qu'il n'y avait personne devant lui. Ensuite, il s'est tourné encore vers la bibliothèque et a salué en s'inclinant, puis est revenu vers M. F... Les témoins de cette scène étrange, quelques instants après son départ, m'ont naturellement questionné sur ce qu'était ce fou. Ma réponse a été qu'il n'était pas fou et qu'il était aussi raisonnable qu'eux et moi ; un autre agissait en lui. »

J'ajoute qu'ayant revu S... quelques jours plus tard, il m'affirma que l'idée d'aller chez M. Liébault lui était venue subitement le 3 octobre à 10 heures du matin, qu'il ne savait pas du tout les jours précédents qu'il devait y aller; et qu'il n'avait aucune idée de la rencontre qu'il y ferait.

Quelque singuliers, quelque inexplicables que soient ces phénomènes de suggestion à longue échéance devant éclore à un moment assigné d'avance et que le cerveau prépare ou médite à l'insu du sujet, je n'ai pas hésité à les relater; j'aurais hésité en présence d'un fait isolé, mais je les ai reproduits tant et tant de fois sur divers somnambules que je n'ai pas le moindre doute sur leur réalité. L'interprétation est du domaine de la psychologie. Je la tenterai dans un chapitre suivant.

CHAPITRE III

Observations de divers types de somnambulisme. — Du dédoublement de la personnalité chez certains somnambules. — Des rêves spontanés avec ou sans persistance du sentiment de la réalité.

Nous avons vu que la plupart des personnes peuvent être influencées par l'hypnotisme à un degré variable; mais toutes ne sont pas susceptibles d'entrer en sommeil profond ou somnambulisme. D'après un relevé que m'a communiqué M. Liébault, sur 2,534 individus soumis par lui à l'hypnotisation, il y a eu 385 somnambules, c'est-à-dire 15,19 sur 100 ou sur 6,58.

Voici maintenant, succinctement, quelques exemples de somnambulisme provoqué :

Observation I. — M. Sch...., âgé de quarante ans, cartonnier, dont je relaterai plus tard l'observation au point de vue thérapeutique, est un homme petit, assez gros, d'un tempérament mixte, froid, d'une intelligence assez lourde, peu cultivée, mais suffisamment équilibrée, sans aucun antécédent nerveux, et qui, à la suite d'une fracture de la colonne vertébrale, avec commotion cérébrale, avait conservé, depuis un an, une certaine parésie des membres inférieurs et des attaques épileptiformes, dont il est actuellement (septembre 1883) guéri depuis plusieurs mois. (Voir observation III.)

Pendant plusieurs semaines, je n'ai pu l'hypnotiser que jusqu'au troisième degré ; puis il arriva au sommeil profond. Actuellement, je l'endors en une seconde par simple injonction : je lui commande de dormir profondément; il reste immobile dans la position où je le mets. Dans les premières séances, il se réveillait spontanément; aujourd'hui, il continue à dormir indéfiniment, si je ne le réveille pas; une fois, je lai laissé dormir pendant seize heures consécutives. Je le mets en catalepsie générale ou partielle par suggestion; il garde bras et jambes en l'air, aussi longtemps que je veux, rigides, sans fatigue; je produis du trismus ou l'écartement forcé des mâchoires; je maintiens la tête fléchie sur la poitrine ou inclinée sur le côté, en contracture irrésistible.

Il répond à toutes les questions, rapidement, mais ne présente, pas plus qu'aucun de mes somnambules, aucun phénomène de lucidité, ni même ce qu'on observe chez d'autres, d'exaltation intellectuelle.

A mon commandement il se lève, se promène dans la salle, retourne à sa chaise ou dans son lit, les yeux fermés, en tâtonnant dans l'obscurité; je lui dis qu'il ne peut plus marcher, il reste cloué sur place; je lui dis qu'il ne peut plus marcher qu'à reculons, et il fait de vains efforts pour avancer, il recule.

La sensibilité est chez lui totalement anéantie : une épingle traverse sa peau de part en part, sans déterminer le moindre réflexe ; on chatouille ses fosses nasales, son arrière-gorge; on touche ses conjonctives, on l'électrise, il ne réagit pas.

Je produis des perversions sensorielles : je lui fais boire de l'eau pour du vin; je lui fais avaler un gros morceau de sel pour du sucre; il le suce et trouve que c'est très doux. Cependant, cette suggestion sensorielle ne réussit pas toujours parfaitement; parfois il trouve que c'est doux, mais aussi un peu salé.

Je lui suggère des actes : il danse, montre le poing, va fouiller, par mon ordre, dans la poche d'une personne que je lui désigne, en retire ce qu'il trouve, le cache dans son lit, et une demi-heure après, toujours par mon ordre, l'y recherche, le remet dans la poche où il a puisé, en faisant des excuses à la personne volée.

Il accepte toutes les illusions, toutes les hallucinations que je lui suggère, soit immédiates pendant son sommeil, soit comme devant se réaliser après le réveil; j'ai cité plusieurs faits d'hallucinations ou d'actes post-hypnotiques se rapportant à lui. Je lui signale une démangeaison sur le front; il y porte la main et se gratte.

Je lui fais voir un chat qui saute sur lui; il le caresse, se sent égratigné, etc.

Je le réveille instantanément en lui disant : « C'est fini. » Quelquefois il n'a aucun souvenir de ce qu'il a fait, dit et entendu pendant le sommeil; ceci arrive surtout quand je lui dis pendant son sommeil : « A votre réveil, vous ne vous rappellerez plus absolument rien. » Autrement, quand je n'ai pas eu la précaution de lui dire cela, il se rappelle tout ce qu'il a fait : il a avalé du sucre (c'était du sel), il a marché, etc. Un jour, je l'avais fait danser avec une cavalière fictive, je lui avais fait boire de la bière imaginaire; puis je lui avais fait voir la sœur du service. Le lendemain, celle-ci me dit que le malade déraisonnait, qu'il racontait à tout le monde qu'il avait été la veille au soir au bal, que je lui avais offert une consommation et qu'il avait rencontré la sœur. Le rêve suggéré pendant le sommeil s'était réalisé dans son imagination avec tant de netteté, que le souvenir au réveil s'imposait à son cerveau comme une réalité.

Enfin, ce sujet est remarquable par la facilité avec laquelle on développe chez lui les suggestions les plus variées à l'état de veille. Nous reviendrons bientôt sur cette partie, la plus intéressante de son observation.

Observation II. — Le second somnambule dont je veux brièvement retracer l'histoire est un homme de quarante-quatre ans, photographe, né à Bordeaux, qui m'a été adressé par M. le Dr Liébault.

Maigre, souffreteux, les yeux saillants, il semble mener une existence assez précaire; il a trois enfants âgés de dix-huit, de dix-neuf et de vingt et un ans, il vit séparé de sa femme à la suite de misères domestiques que je n'ai pas voulu approfondir.

Sans maladies antérieures, exempt d'antécédents vénériens, il fut pris tout d'un coup, dit-il, il y a dix ans, un matin en se levant, d'une gêne dans la marche, caractérisée par une tendance à la propulsion ou impulsion en avant. Le phénomène s'est accentué progressivement; depuis cinq ans, il marche mal, comme un homme ivre, titube à droite ou à gauche, si bien que la police l'a arrêté plusieurs fois, le croyant ivre, et cependant Cl... est sobre, n'a jamais fait abus d'alcooliques. Quand il descend un escalier, ou quand il fait froid, la tendance à courir en avant, la propulsion irrésistible augmente subitement; il fait quelques pas précipités, puis s'arrête en trébuchant. Il n'a jamais eu de douleur de tête, ni de vomissement, mais depuis deux ans et jusque vers les premiers jours d'avril dernier, il était sujet à des vertiges qui le prenaient comme un coup de foudre pendant la marche ou en se levant : « C'est, dit-il, comme une sensation d'ivresse qui ne dure qu'un instant, un quart de seconde environ. » Depuis, cette sensation vertigineuse a disparu rapidement par suggestion hypnotique. Il lui arrive aussi quelquefois, surtout le soir, à une lumière très vive, d'avoir une diplopie, très passagère, ne durant qu'un instant. Enfin, il lui serait arrivé cinq ou six fois, dans cette période de dix ans, d'avoir une émission d'urines involontaire; la dernière dans les premiers jours de mars.

Jamais il n'a eu ni attaques d'aucune nature, ni perte de connaissance; la sensibilité tactile, les sensibilités spéciales sont intactes; la force musculaire conservée, réflexes tendineux normaux; l'appétit, la digestion et les autres fonctions ne présentent rien d'anormal.

L'intelligence est nette, la mémoire conservée. Cl... répond bien à toutes les questions, son cerveau est naturellement docile; d'un caractère calme et doux, il est simple et réservé dans ses allures. Je pense qu'il a une tumeur cérébelleuse.

Cl... dit n'avoir jamais été nerveux; il dort bien la nuit, il se rappelle tous les actes de sa vie et ne paraît pas être sujet actuellement à des accès de somnambulisme spontané. Cependant il y a trois ans, il lui serait arrivé pendant plusieurs nuits d'en avoir, ce qu'il constata par ce fait qu'il trouva sa besogne achevée le lendemain, sans se rappeler l'avoir faite. Depuis, il n'a plus rien constaté de semblable.

Après avoir été plusieurs fois endormi par M. Liébault, il vient me voir à la clinique le 20 mars. Il me suffit de placer deux doigts devant ses yeux pour que, en quelques instants, ses paupières clignotent, puis se ferment, il est hypnotisé.

Je lève ses bras; il est en catalepsie suggestive. Il est presque complètement insensible ou le devient, si je lui affirme qu'il l'est. On lui perce la peau avec une épingle : il ne réagit pas. Je le place sur le tabouret d'une machine électrique, je tire des étincelles de son corps; il a quelques contractions fibrillaires réflexes, mais ne manifeste aucune douleur; seuls, la nuque et l'occiput restent sensibles; il accuse une sensation douloureuse quand on tire des étincelles de cette région et se rappelle à son réveil y avoir perçu de la douleur.

Dans cet état de somnambulisme, C... est un automate accompli, qui obéit à toutes les suggestions et est susceptible de toutes les illusions sensorielles ou hallucinatoires.

Je le mets en catalepsie totale ou partielle; je paralyse à volonté un de ses bras qu'il laisse retomber inerte ou une jambe qu'il traîne comme un hémiplégique. Je provoque chez lui des mouvements par imitation. Il suffit que je me place devant lui et que je tourne mes bras l'un sur l'autre, que j'approche ou éloigne alternativement mes deux mains l'une de l'autre, que je fasse un pied de nez, ou que je fasse un mouvement quelconque avec mes jambes pour qu'immédiatement il imite automatiquement chacun de ces mouvements qu'il voit; car il peut ouvrir alors largement les yeux en continuant à manifester tous ces phénomènes.

Si je m'éloigne en tendant la main vers lui, il me suit passivement partout où je vais. Au commandement, il s'arrête; je lui suggère qu'il est cloué sur place et ne peut plus faire un pas : il faut le pousser assez vivement pour qu'il démarre. Je trace une ligne sur le plancher et lui déclare qu'il ne peut la dépasser; il s'escrime inutilement à franchir cette ligne. Je lui dis qu'il ne peut plus avancer, mais seulement reculer; il essaie d'avancer, mais ne peut que reculer.

Les illusions des sens sont instantanées : je produis une cécité uni ou bilatérale : il ne voit plus que d'un œil; une épingle ou une lumière approchée de la cornée ne le fait pas sourciller; c'est une cécité psychique ou cérébrale : la pupille n'est pas influencée par la suggestion, une lumière la contracte, la suggestion de l'obscurité ne la dilate pas.

Je détermine toutes les hallucinations de la vue; je l'envoie s'asseoir sur une chaise où il trouve un caniche imaginaire : il le touche, craint d'être mordu par lui, retire vivement son doigt; je lui fais caresser un petit chat; j'évoque les images des personnes qu'il a connues, je lui montre son fils qu'il n'a pas vu depuis huit ans; il le reconnaît et reste comme en extase, les yeux fixes, en proie à la plus vive émotion; les larmes coulent de ses yeux.

Les illusions du goût sont tout aussi nettes : je lui fais avaler du sel en quantité pour du sucre, il le trouve très doux; je barbouille sa langue avec du sulfate de quinine, lu disant que c'est très sucré, et cela immédiatement avant de le réveiller, mais en ayant soin de lui affirmer qu'il conserverait le goût du sucre dans sa bouche, et à son réveil, il perçoit ce goût. Je lui mets un crayon dans la bouche, lui affirmant que c'est un cigare : il lâche des bouffées de fumée, se sent brûlé quand je lui mets le bout soi-disant enflammé dans la bouche. Je lui dis que ce cigare est trop fort et qu'il va se trouver mal : il est pris de quintes de toux, crache, a des nausées, des expuitions aqueuses, pâlit, a des vertiges. Je lui fais avaler un verre d'eau en guise de champagne : il le trouve fort; si je lui en fais avaler plusieurs, il est ivre, il titube. Je dis : « L'ivresse est gaie »; il chante avec des hoquets dans la voix; je provoque un fou rire. Je dis : « L'ivresse est triste » ; il pleure et se lamente. Je le dégrise avec de l'ammoniaque imaginaire sous le nez : il se retire en contractant ses narines et fermant ses yeux comme suffoqué par cette odeur; je le fais éternuer plusieurs fois de suite avec une prise fictive de tabac. Toutes ces sensations se succèdent rapidement, instantanément : son cerveau les adopte et les perçoit, aussitôt exprimées par moi. Je le fais bégayer, il *n-n-ne p-peut plus par-par-par ler* qu'en bégayant; je l'envoie écrire au tableau mon nom, lui suggérant qu'il ne peut plus écrire les consonnes, il écrit *e e;* qu'il ne peut plus écrire les voyelles, il écrit *B r n m*, etc.

Enfin, à ma volonté, il exécute tous les actes que je lui commande : je lui fais voler une montre dans le gousset d'une personne; je lui ordonne de me suivre pour la vendre, je le conduis à la pharmacie de l'hôpital, boutique de brocanteur imaginaire, pour vendre la montre; il la vend au prix qu'on lui fait et me suit ayant tout l'aspect d'un voleur; en route, je lui fais montrer le poing à un infirmier, faire le pied de nez aux religieuses qu'il rencontre. Tout s'accomplit sans hésitation.

Désireux de voir jusqu'où peut aller la puissance de la suggestion chez lui, j'ai un jour provoqué une scène véritablement dramatique. Je lui ai montré contre une porte un personnage imaginaire, en lui disant que cette personne l'avait insulté; je lui donne un pseudo-poignard (coupe-papier en métal) et lui ordonne d'aller la tuer. Il se précipite et enfonce résolument le poignard dans la porte, puis reste fixe, l'œil hagard, tremblant de tous ses membres. « Qu'avez-vous fait, malheureux? Le voici mort. Le sang coule. La police vient. » Il s'arrête terrifié! On l'amène devant un juge d'instruction fictif, mon interne! « Pourquoi avez-vous tué cet homme? — Il m'a insulté. — On ne tue pas un homme qui vous insulte. Il fallait vous plaindre à la police. Est-ce que quelqu'un vous a dit de le tuer? » Il répond : « C'est M. Bernheim. » Je lui dis : « On va vous mener devant le procureur. C'est vous seul qui avez tué cet homme. Je ne vous ai rien dit, vous avez agi de votre propre chef. »

On le mène devant mon chef de clinique, faisant fonctions de procureur. « Pourquoi avez-vous tué cet homme? — Il m'a insulté. — C'est étrange! On ne répond pas à une insulte par un coup de poignard! Etiez-vous dans la plénitude de vos facultés intellectuelles? On dit que vous avez le cerveau dérangé parfois. — Non, monsieur! — On dit que vous êtes sujet à des accès de somnambulisme. Est-ce que vous n'auriez pas obéi à une impulsion étrangère, à l'influence d'une autre personne qui vous aurait fait agir? — Non, monsieur; c'est moi seul qui ai agi, de ma propre initiative, parce qu'il m'a insulté! — Songez-y, monsieur, il y va de votre vie. Dites franchement, dans votre intérêt, ce qui est. Devant le juge d'instruction, vous avez affirmé que l'idée de tuer cet homme vous avait été suggérée par M. Bernheim. — Non, monsieur, j'ai agi tout seul! — Vous connaissez bien M. Bernheim, vous allez à l'hôpital où il vous endort. — Je connais M. Bernheim seulement parce que je suis en traitement à l'hôpital où il m'électrise pour guérir ma maladie nerveuse, mais je ne le connais pas autrement. Je ne puis pas vous dire qu'il m'a dit de tuer cet homme, parce qu'il ne m'a rien dit. » Et le procureur improvisé ne put lui arracher la vérité, puisque la vérité pour lui était ma suggestion dernière : qu'il avait agi de son propre mouvement. La signification de cette expérience au point de vue psychologique et médico-légal appelle bien des réflexions !

Réveillé ou revenu à son état normal, Cl... croit avoir dormi paisiblement sur sa chaise et n'a aucun souvenir du drame dont il a été l'auteur; les émotions terribles qui l'ont assailli, les scènes violentes évoquées devant lui n'ont laissé aucune empreinte dans son cerveau. On le promènerait pendant des heures en état de somnambulisme, les yeux ouverts, on lui imposerait les actes les plus bizarres, il les accomplirait résolument ; on le ramènerait ensuite à la place où on l'a transformé en somnambule, pour le réveiller ou le ramener à sa vraie nature, il ne se rappellerait absolument rien de ce qui s'est passé dans cette seconde vie automatique imposée par la volonté d'une autre personne.

Cl... est remarquable aussi par la facilité avec laquelle on détermine chez lui des hallucinations ou des actes après le réveil. A peine endormi, je lui suggère qu'à son réveil, et je ne le réveille qu'une heure après, il verra son portrait sur le tableau noir : il le voit et le trouve très ressemblant. Je lui suggère qu'il verra dans chaque lit un gros chien ! — Et il reste étonné de voir cette chose singulière. — Je lui suggère des hallucinations négatives : à son réveil, il ne pourra voir, entendre, sentir que moi ; tout le monde sera parti, je serai seul avec lui. Et, à son réveil, les autres assistants lui parlent, le touchent, lui présentent son chapeau et sa canne ; il ne voit personne, ne répond à personne. Mon honoré collègue, M. Victor Parisot, lui bouche les oreilles pendant que je lui parle, il continue à entendre et à me répondre. Il est certain que si je lui parlais trop bas, l'obstruction mécanique de l'oreille empêcherait l'audition. Je prends congé de lui : un élève lui apporte son chapeau, il a l'air de ne pas le voir et ne le prend pas, mais le cherche à la place où il l'avait mis ; quand je tiens son chapeau dans ma main, il le prend immédiatement en me remerciant. Les assistants font cercle autour de lui au moment où il veut sortir : il marche droit devant lui et s'arrête devant cet obstacle sans paraître chercher à l'expliquer. Une personne se place devant la porte de sortie : il cherche en vain la serrure et, ne la trouvant pas, croit s'être trompé et va à une autre porte. Finalement, on le laisse sortir. Aussitôt hors la chambre, il voit et reconnaît tout le monde qu'il rencontre sur son chemin.

Dans un article intéressant publié dans la *Revue philosophique* en mars 1883, M. Ch. Richet relate des observations de somnambules auxquels il a fait perdre le sentiment de leur personnalité en la tranformant en une autre.

Chez Cl... rien de plus facile que de lui communiquer ces illusions relatives à la personne. Je lui dis : « Tu as six ans, tu es un enfant, va jouer avec les gamins » : le voilà qui se lève, saute, fait le geste de sortir des chiques de sa poche, les aligne convenablement, mesure la distance avec la main, vise avec soin, court les remettre en série, et continue ainsi indéfiniment son jeu avec une activité, une attention, une décision de détails surprenantes. Il joue de même à l'attrape, au saute-mouton, sautant successivement en augmentant chaque fois la distance, par-dessus un ou deux camarades imaginaires, avec une facilité dont il ne serait pas capable, vu sa maladie à l'état de veille.

Je lui dis : « Vous êtes une jeune fille. » Il baisse la tête modestement, ouvre un tiroir, en tire une serviette, fait semblant de coudre. Quand il en a assez, il va à une table sur laquelle il tapote, comme pour jouer du piano.

Je lui dis : « Vous êtes général à la tête de votre armée. » Il se redresse, s'écrie : « En avant ! » balance son corps comme s'il était à cheval.

Je lui dis : « Vous êtes un brave et saint curé. » Il prend un air illuminé, regarde le ciel, marche en long et en large, lisant son bréviaire, faisant le signe de la croix, le tout avec un sérieux et une apparence de réalité qui défie toute idée de simulation.

Je le transforme en animal : « Vous êtes un chien. » Il se met à quatre pattes, aboie, fait mine de mordre, et ne quitte cette posture que quand je lui ai rendu le sentiment de sa vraie personnalité ou que je lui en ai donné une autre.

Dans tous ces changements de personnalités qu'on obtient facilement chez beaucoup de somnambules, le caractère propre du sujet se révèle : chacun joue son rôle avec les qualités qui lui sont personnelles, avec les aptitudes dont il dispose.

Cl..., qui est timide de son naturel et n'a pas la parole facile, fait le sien presque comme une pantomime, il parle peu. Quand on lui endosse une personnalité au-dessus de ses moyens, il essaie en vain de la réaliser. Un jour je lui dis : « Vous êtes avocat, vous avez la parole très facile, vous êtes très éloquent. Voici l'accusé devant vous. Défendez-le. Vous êtes au tribunal. » Il se place debout, lève les bras et commence : « Le condamné que je dois défendre... » Le reste ne vient pas, il balbutie, s'arrête honteux, sa tête tombe, il s'endort comme épuisé par l'impossibilité de continuer ce rôle.

Chez aucun de mes sujets, je n'ai vu d'ailleurs la suggestion hypnotique exalter à un degré extraordinaire, comme le prétendent quelques-uns, les facultés intellectuelles ni créer d'emblée des aptitudes nouvelles. Sans doute, la concentration de tout l'individu psychique vers l'idée suggérée peut augmenter la sagacité, développer une clairvoyance limitée à la sphère d'idées évoquées, plus grande qu'à l'état de la veille, mais jamais je n'ai vu nettement jusqu'à présent, un phénomène intellectuel dépassant la mesure normale ; je n'ai pu rendre avocats ou prédicateurs éloquents des sujets non doués naturellement du don de l'éloquence.

Chaque somnambule, je le répète, a son individualité propre. Automate dirigé par une volonté étrangère, il agit avec sa machine et répond aux suggestions comme il les conçoit, comme il peut, comme il les interprète.

OBSERVATION III. — G. M..., blanchisseuse, âgée de cinquante-quatre ans, est affectée d'ataxie locomotrice avec luxation par arthropathie du genou gauche. Elle est à notre service clinique depuis août 1883. C'est une excellente somnambule, suggestible à l'état de veille et de sommeil. On peut, par simple affirmation, provoquer chez elle de l'anesthésie, de la paralysie, de la cécité, de la surdité, des hallucinations complexes. Dès le premier essai d'hypnotisation, elle arriva au sommeil profond, et réalisa toutes les hallucinations suggérées. Elle n'a jamais eu d'accès de somnambulisme spontané, elle n'a jamais eu de crises hystériques ni d'autres accidents nerveux, sauf ceux (douleurs fulgurantes et crises gastriques) déterminés par son affection tabétique.

D'une intelligence remarquable, elle conçoit avec une mimique des plus expressives, avec une vérité des plus saisissantes, tous les actes qu'on lui suggère, elle s'identifie en vraie artiste avec les rôles qu'on impose à son imagination.

Voici par exemple une séance hypnotique (14 avril 1886), *sténographiée* dans tous ses détails :

— « Je vais compter jusqu'à 6, quand je dirai 4, vos yeux se fermeront, et vous dormirez. » Je compte sans la regarder. Quand j'arrive à 4, ses yeux se ferment, elle a quelques pandiculations et garde les yeux fermés. Elle est anesthésique, reste en catalepsie suggestive, continue les mouvements rotatoires communiqués aux bras, etc.

— « Eh bien ! lui dis-je, vous voilà bien gaie. Quand est-ce donc votre fête ? — C'est le 15 août. — C'est aujourd'hui le 15 août, votre fête. — Tiens, je ne croyais pas. — Mais si, c'était hier le 14 août. Vous savez bien. — Tiens, la saison a marché bien vite. — Mais vous savez bien. Voyez, il fait beau temps ! Le soleil brille, entendez les oiseaux qui sifflent, sentez les arbres en fleurs. — Ah ! oui, c'est vrai. — Eh bien ! puisque c'est votre fête, vous allez boire du champagne. Tenez ! » Elle prend le verre fictif et avale le champagne en faisant tous les mouvements de déglutition, puis remet le verre sur la table. — « Cela pique, dit-elle. — Et maintenant vous voilà en ribote ! — Déjà en ribote pour cela ! Ah ! ah ! ah ! Eh bien ! qu'est-ce que je fais ? Pour un petit verre, cela me monte à la tête ! Ouf ! Eh ! eh ! » Elle rit, son facies exprime l'ébriété, elle fredonne un air de chanson, se met à rire : « Ah ! ah !

oh! cela n'est pas tous les jours de fête! C'est égal! ce n'est pas beau! On ne doit pas être en ribote comme cela ! Eh ! eh ! eh ! » Elle rit. — « Vous êtes gaie, madame ! — Oui, monsieur, c'est drôle ! Ou la ! Ecoutez les cloches ! J'ai sommeil ! cela alourdit, le vin de Champagne, à la tête. » Elle retombe sur son oreiller, la tête illuminée par les fumées du vin imaginaire.

— « Allons! je vais vous dégrisez. Tenez, voici de l'alcali ! » Je mets ma main sous son nez. Elle se retire vivement, fronce les narines, renifle vivement. Je remets le flacon imaginaire sous son nez; elle se retire de nouveau, détourne ma main, tousse, paraît suffoquée. — « Vous m'asphyxiez ! »

— « Eh bien ! vous voilà dégrisée. Vous êtes très bien. » Je lui donne alors la suggestion suivante pour le réveil : « Deux minutes après votre réveil, vous verrez une procession traverser la salle, un reposoir, le saint Sacrement ; vous verrez Monseigneur, tout le clergé, les sœurs avec des cierges, tous les étudiants; vous chanterez le *Veni Creator*. Puis deux infirmiers entreront et feront du scandale pendant la cérémonie. Le procession terminée, vous vous endormirez de nouveau. Une minute après, vous vous réveillerez, et alors vous recevrez la visite de votre fils qui est à Bourbon-l'Archambault avec son petit ; vous le trouverez grandi ; il montera dans votre lit et vous donnera des fraises, vous en offrirez à ces dames. Quand ils seront partis, vous vous endormirez de nouveau, et, à votre réveil, vous aurez la visite de M. B... (elle avait été nourrice de son fils), il vous donnera des nouvelles de votre ancien nourrisson et vous offrira une prise de tabac. »

Aussitôt cette suggestion faite, je lui dis : « A qui ce chien qui est sur votre lit? — Tiens, c'est à ma sœur! Elle le caresse. Ki ! ki ! Petit polisson, va ! Qui est-ce qui t'a envoyé? Où est ta maîtresse? Tu la quittes comme cela? Donne ta patte. Tu es bien gentil. Tu veux du sucre, petit coquin, tu veux du sucre! Ah ! » Elle prend sa valise au chevet de son lit, y cherche du sucre. « Gourmand; tu viens toujours pour chercher du sucre. Tu n'auras pas ce bout, c'est trop gros. » Elle casse le morceau, le lui donne, et ajoute : « Non, mon petit, tu sais, en voilà assez pour toi. Tiens, mange, polisson. » Elle le regarde croquer. « C'est bon, cela. Va-t'en maintenant, va-t'en vite à ta maîtresse, va vite! Polisson, si tu te perds! Il est tout bon, le petit chien! »

— Maintenant, lui dis-je, je vais vous ramener à l'âge de vingt ans, vous êtes jeune, vous êtes chanteuse, vous allez faire votre entrée au casino (café chantant) et vous chanterez une chansonnette comique.

— Oh! ce n'est pas possible! Vingt ans! Mais je suis vieille! — Dans deux minutes, vous aurez vingt ans! Vous allez vous sentir transformée.

Elle se recueille, et, au bout de deux minutes : « Que c'est joli, c'est magnifique. » Elle arrange son fichu, prend un air souriant. « C'est très beau, cela! c'est splendide! » Elle se redresse dans son lit. « Oh! oh! voilà M. le directeur. A qui donc? » Et, adressant la parole à une camarade imaginaire: « Est-ce à toi ou à moi? Est-ce ton tour ou le mien? Allons! il faut bien que l'une de nous paraisse. Eh bien! J'y vais. La sonnette! Monsieur! Qu'est-ce qu'il faut chanter? Je ne sais pas ce qui est inscrit sur le répertoire. Oh! n'importe quoi. » Elle salue trois fois gracieusement et chante avec gestes et intonations expressives : « Mes amours, je suis né en Bretagne », etc. La chansonnette terminée, elle salue, fait une profonde révérence, puis étend la main pour saisir quelque chose qu'on lui offre. « Oh! le beau bouquet, le beau bouquet. Parce que c'est ma fête! C'est gentil. » Et se tournant vers sa voisine : « Ah! tu as vu. »

« Dans une minute, lui dis-je, vous serez un charretier ivrogne. » Elle se frotte les yeux, et, au bout d'une minute se dresse sur son séant, le tronc cambré en arrière, la main étendue, elle allonge un coup de fouet. « Allons! Euh! Allez! Hue! Hue! Allons! Hue donc! Hue! Hoh! Heu iou! Vieille bique! Et prenant les brides imaginaires: Vas-tu te coucher! Allons! Ych! Yoh! yoh! uh! C'est que je ne vais pas bien non plus! Eh! toi, là-bas, gamin, passe ton chemin. Hue! hue! hue! eh! la vielle! Attention, toi, là-bas. Laisse passer ma carriole. Sch! Euh! Eh bien! Dépêchons-nous. Eh! la vieille bique. Vous sentez l'avoine! Cela ne fait rien, je n'ai pas mal bu depuis ce matin; ce n'est pas trop tôt. Hue! » Et, regardant à gauche : « Sch...! Je vais arriver, je ne suis pas fâché. Oh! ah! allez. »

Je dis : « Paies-tu quelque chose? — C'est toi, Grandjean?

Qu'est-ce que tu veux que je paie? Je ne suis pas riche. Allons-y! tout de même. Je paie un petit verre, si tu veux. Tiens! un mastroquet. Entrons chez lui. Oh! Ioh! Reste là, vieille bique. Dépêchons-nous, qu'il ne s'en aille pas, j'aurais encore un procès-verbal. Garçon, deux petits verres. Elle trinque et vide son verre fictif. Allons, ma vieille tu ne renouvelles pas? Une autre fois. Au revoir, mon vieux, à la prochaine, à la revoyure. » Et tout cela dit avec une intonation de voix à défier le plus vrai des charretiers.

— Et maintenant, lui dis-je, vous voilà grande dame, dans votre carrosse, avec un laquais.

Elle prend un air digne, grave, dédaigneux, s'incline en arrière, s'adosse sur son siège, se recouvre soigneusement avec la couverture du lit, croise les bras avec majesté, et d'une voix brève et digne : « Quel joli temps ! Temps splendide, Joseph ! Conduisez-moi jusqu'à la cascade. Faites attention. Allez au pas. » Elle salue de la main, sourit à diverses personnes. « En voilà du monde ! en voilà du monde ! » Elle reste silencieuse, l'air fier et dédaigneux, pendant deux minutes. Puis : « Ah ! retournez, faites attention. »

Je dis : « Les chevaux s'emballent. » — Elle : « Faites attention donc ! Voyons, Joseph (d'un ton bref, toujours digne), faites attention. Ah ! retenez-les ! Oh ! oh ! je vais descendre. Dépêchez-vous. Retenez-les bien vite. Je ne comprends pas que vous ne fassiez pas plus attention. Calmez vos chevaux. Arrêtez ! arrêtez ! Ce n'est pas malheureux. Allons! rentrons! Dépêchons-nous. C'est tout ce bruit qui les a effrayés. Je ne comprends pas que vous ne fassiez pas plus attention. Je vous renverrai si vous ne conduisez pas mieux. »

Je la transforme en caporal : « Oh ! oh ! caporal ! Quel régiment donc? Je suis une femme. — Vous allez être transformée en homme et en caporal, Tous vos hommes sont là. Vous êtes à leur tête. » Elle attend une minute environ pour évoquer son rôle. Puis, se redressant : « Voyons donc, conscrits Tenez-vous mieux que cela. Levez la tête. Allez ! alignement ! Là ! Bien ! Attention au commandement! Portez, arme ! Arme au bras, arme sur l'épaule gauche. Allons ! alignement ! ne restez pas en arrière, vous. Redressez-vous. Si vous ne vous tenez pas mieux, je vous mets à la salle de police. Une, deux. Une, deux ! Allez donc !

Voilà un triste métier. Bestiales, faites donc attention ! Oh ! Allez ! allez ! Ah ! haussez les épaules, tas de bestiales ! On a un mal de loup pour apprendre à ces ânes-là ! Comprennent rien. Allons ! marchons au pas ! Là, tambour allez ! Il y en a assez. »

« Maintenant, dis-je, mangez cette orange. Puis un ange viendra vous souffler sur les yeux pour vous réveiller. » Elle prend l'orange fictive, la pèle avec soin, met la pelure sur la table de nuit, en savoure les tranches avec délice, suce le jus, crache les pépins, prend son mouchoir pour s'essuyer la bouche. remet le mouchoir en place, puis tourne les yeux fermés en l'air ; sa figure s'illumine, elle ouvre les yeux et continue à regarder en l'air, cherchant les anges qui l'ont éveillée.

— Qu'est-ce que vous regardez ? — Rien. Je ne sais. — Avez-vous dormi ? — J'ai dormi ! je n'en sais rien.

Au bout de deux minutes : « Oh ! oh ! oh ! regardez donc la jolie procession ! » — C'est un rêve, lui dis-je, que je vous ai donné. Il n'y a rien. — Elle ne répond pas et continue à regarder, l'air étonné : « Le reposoir en face de moi !... Monseigneur ! le vicaire ! l'aumônier !... Toutes les chères sœurs avec des cierges !... Les étudiants ! » J'ai beau lui dire que c'est un rêve, elle ne me répond pas. — On va donner la bénédiction !... on entonne le *Veni Creator !* C'est magnifique, très beau. » Elle accompagne mentalement. Puis elle croise les mains, prie, fait le signe de la croix. Elle salue avec humilité. « Merci, Monseigneur ! » Puis, regardant brusquement autour d'elle, l'air courroucé : « Psch ! Voulez-vous ! Voulez-vous vous en aller. Est-ce le moment de faire du scandale ? Regardez donc ces infirmiers qui sont ivres. Allez-vous-en bien vite. Ce n'est pas honteux, la procession pas encore terminée, de venir faire du scandale ! C'est honteux ! Chut ! Oh ! cela vous va bien, allez ! Allez-vous-en, je ne veux rien savoir de vous. Vous croyez que cela se passera comme cela. On saura tout ce que vous avez fait. La supérieure va vous chasser. » Elle regarde du côté de la porte, salue. « Elle est partie, la bénédiction ! »

Toute cette scène se déroule avec une vérité imposante : comme dans le rêve, les incidents évoluent régulièrement, mais beaucoup plus vite que dans la réalité.

La somnambule se rendort. Au bout d'une minute, elle se

réveille, et, regardant à droite du côté de la porte, sa face prend un air étonné et ravi. Elle tend les bras, embrasse deux fois le vide et s'écrie avec une profonde émotion : « Bonjour, mon garçon ! Quelle surprise ! Pourquoi ne m'as-tu pas prévenue ! Oh ! comme il est grandi ! Regardez-le. Comme il monte sur mon lit, le trésor ! Ah ! il est grand. » Elle l'embrasse deux fois, et le prend dans ses bras. Et, avec tendresse : « As-tu vu, le polisson, comme il est monté sur mon lit ! » S'adressant à son fils fictif : « Comment se fait-il que tu es venu aujourd'hui, Paul ? » Elle l'écoute, puis répond : « Ah oui !.. Tiens ! un panier de fraises. C'est une primeur. » Elle rit, heureuse, épanouie, goûte une fraise : « Voulez-vous me permettre, mesdames, de vous en offrir, dit-elle, en tendant à deux dames présentes le panier imaginaire. Elles sont très bonnes. Vous voulez déjà partir. Cela valait bien la peine. » Une autre fois, elle embrasse son fils et son petit-fils. « Embrassez Gabrielle pour moi. Adieu, mon mignon. » Et elle le suit de l'œil, l'air ému, jusqu'à la porte, en continuant à lui envoyer des baisers.

Elle se rendort une troisième fois. Réveil après une minute. Elle regarde vers la porte, puis l'air étonné : « Tiens, M. B .. Bonjour, monsieur B... On va bien chez vous ? Tant mieux ! Et mon petit Louis ? Je l'appelle toujours petit Louis, parce que je l'ai connu si petit ; et il est grand maintenant... J'ai le rhume... Oui, une bonne prise de tabac. C'est entendu. Cela fait du bien. » Elle fait le geste de priser, éternue deux fois, se mouche. « Oh merci, monsieur ! Mes compliments à madame. Vous embrasserez Louis pour moi. » Elle suit de l'œil, puis : « C'est trop court, ces visites. De tout cela, il ne reste rien que le plaisir d'avoir vu. »

Je lui affirme que tout cela était un rêve suggéré, que la procession, la visite de son fils, celle de M. B... n'ont existé chez elle qu'en imagination. Elle n'en veut rien croire. — « Puisque je les ai vus, je les ai touchés, comme je vous vois, comme je vous touche ! » Pour terminer, je la rendors et j'éteins toutes les impressions suggérées. Au réveil, elle ne se souvient plus de rien.

Observation IV. — S..., âgé de trente-neuf ans, est un ancien sergent, actuellement ouvrier aux hauts fourneaux, qui m'a été adressé par M. Liébault qui l'a endormi à plusieurs reprises. — Blessé à Patay par un éclat d'obus au cuir chevelu, il porte sur la tête une cicatrice profonde; il a eu une cystite consécutive à un rétrécissement de l'urèthre, dont il est actuellement guéri. Son intelligence est nette; il n'accuse aucun antécédent nerveux, dort bien, n'a pas d'accès de somnambulisme spontané. La seule chose que je constate chez lui est une analgésie sans anesthésie, très marquée et presque générale, consécutive aux hypnotisations auxquelles il a été soumis.

Il s'endort aussitôt que l'ordre est donné, ou du moins ferme les yeux et ne les rouvre plus; il répond à toutes les questions. « Dormez-vous ? — Un peu. — Dormez profondément. » Après quelques instants, je demande : « Dormez-vous très profondément ? » Il dit : « Oui. » Anesthésie, catalepsie suggestive, mouvements automatiques, illusions sensorielles, hallucinations, exécution de tous les actes commandés, tout s'accomplit ponctuellement, immédiatement, avec la précision d'un ancien militaire.

Je lève son bras; il le raidit immédiatement; je ferme légèrement sa main, il la contracte avec une énergie si considérable, qu'il faut une injonction assez forte pour relâcher ses fléchisseurs.

Je lève ses deux bras. Il comprend immédiatement ou croit comprendre ce qu'on désire et exécute ce qu'on lui a fait exécuter quelquefois, tournant ses deux bras l'un sur l'autre avec une rapidité automatique très grande et indéfiniment.

On lui fait avaler du sel ou du poivre en quantité pour du sucre; il le suce et le savoure, sans manifester le moindre doute.

Je lui dis : « Vous êtes en 1870, sergent à la tête de votre compagnie; vous êtes à la bataille de Gravelotte. » Il réfléchit un instant comme pour revivifier ses souvenirs ; ils renaissent, deviennent images et s'imposent avec une saisissante réalité. Il se lève, appelle les hommes de sa compagnie, commande, marche, les dispose pour l'action : l'ennemi est là ! Il se couche, épaule son fusil, tire plusieurs fois de suite; quelques-uns de ses soldats tombent; il ranime le courage des autres ; « Allons ! courage ! Abritez-vous derrière ce buisson ! Allons ! il faut nous retirer ! C'est la retraite. » Et il exécute avec ses hommes toutes les péripéties de la lutte, telles que son souvenir les lui retrace.

Ou bien, je le remets en imagination au combat de Patay, où un éclat d'obus l'atteint au crâne. Il tombe, reste sans proférer un mot, porte la main sur sa tête, ne bouge pas. Puis il revient à lui, demande le médecin, se sent porté à l'ambulance, appelle un infirmier pour qu'on le panse, etc.

S..., en revivant cette partie de son existence, dédouble pour ainsi dire sa personnalité. Il fait à la fois les questions et les réponses, il parle pour lui et pour les autres, comme s'il faisait un récit. Je le transfère à Dijon où il était en garnison : « Tiens ! caporal Durand. Comment vas-tu ? — Pas mal, et toi ? D'où viens-tu comme cela ? — Je viens de congé ; j'étais à Saverne. — Et toi, B..., toujours le même ! — Je ne change guère. — Tu es toujours en salle de police. — Plus souvent qu'à mon tour. — Allons au café prendre un bock... » Il cherche des chaises, prie ses camarades de s'asseoir, appelle le garçon, commande des bocks et continue à parler de toute espèce de choses avec ses compagnons, parlant à la fois pour lui et pour eux.

Je lui dis : « Où êtes-vous, S... ? — Je suis à Dijon. — Qui suis-je, moi ? — Vous êtes le Dr Bernheim. — Mais je ne suis pas à Dijon ! Vous êtes à l'hôpital Saint-Charles de Nancy. — Mais non, puisque je suis à Dijon ! Voici mes camarades. Je ne vous connais pas. »

Je lui fais voir son ancien colonel, le général Vincendon. Il se lève, salue : « Bonjour, mon colonel ! — Bonjour, mon garçon ; toujours le même ! Tu es guéri de ta blessure ? Tu n'as pas de médaille, pas de pension ? — Non, mon colonel. »

A son réveil, le souvenir de tout ce qui s'est passé est absolument éteint.

Ainsi il rêve le drame suggéré, se voyant pour ainsi dire lui-même dans son ancienne existence, avec ses camarades, répétant à haute voix ce que ceux-ci lui disent, ce qu'il leur répond, gesticulant et mimant, comme s'il était en action, spectateur et acteur à la fois.

Le sujet de l'observation II... reste dans son rôle. Il attend la question de son interlocuteur fictif, sans la répéter, et lui répond. Il pâlit et tremble, quand il est blessé; il est terrifié devant la police. S..., au contraire, quand il est blessé, ne pâlit pas, son cœur ne bat pas plus vite; c'est un autre lui-même qu'il voit et sent agir dans ce dédoublement singulier de sa personnalité dont il ne se rend pas compte. Il me parle, me répond, sait qu'il est à l'hôpital endormi et en même temps se trouve sur le champ de bataille; la contradiction ne le frappe pas.

J'ai vu un délire analogue chez plusieurs malades atteints de fièvre typhoïde qui, l'imagination hantée par des rêves morbides, parlaient à la fois pour eux et pour les autres, répétant successivement les questions de leurs interlocuteurs et leurs propres réponses.

Ne se passe-t-il pas dans le rêve physiologique des phénomènes du même genre? Au même moment, nous sommes nous-même et un autre, comme le somnambule qui se croit transformé en chien et répond avec sa voix humaine aux questions qui lui sont adressées. Nous nous croyons en rêve, revenu au temps de notre jeunesse; les souvenirs profondément ensevelis dans notre cerveau revivent et redeviennent images. Les êtres qui ne sont plus, nous les revoyons, nous causons avec eux, et, en même temps, le sentiment du moment présent n'est pas perdu; quelquefois il est assez distinct pour que nous nous disions à nous-même : « Ce n'est qu'un rêve ! » « Il semble, dit Maudsley, qu'à travers toutes les divagations des songes, il y a généralement au fond de nous un sentiment obscur ou un instinct de notre identité, car autrement nous ne saurions jamais surpris de voir que nous ne sommes pas nous-même, ou que nous faisons quelque chose d'extraordinaire, ou nous n'aurions pas cette espèce de sentiment personnel qui est en nous dans tout drame personnel où nous pouvons jouer un rôle. Je crois que l'organisme conserve son identité, quoique nos fonctions conscientes soient des plus distraites; bien que nous soyons endormis..., notre personnalité fondamentale se sent avec plus ou moins de force, dans tout état de conscience, dans le rêve ou à l'état de veille. Le pensionnaire d'un asile de fous qui a l'illusion d'être le Tout-Puissant et de pouvoir faire en un instant tout ce qu'il veut, demande humblement une légère faveur au moment même où il proclame son omnipotence. Ce sont là les conséquences d'une identité distraite. »

Les hallucinations du somnambulisme ne sont en réalité que des rêves provoqués; l'image produite est plus ou moins vive, la conscience de l'identité peut persister plus ou moins confuse à côté du rêve, sans que le rêveur soit frappé de la contradiction. S... sent qu'il est à mes côtés, dominé par moi; il est en même temps sur le champ de bataille et répète tout haut le rêve qu'il voit, qu'il vit, suggéré par moi.

A côté de ces types de somnambulisme, tels que je viens de les retracer, et dont je pourrais multiplier indéfiniment les exemples, existe une variété plus rare, dans laquelle le dormeur est assailli par des rêves spontanés que la personne en relation avec lui peut diriger et modifier à son gré. Ces rêves peuvent être si vivants, que le sentiment de la réalité, absolument effacé, ne peut plus être réveillé.

Observation V. — Tel est le cas d'une jeune fille hystérique que j'ai traitée dans mon service d'octobre 1881 à janvier 1882. Crises d'hystérie convulsive espacées, avec intervalles très lucides, hémianesthésie gauche complète qui fut guérie par les aimants, paraplégie rigide, contracture passagère du bras gauche, etc. Son intelligence est très nette, et, en dehors de ces crises, elle est raisonnable, nullement impressionnable, calme et mesurée dans ses paroles et ses actes.

Elle est hypnotisée en quelques minutes par fixation du regard ; ses yeux se ferment brusquement ; elle reste immobile. On n'obtient pas de catalepsie suggestive ; les membres soulevés retombent.

Voici la relation d'une des séances :

Je lui demande : « Dormez-vous ! » Elle ne répond pas. J'insiste ; elle finit par répondre : « Mais non, je ne dors pas. — Où êtes-vous ? » Elle répond : « Je suis dans la rue. — Où allez-vous ? — Je vais chez nous ? — Où demeurez-vous ? — Rue de l'Etang, chez ma mère. » Un instant après : « Où êtes-vous maintenant ? — Vous voyez bien : place de la Gare. » Tout à coup, elle a une secousse violente de terreur qu'elle explique à son réveil par un monument qu'elle a vu s'ébranler et la crainte qu'elle eut d'être écrasée. — « Eh bien ! dis-je, vous voilà chez votre mère. Comment vas-tu, Marie ? — Cela va mieux, dit-elle, croyant répondre à sa mère. — Tu es toujours à l'hôpital ? — Non, je suis sortie ; je suis presque guérie. On m'électrise. — Tu serais bien gentille, dis-je, si tu voulais m'aider à repasser ce linge. — Ah ! tu m'ennuies ; je ne suis pas venue pour travailler. » — Elle finit cependant par céder au désir de sa mère ; alors elle tire son drap de lit, fait le geste de le mouiller, de l'empeser, prend le fer à repasser, tâte pour voir s'il est chaud, repasse avec un soin parfait, dans tous les sens, plie le drap en plusieurs doubles, n'oubliant aucun détail. — « Maintenant, lui dis-je, tu feras bien de raccommoder ce bas. » Elle arrange son drap de lit en forme de bas, fait le geste d'y mettre une boule, prend une aiguille à tricoter, reprise maille par maille avec une apparence de précision étonnante, retourne son bas, fait les mailles en sens contraire, etc. Je la fais coudre : elle fait un ourlet au drap qu'elle a sous la main, fait mine d'enfiler l'aiguille, met son dé à coudre, et coud son ourlet, enfonçant l'aiguille, retirant le fil, se piquant une fois le doigt et le portant à la bouche pour sucer la goutte de sang, remplaçant l'aiguille qui ne pique plus par une autre, le tout avec une apparence saisissante de réalité. — « Tu as assez travaillé pour ta mère, dis-je. Allons nous promener. » Elle me prend pour son amie Louise ! « Je veux bien », dit-elle. — « Allons nous baigner, il fait chaud », dis-je. Elle croit venir avec moi, décrit les rues où elle passe, les personnes qu'elle voit. Je frappe trois coups sur la table. « Qu'est-ce que c'est ? dis-je. — Ce sont des hommes qui cassent des pierres. » — Nous arrivons au bain, elle fait geste de se déshabiller, croit être dans l'eau, grelotte, fait avec ses mains étendues des mouvements réguliers de natation, etc.

Si je continue à la laisser dormir sans m'occuper d'elle, elle continue spontanément son rêve. Une fois, après l'avoir abandonnée quelques minutes, je la vois travailler activement à laver du linge, le retirant d'un cuveau, le plongeant dans l'eau, le savonnant sur une planche, le replongeant dans l'eau, puis le tordant vivement pour exprimer l'eau, etc.

Aussitôt réveillée, elle me raconte tous les détails de son rêve : elle est rentrée chez elle, passant place de la Gare où elle a eu une épouvante; elle a vu sa mère qui lui a dit telle ou telle chose. Elle n'oublie pas le moindre détail, coordonnant dans un ordre logique les faits incohérents auxquels je l'ai fait assister. Mes élèves ayant chanté doucement pendant son sommeil, ce sont des musiciens ou des mauvais chanteurs qu'elle a rencontrés en chemin. On lui a mis pendant son sommeil des objets sur le front pour voir si elle devinerait quels étaient ces objets : ce sont des personnes qu'elle a vues sur sa route qui l'ont arrêtée pour lui poser des questions. J'ai beau lui dire : « Mais c'est un rêve, vous avez dormi. Vous n'avez pas quitté votre lit ! » Elle n'en croit rien : le rêve lui apparaît comme une réalité.

Pendant son sommeil, je puis diriger ses rêves, mais sans pouvoir la ramener à la conscience de ce qui existe. Je lui dis : « Vous dormez. — Mais non, me dit-elle. — Mais vous êtes paralysée, vous ne pouvez pas marcher. — Vous voulez vous moquer de moi ! Puisque je suis levée, je marche. »

Je l'ai endormie presque journellement, essayant de rester en rapport avec elle, lui touchant la main ou le front, lui parlant pendant l'hypnotisation, lui disant : « Rappelez-vous, pendant votre sommeil, que vous dormez, que je suis à côté de votre lit, que vous êtes paralysée. » A un moment donné, ses yeux se fermaient, et elle était partie ! Le souvenir de la réalité était envolé : elle ne dormait pas, elle n'était pas paralysée, elle marchait. J'étais son amie, ou sa mère !

Aussi aucune suggestion thérapeutique n'a pu être faite utilement, la malade n'étant pas, à ce point de vue, en relation d'idées avec moi. Les divers phénomènes de l'hystérie, contracture, paraplégie, trismus passager, aphonie, etc., ont persisté avec des modifications variables en mieux ou en plus mal. La malade, sortie le 9 janvier, a fini par guérir spontanément. C'est la nature particulière de son somnambulisme provoqué que j'ai seulement voulu retracer.

D'autres dormeurs ont des rêves spontanés, mais qui se dissipent à la voix de l'endormeur ; leurs idées et leur volonté continuent à être dirigées par lui.

Observation VI. — Un homme de trente-sept ans, souffrant depuis 1872 d'une gastralgie, est venu me .consulter. Je l'ai hypnotisé cinq fois ; il s'endort en deux minutes par suggestion en fixant mes doigts ; il est en somnambulisme : catalepsie suggestive, mouvements automatiques, anesthésie complète, hallucinations.

Si je cesse un instant de le diriger, il entre en rêves spontanés. Un jour, il reste fixe, tremble de tous ses membres, sa figure prend l'aspect de l'épouvante. « Il vient ! Le voici ! — Quoi donc ! — Le tigre ! Le voyez-vous là-bas ? » Il se croit dans un désert et aperçoit un tigre, qui vient à lui. Une autre fois, il se voit à Bar-le-Duc, chez son frère qui est marchand de bois ; il l'accompagne sur son chantier, cause affaires. Je lui dis : « Vous êtes à Nancy ; oui, à Nancy, sur la place Stanislas. » Il s'y trouve en effet : il me raconte tout ce qu'il voit dans la promenade que je fais parcourir à son imagination.

Malgré son rêve, il a conservé le sentiment de la réalité, il sait qui je suis, il sait qu'il dort ! Il est à la fois endormi à Nancy et éveillé dans un chantier de Bar-le-Duc; la contradiction ne le touche pas; il reste pendant ses rêves spontanés en relation avec la personne qui l'a endormi. La jambe que je soulève reste en l'air. Ses bras que je fais tourner l'un autour de l'autre continuent à tourner; je lui suggère la disparition de ses douleurs épigastriques et rachialgiques; il dit ne plus les sentir et ne les sent plus à son réveil.

Ainsi, ce somnambule qui, abandonné pendant son sommeil, tombe dans des rêves spontanés, comme le sujet de la précédente observation, en diffère par ce fait que le sentiment de la réalité chez lui, et non chez elle, persiste et peut être rappelé par suggestion! La conscience de la personnalité réelle, distraite par les divagations d'une imagination agitée par des rêves, n'est pas effacée, et le malade reste accessible aux suggestions thérapeutiques.

Comme dernier type de somnambulisme, je présente le suivant dans lequel presque tous les phénomènes suggestifs relatés dans les précédentes observations font défaut. Rien ne semble distinguer ce sommeil de la veille, que l'occlusion des yeux et l'absence de souvenir au réveil.

Observation VII. — Mme de X..., âgée de cinquante-six ans, est fort intelligente; elle souffre depuis de longues années de gastrite chronique avec dilatation d'estomac. Je l'endors facilement par occlusion simple des paupières maintenue pendant une minute. Elle présente un certain degré de catalepsie suggestive, elle maintient ses bras en l'air quelque temps, mais finit par les baisser spontanément. Je puis aussi communiquer l'automatisme rotatoire aux membres inférieurs, en lui disant : « Vous ne pouvez pas vous arrêter. » Mais le mouvement imprimé ne dure pas plus d'une dizaine de secondes; je ne puis pas provoquer chez elle de contracture, ni d'anesthésie, ni de suggestion sensorielle. Si je lui dis, par exemple : « Entendez la musique, » elle n'entend rien. Si je lui dis : « Avalez cette cuillerée de potion », elle me répond : « Vous savez, docteur, cela ne prend pas chez moi. »

Elle conserve beaucoup de spontanéité pendant son sommeil, discute avec moi, m'initie à tous les détails de sa maladie, ou me parle de choses étrangères et mondaines. « Est-ce que j'ai songé, docteur, à vous inviter à prendre le thé tel jour, etc.... » Si elle entend la femme de chambre marcher dans la pièce voisine, elle me fait des réflexions sur son compte. Elle se comporte absolument comme une personne éveillée, mais elle affirme qu'elle dort et elle en a la conscience. Pendant plus de cinquante fois que je l'ai endormie, je n'ai jamais pu lui donner d'illusion sensorielle, ni d'hallucination bien nette. Un jour cependant je lui ai fait entendre au réveil de la musique militaire, elle la percevait lointaine et assez vague. Certaines suggestions d'actes pour le réveil sont réalisées. Un jour, je lui dis, par exemple : « Quand vous serez réveillée, vous quitterez le fauteuil où vous êtes assise, et vous irez vous asseoir sur le fauteuil en face. » Une fois réveillée, elle regarde autour d'elle et dit : « Je ne sais pas, mon salon n'est pas en ordre aujourd'hui; je ne suis pas bien sur ce fauteuil. » Et elle va, docile à la suggestion, occuper le fauteuil en face. Elle cherche à s'expliquer ainsi à elle-même le besoin qu'elle éprouve de changer de place.

Je puis aussi lui suggérer certains actes du même genre, pendant le sommeil; je lui dis, par exemple : « Dans trois minutes, vous irez vous asseoir sur le canapé, et, quand vous y serez pendant une minute, vous vous réveillerez. » Elle obéit avec précision.

Au milieu de la conversation la plus animée, je la réveille brusquement en disant : « Réveillez-vous ! »

Elle ne se souvient plus absolument de rien. Tout est effacé ! Elle ne sait pas combien de temps elle a dormi. Quelquefois un seul fait survit dans son souvenir, par autosuggestion. Elle me dit un jour : « Vous m'avez demandé, pendant mon sommeil, si j'ai toujours des renvois aigres avec sensation de brûlure. Je me suis dit alors : « Il ne faut pas que j'oublie cela à mon réveil, pour demander au docteur quelle source d'eau de Vichy je dois prendre. » Ainsi elle s'était suggéré pendant son sommeil de conserver ce souvenir ; tous les autres étaient effacés. D'ailleurs en lui disant avant le réveil : « Vous ne vous souviendrez absolument de rien », j'éteins absolument tous les souvenirs, même ceux dont elle aurait eu, à de certains moments, l'initiative de se suggérer la conservation.

Je pourrais multiplier les observations de somnambulisme, sans épuiser le sujet ; chaque personne a, dans l'état somnambulique, comme dans l'état de veille, son individualité spéciale.

Dans les pages qui précèdent, j'ai esquissé à grands traits les phénomènes curieux que l'on peut observer dans le sommeil provoqué, phénomènes que tous ceux qui voudront s'en donner la peine pourront vérifier aisément. Sans doute, on peut rencontrer des sujets qui simulent sciemment ou qui, par complaisance, se croient obligés de simuler ; on peut rencontrer des cas douteux qui n'imposent pas la conviction ; l'état du sommeil est séparé de l'état de veille par des nuances graduelles ; quelquefois l'opérateur doute si tel sujet est réellement influencé ; d'autre part, celui-ci qui se rappelle avoir tout entendu, peut croire qu'il n'a pas dormi et se figurer qu'il a simulé.

Ici, comme en toutes choses, l'expérience apprendra à discerner si l'influence obtenue est réelle. Un homme de grande science et de grande intelligence, que j'hypnotisai pendant quelque temps pour une maladie nerveuse, tomba à la première séance au troisième degré : catalepsie suggestive, souvenir conservé au réveil. Je lui demandai s'il avait dormi. Il le pensait sans en être absolument certain, ayant tout entendu. A ma demande pourquoi il n'avait ni ouvert les yeux, ni abaissé les bras soulevés, et s'il aurait pu le faire, il répondit : « Je ne sais si j'aurais pu ; je n'avais pas l'idée de le faire, la volonté me faisait défaut. » J'étais convaincu qu'il avait été influencé ; il l'était si bien qu'à la séance suivante et à toutes les autres depuis, il tomba en sommeil profond, avec perte absolue de souvenir au réveil. Journellement j'observe ce fait.

Ce n'est pas à la légère, d'après une seule observation positive ou négative, qu'il faut prononcer un jugement. Je me rends cette justice que j'ai observé froidement, sans parti pris, sans enthousiasme. Mais quand, après plusieurs centaines d'observations recueillies dans toutes les classes de la société, à l'hôpital et en ville, j'ai vu les phénomènes se produire constants, affectant un mode uniforme ; quand je sais, d'autre part, que toutes les personnes qui ont étudié la question sans parti pris ont observé des faits identiques ou analogues à ceux que j'ai observés, faut-il donc admettre que tous nos sujets se sont donné le mot pour nous mystifier ? Certains esprits ont horreur du merveilleux , ils ont raison ; mais ils ont tort de considérer comme merveilleux et de nier sytématiquement des faits qu'ils n'ont pas vérifiés, par cela seul que ces faits ne concordent pas avec les conceptions *a priori* de leur cerveau. Les faits sont inébranlables ; l'interprétation vient après ; si elle fait défaut, n'accusons pas les faits, mais l'insuffisance de notre savoir en psychologie et en physiologie nerveuse.

CHAPITRE IV

De la circulation et de la respiration chez les hypnotisés. — Les modifications constatées par les auteurs sont dues à l'émotion des sujets. — Influence de la suggestion hypnotique sur les fonctions de la vie organique : ralentissement et accélération du pouls, influence sur la circulation vaso-motrice : rougeur, vésicatoires, hémorragies par suggestion.

Un mot encore sur la circulation et la respiration chez les hypnotisés.

D'après Braid, le pouls et la respiration sont d'abord plus lents qu'à l'ordinaire, mais aussitôt que l'on met les muscles en activité, il se produit une tendance à la rigidité cataleptiforme avec accélération du pouls et respiration rapide et oppressée. D'après ses expériences, l'accélération du pouls provenant de l'effort musculaire que fait un sujet normalement pour tenir les jambes et les bras étendus pendant cinq minutes est d'environ 20 p. 100; à l'état d'hypnotisme, elle serait de 100 p. 100. Si alors on excite tous les sens, si on cataleptise, en même temps que les membres, les muscles de la tête et du cou, il y aurait abaissement rapide jusqu'à 40 p. 100 (c'est-à-dire le double de ce qu'était l'accélération pendant l'état naturel) ; si l'on fait reprendre aux muscles leur état flaccide pendant que le sujet est encore en hypnotisme, le pouls descend rapidement au chiffre où il était avant l'expérience et même au-dessous. De plus, pendant la rigidité cataleptiforme, le pouls serait petit et contracté ; en même temps se produirait une vive injonction des conjonctives oculaires et de tout le système capillaire du cou, de la tête et de la face. Braid, pense que la rigidité des muscles cataleptisés s'oppose à la transmission libre du sang aux extrémités et cause ainsi l'augmentation de l'action cardiaque et l'hypérémie du cerveau et de la moelle.

D'autres auteurs ont constaté, comme Braid, des modifications des fonctions cardiaque et respiratoire. Pau de Saint-Martin, dans un cas de léthargie hypnotique consigné dans une thèse de Strasbourg, note l'accélération du pouls et de la respiration, la diminution de la tension vasculaire et la sécrétion de sueurs abondantes.

Heidenhain, au moyen de méthodes plus précises, est arrivé aux mêmes résultats et a noté de plus l'augmentation de la sécrétion salivaire. Plus récemment, Tamburini et Seppili, avec la méthode graphique et le pléthysmographe de Mosso, ont constaté qu'au moment du passage de la veille au sommeil hypnotique, les mouvements respiratoires deviennent irréguliers, inégaux, plus fréquents ; les battements cardiaques et vasculaires s'accélèrent; le visage se congestionne.

Le Dr Hack Tuke a observé chez un sujet une accélération de mouvements cardiaques et respiratoires ; chez un autre, les mouvements du cœur et la respiration étaient au contraire calmes.

Il me semble que les observateurs n'ont pas tenu compte, dans leur appréciation, du procédé employé pour l'hypnotisation et des conditions morales dans lesquelles elle est obtenue.

Les sujets qu'on invite à fixer un corps brillant ou les yeux de l'opérateur, font un effort plus ou moins intense pour fixer ; à la fatigue musculaire de l'œil, à la concentration psychique s'ajoute une certaine émotion morale, surtout quand ils sont soumis pour la première fois à l'expérience ; de là, une respiration irrégulière, accélérée, quelquefois haletante ; le pouls est agité par l'émotion ; c'est le pouls que les cliniciens appellent pouls médical. La congestion de la face, les secousses musculaires, la sensation de malaise éprouvée par certains ne me paraissent pas reconnaître d'autres causes.

Chez les sujets que j'endors par la méthode suggestive douce, qui conservent leur esprit calme, chez tous ceux qui, ayant déjà été plusieurs fois hypnotisés, s'endorment en toute confiance, sans émotion, sans agitation, aucun de ces symptômes ne se manifeste. Dans ces conditions, je n'ai constaté ni accélération ni ralentissement du pouls, ni accélération ni ralentissement des mouvements respiratoires ; j'ai pris le pouls au sphygmographe avant et pendant l'hypnotisation, je l'ai trouvé identique. Je n'ai pas constaté non plus l'accélération considérable que produirait, suivant Braid, la rigidité cataleptiforme en extension des membres ; aucune différence sensible ne m'a paru exister, sous ce rapport, entre l'état de veille et l'état hypnotique.

La suggestion peut-elle modifier les fonctions de la vie organique qui sont dans les conditions ordinaires dérobées à l'influence de la volonté ? M. Beaunis a fait quelques expériences physiologiques pour résoudre la question. Il a cherché à faire varier par suggestion la fréquence des battements du cœur chez des somnambules en enregistrant ces battements par les procédés physiologiques. A cet effet, le sphygmographe à transmission de Marey est appliqué sur l'artère radiale gauche ; une horloge électrique inscrit les secondes sur le cylindre enregistreur. Voici les résultats obtenus chez deux somnambules : chez l'une, la moyenne des pulsations par minute avant le sommeil hypnotique étant de 96, et pendant le sommeil de 98,4, la suggestion du ralentissement a donné 92,4 par minute. Puis le pouls étant revenu à l'état normal et marquant 102 par minutes, la suggestion de l'accélération l'amena à 115,5. Au réveil, il était à 100,2. Le ralentissement et l'accélération suivaient immédiatement la suggestion. Chez une autre somnambule, la suggestion du ralentissement donna un résultat analogue.

La suggestion peut agir sur la circulation vaso-motrice. Chez certains sujets, on peut déterminer une rougeur sur un point déterminé du corps. M. Beaunis dit à une somnambule : « Après votre réveil, vous aurez une tache rouge sur le point que je touche en ce moment. » Dix minutes après le réveil, une rougeur peu intense commençait à apparaître au point indiqué, puis augmentait peu à peu et, après avoir persisté pendant dix minutes ou un quart d'heure, disparaissait graduellement. On peut du reste par suggestion la faire persister longtemps.

Chez certains sujets, on peut faire plus ; on peut faire une vésication par suggestion hypnotique. M. Focachon, pharmacien à Charmes, nous a montré le phénomène chez une somnambule qu'il amena à Nancy pour que nous puissions contrôler l'expérience. Pendant son sommeil, on lui applique à 11 heures du matin, sur l'épaule gauche, huit timbres-poste, en lui suggérant qu'on lui applique un vésicatoire. Le sujet est laissé endormi toute la journée ; on ne le réveille qu'à l'heure des repas ; elle n'est pas perdue de vue. Elle est endormie pour la nuit en lui suggérant qu'elle ne se réveillera que le matin à 7 heures. Ce jour, à 8 heures 1/4, le pansement est enlevé ; les timbres-poste n'ont pas été dérangés ; dans l'étendue de 4 sur 5 centimètres, on voit l'épiderme épaissi et modifié, blanc jaunâtre ; seulement l'épiderme n'est pas soulevé et ne forme pas de cloche ; il est épaissi, un peu plissé et présente en un mot l'aspect de la période qui précède immédiatement la vésication proprement dite. Cette région de la peau est entourée d'une zone de rougeur intense avec gonflement. La personne retourne à Charmes, avec M. Focachon ; à 4 heures du soir, quatre ou cinq phlyctènes étaient développées ; quinze jours après le vésicatoire était encore en pleine suppuration.

M. Focachon a réussi chez une autre personne la même expérience : la vésication s'est produite en quarante-huit heures.

M. Dumontpallier, ayant essayé de reproduire ce phénomène, a observé plusieurs fois non pas de la vésication, mais une élévation notable de température.

Enfin, chez certains sujets, on peut provoquer par suggestion des hémorrhagies et des stigmates sanguinolents.

MM. Bourru et Burot, de Rochefort, ont expérimenté à ce point de vue sur un jeune soldat de marine hystéro-épileptique. L'ayant mis en somnambulisme, M. Bourru lui fit la suggestion suivante : « Ce soir, à 4 heures, après être endormi, tu te rendras dans mon cabinet, tu t'assoieras dans le fauteuil, tu te croiseras les bras sur la poitrine et tu saigneras du nez. » A l'heure dite, il fit la chose ; de la narine gauche on vit suinter quelques gouttes de sang.

Un autre jour, le même expérimentateur traça le nom du sujet sur les deux avant-bras, avec l'extrémité mousse d'un stylet de trousse; puis il lui dit, une fois plongé en somnambulisme : « A 4 heures, ce soir, tu t'endormiras et tu saigneras au bras sur les lignes que je viens de tracer, et ton nom sera écrit sur tes bras en lettres de sang. » A 4 heures, on l'observe, on le voit s'hypnotiser; au bras gauche, les caractères se dessinent en relief et en rouge vif, et quelques gouttelettes de sang perlent en plusieurs endroits. Trois mois après, les caractères étaient encore visibles, bien qu'ils eussent pâli peu à peu.

Le Dr Mabille, un de nos anciens et excellents élèves, directeur de l'asile des aliénés de Lafond près la Rochelle, répéta sur ce malade, recueilli à l'asile, les expériences de Rochefort, et renouvela celui des stigmates. Il obtint chez lui une hémorrhagie instantanée sur une région déterminée du corps. Il constata aussi chez ce sujet un accès de somnambulisme spontané où le malade, dédoublant pour ainsi dire sa personnalité, se suggéra à lui-même des stigmates hémorrhagiques au bras, répétant ainsi le phénomène merveilleux de la fameuse auto-suggestioniste stigmatisée Louise Lateau.

Il semble donc démontré par ces quelques faits que la suggestion peut agir sur la fonction cardiaque et sur l'innervation vaso-motrice. Toutefois, les phénomènes de cet ordre se réalisent plus rarement; ils sont exceptionnels et s'obtiennent chez certains sujets seulement. J'ai essayé inutilement chez beaucoup de les reproduire. Ces faits suffisent cependant à établir que le cerveau, alors qu'il est dans un état de concentration psychique spéciale, peut influencer même sur les fonctions organiques qui, à l'état normal, ne semblent que peu justiciables de la volonté. Des expériences pourraient être instituées pour étudier jusqu'à quel point, déjà à l'état de veille, l'idée peut actionner certaines fonctions. On sait combien l'évacuation de l'urine et des selles sont influencées par la volonté, par l'idée, par l'imagination. Ne peut-on pas aussi, en concentrant son idée sur le phénomène, évoquer une augmentation de chaleur sur certaines régions du corps et peut-être sans hypnotisation ? C'est à l'expérimentation à répondre, en cherchant à déterminer par congestion vaso-motrice psychiquement provoquée une augmentation locale de température.

CHAPITRE V

De la suggestion à l'état de veille. — Production des mêmes phénomènes par simple affirmation chez les sujets hypnotisables non hypnotisés. — Transfert d'hémianesthésie chez une hystérique. — Des suggestions sensorielles. — Des hallucinations. — Modifications suggestives du champ visuel. — Auto-suggestion dans l'extase. — Question de priorité.

J'aborde maintenant l'étude de quelques faits que j'ai observés sur la *suggestion à l'état de veille*.

J'ai constaté que beaucoup de sujets qui ont été hynotisés antérieurement peuvent, sans être hypnotisés de nouveau, pour peu qu'ils aient été dressés par un petit nombre d'hypnotisations antérieures (une, deux ou trois suffisent chez quelques-uns), présenter à l'état de veille l'aptitude à manifester les mêmes phénomènes suggestifs.

Voici, par exemple, X..., un de mes malades habitués à l'hypnotisation et arrivant à un somnambulisme léger. Sans l'endormir, je lui dis, à brûle-pourpoint : « Fermez la main, vous ne pouvez plus l'ouvrir. » Il tient sa main fermée en contracture et fait des efforts infructueux pour l'ouvrir. Je fais étendre l'autre bras, la main ouverte, et je dis : « Vous ne pouvez la fermer. » Il essaie en vain de la fermer, amène les phalanges jusqu'à la demi-flexion les unes sur les autres et ne peut, en dépit de tous ses efforts, faire plus.

Je dis : « Maintenant, votre main fermée s'ouvre,

votre main ouverte se ferme, » et en quelques secondes, le phénomène se produit, et les mains restent immobilisées dans cette nouvelle situation.

Les mouvements automatiques réussissent très bien chez lui. Je dis : « Tournez vos bras, vous ne pouvez plus les arrêter. » Il les tourne indéfiniment l'un sur l'autre. J'ajoute : « Faites tous vos efforts pour les arrêter. N'usez pas de complaisance. Arrêtez-les, si vous pouvez. » Il fait des efforts, cherche à rapprocher les deux mains pour les caler l'une contre l'autre. Inutile ! elles repartent comme des ressorts entraînés par un mécanisme inconscient. J'arrête un des bras, l'autre continue à tourner : aussitôt que je lâche le premier, il va rejoindre son congénère et reprend son mouvement circulaire. Je produis de même le trismus, le torticolis, la paralysie suggestive d'un membre, etc.

Ce n'est pas une observation unique : la même chose se présente chez beaucoup de sujets hypnotisables et nullement hystériques, même chez ceux qui n'arrivent pas au sommeil profond, mais seulement au second ou troisième degré : ils présentent, du moins quelques-uns, à l'état de veille exactement les mêmes phénomènes qu'en hypnotisme, les uns seulement la catalepsie suggestive avec contraction musculaire ou contracture variable ; les autres, la catalepsie avec les mouvements automatiques ; d'autres, en même temps, l'anesthésie sensitivo-sensorielle suggérée ; d'autres jusqu'à des hallucinations ; et, pour obtenir ces phénomènes de suggestion, je n'ai pas besoin de prendre une grosse voix d'autorité, ni de foudroyer mes sujets du regard : je dis la chose le plus simplement du monde, en souriant ; et j'obtiens l'effet non seulement sur des sujets dociles, sans volonté, complaisants, mais sur des sujets bien équilibrés, raisonnant bien, ayant leur volonté, quelques-uns même ayant un esprit d'insubordination.

Des modifications de la sensibilité peuvent être obtenues chez certains par suggestion à l'état de veille.

Voici un fait remarquable : Une jeune fille hystérique (dont je relate l'observation plus loin) est dans mon service ; elle présente une hémianesthésie gauche sensitivo-sensorielle complète ; elle est d'ailleurs hypnotisable en sommeil profond.

A l'état de veille, elle subit la catalepsie ou contracture suggestive. Sans l'endormir, sans la toucher, je produis chez elle le transfert de l'hémianesthésie de gauche à droite.

Je lui dis : « Vous allez sentir de nouveau dans le bras et la main gauches ; la sensibilité va revenir complètement » ; je fixe impérieusement son attention sur ce retour de sensibilité. Au bout de trois minutes, elle sent une douleur vive à l'épaule ; à ce moment, l'épaule est sensible, l'avant-bras ne l'est pas encore, l'épaule droite est insensible ; la douleur s'irradie rapidement du centre à la périphérie, le long du bras jusque dans les doigts, puis disparaît. Cela dure de quelques secondes à un quart de minute. Le retour de la sensibilité accompagne l'irradiation douloureuse. La sensibilitité est restaurée complètement dans le membre supérieur gauche ; elle est abolie dans le membre supérieur droit ; un transfert s'est opérée : ce transfert n'a pas été suggéré ; la restauration seule de la sensibilité à gauche a été suggérée.

J'opère de même, soit simultanément, si la suggestion est assez impérieuse, soit successivement, si la suggestion est moins impérieuse ou moins efficace, le transfert dans les membres inférieurs : les sensibilités spéciales, odorat, goût, vision, audition, ont subi le plus souvent du même coup, et sans suggestion spéciale pour elles, le même transfert de gauche à droite.

On peut immédiatement provoquer de nouveau le transfert en sens opposé et ainsi de suite, autant de fois qu'on le veut.

Je puis produire la sensibilité croisée dans le membre supérieur gauche et le membre inférieur droit, par exemple, et *vice versâ*, les autres membres restant anesthésiques.

En accentuant avec force la suggestion et soutenant, ce qui est quelquefois, mais pas toujours, possible, l'attention de la malade sur ses deux bras et ses deux jambes, je provoque le retour de la sensibilité sans transfert ; les deux côtés alors sont sensibles. Si au contraire, la suggestion est insuffisante, l'irradiation douloureuse et la sensibilité s'arrêtent à moitié chemin ; le bras et la moitié supérieure de l'avant-bras, par exemple, restent reuls sensibles, le poignet et la main restant anesthésiques.

L'anesthésie se produit plus vite que la restauration de la sensibilité : celle-ci exige au moins une minute ; celle là s'obtient instantanément. Je pique la main gauche avec une épingle : la malade réagit vivement (les yeux étant fermés pour éviter toute supercherie) ; je lui dis : « Vous ne sentez plus rien » et je pique de nouveau : analgésie complète immédiate.

Le transfert ou le retour complet de la sensibilité peut être effectué par un autre procédé le plus efficace encore, et qui incarne pour ainsi dire le rétablissement fonctionnel dans un phénomène visible et tangible.

Je fais lever le bras anesthésié, la main fermée ; le membre reste en catalepsie. Je dis alors : « Votre main va s'ouvrir, le bras va tomber et vous sentirez de nouveau. » Au bout d'une demi-minute à une minute, la main s'ouvre brusquement comme par une secousse électrique douloureuse; le transfert de sensibilité s'est opéré. En même temps, si je l'ai suggéré, s'établit un transfert de contracture; l'autre main se ferme et le bras se cataleptise.

Au lieu de contracter les mains en flexion, je les contracte en extension, ouvertes, et je suggère l'occlusion des mains; le même effet se produit.

J'empêche le transfert, je restaure la sensibilité dans le membre anesthésié, tout en la maintenant dans le membre sain, par le procédé suivant: je lève les deux bras et les deux jambes, et je les maintiens en catalepsie, mais fermées; alors je dis: « Vos mains vont s'ouvrir, vos jambes vont tomber et vous sentirez partout. » Après quelques instants, les mains s'ouvrent, les jambes tombent, la sensibilité est générale.

Enfin, si pendant que j'opère ces phénomènes suggestifs, je dis et je répète avec autorité: « La sensibilité revient sans douleur ; vous n'avez aucune douleur » ; la malade recouvre sa sensibilité sans secousses ni irradiations douloureuses.

J'ajoute qu'au bout d'un temps variable, l'hémianesthésie gauche se reconstitue spontanément chez elle.

Toutes ces expériences, je les ai faites et répétées journellement pendant plusieurs semaines devant les élèves, devant plusieurs confrères et collègues qui ont pu les contrôler, comme ils ont contrôlé tous les faits que j'ai relatés et ceux que j'aurai encore à relater.

Chez un de mes somnambules, Sch..., dont j'ai relaté l'histoire, j'obtiens aussi à l'état de veille toutes les modifications possibles de sensibilité. Il me suffit de dire: « Votre côté gauche est insensible »; si alors je pique avec une épingle le bras gauche, si j'introduis celle-ci dans sa narine, si je touche sa muqueuse oculaire, si je chatouille son pharynx, il ne sourcille pas; l'autre côté réagit. Je transfère l'anesthésie de gauche à droite; je produis l'anesthésie totale, je la produis si profonde, qu'un jour mon chef de clinique lui a enlevé cinq racines dentairesfortementenclavées, torturant les avéoles pendant plus de dix minutes. Je lui disais simplement: « Vous ne sentez absolument rien. » Il crachait son sang en riant, ne manifestant pas lamoindre impression douloureuse.

Ce sujet reçoit d'ailleurs toutes les suggestions, sans être endormi. Il marche. Je lui dis : « Vous ne pouvez plus avancer » ; il reste cloué sur place. Je lui dis : « Faites tous vos efforts pour avancer, vous ne pouvez pas » ; il incline son corps en avant, mais ne parvient pas à détacher les pieds du sol. Je provoque chez lui, toutes les attitudes, toutes les contractures que je veux et qu'il garde indéfiniment. Il subit toutes les hallucinations suggérées ; je lui dis: « Allez à votre lit, vous y trouverez un panier de fraises. » Il y va, trouve le panier imaginaire, le tient par l'anse, mange les fraises absolument comme nous l'avons vu faire après hypnotisation.

G... (Théophile) est un jeune garçon, âgé de quatorze ans, entré au service pour une névrite catarrhale dont il a guéri rapidement. C'est un garçon lymphatique, intelligent, ayant une bonne instruction primaire, ne présentant d'ailleurs aucun trouble nerveux. Je l'ai endormi quatre ou cinq fois; il entre en somnambulisme, accomplit tous les actes suggérés pendant le sommeil, n'a aucun souvenir au réveil, est susceptible d'hallucinations post-hypnotiques.

A l'état de veille, je détermine chez lui de la catalepsie suggestive des membres supérieurs, des mouvements automatiques des bras l'un autour de l'autre, sans qu'il puisse arrêter ce mouvement, comme dans les exemples cités.

Je n'insiste que sur les phénomènes de sensibilité. Après m'être assuré que normalement sa sensibilité est parfaite, que ses deux mains réagissent vivement aux piqûres d'épingle, je dis : « Ta main droite ne sent pas, ta main gauche seule sent » ; et j'enfonce l'épingle dans la main droite, elle ne réagit pas, tandis que l'autre manifeste l'impression douloureuse. Je dis ensuite : « Mais non, c'est ta main gauche qui ne sent pas. » Et instantanément le phénomène se réalise : la main droite sent de nouveau. Je provoque de même l'anesthésie de la face, des narines, etc. Les organes des sens peuvent être influencés aussi par affirmation. Je constate que sa vision est normale ; et je lui dis : « Tu vois très bien et très loin de l'œil gauche ; tu vois mal et seulement de très près de l'œil droit. » Je lui fais lire ensuite des caractères d'imprimerie de 3 millimètres de hauteur ; l'œil gauche les lit à 80 centimètres de distance, l'œil droit seulement à 24 centimètres.

J'opère le transfert par suggestion, en disant : « L'œil droit voit très bien, l'œil gauche ne voit que de très près. » L'œil droit lit à 80 centimètres, l'œil gauche à 24. Cette distance n'est lue sur le mètre que quand il dit voir nettement.

Son ouïe est très bonne ; l'oreille droite entend le tic tac d'une montre à 94 centimètres, l'oreille gauche à 87.

Je lui dis : « Tu entends très bien et très loin de l'oreille gauche, mais ton oreille droite entend difficilement et seulement de très près. » Je mesure la distance à laquelle est perçu le tic tac de la montre et j'obtiens

87 pour l'oreille gauche, et 2 centimètres seulement pour l'oreille droite. Je suggère le transfert, qui se produit. Ces mensurations sont prises par mon chef de clinique, pendant que je tiens les yeux de ce jeune garçon hermétiquement fermés, ce qui me paraît exclure toute cause d'erreur.

Je suggère une surdité complète unilatérale ; il dit ne pas entendre la montre appliquée contre l'oreille ; je transfère la surdité de l'autre côté. Je suggère une surdité complète bilatérale : il affirme ne pas entendre le tic tac de la montre mise sur les deux oreilles ; quand je lui ai restitué son ouïe, il dit n'avoir pas perçu le moindre bruit pendant que je parlais et avoir lu sur mes lèvres ce que je voulais dire. Sans doute ici le contrôle fait défaut ; je ne puis invoquer que l'assertion du malade.

Chez G... (Marie), dont j'ai relaté l'observation, je produis, à l'état de veille, de la catalepsie, des mouvements automatiques, de l'anesthésie, des hallucinations. Je ne veux parler que de l'anesthésie. Après avoir constaté que sa sensibilité est partout intacte, je lui dis : « Vous ne sentez plus absolument rien au membre supérieur droit ; il est comme mort » ; elle ne réagit plus à la piqûre d'épingle les yeux fermés, elle ne sait pas si son bras est en l'air ou au lit ; le sens musculaire est aboli. Pour exclure toute idée de supercherie, je me suis servi d'un chariot de Dubois-Reymond, variant l'intensité du courant en éloignant ou rapprochant l'une de l'autre la bobine inductrice de la bobine induite. Une règle, graduée en centimètres, indique le degré d'écartement des bobines. Or, j'ai constaté préalablement que le fourmillement électrique est perçu par cette malade quand l'écartement est de 5 ; et que la douleur devient insupportable, la malade retire vivement son bras, quand cet écartement est de 3 à 2; ces chiffres restent absolument les mêmes quand on lui ferme les yeux hermétiquement, de façon qu'elle ne puisse pas voir le degré d'écartement; et j'ai fait cette constatation plusieurs fois. J'ai établi par là que la douleur est perçue réellement, et n'est pas simulée.

Cela posé, je provoque l'anesthésie par affirmation et je place la pince électrique sur le bras, avec le courant maximum en recouvrant la bobine inductrice par l'induite. La perception douloureuse ainsi produite normalement est absolument insupportable ; la simulation d'une pareille analgésie, disait mon collègue, E. Victor Parisot, qui a bien voulu contrôler cette expérience, serait plus merveilleuse que la production de l'analgésie. Or, la malade ne manifeste aucune réaction, affirme ne pas sentir son bras, garde la pince électrique sur lui indéfiniment, jusqu'à ce que je dise : « Le bras est de nouveau sensible. » Au bout d'une seconde, elle le retire vivement. Je produis la même analgésie par affirmation, sur tous les points du corps. Cette expérience avec contrôle a été répétée devant plusieurs collègues; je la reproduis souvent quand je passe devant la malade. On peut d'ailleurs chez cette même personne, sans l'endormir, évoquer toutes les hallucinations possibles.

Les faits que j'ai relatés ne sont pas exceptionnels. Beacoup de sujets sont suggestibles et hallucinables à l'état de veille.

Pour terminer ce chapitre, je rapporterai encore le fait suivant, qui appartient à un ordre d'idées que j'aborderai plus tard, celui de la thérapeutique suggestive.

Un jeune homme présenté par M. le Dr Spillmann à la

Société de médecine de Nancy, syphilitique et porteur de végétations considérables à la verge, présentait des accidents hystériformes intéressants, entre autres une amblyopie persistante de l'œil gauche. Sous l'influence d'une bobine à aimantation interrompue par un courant électrique, imaginée et expérimentée par mon collègue M. Charpentier, l'acuité visuelle réduite à 1/6 redevint normale et le champ visuel augmenta de 10 à 25 degrés dans tous ses méridiens.

La suggestion hypnotique consécutive élargit encore davantage (de 8 à 10 degrés) chacun des méridiens. Ce résultat s'était maintenu au bout de sept jours.

Voulant voir alors, avec mon collègue, ce que produirait la suggestion à l'état de veille, liée à un simulacre d'aimantation, nous appliquâmes la bobine sur la tempe sans y faire passer le courant, pendant environ cinquante minutes : or, le champ visuel, mesuré par M. Charpentier, avait gagné 7 degrés en dedans, 25 en dehors, 20 en dehors en bas; son étendue était supérieure à celle que l'on donne comme normale. (Voir l'observation plus loin.)

En regard de ces faits expérimentaux, je place sans commentaires la citation suivante empruntée au Dr Charpignon[1] :

« Parmi les martyrs du christianisme, beaucoup échappaient à la douleur par le ravissement de l'extase qui survenait par l'ardeur de leur foi, phénomène bien remarqué de leurs bourreaux qui redoublaient de fureur et d'inventions de supplice. De même, lors des tortures de la question légale, certains individus devenaient in-

[1] CHARPIGNON : *Etudes sur la médecine animique et vitaliste.* Paris, 1864.

sensibles sous l'influence de leur foi dans la vertu somnifère de quelque talisman. A ce sujet, je citerai le passage suivant, extrait des *Secrets merveilleux de la magie naturelle et cabalistique* (in-12, Lyon, 1629) : « Des « scélérats se fiaient si fort à des secrets qu'ils avaient « de se rendre insensibles à la gêne, qu'ils se constituaient volontairement prisonniers pour se purger de « certaines présomptions. Il y en a qui se servent de certaines paroles prononcées à voix basse, et d'autres de « petits billets qu'ils cachent en quelque partie de leur « corps... Le premier que je reconnus se servir de ces « sortes de charmes nous surprit par sa constance qui « était au-dessus de nature, car, après la première serre « de la gêne, il parut dormir aussi tranquillement que « s'il eût été dans un bon lit, sans se lamenter, plaindre, « ni crier ; et, quand on eut continué la serre deux ou « trois fois, il demeura immobile comme une statue de « marbre, ce qui nous fit soupçonner qu'il était muni « de quelque enchantement, et, pour en être éclairci, « on le fit dépouiller nu comme la main, et, après une « exacte recherche, on ne trouva autre chose sur lui « qu'un petit papier où était la figure des trois rois, « avec ces paroles sur le revers : « Belle étoile qui as « délivré les mages de la persécution d'Hérode, délivre-moi de tout tourment. » Ce papier était fourré dans « son oreille gauche. Or, quoiqu'on lui eût ôté ce papier, il ne laissa pas que d'être insensible aux tourments, parce que, lorsqu'on l'y appliquait, il prononcait à voix basse entre ses dents certaines paroles « qu'on ne pouvait entendre, et comme il persévéra « dans les négations, on fut obligé de le renvoyer en « prison. »

Un mot encore, avant de terminer ce chapitre, sur une question de priorité.

Ces phénomènes de suggestion à l'état de veille, je les ai le premier signalés dans ma communication au Congrès pour l'avancement des sciences, tenu à Rouen, en août 1883. Ces phénomènes ont été vérifiés depuis par Bottey, par Dumontpallier, par Charles Richet et par tous les observateurs.

Quatorze mois après ma communication, Charles Richet, dans une note intitulée : *De la suggestion sans hypnotisme*, relatant quelques faits, semble revendiquer la priorité de la découverte et rappelle une communication faite par lui en 1882 à la *Société de biologie* (n° 3).

Dans cette communication, il s'agit d'une personne qui, sans hystérie et sans hypnotisme, présentait des symptômes remarquables de contracture par pression des masses musculaires, contracture disparaissant par excitation légère telle que insufflation ou bruit soudain. De plus, en imprimant à la main un léger mouvement oscillatoire pendant une demi-minute, ce mouvement ne pouvait plus être arrêté par la volonté du sujet; il continuait indéfiniment.

L'auteur pense à une excitabilité médullaire réflexe exagérée, telle que les centres psychiques ne peuvent plus exercer leur autorité sur la moelle. Voilà tout ce que dit alors M. Richet : il ne vit pas qu'il s'agissait là d'un phénomène de suggestion. Sa communication est intitulée : *Notes sur quelques faits relatifs à l'excitabilité musculaire*. Il passa *à côté du fait* sans en saisir la signification réelle.

Ce n'est qu'en 1884, quand j'eus démontré qu'on peut chez un grand nombre de sujets hypnotisables, mais sans les hypnotiser, obtenir par *suggestion* des phénomènes de *paralysie*, de *contracture*, d'*anesthésie sensitive et sensorielle*, des *illusions sensorielles*, des *hallucinations complexes*, absolument comme dans l'état hypnotique, c'est alors seulement, éclairé par les faits que j'avais publiés, qu'il saisit enfin la signification du fait qu'il avait vu et qu'il publia une nouvelle note : *De la suggestion sans hypnotisme.* (Société de biologie, 11 octobre 1884.)

Je dois ajouter, d'ailleurs, qu'après avoir constaté ces faits, je les ai trouvés signalés par Braid, sous le nom de « phénomènes de veille » dans un opuscule intitulé : *The power of the mind over the body*, publié dès 1846, et plus tard dans un chapitre additionnel ajouté à sa *Neurypnologie* en 1860 ; ils ont été constatés en Amérique sous le nom d'*électro-biologie*. Je n'ai donc fait que rappeler l'attention sur ces phénomènes, et j'ai de plus signalé le premier l'anesthésie et l'analgésie par suggestion à l'état de veille dont Braid n'avait pas fait mention.

CHAPITRE VI

Réponse à quelques critiques. — Des trois phases de l'hypnotisme, d'après l'école de la Salpêtrière. — Des expériences de transfert. — Illusions expérimentales. — De l'image réelle et de l'image hallucinatoire.

J'ai essayé dans les pages qui précèdent de retracer le tableau aussi fidèle et aussi exact que possible des manifestations diverses que l'on peut provoquer dans les divers états hypnotiques, depuis l'engourdissement simple jusqu'aux degrés les plus prononcés du somnambulisme profond.

Je veux répondre maintenant à quelques critiques qui ont été adressées aux observateurs de Nancy, et montrer en même temps en quoi et pourquoi les résultats que nous obtenons diffèrent de ceux qu'a observés école de la Salpêtrière.

M. Charcot, expérimentant surtout chez les hystériques, considère l'état hypnotique développé chez eux comme une véritable névrose qui serait constituée essentiellement par trois états ou trois périodes ayant chacune des caractères différentiels très nets et l'opérateur pourrait à son gré faire passer le sujet de l'un à l'autre au moyen de certains artifices.

Le premier est l'état léthargique. Il s'obtient soit par fixation d'un objet, soit en comprimant légèrement les globes oculaires à travers les paupières abaissées. La léthargie ainsi obtenue se caractérise essentiellement par l'apparence d'un sommeil profond, la résolution musculaire, l'anesthésie souvent complète l'abolition de la vie intellectuelle; les suggestions sont impossibles dans ce stade. Mais on observe l'hyperexcitabilité musculaire ; tout muscle excité par pression ou friction légère se contracte; la pression du nerf cubital provoque la griffe cubitale, celle du facial la distorsion des traits de la face du côté correspondant.

Le second état est l'état cataleptique. Pour faire passer le sujet du premier au second, il suffit de soulever les paupières. Si un seul œil est ouvert, le côté correspondant seul entre en catalepsie, l'autre restant en léthargie. Le cataleptique garde toutes les attitudes qu'on lui donne ; l'hyperexcitabilité neuro-musculaire a disparu.

On peut produire dans cette période des suggestions par le sens musculaire ; par exemple, si les mains du sujet sont rapprochées comme pour envoyer un baiser, la figure devient souriante ; sont-elles jointes comme dans la prière, la figure devient sérieuse et le sujet se met à genoux. On peut faire passer le sujet de l'état cataleptique à l'état léthargique, en lui fermant les paupières. Enfin, cet état peut se produire directement sans être précédé de la phase léthargique sous l'influence de l'ébranlement nerveux produit par une lumière très vive ou un bruit violent.

Le troisième état est l'état somnambulique. Il peut être produit primitivement par fixation du regard ou diverses pratiques. On transforme la léthargie ou la catalepsie en somnambulisme en exerçant sur le vertex des sujets des frictions légères ou répétées. Cet état est caractérisé par une anesthésie habituelle plus ou moins marquée, par une hyperacuité sensorielle, et surtout parce que le sujet est essentiellement propre à toutes les suggestions.

L'hyperexcitabilité neuro-musculaire n'existe pas dans cet état. Par l'excitation mécanique des muscles ou des nerfs on ne peut pas provoquer de contractions permanentes ; mais par de légers attouchements, par un souffle léger dirigé sur la peau, etc., on peut produire une contracture spéciale « différente de celle qui se produit dans l'état léthargique en ce qu'elle ne se résout pas par l'excitation des antagonistes, et de l'immobilité cataleptique, en ce qu'elle oppose une résistance quand on veut modifier l'attitude » (Binet et Féré).

On peut transformer en sens inverse le somnambulisme en catalepsie, en ouvrant les yeux du sujet, ou en léthargie en fermant et en comprimant légèrement les globes oculaires. Ces trois phases constitueraient ce qu'on a appelé *le grand hypnotisme*, ou la grande névrose hypnotique.

On a reproché aux observateurs de Nancy de s'être lancés d'emblée dans le domaine du psychique, au lieu d'avoir étudié d'abord les caractères somatiques, physiques des sujets hypnotisés. Nous aurions confondu et mêlé tous ces états divers sans les discerner ; nous n'avons pas dit, en effet, si nos sujets étaient en léthargie, en catalepsie, en somnambulisme.

Je réponds : Si nous n'avons pas pris comme point de départ de nos recherches, les trois phases de l'hypnotisme hystérique, telles que Charcot les décrit, c'est que nous n'avons pas pu par nos observations en confirmer l'existence. Voici ce que nous observons constamment à Nancy : Quand un sujet, hystérique au non, est hypnotisé par n'importe quel procédé, fixation d'un objet brillant, des doigts ou des yeux de l'opérateur, passes, suggestion vocale, occlusion des paupières, il arrive un moment où les yeux restent clos, souvent mais non toujours, renversés sous les paupières supérieures ; quelquefois les paupières sont agitées de mouvements fibrillaires; mais ce n'est pas constant. Nous ne constatons alors ni hyperexcitabilité neuro-musculaire, ni exagération des réflexes tendineux. Est-ce la léthargie ? Dans cet état, comme dans tous les états hypnotiques, et j'insiste sur ce fait, l'hypnotisé entend l'opérateur, il a l'attention et l'oreille fixées sur lui. Souvent il répond aux questions ; il répond presque toujours si on insiste et si on lui dit qu'il peut parler. Alors même qu'il reste immobile, insensible, la face inerte comme un masque, détaché en apparence du monde extérieur, il entend tout, soit que plus tard, au réveil, il en ait conservé le souvenir, soit qu'il l'ait perdu. La preuve, c'est que, sans le toucher, sans lui souffler sur les yeux, le simple mot : « Réveillez-vous », une ou plusieurs fois prononcé devant lui, le réveille.

Le sujet dans cet état est apte à manifester les phénomènes de catalepsie ou de somnambulisme, sans qu'on soit obligé de le soumettre à aucune manipulation, pourvu qu'il soit à un degré suffisant d'hypnotisation.

Pour mettre un membre en catalepsie, il n'est pas nécessaire d'ouvrir les yeux du sujet, ni de le soumettre à une lumière vive ou à un bruit violent, comme cela se fait à la Salpêtrière, il suffit de lever ce membre, de le laisser quelque temps en l'air, au besoin d'affirmer que le membre ne peut plus être abaissé; il reste en catalepsie suggestive; l'hypnotisé, dont la volonté ou le pouvoir de résistance est affaibli, conserve passivement l'attitude imprimée.

Pour mettre en évidence les caractères du somnambulisme chez les sujets aptes à les manifester, il n'est pas nécessaire de frictionner le vertex, comme cela se fait à la Salpêtrière; il suffit de parler au sujet, et celui-ci, suggestible, exécute l'acte ou réalise le phénomène suggéré. L'attouchement ou un souffle projeté sur la peau ne détermine pas chez nos sujets de contracture des muscles sous-jacents, alors que la suggestion n'est pas en jeu.

Nous n'avons pas constaté que l'action d'ouvrir ou de fermer les yeux, ou la friction du vertex modifiassent en rien les phénomènes ou qu'elle les développassent chez les sujets non aptes à les manifester par la suggestion seule.

Nous n'avons constaté que des degrés variables de suggestibilité chez les hypnotisés; les uns n'ont que de l'occlusion des yeux avec ou sans engourdissement; d'autres ont en outre de la résolution des membres avec inertie ou inaptitude à faire des mouvements spontanés, d'autres gardent les attitudes imprimées (catalepsie suggestive). Enfin la contracture suggestive, l'obéissance automatique, l'anesthésie, les hallucinations provoquées marquent le développement progressif de cette suggestibilité. Un sujet environ sur six ou sept de ceux qu'on hypnotise arrive au degré le plus élevé, au somnambulisme avec amnésie au réveil; et, quand il n'y arrive pas d'emblée par le seul fait de l'hypnotisation, aucune des manœuvres que nous avons essayées n'a pu le développer; la suggestion seule continuée a pu le produire. Le degré de suggestibilité hypnotique nous a toujours paru dépendre du tempérament individuel et de l'influence psychique exercée, nullement de la manipulation mise en œuvre.

Voilà ce que j'ai constamment observé sur plusieurs centaines de personnes que j'ai soumises à l'hypnotisation; tous mes confrères de Nancy, et M. Liébeault, qui depuis vingt-cinq ans a endormi plus de 6,000 personnes, n'ont jamais constaté autre chose.

Jamais, sur aucun de mes sujets, je n'ai pu réaliser les trois phases de la Salpêtrière et ce n'est pas faute d'avoir cherché; j'ajoute qu'à Paris même j'ai vu dans trois hôpitaux des sujets hypnotisés devant moi; ils se comportaient tous comme nos sujets, et les médecins des hôpitaux qui les traitaient ont confirmé absolument ce que nous avons vu.

Une seule fois j'ai vu un sujet qui réalisait à la perfection les trois périodes : léthargique, cataleptique, somnambulique. C'était une jeune fille qui avait passé trois ans à la Salpêtrière, et l'impression que j'en ai conservée, pourquoi ne pas le dire? c'est que soumise par les manipulations à une culture spéciale, imitant par suggestion inconsciente les phénomènes qu'elle voyait se produire chez les autres somnambules de la même école, dressée par imitation à réaliser des phénomènes réflexes dans un certain ordre typique, ce n'était plus une hypnotisée naturelle; c'était un produit de culture faussé; c'était bien une *névrose hypnotique suggestive*.

Si je me trompe, si ces phénomènes se rencontrent primitivement et en dehors de toute suggestion, il faut reconnaître que ce grand hypnotisme est un état rare; Binet et Féré disent que depuis dix ans il n'en a passé qu'une douzaine de cas à la Salpêtrière. Ces cas, opposés aux milliers de cas dans lesquels ces phénomènes font défaut, doivent-ils servir de base à la conception théorique de l'hypnose?

Ce sera une chose curieuse dans l'histoire de l'hypnotisme que de voir tant d'esprits distingués égarés par une première conception erronée, conduits à une série d'erreurs singulières qui ne leur permettent plus de reconnaître la vérité. Erreurs fâcheuses, car elles entravent le progrès en obscurcissant une question si simple en elle-même et où tout s'explique, quand on sait que la suggestion est la clef de tous les phénomènes hypnotiques !

Rien n'est plus curieux à lire à ce point de vue que les nombreuses expériences de transfert de MM. Binet et Féré. On sait que ces auteurs concluent de leurs expériences que l'application d'un aimant chez un sujet hypnotisé peut transférer sur le côté du corps auquel il est appliqué, par exemple au membre supérieur gauche, les phénomènes, tels que anesthésie, contracture, paralysie, etc., provoqués de l'autre côté, par exemple au membre supérieur droit. L'aimant transférerait de même les anesthésies sensorielles, les hallucinations de l'odorat, de l'ouïe, de la vue, du goût, du toucher. Ce transfert aurait lieu, sans l'intervention de la suggestion, par un simple phénomènes physique, dans lequel le cerveau du sujet, considéré comme organe psychique, ne jouerait aucun rôle.

Les auteurs croient avoir éliminé la suggestion, parce qu'ils ont fait des expériences dans les états dits de léthargie et de catalepsie. « Ces états, disent-ils, sont, dans le grand hypnotisme, des états inconscients où la condition des sens et de l'intelligence rend le sujet complètement étranger à ce qui se passe autour de lui. Cependant l'expérience montre que l'aimant transfère un grand nombre de phénomènes dans ces conditions. » Première erreur, qui a été la source de toutes les illusions expérimentales de ces auteurs.

A tous les degrés de l'hypnotisation, je le répète, le sujet reste conscient, et nous avons observé des milliers de cas à Nancy.

Si chez les douze seuls sujets sur lesquels en l'espace de dix ans on a observé les phénomènes de ce qu'on appelle *le grand hypnotisme*, pour le distinguer de ce qu'on appelle *le petit hypnotisme de Nancy*, si chez ces sujets on a observé pendant l'état dit léthargique, une inconscience apparente, j'ai la conviction que ce n'était qu'une apparence; le sujet, élevé inconsciemment dans cette suggestion, ne pouvait réagir dans cet état, parce qu'*il croyait* ne pouvoir réagir, parce que l'*idée s'était introduite dans son cerveau* que, tant qu'on n'avait pas fait sur lui la manipulation nécessaire, il ne pouvait sortir de cet état, il ne pouvait accepter aucune suggestion. Rien de plus facile que de créer artificiellement un état analogue chez tout somnambule.

Cela posé, j'ai essayé de reproduire les expériences de MM. Féré et Binet, j'ai essayé un très grand nombre de fois sur un très grand nombre de sujets, en présence de plusieurs de mes collègues parmi lesquels MM. Beaunis et Charpentier, et nous n'avons jamais réussi alors que la suggestion n'était pas en jeu.

Voici, par exemple, une expérience que j'ai faite avec M. Beaunis : Nous endormons une infirmière du service, susceptible d'entrer en somnambulisme qui n'avait jamais assisté ni comme témoin, ni comme actrice au genre d'expérimentation que je voulais faire sur elle. Je mets le membre supérieur gauche en catalepsie, horizontalement, le pouce et l'index étendus, les autres doigts en flexion ; le bras droit reste en résolution.

J'applique contre lui un aimant que je laisse pendant huit minutes ; aucun phénomène ne se produit.

Alors, m'adressant à M. Beaunis, je dis : « Maintenant je vais faire une expérience ; je vais appliquer l'aimant (par le bon côté) contre la main droite, et au bout d'une minute, vous allez voir cette main se soulever avec le bras, prendre exactement l'attitude qu'a le membre supérieur gauche, tandis que celui-ci va se relâcher et tomber. »

Je replace l'aimant exactement comme la première fois, et au bout d'une minute, le transfert (suggéré) se réalise avec une précision parfaite ; la figure de l'hypnotisée reste impassible ; c'est un masque inerte.

Si alors, sans plus rien dire, je remets l'aimant contre la main gauche au bout d'une minute, le transfert se reproduit en sens inverse, et ainsi de suite.

Je provoque chez la même personne un torticolis par contracture des muscles d'un côté du cou ; j'approche l'aimant du côté opposé, *sans rien dire ;* au bout d'une minute, la tête se tourne du côté de l'aimant, il se produit un torticolis inverse; le transfert est opéré.

Il avait suffi que j'affirmasse une seule fois à M. Beaunis le phénomène du transfert devant le sujet en apparence inerte, pour qu'il se réalisât désormais toujours et pour toutes les attitudes ; car l'*idée du phénomène* avait pénétré dans le cerveau du sujet, intelligent et attentif, malgré son inertie apparente.

Je dis ensuite : « Je vais tourner l'aimant dans un autre sens et le transfert va se produire de la main à la jambe. »

Au bout d'une minute, en effet, le bras tombe et la jambe se soulève. Je replace l'aimant contre la jambe *sans rien dire*, et le tranfert se reproduit de la jambe au bras.

Si, sans rien dire au sujet, je remplace l'aimant par un couteau, un crayon, un flacon, un morceau de papier ou par rien du tout, le même phénomène se produit.

Le lendemain, je refais ces expériences sur un autre

somnambule qui avait assisté à celles de la veille, et sans rien lui dire, sans rien dire devant les personnes présentes, elles réussirent à merveille; l'idée du transfert avait été suggérée à son cerveau par le fait dont elle avait été témoin.

De plus, après que j'eus répété ce transfert plusieurs fois d'un bras à l'autre, et cessant l'application alternative de l'aimant, le transfert continua spontanément à se faire deux fois encore (*oscillations consécutives*) certainement par l'*idée*, qu'avait la personne que l'expérience continuait. J'ajoute d'ailleurs qu'antérieurement j'avais déjà plusieurs fois essayé d'obtenir le transfert chez cette personne et cela sans résultat, tant que l'idée du phénomène n'avait pas pénétré dans son cerveau.

MM. Féré et Binet affirment encore que le transfert des phénomènes localisés, attitude d'un membre dans la catalepsie, paralysie, hallucination, s'accompagne d'une douleur de tête localisée, débutant en général du côté de l'aimant, puis passant dans le point symétrique du côté opposé. « Cette douleur occupe un siège constant pour le même membre et le même sens, et ce siège correspondrait précisément au centre cortical correspondant. C'est ainsi que le transfert des attitudes et des paralysies du membre supérieur détermine une douleur qui siège au niveau du pied de la deuxième frontale et de la région correspondante de la frontale ascendante ; pour les mouvements d'articulation des mots, elle siège au-dessous et en avant ; pour le membre inférieur, à la partie supérieure du sillon de Rolando ; pour les hallucinations de la vue, dans la partie supérieure du lobule pariétal inférieur, dans la région où on a localisé l'hémianopsie et la cécité verbale; pour les hallucinations de l'ouïe, dans la région antérieure du lobe sphénoïdal. »

Voici encore une expérience de ces auteurs :

« Wit... (c'est la même somnambule qui a servi à toutes ces expériences de transfert) est en état de somnambulisme. Nous lui donnons la suggestion de compter à haute voix jusqu'à 100. Réveillée, elle se met à compter. Un aimant à dix branches est placé près de son bras droit. Quand elle est arrivée à 72, elle s'arrête, balbutie, ne peut plus compter, et, au bout d'une minute, elle ne peut plus parler du tout. Cependant elle tire bien la langue et comprend tout ce qu'on lui dit. Elle est très gaie et rit continuellement. Sa tête est tournée vers la gauche. Au bout de dix minutes, on applique l'aimant du côté gauche : après deux minutes environ, son bras gauche commence à trembler ; la parole lui revient ; son premier mot est : « Ça m'embête », puis elle a envie de pleurer ; en même temps elle tourne la tête à droite.

« Il est facile de se rendre compte, disent les auteurs, de ce qui s'est passé. Nous avons donné par suggestion au cerveau gauche, ou plus exactement à la circonvolution de Broca, une excitation particulière qui se traduit au dehors par l'action de compter à haute voix. L'aimant a opéré le transfert de cette excitation dans la partie symétrique du cerveau droit ; la circonvolution correspondante de ce côté n'est pas affectée à la parole ; la malade s'est tue. » (*Revue philosophique*, janvier 1885.)

Je défie qui que ce soit de reproduire ces phénomènes, dans des conditions telles que la suggestion ne puisse pas intervenir. Et c'est sur des expériences de ce genre que M. Binet édifie des théories de psychologie dite *expérimentale !*

Est-il utile de dire que, chez aucun de mes hypnotisés, je n'ai vu le transfert s'accompagner spontanément d'une douleur de tête localisée ? Mais, chaque fois que j'annonçais qu'une douleur se produirait à tel ou tel point du cuir chevelu, le sujet la ressentait. Un second sujet hypnotisé la manifestait quelquefois spontanément quand il l'avait vue exprimée par le premier. Je n'ai pu davantage, en dehors de la suggestion, déterminer aucun phénomène par pression exercée sur certains points du crâne. Voici, par exemple, une de mes somnambules endormie. Je presse le crâne succesivement en divers points; rien. Je dis : « Maintenant, je vais toucher la région du crâne qui correspond aux mouvements du bras gauche, et ce bras va entrer en convulsion. » Cela dit, je touche un point arbitraire du cuir chevelu; aussitôt le bras gauche est agité de secousses.

Je dis : « Je presse plus fort et l'excitation fera place à la paralysie », le bras tombe inerte. Je provoque de même des convulsions localisées dans un côté de la face.

J'annonce que je vais produire de l'aphasie en touchant la région qui correspond à la parole; je touche une région quelconque du crâne et le sujet ne répond plus à nos questions; il répond aussitôt que j'éloigne la main du crâne. Ceci fait, j'annonce que je vais toucher d'une autre façon de manière à exciter au lieu de paralyser; la parole sera plus facile et la personne alors de répondre à mes questions de la façon suivante : « Comment vous appelez-vous? » — « Marie, Marie, Marie, Marie. » — Comment allez-vous ? » — « Bien, bien, bien, bien, bien. » — « Vous n'avez pas mal? » — « Du tout, du tout, du tout, du tout. »

Il est bon d'ajouter que beaucoup de somnambules ont une finesse de perception très grande; le moindre indice les guide. Sachant qu'ils doivent réaliser la pensée de l'hypnotiseur, ils s'ingénient à la deviner. Si on a répété plusieurs fois sur le même sujet des expériences de transfert, il devine aisément qu'il doit transférer tel ou tel phénomène ; et, sans qu'on dise rien devant lui, il peut saisir dans l'attitude expectante de l'opérateur ou dans un autre indice quelconque, si le transfert doit être opéré.

Si j'insiste un peu sur ces faits, si j'accentue mes observations critiques, c'est qu'elles visent dans son fondement même la doctrine des phénomènes hypnotiques.

Aussi veux-je encore relater ici quelques expériences que nous avons faites avec mon collègue Charpentier, sur l'image hallucinatoire ; rien ne démontre mieux que ces expériences, combien la suggestion est facile, et l'observation trompeuse.

On peut suggérer à beaucoup de somnambules pendant leur sommeil, qu'ils verront à leur réveil telle ou telle chose, et l'hallucination peut se réaliser avec une netteté telle que le sujet la confond avec la réalité. Or, MM. Féré, Binet et Parinaud ont conclu de leurs expériences que cette image se comporte comme une image réelle, obéissant aux lois de l'optique ; un prisme par exemple la dédouble. Autre exemple : Si l'on colore par suggestion des cartons en vert et en rouge, et si on superpose par un des procédés connus, ces deux teintes, le sujet voit la teinte grise résultante, qui est produite par le mélange de ces deux couleurs complémentaires.

Ces résultats sont-ils exacts ? L'image suggérée se comporte-t-elle ainsi qu'on l'a prétendu comme le ferait une image réelle, objective, traversant l'appareil visuel périphérique, la rétine et le nerf optique jusqu'au centre sensoriel de l'écorce cérébrale ? Ou bien n'est-elle qu'une image subjective, réveillée directement comme un souvenir dans le centre sensoriel, évoquée par l'imagination du sujet.

Pour résoudre cette question, nous avons fait quelques expériences; nous allons les relater dans l'ordre que nous avons suivi pour les faire.

Nous avons choisi comme sujets des femmes d'intelligence moyenne, non hystériques, de jugement pondéré, suggestibles à tous les degrés, c'est-à-dire susceptibles, pendant leur sommeil, d'anesthésie, de catalepsie, d'illusions sensorielles, d'hallucinations hypnotiques et post-hypnotiques. Toutes pouvaient être rendues complètement analgésiques pendant leur sommeil; le chatouillement de l'intérieur des narines ne les faisait pas sourciller; il ne pouvait être question de simulation. De plus, et nous insistons sur cette précaution fondamentale, nous avons fait toutes nos expériences *sans dire un mot, même à voix basse*, qui pût mettre sur la voie les sujets endormis; car, et rien n'est plus facile à démontrer, à tous les degrés de l'hypnotisation ils entendent, et souvent enregistrent tout avec une finesse de perception parfois remarquable.

Cela posé, voilà les faits :

Louise C..., âgée de dix-sept ans, bien portante, est hypnotisée facilement par simple occlusion des paupières et injonction de dormir. Nous préparons un disque en carton blanc et nous lui suggérons qu'à son réveil elle verra la moitié gauche de ce disque rouge et la moitié droite verte. Réveillée, elle voit distinctement les deux couleurs. Nous plaçons alors ce carton sur un disque rotatif et nous lui imprimons un mouvement de rotation rapide. On sait que deux couleurs réelles, arrivant ainsi presque simultanément sur la rétine, sont perçues comme une couleur unique qui, par le mélange du rouge et du vert, serait du jaune. Or, si nous demandons à L. C... quelle couleur elle voit, elle indique du blanc.

2° Après l'avoir de nouveau endormie, nous lui suggérons qu'elle verra un autre disque, moitié jaune, moitié bleu. A son réveil, nous lui présentons toujours le même disque, totalement blanc : elle voit les deux couleurs suggérées. Nous les faisons tourner sur le disque rotatif : elle voit encore du blanc.

3° Nous préparons, pendant son sommeil, un disque réellement bleu et jaune; elle le voit ainsi au réveil, et la rotation sur le disque rotatif lui fait encore voir du blanc.

4° Un disque totalement bleu lui apparaît par suggestion rouge et jaune; la rotation fait toujours voir blanc.

5° Le même disque bleu est suggéré bleu et violet; par rotation, il paraît blanc à Louise.

6° Un disque blanc est suggéré rouge et jaune ; à son réveil, elle voit nettement les deux couleurs. Sur le côté opposé du carton, sonstrait à la vue de Louise, nous avions marqué au crayon la moitié suggérée jaune, et celle suggérée rouge. Nous tournons le disque dans un autre sens, à l'insu du sujet, pour déplacer les deux couleurs, et nous la prions d'indiquer où est le rouge; nous répétons cette expérience plusieurs fois, et chaque fois Louise nous indique rapidement et exactement la moitié rouge et la moitié jaune (telle qu'elle était inscrite sur l'envers). Mais nous nous aperçûmes qu'il existait au centre du carton un trou avec une bavure du papier qui pouvait servir de point de repère; nous fîmes disparaître cette bavure. Louise cessa de s'orienter; elle localisa au hasard le rouge et le jaune à droite ou à gauche, en haut ou en bas; ses indications ne concordaient plus avec la marque inscrite sur le disque.

Une seconde série d'expériences est instituée avec Rose A..., jeune fille de dix-huit ans, convalescente de fièvre typhoïde depuis deux mois, suggestible comme la précédente à tous les degrés :

1° Un disque blanc lui est suggéré pendant son sommeil devoir être à son réveil moitié rouge, moitié jaune; elle voit nettement ces deux couleurs. La rotation sur le disque rotatif lui fait voir du *jaune et du rouge ensemble.*

2° Un disque blanc apparaît par suggestion jaune et bleu. On le tourne, à son insu, dans une autre direction. Rose localise au hasard le jaune et le bleu. La rotation sur un disque rotatif lui fait voir du *jaune et du bleu ensemble.*

3° Un disque réellement rouge apparaît par suggestion jaune et bleu. Si on déplace le disque à son insu, elle localise au hasard les deux couleurs. Si on le fait tourner sur un disque rotatif, elle accuse du *jaune et du bleu ensemble.*

4° Un disque blanc apparaît rouge par suggestion. Le disque étant placé sur une feuille de papier blanc, on prie Rose de le fixer deux minutes. Puis on l'enlève brusquement et on lui demande quelle couleur elle voit. Elle n'accuse que du blanc ; après quelques instants, elle croit voir réapparaître le rouge ; mais elle ne voit pas la couleur complémentaire verte, telle qu'on la verrait après avoir fixé un disque rouge réel.

Une troisième série d'expériences analogues est faite avec Mme G..., âgée de quarante-sept ans, affectée d'arthropathie du genou droit, consécutive à une ataxie locomotrice. Femme très intelligente et suggestible comme les deux précédentes à tous les degrés :

1° Un disque blanc apparaît par suggestion rouge et jaune. Si nous le tournons dans un autre sens, elle localise au hasard les deux couleurs. Sur un disque rotatif, elle voit les deux couleurs à la fois.

2° Même résultat avec le même disque suggéré rouge et vert ou jaune et violet.

3° Un disque blanc est suggéré moitié rouge, moitié blanc ; à son réveil, elle dit voir très nettement la moitié rouge ; on lui dit de la fixer quelque temps ; puis on lui demande quelle couleur a l'autre moitié : elle accuse toujours du blanc (et non la couleur verte, complémentaire du rouge).

4° On lui fait voir à l'état de veille un disque réellement rouge dans une moitié, vert dans l'autre ; puis on le fait tourner sur le disque rotatif : elle reconnaît très bien la couleur jaune résultant du mélange des deux couleurs rouge et verte.

Alors nous l'endormons et nous lui suggérons qu'à son réveil, elle verra ce même disque rouge et vert. Nous la réveillons et nous lui présentons un disque blanc ; elle le voit rouge et vert. Nous le faisons tourner sur un disque rotatif : elle voit d'abord du blanc, puis du rouge et vert ensemble.

Nous la rendormons une seconde fois et lui suggérons qu'à son réveil elle verra toujours le même disque rouge et vert ; mais que lorsque nous le ferons tourner sur le disque rotatif, les deux couleurs se fusionneront en une seule qu'elle nous indiquera.

Réveillée, elle revoit le disque rouge et vert ; sur le disque rotatif, il lui apparaît jaune, comme elle l'avait vu avant d'être endormie, dans l'expérience que nous avions faite.

5° On lui montre avant de l'endormir un disque bleu et orangé ; on lui suggère pendant le sommeil qu'elle verra ce même disque et qu'en le faisant tourner rapidement elle ne verra plus qu'une couleur.

Au réveil, elle voit (sur un disque réellement blanc) les deux couleurs dont la réunion sur un disque rotatif lui fait voir une couleur de feu, qu'elle compare au coucher du soleil : la réunion des deux couleurs réelles ferait du gris.

6° On lui présente avant de l'endormir un disque dont les deux tiers sont rouges et l'autre tiers jaune. Au réveil, elle voit par suggestion ces mêmes couleurs sur un disque réellement bleu. Nous les faisons tourner sur un disque rotatif; elle voit une couleur gris sale ou gris bleu; la vraie couleur résultant du mélange réel des deux couleurs est orangée.

Toutes ces expériences sont concordantes : l'image suggérée ne se comporte pas comme une image réelle ; le mélange des couleurs suggérées ne se produit pas, comme il se ferait avec des rayons diversement colorés traversant la rétine ; s'il se produit, c'est contrairement aux lois de l'optique, au gré de l'imagination des sujets.

Pour confirmer et contrôler cette conclusion, nous avons fait les expériences suivantes :

Nous suggérons à nos sujets endormis qu'ils verront à leur réveil un objet, par exemple une lumière placée à 1 ou 2 mètres devant eux.

Réveillés, ils voient la lumière. Nous plaçons alors devant leurs yeux un cylindre contenant un prisme biréfringent qui doit dédoubler les objets ; or, la *plupart* ne voient pas que la lumière est dédoublée.

Si alors on les fait regarder à travers le prisme une lumière *réelle*, ils la voient double. Une fois qu'ils savent que le prisme a la propriété de dédoubler les objets, ils voient aussi ce même dédoublement se produire pour l'image suggérée. Nous avons dit la *plupart*, car une de nos somnambules, Rose (sur quatre soumises d'abord à cette expérience), reconnut d'emblée le dédoublement de l'image, sans paraître avoir connu préalablement la propriété du prisme. Nous n'avons pas tardé à découvrir, et la suite de ces expériences l'établira, que certains sujets reconnaissent le dédoublement de l'image en le déduisant psychiquement du dédoublement des objets réels qui traversent le champ du prisme.

Continuons le récit de nos expériences.

Suivant qu'on tourne le cylindre contenant le prisme dans un sens ou dans un autre, les deux objets *réels* dédoublés sont vus l'un à côté de l'autre sur une même ligne horizontale ou, au contraire, l'un au-dessus de l'autre sur une même ligne verticale. Nous marquons par des points de repère la situation du cylindre correspondant à la juxtaposition horizontale ou verticale des deux images.

Ceci posé, nous plaçons devant le sujet, à une certaine distance, un objet quelconque, par exemple un flacon, que nous le faisons regarder à travers le prisme ; il le voit double : nous le prions de tourner le cylindre de façon que les deux flacons soient l'un à côté de l'autre, puis de façon qu'ils soient superposés : ses indications sont conformes aux points de repère; il connaît maintenant le maniement du prisme et se rend bien compte de ce qu'il voit.

Alors nous l'endormons et pendant son sommeil, nous enlevons le flacon, en lui suggérant qu'à son réveil, il le verra toujours à la même place. Réveillé, il voit en effet le flacon fictif; à travers le prisme, il le voit double. Nous lui disons de tourner le prisme de façon à les juxtaposer horizontalement, puis verticalement : ses indications sont alors purement imaginaires et ne correspondent plus aux points de repère.

Chaque fois que, à son insu, nous remplaçons le flacon fictif par un flacon réel, le sujet qui croit toujours voir le même flacon, donne des indications exactes, conformes aux points de repère ; chaque fois qu'on remplace la réalité par l'image suggérée, ces indications redeviennent imaginaires.

Cependant il arrive que quelques sujets finissent, après un certain temps d'expérience, par donner des renseignements exacts qu'ils déduisent du dédoublement dans le sens vertical ou horizontal des objets réels vus à travers le prisme.

Pour éviter cette cause d'erreur, nous avons suggéré sur un mur totalement blanc, sans objet intermédiaire, la vue d'une lettre ou d'un numéro; le sujet le voit simple avec ses yeux, double à travers le prisme, s'il sait que le prisme dédouble; les deux images sont juxtaposées ou superposées, mais jamais les indications, sur quatre sujets soumis d'abord à cette expérimentation, n'ont été conformes à celles que fournirait un objet réel : le dédoublement se fait au hasard, contrairement à toutes les règles, dans le seul sens suggéré par l'imagination.

Toutefois, cette manière d'opérer ne suffit pas encore pour exclure toute erreur. Afin d'acquérir une conviction parfaite, il faut répéter et varier les expériences; il faut se mettre en garde contre tout.

Nous avons pris deux cylindres d'apparence semblable : l'un contenant un prisme bi-réfringent, l'autre un verre simple. Après avoir suggéré à une de nos somnambules placée devant un mur blanc qu'elle y verrait à son réveil le n° 6, nous la réveillâmes; elle vit ce numéro ; nous lui fîmes regarder ce numéro alternativement à travers les deux cylindres, sans qu'elle sût l'effet de chacun de ces cylindres; or, elle reconnut chaque fois celui qui dédoublait et devina même assez souvent la direction horizontale ou verticale du dédoublement.

Quatre autres somnambules donnèrent des indications imaginaires. La première, soumise à la même épreuve à un autre moment de la journée, ne vit plus rien de conforme aux lois de l'optique.

On pouvait se demander, d'après cela, s'il n'y aurait pas là deux choses différentes : tantôt le dédoublement de l'objet se ferait dans l'imagination seule de la personne variant suivant ses caprices; l'effet du prisme serait couvert pour ainsi dire par les yeux de l'imagination ; d'autres fois, au contraire, elle verrait *réellement* l'image suggérée, simple ou double, telle que la lunette ferait d'un véritable objet, l'effet du *prisme* dominant et ne laissant pas l'imagination s'égarer dans une suggestion trompeuse.

Le fait suivant pouvait aussi donner quelque appoint à cette hypothèse : nous avons emboîté l'un dans l'autre deux cylindres contenant chacun un prisme bi-réfringent; en faisant tourner les deux cylindres l'un autour de l'autre, on juxtapose les prismes de telle façon que l'objet est vu double, ou de telle façon qu'il est vu quadruple, sans que rien, dans l'aspect extérieur de l'instrument puisse faire reconnaître si l'image est doublée ou quadruplée. Or, la première somnambule à laquelle nous avons fait regarder ainsi le chiffre 6 suggéré sur un mur blanc à travers cette lunette (disposée de façon à quadrupler, sans qu'elle sût d'avance que la lunette pût quadrupler), reconnut d'emblée quatre images; puis la lunette étant disposée pour le dédoublement, elle reconnut qu'il y avait seulement deux images.

Cette indication pourrait frapper un observateur superficiel; il nous a paru cependant évident que les images n'étaient pas réelles, mais suggérées par quelque point de repère, car la somnambule plaçait toujours les quatre images horizontalement en droite ligne l'une à côté de l'autre, tandis qu'elles devaient être superposées par deux.

Pour exclure tout point de repère, nous avons placé cette somnambule en plein air, et, l'ayant endormie, nous lui avons suggéré qu'elle verrait très élevé dans l'air un ballon à son réveil. Le ciel était bleu, sans nuages; elle vit le ballon. Nous lui fîmes regarder alternativement à travers les deux lunettes dont l'une seule dédoublait. Une autre somnambule a été soumise à la même expérience; nous avons pu nous convaincre que, chaque fois qu'elles dirigeaient d'emblée le prisme sur le ballon, elles donnaient des indications fausses; celles-ci ne devenaient exactes que lorsqu'elles trouvaient une cheminée, un toit, un objet quelconque pouvant servir de point de repère.

Car, il importe de le savoir, les somnambules déploient quelquefois (pas toujours !) une sagacité étonnante pour élucider le problème qui leur est posé; ils ont la volonté de le résoudre, ils s'évertuent à le faire, et, toute leur attention concentrée sur la question, consciemment ou inconsciemment, ils trouvent dans le moindre indice, dans une crevasse au mur, dans un raie imperceptible, un point de repère qui, subissant l'effet du prisme, leur suggère le même effet pour l'image subjective. Une fois qu'ils ont trouvé ce point de repère, ou qu'ils ont reconnu entre la lunette à verre simple et la lunette à prisme une différence de poids, de dimension ou d'éclat, ils ne se trompent plus; ils trompent de bonne foi.

Pour déjouer toute surprise des sens et exclure absolument tout point de repère pouvant guider l'imagination, nous avons procédé de la façon suivante : nous avons introduit deux sujets dans une chambre noire, et, les ayant endormis, nous leur avons suggéré qu'ils verraient à leur réveil une bougie allumée sur la cheminée. Ils la virent en effet très nettement. Nous les invitâmes alors à regarder cette bougie fictive à travers la lunette aux deux prismes que nous mîmes alternativement dans la position du dédoublement ou du quadruplement. L'expérience fut répétée au moins une vingtaine de fois sur chaque sujet; nous avons vérifié préalablement avec une bougie réelle que les choses étaient nettes et qu'il n'y avait pas moyen de s'y tromper. Dans ces conditions, leurs indications étaient erronées, et il fut de toute évidence que là où leurs yeux ne pouvaient se fixer sur aucun point de repère, ils voyaient l'image simple, double, triple ou quadruple, au seul gré de leur *auto-suggestion.*

Relatons encore comme concluantes les expériences suivantes :

A Mme G..,, nous suggérons pendant son sommeil qu'elle verra sur son drap de lit blanc (qui ne contient aucun objet), un pain à cacheter rouge, et en même temps suspendue au pied de son lit une orange. A son réveil, elle voit les deux objets. Si elle regarde le pain à cacheter à travers la lunette aux deux prismes, elle le voit au hasard simple, double, triple ou quadruple, jamais conformément à ce que ferait pour un objet réel la situation des prismes. Regarde-t-elle au contraire l'orange imaginaire suspendue au lit à travers la lunette, elle ne se trompe plus; ses indications concordent avec la disposition optique de la lunette! Pourquoi cette différence? Parce que, dans le premier cas, elle ne voit sur son drap de lit blanc aucun point de repère, tandis que, regardant l'orange, son imagination est éclairée par les objets environnants réels que la lunette dédouble ou quadruple, et alors l'image fictive suit logiquement et à l'insu du sujet l'exemple de l'image réelle.

Si nous faisons voir d'abord l'orange quadruplée à travers le prisme (conformément à la disposition de la lunette) et qu'ensuite nous fassions diriger celle-ci sur le pain à cacheter, elle quadruple aussi ce dernier, mais sans jamais donner à ces quatre images la situation respective commandée par les prismes. Si, au contraire, nous l'invitons à regarder d'abord à travers la lunette le pain à cacheter, elle se trompe; elle le voit double, par exemple, au lieu de le voir quadruple; qu'ensuite elle dirige la lunette du pain à cacheter sur l'orange fictive, celle-ci, grâce aux points de repère contenus dans l'espace, paraîtra quadruple, et cela au grand étonnement de Mme G..., qui est une femme intelligente et se rend très bien compte de ce fait qu'un prisme qui quadruple un objet doit quadrupler tous les autres.

A Mlle X..., une autre de nos somnambules, nous avons fait voir, avant de l'endormir, un morceau de pelure d'orange qu'une personne, M. L..., tenait dans sa main au pied de son lit. Puis, l'ayant endormie, nous lui suggérons qu'elle verrait toujours à son réveil le même morceau. Et réveillée, bien que M. L..., ne tînt plus rien dans sa main, elle vit toujours la pelure fictive. Alors nous la prions de la regarder à travers la lunette (disposée pour le quadruplement) et nous lui demandons si la lunette (dont elle ne soupçonne pas la propriété) produit un changement. Elle affirme qu'elle voit une orange entière, une seule. Son imagination lui avait évidemment suggéré ce changement. Alors, à son insu, M. L... remet dans sa main la tranche réelle; Mlle X... la voit très bien, sans lunette, croyant que c'est toujours la même que celle (fictive) vue auparavant. On la fait de nouveau regarder à travers la lunette, et, cette fois-ci, elle voit nettement quatre tranches de pelure. Cette expérience, répétée plusieurs fois avec elle, réussit toujours; la tranche de pelure fictive est transformée à travers le prisme, par l'imagination, en orange entière; la tranche réelle est transformée réellement par le prisme en quatre tranches, conformément aux propriétés du prisme.

Tels sont les faits auxquels nous pourrions en ajouter d'autres; nous les avons longuement contrôlés. Ils ne nous ont pas laissé le moindre doute dans l'esprit; ils nous imposent cette conviction, facile d'ailleurs à préjuger, que l'image suggérée est une image fictive, qu'elle ne répond à aucune représentation matérielle dans l'espace. Un prisme ne peut dédoubler que des rayons *réels* placés devant lui et qui le traversent; il ne peut dédoubler une image vue derrière lui dans le sens sensoriel cérébral. L'image hallucinatoire peut être pour le sujet aussi nette, aussi éclatante, aussi vivante que la réalité même. Mais, née tout entière dans l'imagination du sujet, celui-ci la voit comme il la conçoit, comme il l'interprète, comme le souvenir conscient ou inconscient la fait renaître dans le sensorium. C'est une image cérébrale psychique et non physique, qui ne passe pas par l'appareil visuel périphérique, qui n'a pas de réalité objective, qui n'obéit pas aux lois de l'optique, mais aux seuls caprices de l'imagination.

M. Binet a, je dois le reconnaître, signalé dans ses articles « Hallucinations » de la *Revue philosophique*, l'existence de points de repère qui serviraient de substratum matériel à l'hallucination. Mais s'il en est ainsi, ces expériences constituent-elles, comme le croit l'auteur, une méthode d'*objectivation* du phénomène, méthode qu'il me reproche d'avoir négligée? L'hallucination n'a pas de caractères objectifs, mais seulement des caractères subjectifs objectivés par l'imagination.

Et, maintenant, me sera-t-il permis de redire à MM. Féré et Binet et à tous ceux qui voudraient répéter leurs expériences :

1° Prenez des sujets neufs qui n'aient pas servi à ce genre d'expérimentation, qui n'aient pas assisté à celles faites sur d'autres, qui n'en aient pas entendu parler ;

2° Faites l'expérience sans dire un seul mot, même à voix basse, devant le sujet, car, à tous les degrés de l'hypnotisation, il entend tout et enregistre tout, avec une acuité de perception souvent remarquable.

J'affirme que la conclusion ne sera pas douteuse. Et j'aime à croire, qu'après ces contre-épreuves expérimentales, le jeune écrivain de la *Revue philosophique*, mieux éclairé sur la question, aura à cœur de rectifier certaines de ses appréciations critiques !

CHAPITRE VII

Aperçu historique. — Mesmer et le mesmérisme. — Sa condamnation par les corps savants. — Rapport de Husson. — L'abbé Faria et le sommeil par suggestion. — Doctrine d'Alexandre Bertrand. — Expériences et doctrine fluidique du général Noizet. — Deuxième période : Braid et le braidisme. — Analyse de la doctrine. — Grimes et l'électro-biologie en Amérique et en Angleterre. — Expériences et doctrine de Durand, de Gros. — De la médecine morale du Dr Charpignon ; sa doctrine fluidique. — Du braidisme en France : communication du professeur Azam. — Essais d'application à l'anesthésie chirurgicale. — Expériences et doctrine du Dr Liébeault, de Nancy : le sommeil hypnotique assimilé au sommeil ordinaire. — De l'hypnotisme chez les animaux : Kircher, Czermack, Preyer, Wilson, Beard. — Du somnambulisme provoqué en France : expériences de Charles Richet. — Du sommeil provoqué chez les hystériques : expériences de Charcot, de Dumontpallier. — De l'hypnotisme chez l'homme en Allemagne : expériences du magnétiseur danois Hansen ; théories physiologiques de Rumpf, chimique de Preyer, psycho-physiologique de Schneider, Berger, Heidenhain. — Doctrine de Prosper Despine. — Publications récentes.

J'ai exposé les phénomènes tels que je les ai observés, tels que tous ceux qui voudront répéter ces expériences pourront les observer aussi; je n'ai dit que ce que j'ai vu, confirmé, contrôlé et fait contrôler par d'autres nombre de fois. Rien de ce que j'ai vu, j'ai hâte de l'ajouter, ne me paraît contraire aux conceptions physiologiques et psychologiques que la science a établies jusqu'à ce jour. Du merveilleux, tel que la lucidité, la prévision de l'avenir, la vision intérieure, la vision à distance ou à travers les corps opaques, la transposition des sens, l'instinct des remèdes, est-il besoin de dire que je n'en ai pas vu?

Longtemps la vérité a été noyée dans un flot de pratiques nébuleuses et d'insanités chimériques, si bien que l'histoire du magnétisme apparaît comme une des plus grandes divagations de l'esprit humain. Les hommes de science ont rejeté ce qui était la négation de la raison : la science classique a repoussé ce qui n'était pas de son domaine. Un charlatanisme éhonté, achevant le discrédit, a seul continué à exploiter la crédulité publique.

Tout n'était pas nul cependant dans les folles et orgueilleuses conceptions du mesmérisme; quelques gens sérieux ont persisté à voir un grain de vérité au milieu des erreurs, à discerner la bonne graine de l'ivraie. Aujourd'hui, le magnétisme est mort, comme l'alchimie; mais la suggestion hypnotique est née du magnétisme, comme la chimie est née de l'alchimie.

Je ne reviendrai pas sur l'histoire de Mesmer et du mesmérisme. Elle a été écrite par Figuier, par Bersot; elle est tracée de main de maître par Dechambre dans le *Dictionnaire encyclopédique des sciences médicales*. Qui ne connaît les baquets de Mesmer, les malades en silence formant plusieurs rangs autour de ces baquets, le courant animal du magnétiseur se rencontrant avec celui de la cuve et déterminant, au bout d'un temps variables des troubles nerveux divers, hystériformes, ou analogues à ceux du somnambulisme, véritables scènes de convulsionnaires ? Et la doctrine d'un fluide dit magnétique universellement répandu, susceptible de recevoir, propager et communiquer toutes les impressions du mouvement par lequel s'exerce une influence mutuelle entre les corps célestes, la terre et les corps animés !

Les corps savants, l'Académie des sciences, la Société royale de médecine, condamnèrent, après examen, les doctrines nouvelles. « Au point de vue de l'effet curatif, disait la dernière, le magnétisme animal n'est que l'art de faire tomber en convulsion les personnes sensibles ; au point de vue de l'effet curatif, le magnétisme est inutile ou dangereux. »

Malgré le discrédit que le charlatanisme intéressé de Mesmer jetait sur ses pratiques, le magnétisme conserva des adeptes ; il ne tarda pas d'ailleurs à se tranformer chez ses élèves. Le plus célèbre de tous, le marquis de Puységur, magnétisait par des mouvements exécutés à la main, par l'attouchement, par des baguettes de verre, par l'influence d'un arbre magnétisé ; par ces manœuvres variées, il produisait en réalité l'état connu sous le nom de somnambulisme, dont la vraie connaissance paraît se rattacher à son nom. L'action de la volonté sur le principe vital, foyer d'électricité, c'est-à-dire de mouvement, voilà pour lui l'essence du magnétisme animal.

De nombreuses sociétés magnétiques se fondèrent peu à peu dans les principales villes de France ; celle de Strasbourg, la Société de l'Harmonie, composée de plus de cent cinquante membres, publia pendant quelques années le résultat de ses travaux.

Les bouleversements de la période révolutionnaire et les guerres de l'Empire entraînèrent les esprits vers d'autres idées ; cependant d'innombrables livres et mémoires pour ou contre le magnétisme continuèrent à émouvoir l'opinion.

Le calme et l'ordre rétablis, la question reprit un nouvel essor. Des cours publics sont institués ; le monde officiel et les sociétés savantes se montrent moins hostiles. En 1820, des expériences sont faites par Dupotet à l'Hôtel-Dieu, puis à la Salpêtrière. En 1825, le Dr Foissac envoya une note aux deux Académies des sciences et de médecine, pour les appeler à se prononcer. Celle-ci, à sa demande, recommence l'examen du magnétisme animal. Au bout de six ans, le rapport confié à Husson, fut lu à l'Académie, le 21 et le 28 juin 1831. « Les conclusions favorables de ce rapport donnent, dit Dechambre, une idée générale du magnétisme, tels que l'avaient fait, vers 1831, l'action du temps et les nombreuses épreuves par lesquelles il avait passé. »

Aujourd'hui que la question paraît se dégager des nuages théoriques et charlatanesques qui l'ont longtemps obscurcie, il est intéressant de relire les conclusions de ce remarquable rapport qui contient et apprécie sainement la plupart des faits, tels que nous les avons décrits.

Voici quelques-unes des conclusions :

Le contact des pouces et des mains, les frictions ou certains gestes que l'on fait, à peu de distance du corps et appelés passes, sont les moyens employés pour se mettre en rapport, ou, en d'autres termes, pour transmettre l'action du magnétiseur au magnétisé.

Le temps nécessaire pour transmettre et faire éprouver l'action magnétique a duré depuis une demi-heure jusqu'à une minute.

Lorsqu'on a fait tomber une fois une personne dans le sommeil du magnétisme, on n'a pas toujours besoin de recourir au contact et aux passes pour la magnétiser de nouveau. Le regard du magnétiseur, sa volonté seule, ont sur elle la même influence.

Il s'opère ordinairement des changements plus ou moins remarquables dans les perceptions et les facultés des individus qui tombent en somnambulisme par l'effet du magnétisme.

a). Quelques-uns, au milieu du bruit de conversations confuses, n'entendent que la voix de leur magnétiseur; plusieurs répondent d'une manière précise aux questions que celui-ci ou les personnes avec lesquelles on les a mis en rapport leur adressent ; d'autres entretiennent des conversations avec toutes les personnes qui les entourent ; toutefois, il est rare qu'ils entendent ce qui se passe autour d'eux. La plupart du temps, ils sont complètement étrangers au bruit extérieur et inopiné fait à leurs oreilles, tel que le retentissement des vases de cuivre frappés près d'eux, la chute d'un meuble, etc.

b). Les yeux sont fermés, les paupières cèdent difficilement aux efforts qu'on fait avec la main pour les ouvrir; cette opération, qui n'est pas sans douleur, laisse voir le globe de l'œil convulsé vers le haut et quelquefois vers le bas de l'orbite.

c). Quelquefois, l'odorat est comme anéanti. On peut leur faire respirer l'acide muriatique ou l'ammoniaque, sans qu'ils en soient incommodés, sans même qu'ils s'en doutent. Le contraire a lieu dans certains cas, et ils sont sensibles aux odeurs.

d). La plupart des somnambules que nous avons vus étaient complètement insensibles. On a pu leur chatouiller les pieds, les narines et l'angle des yeux par l'approche d'une plume, leur pincer la peau de manière à l'ecchymoser, la piquer sous l'ongle avec des épingles enfoncées à l'improviste à une assez grande profondeur, sans qu'ils s'en soient aperçus. Enfin, on en a vu une qui a été insensible à une des opérations les plus douloureuses de la chirurgie, et dont la figure ni le pouls, ni la respiration, n'ont pas dénoté la plus légère émotion.

Nous n'avons pas vu qu'une personne magnétisée pour la première fois tombât en somnambulisme. Ce n'a été quelquefois qu'à la huitième ou dixième séance que le somnambulisme s'est déclaré.

A leur réveil, ils disent avoir oublié totalement toutes les circonstances de l'état de somnambulisme et ne s'en ressouvenir jamais. Nous ne pouvons avoir à cet égard d'autre garantie que leurs déclarations.

Pour établir avec justesse les rapports du magnétisme avec la thérapeutique, il faudrait en avoir observé les effets sur un grand nombre d'individus, etc. Cela n'ayant pas eu lieu, la commission a dû se borner à dire ce qu'elle avait vu dans un trop petit nombre de cas pour oser rien prononcer.

Quelques-uns des malades magnétisés n'ont ressenti aucun bien. D'autres ont éprouvé un soulagement plus ou moins marqué, savoir : l'un, la suspension des douleurs habituelles; l'autre, le retour des forces; un troisième, un retard de plusieurs mois dans l'apparition des accès épileptiques; et un quatrième, la guérison complète d'une paralysie grave et ancienne.

Considéré comme agent de phénomènes physiologiques, ou comme moyen thérapeutique, le magnétisme devrait trouver sa place dans le cadre des connaissances médicales, et par conséquent, les médecins devraient seuls en faire et en surveiller l'emploi, ainsi que cela se pratique dans les pays du Nord.

L'Académie n'osa imprimer le rapport de Husson; elle lui laissa la responsabilité de ses opinions; l'honnêteté du rapporteur défiait tout soupçon : un certain renom de crédulité resta attaché à sa personne.

Quelques années plus tard, en 1837, un magnétiseur, nommé Berna fit, devant une nouvelle commission uommée par l'Académie, des expériences relatives à la transposition de la vue; elles ne convainquirent personne. Dubois fit un rapport négatif. Un autre de ses membres, Burdin aîné, offrit un prix de 3,000 francs à la personne qui aurait la faculté de lire sans le secours des yeux et de la lumière. Les prétendants vinrent; le prix ne fut pas gagné. Et à partir du 1er octobre 1840, date de la clôture du concours, l'Académie décide qu'elle ne répondra plus aux communications concernant le magnétisme animal. Cette fois-ci encore, la vérité contenue dans le rapport de Husson était noyée dans l'absurdité chimérique du merveilleux.

Nous arrivons maintenant à la seconde période de l'histoire du magnétisme animal. La doctrine du fluide magnétique, considéré soit comme un fluide universel, soit comme une émanation de l'organisme humain, chaleur ou électricité animale, n'avait pu résister à l'observation scientifique. L'influence de l'imagination sur la production des phénomènes avait frappé tous les commissaires des sociétés savantes. Deslon lui-même, le premier élève de Mesmer, avait écrit en 1780 : « Si M. Mesmer n'avait d'autre secret que celui de faire agir l'imagination efficacement pour la santé, n'en aurait-il pas toujours un bien merveilleux ? car si la médecine d'imagination était la meilleure, pourquoi ne ferions-nous pas la médecine d'imagination ?

Vers 1815, un abbé Indien-Portugais venu des Indes, devenu célèbre sous le nom d'abbé Faria, professait dans des discours de forme bizarre, empreints d'idées mystiques, que la cause du somnambulisme réside dans le sujet et non dans le magnétiseur, contre la volonté duquel le sommeil peut se produire. Chaque jour il réunissait chez lui une soixantaine de personnes ; il tentait ses expériences sur huit ou dix d'entre elles et dans ce nombre, une, deux, quelquefois plus, tombaient en somnambulisme [1].

[1] Voici ce que dit de lui le général Noizet : « Cet homme doué à bien des égards d'un esprit supérieur, était l'abbé Faria. Tout Paris a pu voir ses expériences. Peu de personnes, cependant, sont restées convaincus. On l'a flétri du nom de charlatan, et alors tout a été examiné, tout a été dit. Bien des gens ne venaient chez lui qu'une seule fois, persuadés d'avance qu'ils verraient des tours d'adresse, et ils regardaient comme des compères toutes les personnes sur lesquelles les expériences réussissaient. S'il arrivait que, dans une société de plusieurs personnes, une d'entre elles éprouvât quelques effets, s'endormît et devînt somnambule, ce résultat étonnait d'abord ceux qui ne pouvaient douter de sa réalité, puis après, l'impression devenait moins forte, et la puissance du mot *charlatan* était tellement grande que bientôt on oubliait tout ce qu'on avait vu et que la personne même qui avait éprouvé ces effets se faisait illusion comme les autres, et finissait par croire que rien d'extraordinaire ne s'était passé en elle. La honte souvent d'avoir quelque chose de com-

La personne à magnétiser étant assise dans un fauteuil, il l'engageait à fermer les yeux et à se recueillir. Puis, tout à coup, d'une voix forte et impérative, il disait : « Dormez », répétant s'il le fallait cet ordre trois ou quatre fois. Le sujet, après une légère secousse, tombait quelquefois dans l'état que Faria désignait sous le nom de sommeil lucide.

La doctrine de la suggestion était créée, au moins comme mécanisme de la production du sommeil, sinon comme interprétation des phénomènes dits lucides manifestés dans ce sommeil.

En 1819, un ancien élève de l'Ecole polytechnique, docteur en médecine, Alexandre Bertrand, annonça un cours public sur le magnétisme animal. Il attribuait alors tous les effets observés aux propriétés d'un fluide magnétique; il était mesmériste.

A la même époque, un officier devenu le général Noizet, disciple de l'abbé Faria, vivement frappé des faits qu'il avait vus, n'admettait pas de fluide, ne reconnaissant d'autre puissance que celle de l'imagination,

mun avec un homme appelé charlatan, faisait nier la vérité, et l'on osait assurer qu'on s'était fait un jeu de tromper l'assemblée et le jongleur lui-même. Ce que j'avance ici ne doit pas étonner quiconque connaît les faiblesses du cœur humain, et j'en ai été d'autant plus frappé que j'ai eu l'occasion de le vérifier par moi-même.

« Un jour enfin, il arriva qu'en effet un acteur joua le somnambulisme et trompa l'abbé Faria. Dès ce moment, on cria plus fort encore au charlatanisme, comme si le fait d'un charlatan était de s'exposer à de semblables méprises et de se laisser prendre ainsi par un inconnu. On cessa de suivre ses expériences et ce fut un ridicule que d'y croire. J'y crois cependant, et jamais je ne rougirai de proclamer la vérité. Je ne me déclare pas le champion de l'abbé Faria, que j'ai connu à peine; j'ignore quelle pouvait être sa moralité, mais je suis certain qu'il produisait les effets que j'ai rapportés. »

celle de la conviction de la personne qui ressent les effets.

Il se lia avec Bertrand qu'il finit par convertir à ses idées. « Trop peut-être, ajoute le général Noizet, en ce sens qu'il rejette le peu même de ce que j'avais pris de son système. »

Les idées définitives de Bertrand furent exposées dans son *Traité du somnambulisme et des différentes modifications qu'il présente*, écrit en 1823. La cause des phénomènes serait due à une forme particulière d'exaltation nerveuse, que l'auteur désigne sous le nom d'extase; c'est elle qui fait les possédées de Loudun, les magnétisés au baquet de Mesmer, les somnambules. L'insensibilité, l'inertie morale, l'oubli au réveil, l'instinct du remède, la communication des pensées, la vue sans le secours des yeux, l'exaltation de l'imagination caractérisent cet état nerveux.

Chose singulière ! le général Noizet, tandis qu'il ralliait Bertrand à ses premières conceptions, ne tarda pas lui-même, dominé par ses idées spiritualistes, cherchant à concilier les deux opinions divergentes, fluidiste et antifluidiste, à retomber dans la doctrine fluidiste. C'est par l'hypothèse d'un fluide vital que l'auteur explique les phénomènes intéressants qu'il relate dans un mémoire adressé en 1820 à l'Académie royale de Berlin. (*Mémoire sur le somnambulisme et le magnétisme animal.* Paris, 1854.)

Si la doctrine de la suggestion a eu des précurseurs, elle n'a été définitivement établie et démontrée qu'en 1841 par James Braid, de Manchester[1]. C'est à lui qu'est due la découverte de l'hypnotisme, et les mots de *braidisme*, *suggestion braidique*, sont restés dans la science

[1] Braid : *Neurypnologie*. Traduit de l'anglais, par Jules Simon, avec préface de Brown-Séquard. Paris, 1883.

pour consacrer la doctrine nouvelle qui s'est élevée en face du mesmérisme.

Braid a prouvé qu'il n'existe aucun fluide magnétique, aucune force mystérieuse émanant de l'hypnotiseur ; l'état hypnotique et les phénomènes qu'il comporte ont leur source purement subjective qui est dans le système nerveux du sujet lui-même. La fixation d'un objet brillant avec fatigue des releveurs de la paupière supérieure et concentration de l'attention sur une idée unique détermine le sommeil ; les sujets peuvent s'y plonger eux-mêmes sans influence extérieure par leur propre tension d'esprit. Dans cet état, son imagination devient si vive que toute idée développée spontanément ou suggérée par une personne à laquelle il accorde d'une façon particulière attention et confiance, prend chez lui toute la force de l'actualité, de la réalité. Plus on provoque ces phénomènes fréquemment, plus il devient facile et commode de les provoquer ; telle est la loi de l'association et de l'habitude. La volonté de l'hypnotiseur, si elle n'est pas exprimée par la parole, ses gestes, s'ils ne sont pas compris par le sujet, ne détermine aucun phénomène. L'attitude qu'on donne à l'hypnotisé, l'état dans lequel on met les muscles des membres ou de la face, peuvent faire naître chez lui les sentiments, les passions, les actes correspondant à ces attitudes anatomiques, de même que la suggestion de certains sentiments ou passions, crée l'attitude ou l'expression mimique corrélative.

Cette partie de l'œuvre de Braid reste inattaquable : l'observation la confirme de tous points. En est-il de même de ces expériences phréno-hypnotiques, alors qu'il prétend, par la manipulation du cou et de la face, exciter certaines manifestations corporelles et mentales, suivant les parties touchées, stimuler ainsi par l'intermédiaire des nerfs sensibles de la tête, des organes localisés du cerveau, correspondant aux diverses passions la bienveillance, l'imitation, le vol, etc.?

Je pense, avec Brown-Séquard, « que Braid ne s'est pas mis à l'abri des causes provenant de suggestions, lorsqu'il a cru trouver chez ses hypnotisés des preuves de la vérité des doctrines phrénologiques. Pour ceux qui savent qu'un seul mot prononcé à distance suffisante d'un hypnotisé peut lui suggérer toute une série d'idées, ou développer les sentiments ou les actions les plus variées, il est facile de comprendre comment Braid a commis les fautes que je signale[1] ».

Il me semble d'ailleurs que Braid, à la fin de son existence a conçu un doute concernant ses expériences antérieures relatives au phréno-hypnotisme. Dans son dernier mémoire adressé à l'Académie des sciences en 1860, à l'occasion des expériences d'Azam et de Broca, mémoire remarquable et qui résume son œuvre, il passe sous silence ses recherches phréno-hypnotiques ; il se contente de dire que ses expériences sur les phénomènes passionnels provoqués par le contact du cuir chevelu le conduisirent à conclure que les résultats obtenus ne prouvaient, ni n'infirmaient l'organologie phrénologique : il explique son erreur relative à une corrélation supposée par lui entre le tégument frontal et la mémoire, par cè fait que l'attouchement du front chez l'hypnotisé détermine une suggestion plus efficace, en dissipant la distraction et les rêveries, ce qui lui permet de fixer davantage son attention sur la question et d'y répondre correctement.

[1] Préface au *Traité du sommeil nerveux ou hypnotisme*, par James Braid. Traduit de l'anglais par Jules Simon. Paris, 1883.

Les expériences de Braid ne firent pas grand bruit en Angleterre; en France, elles furent à peines connues.

C'est en Amérique que la doctrine du magnétisme allait reparaître sous un nouveau nom. Vers 1848, un habitant de la Nouvelle-Angleterre, Grimes, sans avoir eu connaissance, paraît-il, de la découverte de Braid, produisit des phénomènes analogues : il montra de plus que chez certains sujets ces phénomènes pouvaient s'obtenir à l'état de veille par simple suggestion vocale, ce que Braid avait déjà signalé en 1846, dans un mémoire intitulé : *The power of the mind over the body*. La motricité, les sensations, les passions, et jusqu'à l'exercice des fonctions organiques peuvent être modifiés sans hypnotisme préalable par une volonté étrangère.

Cette doctrine, désignée par Grimes sous le nom d'*électro-biologie*, fut propagée aux Etats-Unis par une multitude de professeurs dont la plupart, dit le Dr Philips, à qui j'emprunte ces détails sur l'électro-biologie, n'étaient malheureusement pas à la hauteur d'une mission scientifique. Le Dr Dods prononça, en 1850, devant le Congrès des Etats-Unis, douze lectures sur cette question de « psychologie électrique », pour répondre à une invitation semi-officielle signée par sept membres du Sénat ; il les publia sous le titre : *The Philosophy of Electrical psychology*, etc., New-York.

La nouvelle méthode aurait été appliquée avec succès à produire l'insensibilité dans les opérations chirurgicales ainsi qu'au traitement des maladies.

Elle pénétra en Angleterre vers 1850. Le Dr Darling en fut un des premiers propagateurs. L'électro-biologie fit oublier un instant l'hypnotisme ; mais on ne tarda pas à reconnaître que les phénomènes de veille prenaient place à côté de la découverte de Braid ; et les savants les plus distingués de l'Angleterre, J.-H. Bennet, Simpson, Carpenter, Alison, Gregory, le Dr Holland, le physicien David Brester, le psychologiste Dugald Stewart, publièrent de nombreuses observations confirmatives.

En France, toutes ces recherches laissèrent le public indifférent : la médecine officielle ne connut ni le braidisme, ni l'électro-biologie. Seul le Dr Durand, de Gros, sous le nom de Dr Philipps[1], appela l'attention des médecins et des savants sur ces phénomènes, par des leçons orales et expérimentales faites en Belgique, en Algérie et à Marseille pendant le cours de l'année 1853 ; il publia en 1855 un traité intitulé *Electro-dynamisme vital* dont les conceptions théoriques abstraites furent trop obscures pour émouvoir le public médical ; puis, en 1860, parut son *Cours théorique et pratique du braidisme ou hypnotisme nerveux*, où la pensée et la méthode de l'auteur se dégagent avec une grande clarté.

Braid avait établi que la fixité de l'attention et la concentration de la pensée obtenues par la fixation du regard sont les causes déterminantes de l'état hypnotique ; mais il ne chercha pas à approfondir le mécanisme physiologique ou psychologique du phénomène. Durand, de Gros essaie d'aller plus loin et d'expliquer le lien qui existe entre cette concentration de la pensée, premier point de départ de la modification braidique, et l'apparition de l'insensibilité, de la catalepsie, de l'extase, en un mot de cette révolution profonde et générale de l'économie qui en est le point d'arrivée.

Voici la théorie de l'auteur telle qu'elle est exposée par lui : Une activité générale et suffisamment intense

[1] Proscrit du 2 décembre, il dut changer de nom pour rentrer en France.

de la pensée est nécessaire à la diffusion régulière de la force nerveuse dans les nerfs de la sensibilité. Si cette activité cesse, leur innervation est supprimée, et ils perdent leur aptitude à conduire vers le cerveau les impressions du dehors. On sait, en effet, que les idiots sont plus ou moins anesthésiques, etc. D'autre part, la sensation est le stimulant nécessaire de l'activité mentale.

De là découle que, pour déterminer l'insensibilité, il suffit de suspendre l'exercice de la pensée, et pour suspendre celle-ci, il faut isoler les sens des agents extérieurs qui les impressionnent. On ne peut suspendre la pensée, mais on peut la réduire à un minimum, en la soumettant à l'excitation exclusive d'une sensation simple, homogène et continue. On réduit ainsi à un simple point sa sphère d'action. La cellule cérébrale continue à sécréter la force nerveuse ; la pensée ne consomme plus qu'une faible partie de cette somme ; celle-ci s'accumule dans le cerveau où une congestion nerveuse aura lieu. C'est là la première partie de l'opération braidique qui produit ce que l'auteur appelle *état hypotaxique*. Cet état une fois produit, que par une porte encore entr'ouverte du sensorium, par la voie de la vue, de l'ouïe, du sens musculaire, une impression se glisse jusqu'au cerveau, et le point sur lequel cette excitation va porter sortira aussitôt de sa torpeur pour devenir le siège d'une activité que la tension de la force nerveuse va augmenter de tout son poids. C'est alors qu'à l'arrêt général de l'innervation succédera tout à coup une innervation locale excessive qui, par exemple, substituera instantanément à l'insensibilité l'hyperesthésie, à la résolution du système musculaire la catalepsie, le tétanos, etc.

La force nerveuse disponible peut être appelée sur tel

ou tel point fonctionnel du centre de l'innervation, en dirigeant sur ce point une impression qui réveille son activité propre. Dans ce but, on emploie une impression mentale, c'est-à-dire une idée suggérée. C'est le deuxième temps de l'opération braidique que Durand, de Gros, appelle *idéoplastie*. L'idée devient une cause déterminante des modifications fonctionnelles à provoquer : l'excitation mentale reproduit les sensations antérieurement provoquées par voies d'excitations organiques; ces sensations, régénérées par une idée, sont appelées mémoratives.

Les expériences du docteur Philipps (Durand, de Gros) ne réussirent pas à relever le discrédit où était tombé le magnétisme dans le public médical; le braidisme restait oublié. Il faut citer cependant le Dr Charpignon, d'Orléans, qui, dès 1841, s'était beaucoup occupé du magnétisme et de la médecine morale dans le traitement des maladies nerveuses. Son mémoire, intitulé : *De la Part de la Médecine morale dans le traitement des maladies nerveuses* (1862), fut mentionné honorablement par l'Académie de médecine; les phénomènes de suggestion hypnotique et à l'état de veille qui s'y trouvent exposés obtinrent ainsi, pour la première fois, la sanction officielle de ce corps savant; c'était revenir en réalité sur la décision sommaire du 1er octobre 1840. Ce mémoire fut publié en 1864, sous le titre : *Etudes sur la médecine animique et vitaliste.*

Le Dr Charpignon admet que, en dehors de l'influence morale, il existe une influence magnétique, aussi fluidique que les influences lumineuse, calorique et électrique, et que cette influence transmise d'un organisme à un autre par l'extrémité des nerfs périphériques, constitue pour certains individus un moyen modificateur des fonctions nerveuses et vitales.

Il faut citer encore Victor Meunier, qui, dès 1852, dans le journal *la Presse*, eut le courage scientifique de vulgariser des expériences que la science officielle condamnait alors.

En 1859, le braidisme fit réellement son entrée en France ; une communication du professeur Azam, de Bordeaux, à la Société de chirurgie, publiée dans les *Archives de médecine* (1860), vint lui donner un grand, mais éphémère retentissement. Ayant eu connaissance des phénomènes provoqués par le médecin anglais, par un de ses collègues qui avait lu l'article *Sommeil* de Carpenter dans l'*Encyclopédie* de Todd, il répéta avec succès ces expériences sur plusieurs personnes bien portantes.

Demarquay et Giraud-Teulon (*Recherches sur l'hypnotisme ou sommeil nerveux*, Paris, 1860), Gigot-Suard (*Les Mystères du magnétisme animal et de la magie dévoilés ou la Vérité démontrée par l'hypnotisme*, Paris, 1860), publièrent des observations intéressantes. Les chirurgiens cherchèrent surtout dans l'hypnotisme un moyen anesthésique propre à remplacer le chloroforme ; une observation satisfaisante (il s'agissait de l'incision d'un abcès à l'anus, par Broca et Follin) fut présentée en 1859, à l'Académie des sciences. Quelques jours après, le Dr Guérineau, de Poitiers, annonça à l'Académie de médecine avoir amputé une cuisse pendant l'anesthésie hypnotique (*Gaz. des hôpitaux*, 1859).

L'application de l'hypnotisme à l'anesthésie chirurgicale n'était pas d'ailleurs chose nouvelle. Le Dr Charpignon rappela, dans la *Gazette des hôpitaux*, les faits suivants relatifs à des opérations pratiquées pendant l'insensibilité hypnotique : en 1829, ablation d'un sein par Jules Cloquet; en 1845 et 1846, amputation d'une jambe, extirpation d'une glande, deux fois sans douleur, par le Dr Loysel, de Cherbourg; en 1845, amputation de deux cuisses par les Drs Fanton et Toswel de Londres; en 1845, amputation d'un bras par le Dr Joly, à Londres; en 1847, enlèvement d'une tumeur de la mâchoire par le Dr Ribaud et Kiaro, dentiste à Poitiers.

Malgré ces tentatives heureuses, les chirurgiens constatèrent bientôt que l'hypnotisme ne réussit que rarement comme anesthésique; l'insensibilité absolue est l'exception chez les sujets hypnotisables, l'hypnotisation elle-même échoue le plus souvent chez les personnes émues par l'attente d'une opération. Le braidisme paraissant dénué d'intérêt pratique retomba dans l'oubli.

Si Lasègue avait poursuivi plus loin ses recherches, il aurait pu ressusciter définitivement le braidisme. Dans un mémoire intitulé : *Des Catalepsies partielles et passagères* (Arch. génér. de médecine, 1865), il constate que la simple occlusion des yeux chez certaines hystériques et même chez certains hommes non hystériques, détermine des degrés variables de sommeil, depuis l'engourdissement simple jusqu'à la léthargie complète avec anesthésie. Ces divers états s'accompagnent d'une rigidité cataleptique des membres, qui cesse brusquement dès que le malade réveillé reprend le sens de la vue.

Mais Lasègue n'alla pas plus loin ; il ne songea pas à identifier ces phénomènes avec ceux du sommeil hypnotique, tel que Braid l'avait décrit.

En 1866, le Dr Liébeault, qui depuis nombre d'années s'occupait de la question, publia un livre intitulé : *Du Sommeil et des états analogues considérés surtout au point de vue de l'action du moral sur le physique;* c'est le plus important qui ait été publié sur le braidisme. Partisan de la doctrine suggestive qu'il a poussée plus loin que Braid et qu'il applique avec succès à la thérapeutique, ennemi du merveilleux et du mysticisme, l'auteur cherche à interpréter par des vues psycho-physiologiques les phénomènes observés.

Sa doctrine se rapproche de celle de Durand, de Gros : la concentration de la pensée sur une idée unique celle de dormir, facilitée par la fixation du regard, amène l'immobilisation du corps, l'amortissement des sens, leur isolement du monde extérieur, finalement l'arrêt de la pensée et l'invariabilité des états de conscience. La catalepsie suggestive est la conséquence de cet arrêt de la pensée : l'hypnotisé reste, l'idée fixe, en rapport avec la personne qui l'a endormi, qu'il entend et dont il reçoit les impressions. Incapable par lui-même de passer d'une idée à une autre, son esprit s'en tient à l'idée qu'on lui suggère finalement ; et du moment que c'est celle par exemple, d'avoir les bras dans l'extension, il les garde étendus.

Le sommeil ordinaire ne diffère pas du sommeil hypnotique : l'un comme l'autre est dû à l'immobilisation de l'attention et de la force nerveuse sur l'idée de dormir. L'individu qui veut dormir isole ses sens, se replie sur lui-même, reste immobile ; l'influx nerveux se concentrant pour ainsi dire sur un point du cerveau, sur une idée, abandonne les nerfs sensitifs, moteurs, sensoriels.

Mais le *dormeur ordinaire*, une fois son état de conscience immobilisé, n'est plus *en rapport qu'avec lui-même;* les impressions amenées à son cerveau par les nerfs de la sensibilité ou les nerfs de la vie organique, peuvent y réveiller des sensations ou images mémoratives diverses qui constituent les rêves. Ces rêves sont spontanés, c'est-à-dire suggérés par lui-même.

Le *dormeur hypnotisé* s'endort avec l'idée immobilisée *en rapport avec celui qui l'a endormi ;* de là, la possibilité à cette volonté étrangère de lui suggérer des rêves, des idées, des actes.

L'oubli au réveil après l'hypnotisme profond provient de ce que toute la force nerveuse accumulée au cerveau pendant le sommeil, se diffuse de nouveau au réveil dans tout l'organisme; cette force, diminuant au cerveau, il est alors impossible, avec une moindre quantité d'elle-même, au sujet revenu à lui, de ressaisir dans sa mémoire ce dont il avait conscience avant.

Dans le sommeil ordinaire, ou dans l'hypnotisme léger, la force nerveuse accumulée vers le siège de l'idée fixe est moindre; les autres parties du système nerveux ne sont pas aussi inactives ; les rêves sont amenés par les impressions périphériques. De plus, le réveil n'est pas brusque, mais progressif : la force nerveuse accumulée au cerveau diminue graduellement, et quand le mouvement de la pensée commence à s'établir, elle ressaisit les souvenirs de la fin au moins du sommeil.

L'œuvre du médecin de Nancy passa inaperçue : l'hypnotisme resta comme une simple curiosité scientifique ; on se contenta de savoir que la fixation d'un objet brillant produit chez certains sujets le sommeil avec anesthésie chez quelques-uns de la catalepsie, et l'on ne poussa pas plus loin les recherches.

En Allemagne, Czermak [1] publia, en 1873, ses observations sur l'état hypnotique obtenu chez les animaux. Déjà, en 1646, Athanasius Kircher avait montré qu'une poule placée les pattes liées devant une ligne tracée sur le sol, reste sans mouvement au bout d'un certain temps ; elle conserve cette attitude, même quand on enlève la

[1] *Beobachtungen und Versuche über hypnotische Zustände bei Thieren.* (*Arch. f. Physiologie*, VII, p. 107, 1873.)

ligature et qu'on l'excite. Czermak obtint le même phénomène sans ligature et sans tracer de ligne sur le sol: il suffit de maintenir pendant quelque temps l'animal immobile, le cou et la tête doucement étendus sur l'abdomen. D'autres animaux, oiseaux salamandres, écrevisses, pigeons, lapins, moineaux, furent hypnotisés, quelques-uns cataleptisés, par simple fixation d'un objet, doigt, allumette, etc., placé devant leurs yeux.

Preyer[1] considéra cet état comme dû à la peur et l'appela cataplexie. La contracture des tritons lorsqu'on les saisit, les effets de la foudre, le choc des chirurgiens, la paralysie due à la frayeur, la stupeur des animaux blessés par une arme à feu, seraient des phénomènes analogues à ceux produits par l'hypnotisation des animaux; ils seraient dus à l'excitation des appareils modérateurs de l'innervation centrale par une impression intense tactile. Sur les chevaux, on a observé des états hypnotiques semblables. Un Hongrois, Constantin Balassa[2], avait signalé, en 1828, une méthode pour ferrer les chevaux sans violence: « En le fixant carrément, le cheval est amené à reculer, à lever la tête, à raidir la colonne cervicale, et on peut en imposer à quelques-uns, à tel point qu'ils ne bougent pas, même si un coup de fusil est tiré dans le voisinage. La friction douce avec la main, en croix sur le front et les yeux, serait aussi un moyen auxiliaire précieux pour calmer et assoupir le cheval le plus doux, comme le plus violent. »

En 1839, le Dr Wilson, en Angleterre, produisit cet état qu'il appela *trance*, sur les animaux du jardin zoo-

[1] *Die Kataplexie u. d. thier. Hypnotismus. (Sammlung physiol. Aghandl.*, von W. Preyer. 2. Reihe, 1 Heft. Jena, 1878.)

[2] *Methode des Hufbeschlages ohne Xwang.* Wien, bei Gerold, 1828.

logique de Londres; enfin, plus récemment, en 1881, Beard, à Boston, compara ces phénomènes dits de trance ou trancoïdaux de l'animal à l'hypnotisme de l'homme et montra qu'ils peuvent être obtenus par diverses méthodes : peur (attitude imprimée aux animaux qui les rend incapables de résister, décubitus sur le dos, ligature), passes magnétiques, fixation avec les yeux, lumière vive (pêche des poissons au flambeau, insectes attirés à la lumière), musique; toutes méthodes qui troublent l'équilibre psychique et concentrant l'activité cérébrale vers une seule idée [1].

En 1875, Charles Richet [2] reprit les expériences sur l'homme et étudia de nouveau le somnambulisme provoqué; il montra que par les passes dites magnétiques. par la fixation d'un objet brillant et d'autres procédés empiriques, on obtient une névrose spéciale analogue au somnambulisme naturel. Difficile à obtenir la première fois, elle arrive presque toujours, si l'on a la patience de faire plusieurs séances; cette névropathie magnétique offrirait d'ailleurs, suivant Richet, peu d'applications thérapeuthiques.

Cet auteur a eu le mérite de rappeler sur les phénomènes hypnotiques, l'attention du monde médical; il est un de ceux qui ont le mieux étudié et mis en relief les phénomènes psychiques du somnambulisme.

[1] BEARD. *Geo. M. Trance and trancoidàl states in the lower animals.* (*Journal of Comparative medecine and surgery.* April 1881.)
Tous ces renseignements sur les faits de Czermack, Preyer, Balassa et Beard, sont extraits d'une *Revue générale de l'hypnotisme*, par Möbius, de Leipzig. *In Schmidl's Jahrbücher*, Band 190, n° 1, 1881.

[2] Charles RICHET, *Journal de l'anatomie et de la physiologie.* 1875. — *Archives de physiologie.* 1880. — *Revue philosophique.* 1880 et 1883.

En 1878, Charcot[1] étudia le somnambulisme provoqué chez les hystériques. On connaît ces recherches mémorables : production de catalepsie avec anesthésie par fixation d'une lumière vive, et, dans cet état, phénomènes de la suggestion, c'est-à-dire l'attitude imprimée aux membres se reflétant par l'expression de la physionomie (sourire, prière), la disparition subite de la lumière remplaçant la catalepsie par un sommeil avec résolution ou léthargie, l'hyperexcitabilité musculaire se manifestant dans cet état (contracture d'un muscle par son excitation légère ou celle de son nerf), — enfin la friction du vertex transformant cet état léthargique en somnambulisme, avec possibilité de marcher, de répondre, etc.

Bourneville et Regnard ont tracé et illustré ces expériences dans l'*Icongraphie de la Salpêtrière*. — Charcot et ses élèves ne formulèrent aucune théorie pour l'interprétation de ces phénomènes. On connaît aussi les expériences intéressantes communiquées par Dumontpallier à la Société de biologie.

En 1879, la question fut reprise en Allemagne. Un magnétiseur danois, nommé Hansen, étranger à la médecine, parcourut les principales villes, donnant des représentations publiques ; je l'ai vu à Strasbourg et à Nancy. Il hypnotisait par le procédé de Braid. Sur vingt personnes de l'assistance se soumettant volontairement à ses expériences, il en trouvait quatre ou cinq susceptibles d'être mises en catalepsie et de recevoir toutes sortes de suggestions. Ces expériences furent répétées par les professeurs des villes universitaires, à Chemnitz par Wein-

[1] *Comptes rendus de l'Académie des sciences*, 1881. — *Progrès médical*, 1878, 1881 et 1882.

hold, Ruhlmann et Opitz, à Breslau, par Heidenhain, Grützner, Berger et d'autres[1].

Diverses théories prirent naissance : les unes, purement physiologiques, comme celle de Rumpf[2] qui admet des changements réflexes dans la circulation cérébrale donnant lieu à des phénomènes d'hypérémie ou d'anémie cérébrale; les autres, purement chimiques, comme celle de Preyer[3], qui pense que la concentration de la pensée détermine une activité exagérée des cellules cérébrales, de laquelle résultent des produits facilement oxydables, tels que des lactates, qui engourdissent l'encéphale par soustraction d'oxygène à ses diverses régions. La rapidité de l'hypnose et l'instantanéité avec laquelle le réveil a lieu, ne se concilient pas avec ces conceptions théoriques.

D'autres doctrines, enfin, sont psycho-physiologiques. Schneider, à Leipzig, cherche l'interprétation des phénomènes par la concentration exclusive et anormale de la conscience sur une seule idée : l'excitation intellectuelle, l'acuité exagérée des sens, la vivacité de l'imagination, seraient dues à ce que toute l'activité psychique, au lieu d'être disséminée sur un grand domaine, se concentre sur un petit nombre de points[4]. Vue théorique déjà émise en France, comme nous l'avons vu, par Durand, de Gros, et Liébeault. Berger, de Breslau,

[1] WEINHOLD, *Hypnotische Versuche. Exper. Beitrage zur Kentniss des sogen. tierischen Magnetismus.* Chemnitz, 1880. — RUHLMANM, *Die Exper. mit dem. sogen. thier. Magnet. Gartenlaube*, n° 819. 1880. — OPITZ, *Cheméitzer Zeitung.* 1879. — HEIDENHAIN, *Der sogen. thier. Magnet.*, etc. Leipzig, 1880. — *Breslauer arztl. Zeitschr.* 1880. — GRUTZNER, *Ibid.* — BERGER. *Hypnot. Zustande.* (*Ibid.* 1880-1881.) — [2] RUMPF, *Deutsche med. Wochenschr.* 1880. — [3] PREYER, *Die Entdeck. des Hypnotismus.* Berlin, 1881. — [4] SCHNEIDER, *Die psych. Ursache der hypnot. Erschein.* Leipzig, 1886.

pense aussi que la concentration de tout l'être pensant sur une seule idée donne lieu à une inertie de la volonté qui constitue le fond de l'état hypnotique; la rigidité cataleptiforme serait un phénomène concomitant dû à ce que l'excitation psychologique se propage aux centres excito-moteurs de l'encéphale.

Heidenhain, de Breslau, émettant une vue analogue, admet que l'excitation faible et continue des nerfs sensoriels, acoustique ou optique, détermine une suspension d'activité des cellules de l'écorce cérébrale : à cela s'ajoute une excitation des centres réflexes moteurs sous-jacents à l'écorce, soit parce que celle-ci étant paralysée, son action modératrice des réflexes fait défaut, soit parce que, en raison de cette même paralysie, toute excitation centripète transmise à l'encéphale se propage dans un domaine nerveux plus circonscrit et agit par cela même plus efficacement sur ce domaine excito-moteur.

M. Espinas, professeur à la faculté des lettres de Bordeaux, développe des vues psychologiques analogues. Etudiant surtout le sommeil chez les hystériques, il admet chez ces sujets un état d'équilibre instable du système nerveux et un prompt épuisement consécutif des centres supérieurs sous l'action des sensations prolongées ou déprimantes[1].

Signalons, pour terminer cet aperçu historique, la doctrine du Dr Prosper Despine[2], de Marseille, qui a publié une étude scientifique des plus intéressantes sur le somnambulisme. Il existe, dit l'auteur, une activité cérébrale automatique qui se manifeste sans le concours

[1] Espinas, *Du sommeil provoqué chez les hystériques*, Essai d'explication psychologique de ses causes et de ses effets. — *Bulletin de la Société d'anthropologie de Bordeaux*, t. I, 1884. —
[2] P. Despine, *Etude scientifique sur le somnambulisme*. Paris, 1880.

du *moi;* car tous les centres nerveux possèdent par les lois qui régissent leur activité un pouvoir intelligent, sans aucun moi, sans personnalité. Les facultés psychiques peuvent, dans certains états cérébraux pathologiques, se manifester en l'absence du moi, de l'esprit, de la conscience, et produire des actes semblables à ceux qui normalement sont manifestés par l'initiative du moi. C'est l'activité cérébrale automatique : celle, au contraire, qui manifeste le moi, est l'activité cérébrale consciente. Dans l'état normal, ces deux activités sont intimement liées entre elles, elles n'en font qu'une et se manifestent toujours conjointement; dans certains états nerveux pathologiques, elles peuvent se séparer et agir isolément.

Le somnambulisme est caractérisé, physiologiquement, par l'exercice de l'activité automatique seule du cerveau pendant la paralysie de son activité consciente. L'ignorance, par le somnambule, de tout ce qu'il a fait en somnambulisme ne vient donc pas de l'oubli, mais de la non-participation du moi à ses actes. Nous verrons dans le chapitre suivant si cette opinion est fondée.

Admettant la doctrine (hypothétique !) de Luys que les différentes couches de la substance grise corticale ont des fonctions différentes, que la plus superficielle préside au sensorium, la moyenne aux facultés intellectuelles, la plus profonde à la transmission de la volonté pour l'action, l'auteur croit devoir en déduire que le somnambulisme actif serait physiologiquement déterminé par la paralysie nerveuse de la couche la plus superficielle de la substance grise des circonvolutions, avec persistance de l'activité des couches moyenne et profonde; mais si la couche moyenne se trouve également paralysée, on a le somnambulisme inactif qui ne manifeste aucune faculté psychique.

Dans une étude du Dr Ladame, de Genève, publiée en 1883 intitulée : *La Névrose hypnotique ou le Magnétisme dévoilé*, on trouve un exposé très bien fait, clair et complet de la question, telle qu'elle se présentait à cette époque. Signalons encore une publication de M. Emile Yung, de Genève, parue en 1883, intitulée : *Le Sommeil normal et le Sommeil pathologique*. (O. Doin, éditeur.)

Depuis ma première publication parue en 1884, suivie bientôt du mémoire de M. Liégeois *sur la Suggestion hypnotique avec le droit civil et criminel*, la question de l'hypnotisme fut étudiée et discutée avec plus d'ardeur. Des traités spéciaux sur la matière ont été publiés par le Dr Bottey [1], par le professeur Beaunis [2], par le Dr Cullerre [3], par MM. Binet et Féré [4], par le Dr Gilles de la Tourette [5], par MM. Fontan et Ségard [6]; signalons encore les thèses inaugurales de M. Louis Sicard [7], à Montpellier, de M. Alphandery [8], à Paris, de M. Brullard [9], à Nancy, la thèse d'agrégation de M. Barth [10].

Des études psychologiques et physiologiques très intéressantes sont dues surtout à M. Delbœuf [11], à M. Azam [12],

[1] Bottey, *Le Magnétisme animal*. Paris, 1885. — [2] Beaunis, *Du Somnambulisme provoqué*. Paris, 1886. — [3] Cullerre, *Magnétisme et Hypnotisme*. Paris, 1886. — [4] Binet et Féré, *Le Magnétisme animal*. Paris, 1886. — [5] Gilles de la Tourette, *L'Hypnotisme et les états analogues au point de vue médico-légal*. Paris, 1887. — [6] Fontan et Ségard, *Eléments de médecine suggestive*. Paris, 1887. — [7] Louis Sicard, *Contribution à l'étude de l'hypnotisme et de la suggestion*. Thèse de Montpellier, 1886. — [8] Alphandery, *La Thérapeutique morale et la suggestion*. Thèse de Paris, 1886. — [9] Brullard, *Considérations générales sur l'état hypnotique*. Thèse de Nancy, 1886. — [10] Barth, *Le Sommeil non naturel : ses diverses formes*. Thèse d'agrégation. Paris, 1886. — [11] Delbœuf, *Une visite à la Salpêtrière*. Bruxelles, 1886. — *De l'origine des effets curatifs de l'hypnotisme. Etude de physiologie expérimentale*. Paris, 1887. Articles dans la *Revue philosophique* et la *Revue de Biologie*. — [12] Azam, *Hypnotisme, double conscience et altérations de la personnalité*. Paris, 1887.

au professeur Enrico dal Pozzo [1], de Pérouse, au professeur Morselli [2], de Turin. Au point de vue juridique, je mentionnerai, parmi les auteurs qui ont écrit sur la question, le professeur von Lilienthal [3], de Zurich, le Dr Giulio Campili [4], de Pérouse, le Dr Paul Garnier [5], de Paris.

Les applications thérapeutiques ont été signalées par le Dr Auguste Voisin [6], le professeur Desplats [7], de Lille, le Dr Vizioli [8], en Italie, le professeur Forel [9], de Zurich, le Dr von Renterghem [10], d'Amsterdam.

Les éléments de médecine suggestive par les Drs Foulan et Ségard, de Toulon, contiennent quatre-vingt-dix-neuf observations cliniques qui montrent l'efficacité thérapeutique de la suggestion.

La *Revue philosophique*, dirigée par M. Ribot, la *Revue de l'hypnotisme*, fondée par le Dr Bérillon, les *Mémoires de la Société de Biologie*, les *Archives de neurologie* contiennent un grand nombre d'études et d'observations intéressantes. L'énumération serait trop longue de toutes les publications qui ont paru depuis quelques années sur la question.

[1] Enrico dal Pozzo di Mombello, *Un Capitolo di Psicofisiologia. Conferenze*. Poligno, 1885. — [2] Enrico Morselli, *Il Magnetismo animale*. Torino, 1886. — [3] Von Lilienthal, *Der Hypnotismus und das Strafgerecht*. Berlin et Leipzig, 1887. — [4] Giulio Campili, *Il grande ipnotismo nei rapporti col diritto penale e civile*. Torino, 1886. — [5] Paul Garnier, *L'automatisme somnambulique devant les tribunaux*. Paris, 1887. — [6] Auguste Voisin, nombreuses publications dans la *Revue de l'hypnotisme*. Paris, 1886 et 1887. — [7] Desplats, *Applications thérapeutiques de l'hypnotisme et de la suggestion*. Lille, 1886. — [8] Vizioli, *La Thérapeutique suggestive*. (*Giorn. di neuropatologia*, sept. et déc. 1886.) — [9] Forel, *Einige therapeutische Dersuchen mit dem Hypnotismus bei Geistes krankheiten*. (*Correspondenz-blatt für Schweizer Aerzte*, 1887.) — [10] Von Renterghem, *Hypnotisme en Suggestie in de Genees Kundige Praktijk*. Amsterdam, 1887.

CHAPITRE VIII

Conception théorique de l'auteur sur l'interprétation des phénomènes de suggestion. — De l'automatisme dans la vie habituelle, actes réflexes; actes automatiques instinctifs. — Automatisme chez le nouveau-né et chez l'adulte. — Influence modératrice de l'organe psychique. — Des illusions sensorielles rectifiées par l'organe psychique. — Expériences d'A. Maury. — Des hallucinations hypnagogiques. — De la crédivité. — Des suggestions sensorielles par imitation. — De l'obéissance automatique. — Influence de l'idée sur l'acte. — De la doctrine de Despine: abolition de l'état de conscience. — L'état de conscience persiste. — Exaltation de l'excitabilité réflexe idéo-motrice, idéo-sensitive, idéo-sensorielle. — Des suggestions négatives. — Inhibition. — Du sommeil par suggestion, par fatigue des paupières, par occlusion des yeux, par impression monotone faible, continue. — De la suggestion sans sommeil. — Classification de Chambard des diverses périodes du sommeil hypnotique. — Objections. — Essai d'interprétation des souvenirs latents et des suggestions à longue échéance. — Réponse aux objections de M. Beaunis.

Nous avons établi que les phénomènes déterminés dans l'état hypnotique et dans l'état de veille ne sont pas dus à un fluide magnétique, à une émanation quelconque allant d'un organisme à un autre, mais que tout est dans la suggestion, c'est-dire dans l'influence provoquée par une idée suggérée et acceptée par le cerveau.

Ce qui frappe le plus chez le dormeur, c'est son automatisme; sa catalepsie est suggestive; l'attitude qu'on lui donne, il la conserve; les mouvements qu'on lui imprime, il les continue; les sensations inculquées à son cerveau, il les perçoit; les images qu'on y dépose sont réalisées et extériorées par lui.

Il semble qu'il y ait là, à première vue, un état complètement différent de l'état normal, un état contre nature, antiphysiologique. L'homme, à l'état de veille, ne voit que ce qu'il voit, ne fait que ce qu'il veut, n'obéit qu'à ses suggestions spontanées et personnelles! Voilà l'impression première. Et cependant, si l'on réfléchit un peu, on ne tarde pas à se convaincre que la contradiction n'est pas absolue; la nature ne déroge pas à ses lois; celles qui régissent l'organisme normal régissent aussi l'organisme modifié expérimentalement et pathologiquement.

Beaucoup d'actes se font automatiquement, sans notre volonté ou sans notre conscience, dans notre vie habituelle. Les fonctions propres de la moelle épinière s'exercent à notre insu; les phénomènes complexes de la vie végétative, la circulation, la respiration, la nutrition, la sécrétion, les excrétions, les mouvements du tube digestif, la chimie vivante de l'organisme, s'opèrent silencieusement par un mécanisme dont nous n'avons pas conscience. On sait que l'impression transmise par un nerf sensitif peut se réfléchir à travers les cornes grises de la moelle, sans passer par le cerveau ; le mouvement suit l'impression non perçue, ou la sensation, sans être voulu : c'est l'acte réflexe spinal; c'est l'automatisme spinal qui commande ce mouvement. Le chatouillement de la plante du pied détermine des mouvements réflexes, alors que la moelle épinière lésée ne permet plus la transmission des incitations jusqu'au cerveau ; une grenouille décapitée continue à exécuter avec ses quatre membres et son tronc des mouvements adaptés, appropriés, défensifs; on place une goutte d'acide acétique sur le haut de la cuisse, le membre postérieur se fléchit de façon que le pied vienne frotter le point irrité ; on presse entre les mors d'une pince la région des flancs, la grenouille porte l'extrémité de son membre postérieur correspondant en avant de la pince, y appuie les doigts de cette extrémité et cherche, parfois à plusieurs reprises, à la repousser avec force (Vulpian). Ici, le cerveau n'intervient pas; la mécanique animale, inconsciente d'elle-même, suffit à réaliser les actes complexes destinés à protéger l'organisme contre les attaques du dehors. N'en est-il pas de même de l'homme quand, fortement absorbé par une méditation profonde, décapité fonctionnellement, comme dit Mathias Duval, il chasse une mouche qui vient se poser sur sa main, écarte un objet importun, sans en avoir conscience, sans en garder souvenir, par le fait de simples réflexes médullaires parfaitement coordonnés.

Le cerveau peut intervenir pour donner l'impulsion première; l'acte continue alors que la pensée, que la volonté sont occupées ailleurs, par le seul fait de l'automatisme spinal. Quand nous marchons, et que des idées quelconques viennent distraire notre esprit, nous oublions que nous marchons, le trajet se continue par simple réflexe ; le contact de la plante du pied avec le sol suffit pour réaliser par voie centrifuge dans la moelle les phénomènes de coordination musculaire qui accomplissent cet acte; déchargé par ce mécanisme automatique subalterne du soin de surveiller incessamment l'exécution de cette fonction complexe, notre cerveau travaille en toute liberté à d'autres conceptions; machinalement nous marchons toujours, si bien que nous dépassons le but assigné par la volonté qui a commandé le premier pas, si celle-ci faisant trêve à nos distractions ne réintervient pour arrêter l'impulsion. Il en est de même de la natation, de l'escrime, de l'équitation, de la musique. L'artiste qui exécute un morceau de longue haleine, se laisse souvent absorber par des idées étrangères, sa pensée n'est plus à la musique; ses doigts errent toujours sur le clavier et continuent mécaniquement, sous l'empire d'incitations médullaires s'enchaînant spontanément, ce que le cerveau distrait ne dirige plus.

Bien plus, ce que l'organe psychique a oublié, l'automatisme spinal peut le retrouver. L'artiste ne se rappelle plus toutes les phrases d'une composition musicale; des lacunes existent dans son esprit; il serait incapable de parfaire le morceau avec les souvenirs confus de son cerveau; la mémoire spinale supplée, si je puis dire, à la mémoire cérébrale; souvent les doigts retrouvent sur le clavier l'agencement difficile de touches et de mouvements qui se réalise avec précision, alors que ces mouvements pour ainsi dire assimilés par la moelle, grâce à leur fréquente répétition, sont devenus une opération mécanique.

Les phénomènes de l'activité automatique des centres nerveux peuvent être *instinctifs;* les actes se réalisent naturellement, sans avoir jamais été appris, par l'initiative spontanée, inconsciente du cerveau et de la moelle. « Les plus remarquables de ces actes, dit Prosper Despine[1], sont ceux qui manifestent les expressions de la physionomie, les gestes, les attitudes du corps, phénomènes mimiques qui sont constamment en rapport avec les sentiments si divers et si nuancés et que chacun sait accomplir, bien que leur exécution n'ait jamais été en-

[1] *Etude scientifique sur le somnambulisme.* Paris, 1880.

seignée par qui que ce soit. Ces actes sont encore les différentes inflexions que prend la voix dans ces circonstances, les balancements de tête en rapport avec le rythme que font certains instrumentistes lorsqu'ils jouent, et même certains de leurs auditeurs.

« La haine, la colère, l'orgueil, la ruse, l'admiration, etc., déterminent chez tout individu qui les éprouve, les mêmes contractions musculaires, et par conséquent une expression semblable, et cela, non seulement chez l'homme, mais encore chez les animaux. Ces divers actes réalisés par le mécanisme automatique des centres nerveux sont tellement préétablis par des lois, qu'ils se trouvent être toujours identiques chez tous les individus soumis aux mêmes causes excitantes.

« Un autre effet de cette disposition automatique s'observe dans la minauderie. On croit que les phénomènes qui la constituent sont voulus et étudiés ; c'est là une erreur. On est minaudier, maniéré, par suite d'une facilité exagérée qu'ont les organes nerveux automatiques à suivre d'eux-mêmes tout ce qui ce passe dans la pensée. Selon les moindres sentiments éprouvés, la voix prend alors des inflexions les plus variées, les muscles de la figure produisent les grimaces les plus mobiles, les membres et le tronc ondulent de mille façons. Cette disposition, qui prête à la moquerie, s'observe surtout chez la femme. »

A ces actes instinctifs, ajoutons certains mouvements qui peuvent succéder à des impressions reçues et perçues par le sensorium et qui n'en sont pas moins dus à l'action cérébrale automatique, Une odeur désagréable qui nous fait contracter nos narines, un bruit soudain qui nous fait détourner la tête, une arme dirigée contre nous qui nous fait étendre la main pour l'écarter, voilà des exemples de mouvements défensifs, adaptés au but de repousser un danger ou une impression hostile ; l'impression a été perçue par le centre olfactif, auditif, visuel ; mais elle a été perçue, à l'état brut, si je puis dire : elle n'a pas eu le temps d'être élaborée, interprétée par les centres psychiques des hémisphères ; le mouvement défensif a été inconscient, non délibéré, involontaire. Nous n'étions pas libres de ne pas le faire. Du noyau bulbaire sensitif où elle a été perçue, la réaction réflexe s'est produite instantanément, avant que la volonté soit entrée en jeu, vers les centres moteurs correspondant au mouvement complexe à réaliser dans l'intérêt instinctif, c'est-à-dire non réfléchi, de la conservation.

Chez l'animal pendant toute son existence, comme notre ami distingué M. Netter l'a bien démontré dans un excellent livre[1], et chez l'enfant nouveau-né, l'activité cérébro-spinale est presque tout entière automatique ; la vie du système nerveux est en quelque sorte exclusivement concentrée dans le bulbe, la moelle épinière et ses prolongements intracérébraux. Les déterminations volontaires n'existent pas, et cependant des actes compliqués tels que la succion, s'accomplissent par le seul mécanisme réflexe des centres cérébro-rachidiens. L'anatomie confirme ce fait d'observation : Parrot a démontré que le cerveau du nouveau-né, de consistance gélatineuse, de coloration grise uniforme, contient à peine quelques tubes nerveux ébauchés ; les parties excitables du cerveau, la zone dite psychomotrice, n'existent pas encore chez l'homme et les animaux privés de mouvements volontaires (Soltman), la coloration blanche

[1] *L'Homme et l'Animal devant la méthode expérimentale.* Paris, 1883.

correspondant à la structure achevée des tubes nerveux (cylindre-axe recouvert de sa gaine de myéline) ne paraîtra que plus tard; anatomiquement et physiologiquement, le cerveau est embryonnaire. Ce n'est qu'au bout d'un mois que la substance du lobe occipital commence à blanchir et vers le cinquième mois seulement les régions antérieures commencent à se développer; ce développement n'est achevé que vers le neuvième mois (Parrot).

Alors la conscience, la volonté, les facultés psychiques de l'encéphale entrent en jeu, se développant graduellement par les progrès de l'âge et de l'éducation; l'activité cérébro-spinale automatique, qui seule dominait l'organisme pendant les premiers mois, qui prédomine pendant toute l'existence chez les animaux, se trouve associée chez l'être humain à l'activité consciente et réfléchie. Les phénomènes automatiques persistent toujours et se retrouvent dans tous les actes de la vie, quelquefois isolés, souvent dominés et modifiés par l'état de conscience. L'enfant est primesautier, il agit d'instinct, c'est-à-dire qu'il est abandonné tout entier à son automatisme; il saute, rit, crie, grimace, pleure, au gré des impressions qu'il reçoit; il chante quand un air connu éveille en lui l'idée du chant. Voyez cette troupe de jeunes écoliers : un régiment passe avec tambour et musique; la bande joyeuse se précipite comme mue par un ressort, emboîte le pas, marche en cadence, fatalement entraînée par une suggestion instinctive.

« Il est impossible, dit Gratiolet, d'être saisi d'une idée vive, sans que le corps se mette à l'unisson de cette idée. » Nous-même, à un âge plus avancé, à tout âge de la vie, quand une musique joyeuse résonne, nous l'accompagnons du geste et de la voix; quand les accords entraînants de la valse vibrent à certaines oreilles, l'idée de la danse suggérée dans le cerveau ne tend-elle pas à réaliser involontairement les balancements corrélatifs du corps et des membres? On se sent entraîné, et pour un rien, on se laisserait aller, si l'état de conscience développé par l'éducation, si l'habitude d'une certaine réserve imposée par les mœurs, si l'attention concentrée sur nous-même n'intervenait comme modérateur, comme régulateur, pour imposer un frein, à l'automatisme cérébral mis en éveil par une suggestion sensorielle. Tous les actes de notre vie, tous nos agissements dans le monde, réglés par l'éducation et les conventions sociales, ne sont-ils pas la résultante de l'empire que notre conscience dirigée par l'exercice a su prendre à la longue sur nos instincts irréfléchis, sur notre bête? Et les peuplades sauvages, ne sont-elles pas à vrai dire, dans l'enfance prolongée, livrées sans frein à l'automatisme de leur système nerveux, qui les domine, jusqu'à ce que la civilisation importée chez elles par une éducation philosophique ou religieuse convenable, ait créé dans ces cerveaux embryonnaires un état de conscience nouveau,.régulateur des actes instinctifs?

Chez l'homme le plus éclairé, le plus habitué à se maîtriser, il arrive souvent qu'une impression perçue est tellement intense qu'elle se transforme en acte automatique, avant que l'influence modératrice de la conscience ait eu le temps de le prévenir. Un soldat, vivement secoué par un supérieur, s'oublie et le frappe; cette voie de fait suit instantanément l'impression perçue : c'est un acte réflexe. Le soldat le regrette, car il s'expose à un châtiment terrible. Mais la raison vient trop tard; la colère est aveugle et ne raisonne pas.

Le cerveau, en tant qu'organe psychique, n'intervient pas seulement pour modérer l'action réflexe; il intervient aussi pour corriger, pour interpréter, pour rectifier nos impressions, soit les impressions imparfaitement transmises par nos organes sensoriels, soit les impressions mémoratives renaissant directement comme au choc de la réminiscence, soit les impressions suggérées par une influence étrangère. Le vent sifflant à travers une fissure donne l'image acoustique d'un gémissement; l'organe psychique l'interprète et la restitue à sa véritable cause; une vision imaginaire nous surprend pendant nos rêveries; la conscience reprend possession d'elle-même et rétablit la réalité. Ne sommes-nous pas tous, par l'imperfection de notre être conscient et de nos impressions sensorielles, exposés à des illusions, à des suggestions variables? Ce qui se passe dans le rêve où nos sens engourdis ne rectifient plus les idées qui surgissent incohérentes, où les choses les plus fantastiques nous paraissent des réalités, où nous croyons tout, parce que le jugement faisant défaut ne contrôle plus rien, cela arrive aussi chez quelques-uns dans la période de concentration psychique qui prélude au sommeil. Afred Maury a fait une étude intéressante de ces phénomènes qu'il a pu étudier sur lui-même, étant fort sujet à ces hallucinations qu'il appelle hypnagogiques. « Mes hallucinations, dit-il, sont plus nombreuses et surtout plus vives quand j'ai, ce qui est fréquent chez moi, une disposition à la congestion cérébrale. Dès que je souffre de céphalalgie, dès que j'éprouve des douleurs nerveuses dans les yeux, les oreilles, le nez, les hallucinations m'assiègent, à peine la paupière close. Lorsque dans la soirée, je me suis livré à un travail opiniâtre, les hallucinations ne manquent jamais de se présenter. Ayant passé deux jours consécutifs à traduire un long passage grec assez difficile, je vis, à peine au lit, des images si multipliées et qui se succédaient avec tant de promptitude, que, en proie à une véritable frayeur, je me levai sur mon séant pour les dissiper.

« Il n'est pas nécessaire que l'absence d'attention soit de longue durée pour que l'hallucination hypnagogique se manifeste; il suffit qu'elle ait lieu seulement une seconde, moins peut-être. C'est ce que j'ai bien souvent constaté par moi-même. Je me couchais; au bout de quelques minutes, mon attention, qui avait été jusque-là éveillée, se retirait; aussitôt les images s'offraient à mes yeux fermés. L'apparition de ces hallucinations me rappelait alors à moi, et je reprenais le cours de ma pensée, pour retomber bientôt après dans de nouvelles visions, et cela plusieurs fois de suite jusqu'à ce que je fusse totalement endormi. Un jour, j'ai pu observer ces alternatives singulières. Je lisais à haute voix un voyage dans la Russie méridionale. A peine avais-je fini un alinéa que je fermai les yeux instinctivement. Dans un des ces courts instants de somnolence, je vis hypnagogiquement, mais avec la rapidité de l'éclair, l'image d'un homme vêtu d'une robe brune et coiffé d'un capuchon comme un moine des tableaux de Zurbaran. Cette image me rappela aussitôt que j'avais fermé les yeux et cessé de lire; je rouvris subitement les paupières, et je repris le cours de ma lecture. L'interruption fut de si courte durée, que la personne à laquelle je lisais ne s'en aperçut pas, etc.[1]. »

Qui n'a eu de ces hallucinations plus ou moins dessinées, lorsque l'attention se retire des objets sur lesquels

[1] *Le Sommeil et les Rêves*. Paris, 1878.

elle était fixée; que l'esprit, perdant la conscience nette du moi, devient le jouet des images évoquées par l'imagination? Etranger à la réalité des choses, il est livré tout entier aux conceptions factices qui l'obsèdent, jusqu'à ce que la conscience, reprenant possession d'elle-même, dissipe ces rêvasseries, efface les chimères et rétablisse la réalité.

Nos erreurs, nos illusions, nos hallucinations ne sont pas toutes spontanées, nées en nous-mêmes, mémoratives ou consécutives à une impression sensorielle défectueuse; elles peuvent nous être suggérées par d'autres personnes; notre cerveau, parfois, les accepte sans contrôle.

Car, n'avons-nous pas tous, à un degré variable, une certaine crédivité, qui nous porte à croire ce qu'on nous dit? « La crédivité, dit Durand, de Gros, que les théologiens appellent « la Foi » nous est donnée afin que nous puissions *croire sur parole*, sans exiger des preuves rationnelles ou matérielles à l'appui. C'est un lien moral des plus importants : sans lui, pas d'éducation, pas de tradition, pas d'histoire, pas de transactions, point de pacte social; car, étant étrangers à toute impulsion de ce sentiment, tout témoignage serait pour nous comme non avenu, et les assurances les plus véhémentes de notre meilleur ami, nous annonçant d'une voix haletante que notre maison prend feu, ou que notre enfant se noie, nous trouveraient aussi froids, aussi impassibles, que si l'on se fut contenté de dire : « Il fait beau » ou « Il pleut. » Notre esprit resterait fixe et imperturbable dans l'équilibre du doute, et l'évidence aurait seule puissance de l'en faire sortir. En un mot, *croire* sans la *crédivité* serait aussi difficile que *voir* sans la *vue*; ce serait radicalement impossible[1]. »

Notre première impression, quand une assertion est formulée, c'est de croire; l'enfant croit ce qu'on lui dit. L'expérience de la vie, l'habitude de rectifier les erreurs journalières qu'on veut nous imposer, la seconde nature que l'éducation sociale nous inculque, affaiblit peu à peu cette crédulité native, naïveté du bas âge. Elle survit toujours, dans une certaine mesure, comme tous les sentiments innés dans l'âme humaine. Dites à quelqu'un : « Vous avez une guêpe sur le front » ; machinalement, il y porte la main; il est même des personnes qui croient en sentir la piqûre.

Une idée peut naître dans le cerveau par imitation et faire la sensation correspondante; nous voyons un individu qui se gratte; l'idée de prurit la crainte d'avoir gagné par transmission un insecte vu sur la peau du voisin, suffit quelquefois pour réaliser dans notre cerveau *l'image sensorielle* du prurit; nous éprouvons le besoin de nous gratter en un point du corps; cette première démangeaison en suggère une seconde sur une autre région du corps que nous grattons encore. Le besoin de vider la vessie est développé par la vue d'une personne qui urine; le bâillement est contagieux; dans l'ordre pathologique, les tics nerveux, la toux nerveuse, quelquefois les vomissements, la chorée, les convulsions hystériques, les attitudes vicieuses chez les enfants, sont contractés par imitation; souvent l'élève prend inconsciemment les gestes, l'intonation de voix, certains traits du jeu de physionomie de son maître.

Certaines personnes sont très accessibles à ces suggestions sensorielles; elles ont l'imagination facile, c'est-

[1] PHILIPS, *Cours théorique et pratique de Braidisme*. Paris, 1860.

à-dire qu'elles ont une grande aptitude à contracter dans leur cerveau l'image psychique des suggestions provoquées par la parole, la vue, le tact, et cette image extériorée dans les nerfs périphériques des organes correspondants reproduit une sensation réelle aussi vive que si elle avait une cause objective dans ces organes mêmes, comme la douleur d'un moignon rapportée au membre qui n'est plus. Telle peut être l'influence de l'imagination. Lorsque je pense, dit Charpignon, à un fruit acide, je me représente une pomme criant sous le couteau ou se déchirant sous mes dents, ma bouche s'humecte de salive et j'éprouve une sensation presque aussi forte que si l'objet en eût été la cause. »

N'avons-nous pas tous encore une certaine docilité cérébrale qui nous porte à obéir aux ordres reçus ? On dit à l'enfant de marcher; machinalement, il lève la jambe. Dites à quelques-uns : « Fermez les yeux. » Beaucoup, sans réflexion, les fermeront. L'idée communiquée au cerveau suffit automatiquement, quelquefois même contrairement à la volonté, pour réaliser le mouvement correspondant. Une expérience bien connue démontre l'influence de l'idée sur l'acte : à la hauteur du front, je tiens avec deux doigts l'extrémité de la chaîne fixée à ma montre, verticalement suspendue ; la montre marche à droite, à gauche, en avant, en arrière, tourne en cercle lorsque je conçois l'idée de ces mouvements successifs; j'ai beau ne pas intervenir volontairement, n'avoir pas conscience du mouvement que ma main imprime à la chaîne ; l'idée du mouvement suffit chez beaucoup à le produire. N'est-ce pas l'histoire des tables tournantes qui ont fait tourner tant de têtes, il y a une trentaine d'années?

Chacun involontairement et à son insu imprime un certain mouvement; tous ces mouvements inconscients s'accumulent et finissent par entraîner la table.

Sans doute, quand un ordre nous est formulé par une personne qui n'a pas d'autorité sur nous, l'impression produite est trop faible pour que notre cerveau l'accomplisse automatiquement, sans en apprécier l'opportunité; notre jugement discute, notre raison combat l'instinct de l'obéissance passive. Mais lorsque le cerveau engourdi par la somnolence ou perdu dans les rêvasseries ne s'appartient plus, lorsque l'attention absente ou distraite ne permet plus le contrôle, l'automatisme règne en maître; nous obéissons sans en avoir conscience.

« Un soir, raconte Maury, je m'étais assoupi dans mon fauteuil, mon oreille percevait encore vaguement les sons; mon frère prononce près de moi ces mots d'une voix assez forte : « Prenez une allumette. » La bougie venait de s'éteindre. J'entendis, à ce qu'il paraît, ces mots, mais sans m'apercevoir que c'était mon frère qui les avait dits, et dans le rêve que je faisais alors, je m'imaginai aller chercher une allumette. Réveillé, quelques secondes après, on me rapporta la phrase de mon frère. J'avais déjà oublié l'avoir entendue, quoique dans le moment j'y eusse répondu; ma réponse avait été toute machinale. Pourtant, en rêve, je croyais aller de mon propre mouvement chercher une allumette, je ne me doutais pas que j'exécutais un ordre. »

Le trait suivant, que je rapporte d'après Chambard [1], montre, sous une forme plaisante, comment un acte souvent répété s'enchaîne à l'idée suggérée. « Alors

[1] *Etude symptomatologique sur le somnambulisme.* (*Lyon médical*, 1883.)

qu'il était directeur de l'Opéra, le docteur Véron invita un soir à sa table les demoiselles du corps de ballet et leurs mères. Après un repas bien arrosé, les respectables matrones tombèrent dans un sommeil plein de douceur. Une idée bizarre et bien digne d'un médecin, né homme d'esprit, s'empara de l'amphytrion : « Cordon, s'il vous plaît ! » clama-t-il d'une voix tonnante. Et l'on vit alors les dormeuses faire machinalement, mais avec un ensemble parfait, le geste traditionnel, trahissant ainsi l'exercice d'une profession dont leurs filles rougissaient et qu'aucune n'aurait avouée quelques instants auparavant. »

Ces considérations, qu'il me paraît inutile de déve lopper plus amplement, suffisent à démontrer que l'état normal, l'état physiologique, présente, à un degré rudimentaire, des phénomènes analogues à ceux qu'on observe dans l'hypnotisme; que la nature ne déroge pas elle-même; qu'il existe dans notre appareil nerveux cérébro-spinal un certain automatisme par lequel nous accomplissons, à notre insu ou sans le vouloir, les actes les plus complexes, par lequel nous subissons, dans une certaine mesure, les ordres qui nous sont formulés, les mouvements qui nous sont communiqués, les illusions sensorielles qui nous sont suggérées; l'état de conscience intervient pour modérer ou neutraliser l'action automatique, pour rectifier ou détruire les impressions fausses insinuées dans les centres nerveux.

Supprimez l'état de conscience, supprimez l'activité cérébrale volontaire, et vous aurez le somnambulisme. Telle est l'opinion de Prosper Despine. « Le somnambulisme, dit cet auteur, est caractérisé physiologiquement par l'exercice de l'activité automatique seule du cerveau pendant la paralysie de son activité consciente qui manifeste le moi. »

D'après cette doctrine, l'hypnotisé marcherait comme la grenouille décapitée nage, il serait un mécanisme inconscient à la merci de l'endormeur ; je lève son bras; il reste levé passivement, comme fixé dans la position imprimée, sans qu'une volonté personnelle, qui n'est plus, agisse pour le remettre en place. Je dis : « Vos bras tournent, vous ne pouvez plus les arrêter. » L'idée du mouvement suggéré est acceptée par le cerveau dépourvu d'initiative et cette idée engendre automatiquement le mouvement qui continue sans que le moi paralysé dans son activité puisse arrêter ce que l'automatisme dirigé par une influence étrangère a réalisé.

Je dis : « Vous sentez de la chaleur à la main ; » et l'idée de la chaleur introduite dans le cerveau, admise sans contrôle, y évoque la sensation mémorative de la chaleur qui est projetée par voie centrifuge à la périphérie de la main.

Je dis : « Vous êtes triste : » des passions tristes surgissent dans l'encéphale ; « Vous êtes gai : » des idées gaies renaissent. Je dirige à mon gré les mouvements, les sensations, les actes, les sentiments de l'hypnotisé, qui n'a plus de personnalité consciente, qui subit sans réagir les modifications de la vie de relation et de la vie intellectuelle que ma volonté, remplaçant la sienne absente, commande à son cerveau.

La doctrine ainsi formulée est-elle conforme aux faits? Est-il vrai de dire avec Despine que l'activité cérébrale involontaire soit endormie chez l'hypnotisé, que le moi ne participe pas à ses actes? Je ne le pense pas.

Dans les premiers degrés du sommeil, la conscience et la volonté existent ; nous l'avons constaté dans notre description des symptômes hypnotiques. Telle personne, après hypnotisation, ne présente pour tout phénomène que l'occlusion des yeux ; elle parle, se rend compte de tout, rit, assiste l'esprit éveillé à la catalepsie de ses paupières, ou à celle de ses bras si elle existe ; elle fait des efforts infructueux pour ouvrir les yeux, pour baisser son bras ; elle dit : « J'ai beau faire, je ne peux pas. » Les sujets intelligents rendent compte à leur réveil de toutes leurs sensations. « J'entendais tout, me disait l'un d'eux ; j'avais bien la volonté de réagir. Ma main était fermée en contracture ; j'essayais bien de l'ouvrir. Mes bras tournaient l'un sur l'autre ; je cherchais les moyens de les arrêter ; je rapprochais les deux mains pour les caler l'une contre l'autre ; je croyais avoir réussi à les arrêter définitivement, quand tout à coup, spontanément ou au moindre mot prononcé par vous, elles partaient malgré moi comme un ressort. » Je lui colle un doigt sur le nez et je dis : « Vous ne pouvez plus le détacher. » Il essaie de le faire. Ne pouvant le détacher directement, il tente de le faire par glissement de haut en bas. Il va arriver à son but. Je dis : « Le doigt reste collé. » Et aussitôt il remonte le long du nez et y adhère. Tout cela, il l'éprouve, en pleine connaissance de cause et ne peut le maîtriser.

« L'ignorance par le somnambule de tout ce qu'il a fait en somnambulisme, dit Prosper Despine, ne vient pas de l'oubli, mais de la non-participation du moi à ses actes. » Mais j'ai vu des somnambules que se rappellent leurs actes au réveil ; il suffit de leur dire : « Vous vous rappellerez tout, quand vous serez réveillé, » pour que ce souvenir persiste. Il suffit de leur dire à leur réveil : « Vous allez tout vous rappeler, » pour que tous les souvenirs de l'état somnambulique reviennent.

D'ailleurs, pendant leur sommeil, ils témoignent d'une parfaite conscience de leur être ; ils répondent aux questions qui leur sont adressées ; ils savent qu'ils dorment. Quand je dis à S... qu'il est sur le champ de bataille, il évoque le souvenir des scènes auxquelles il a assisté ; un vrai travail intellectuel actif s'accomplit en lui ; ses idées, souvenirs remémorés consciemment, deviennent des images auxquelles il ne peut se soustraire. « L'hallucination est, dit Lélut, la transformation de la pensée en sensation. » Les suggestions que je produis à l'état de veille sont créées sur un être conscient qui sait ce qu'il fait, qui se rappelle ce qu'il a fait. Je développe une hallucination chez Sch..., sans l'endormir ; il manifeste pleine connaissance de son moi ; l'hallucination suggérée est la seule chose anormale que son cerveau témoigne. Il va, vient, parle, accomplit spontanément et avec réflexion tous les actes de son existence. J'ai fait un halluciné, je n'ai pas fait un automate organique.

Sans doute, les dormeurs profonds ont la conscience et la volonté affaiblies : plus le sommeil est intense, moins les dormeurs ont de spontanéité, plus ils sont dociles aux suggestions ; mais ce sommeil profond, cet affaiblissement de la volonté et de la conscience ne sont pas nécessaires à la manifestation des phénomènes suggestifs. Ce fait important ressort, sans conteste, de l'etude qui précède.

La seule chose certaine, c'est qu'il existe chez les sujets hypnotisés ou impressionnables à la suggestion une *aptitude particulière à transformer l'idée reçue en acte.* A l'état normal, toute idée formulée est discutée par le cerveau qui ne l'accepte que sous bénéfice d'inventaire ; perçue par les centres corticaux, l'impression se propage, pour ainsi dire, aux cellules des circonvolutions voisines ; leur activité propre est mise en jeu ; les diverses facultés dévolues à la substance grise de l'encéphale interviennent; l'impression est élaborée, contrôlée, analysée par un travail cérébral complexe qui aboutit à son acceptation ou à sa neutralisation ; l'organe psychique oppose, s'il y a lieu, son veto à l'injonction. Chez l'hypnotisé, au contraire, la transformation de l'idée en acte, sensation, mouvement ou image, se fait si vite, si activement, que le contrôle intellectuel n'a pas le temps de produire ; quand l'organe psychique intervient, c'est un fait accompli qu'il enregistre souvent avec surprise, qu'il confirme par cela même qu'il en constate la réalité, et son intervention ne peut plus l'empêcher. Si je dis à l'hypnotisé : » Votre main reste fermée, » le cerveau réalise l'idée, aussitôt que formulée. Du centre cortical où cette idée introduite par le nerf auditif est perçue, un réflexe se produit immédiatement vers le centre moteur correspondant aux origines centrales des nerfs fléchisseurs de la main ; la flexion en contracture est réalisée. Il y a donc *exaltation de l'excitabilité réflexe idéo-motrice qui fait la transformation inconsciente, à l'insu de la volonté, de l'idée en mouvement.*

Il en est de même si je dis à l'hypnotisé : « Vous sentez un chatouillement dans le nez. » L'idée introduite par l'ouïe est réfléchie sur le centre de sensibilité olfactive où elle réveille l'image sensitive mémorielle du picotement nasal, telle que les impressions antérieures l'ont créee et laissée comme empreinte latente ; cette sensation mémorielle ainsi revivifiée peut être assez intense pour déterminer l'axe réflexe de l'éternuement. Il y a donc aussi *exaltation de l'excitabilité réflexe idéo-sensitive ou idéo-sensorielle qui fait la transfor-*

mation inconsciente de l'idée en sensation ou image sensitive.

Les images visuelles, acoustiques, gustatives, succèdent de même à l'idée suggérée.

Les suggestions négatives sont plus difficiles à concevoir. Si je dis à l'hypnotisé : « Votre corps est insensible, votre œil est aveugle, » l'impression propagée par le nerf auditif au centre de la sensibilité tactile ou visuelle crée l'image de l'anesthésie tactile ou visuelle; les nefs cutanés reçoivent l'excitation ; la rétine reçoit l'image ; la vision rétinienne existe, la lumière fait contracter la pupille; mais la perception cérébrale de l'impression tactile, de l'image rétinienne n'existe plus. Il semble que ce soit une *paralysie réflexe d'un centre cortical* que l'idée suggérée a produite dans ce cas. Ces actions nerveuses d'arrêt sont d'ailleurs bien connues, sinon bien expliquées, en physiologie et en pathologie : l'excitation du pneumogastrique arrête les battements du cœur; une émotion violente paralyse, un traumatisme profond produit l'insensibilité du corps (stupeur chirurgicale); la parole fait défaut, par l'effet d'une impression vive; la cécité fonctionnelle subite se manifeste chez les hystériques.

L'organisme possède des mécanismes dynamiques à l'aide desquels une propriété ou activité peut être soudainement suspendue, c'est ce que Brown-Séquard appelle *inhibition;* ces propriétés ou activités peuvent être au contraire renforcées, c'est ce que Brown-Séquard appelle *dynamogénie.* « Cette faculté inhibitive ou dynamogène appartient à nombre de parties du système nerveux et elle peut être mise en jeu, soit d'une manière directe, soit par action réflexe. » Comme exemple d'inhibitions, Brown-Séquard cite l'arrêt du cœur sous l'influence de l'excitation des ganglions sympathiques abdominaux, l'arrêt de la respiration par irritation des nerfs laryngés, l'inhibition de l'activité mentale ou perte de connaissance par simple piqûre du bulbe, le cœur continuant à battre ; l'amaurose réflexe à la suite d'une lésion du trijumeau et d'autres nerfs, ou de la section partielle des corps restiformes chez les lapins [1]. Les suggestions négatives dont nous avons parlé rentrent dans le même ordre de faits.

Le mécanisme de la suggestion, en général, peut donc se résumer dans la formule suivante : *accroissement de l'excitabilité réflexe idéo-motrice, idéo-sensitive, idéo-sensorielle*. De même que par certaines influences, la strychnine par exemple, l'excitabilité sensitivo-motrice est accrue dans la moelle, de manière que la moindre impression à la périphérie d'un nerf se transforme immédiatement en contracture, sans que le cerveau modérateur puisse prévenir ou empêcher cette transformation, de même dans l'hypnotisme l'excitabilité idéo-réflexe est accrue dans le cerveau, de manière que toute idée reçue se transforme immédiatement en acte, sans que l'organe psychique de perfectionnement, l'étage

[1] L'acte initial lui-même, dit Brown-Séquard, à l'aide duquel un individu est jeté dans l'hypnotisme, n'est qu'une irritation périphérique (d'un des sens ou de la peau) ou centrale (par influence d'une idée ou d'une émotion) qui produit une diminution ou une augmentation de puissance dans certains points de l'encéphale, de la moelle épinière ou d'autres parties, et le braidisme ou l'hypnotisme n'est rien autre chose que l'état très complexe de perte ou d'augmentation d'énergie dans lequel le système nerveux et d'autres organes sont jetés sous l'influence de l'irritation première périphérique ou centrale. Essentiellement donc, l'hypnotisme n'est qu'un effet et un ensembie d'actes d'inhibition et de dynamogénie. » (*Gazette hebdomadaire*, 1883, p. 137.)

supérieur du cerveau puisse empêcher la transformation.

Ce n'est là qu'une formule, je le sais; je n'ai pas la prétention d'émettre une théorie. Dans le domaine psychologique, la cause et l'essence des phénomènes nous échappent. Telle qu'elle est, cette formule, si je ne me trompe, sert au moins à concevoir un mécanisme que l'esprit ne peut interpréter rigoureusement. Un peu de lumière surgit, il me semble, de cette conception théorique, tout imparfaite qu'elle est : nous comprenons que ces phénomènes curieux puissent exister normalement, à l'état de veille, chez certains sujets qui, par une disposition particulière de leurs centres nerveux, ont plus ouvertes, plus faciles à frayer les voies de la réflectivité intracérébrale, et qui ont en même temps un affaiblissement de l'état de conscience modérateur de l'automatisme réflexe. On conçoit aussi que ceux qui ont été souvent hypnotisés peuvent avoir contracté par l'habitude, c'est-à-dire par la répétition fréquente des phénomènes provoqués, une augmentation de cette excitabilité idéo-réflexe; les voies plus souvent frayées offrent à l'influx nerveux un dégagement plus facile et plus rapide; l'impression suit ce chemin de préférence, même à l'état de veille; et c'est pour cela que les sujets dressés et éduqués par des hypnotisations antérieures peuvent, sans être de nouveau hypnotisés, manifester les mêmes phénomènes, réaliser les mêmes actes, sous l'influence toute-puissante sur eux de la suggestion.

Le sommeil lui-même naît d'une suggestion consciente ou inconsciente. Celui qui s'affirme qu'il va dormir ou auquel on l'affirme par la parole ou par le geste, immobilisant sa pensée sur l'idée du sommeil, en ressent peu à peu tous les symptômes, lourdeur des paupières, obnubilation visuelle, insensibilité des membres; il isole ses sens, se dérobe à toutes les impressions extérieures, ses yeux se ferment, le sommeil est là.

Les divers procédés d'hypnotisation agissent en partie par voie suggestive; la fixation d'un objet brillant, le strabisme convergent des yeux, développent une fatigue avec engourdissement des paupières, qui insinue l'idée du sommeil; l'occlusion des paupières est une invite à dormir. On dit que les femmes bretonnes endorment leurs nourissons en suspendant au ciel du berceau une petite boule de verre qui brillent devant leurs yeux. Certaines pratiques pour déterminer l'extase religieuse font appel à cette suggestion par fatigue visuelle; telle la contemplation d'un point imaginaire de l'espace, ou du bout de leur nez par les joguis ou dévots de l'Inde, la contemplation de leur nombril par les moines du Mont-Athos ou omphalo-psychiens. Ajoutons que les impressions monotomes, faibles, continues, sur l'un des sens, produisent chez la plupart des personnes une certaine torpeur intellectuelle, prélude du sommeil. Le cerveau, absorbé tout entier par une perception douce, uniforme, incessante, devient étranger à toute autre impression; trop faiblement stimulé, il se laisse engourdir. « Si l'esprit, dit Cullen, s'attache à une seule sensation, il en arrive bientôt à une absence presque totale d'impressions, ou, en d'autres mots à l'état le plus proche du sommeil. »

Le son prolongé et monotone de tambourins frappés avec la même cadence dans l'obscurité de la nuit produit l'hypnotisme extatique chez les Arabes de la secte d'Aïssaoua. L'impression faite sur l'ouïe par le murmure continu des flots, par un débit monotome et lent, amène la somnolence. « L'enfant est hypnotisé auditivement par les chants monotones de sa nourrice ; les oscillations régulières de son berceau, en lui communiquant une longue série de faibles secousses toutes semblables entre elles et séparées par des intervalles égaux, l'hypnotisent par la voie du *sens musculaire*. L'incantation avec ses charmes (*carmina*) dont le rythme simple et invariable murmure à l'oreille et la captive sans parler à l'intelligence, doit être considérée comme une forme particulière du braidisme s'exerçant sur le sens de l'ouïe au lieu de s'adresser à la vue. » (Dr Philips.)

Entre le sommeil spontané et le sommeil provoqué, il n'y a au fond aucune différence ; M. Liébeault a fort judicieusement établi ce fait. Seulement, le dormeur spontané n'est en rapport qu'avec lui-même ; l'idée dernière qui persiste à son sommeil, les impressions que les nerfs périphériques sensitifs et sensoriels continuent à transmettre au cerveau, les incitations venant des viscères deviennent le point de départ d'images et d'impressions incohérentes qui constituent les rêves. Ceux qui nient les phénomènes psychiques de l'hypnotisme ou ne les admettent que sur des tempéraments nerveux malades, ont-ils jamais réfléchi à ce qui se passe dans le sommeil normal, où le cerveau le plus pondéré s'en va à la dérive, où les facultés se dissocient, où les idées les plus bizarres, les conceptions les plus fantastiques s'imposent ? La pauvre raison humaine s'est envolée, l'esprit le plus orgueilleux se laisse halluciner et devient pendant ce sommeil, c'est-à-dire pendant le tiers de l'existence le jouet des rêves que l'imagination évoque.

Dans le sommeil provoqué, l'idée de celui qui l'a endormi reste présente dans l'esprit de l'hypnotisé, d'où la possibilité à l'endormeur de mettre en jeu cette imagination, de suggérer lui-même des rêves, de diriger lui-même les actes que ne contrôle plus une volonté faible ou absente.

A la faveur aussi de cette parésie de l'activité psychique volontaire régulatrice de l'automatisme cérébro-spinal, celui-ci s'exagère et devient prépondérant. Ainsi le sommeil favorise la production des phénomènes suggestifs, en supprimant ou affaiblissant l'influence modératrice, mais il n'est pas indispensable à leur production; il est lui-même déjà, je le répète, un phénomène de suggestion. Certains sujets sont rebelles à l'idée du sommeil, qui arrivent à l'occlusion cataleptiforme des paupières; chez un malade de mon service, je ne provoque ni sommeil, ni occlusion des paupières, mais occlusion de la main contracturée, par simple affirmation. L'hypnotisme n'est donc pas le prélude *obligé* de la suggestion; il la facilite lorsqu'il peut être provoqué; mais d'autres suggestions peuvent réussir quelquefois, lors même que celle du sommeil reste inefficace.

Nous avons établi, au début de cette étude, que l'état hypnotique comporte divers degrés. Dans un mémoire plein d'intérêt et qui révèle un esprit ingénieux, M. Chambard a classé d'une façon différente les diverses périodes du sommeil hypnotique. Cette division est basée en parties sur les conceptions d'Alfred Maury relatives à la succession des phénomènes qui aboutissent au sommeil physiologique.

La vue disparaît d'abord; les autres sens, d'abord exaltés, cessant de fonctionner ensuite, le toucher en dernier lieu.

Les fonctions intellectuelles, devenues momentanément plus actives, parce qu'elles ne sont plus distraites par les impressions sensorielles, se dissocient ensuite;

les premières qui disparaissent sont les facultés *coordinatrices* qui décident et dirigent : la volonté, l'attention, le jugement, finalement la mémoire. Les facultés *imaginatives* qui suggèrent et entraînent, seules persistantes pendant un temps, laissent le cerveau accessible aux rêves, aux hallucinations, aux conceptions bizarres.

Elles s'éteignent à leur tour. Un instant, le *moi* veille seul au-dessus des facultés intellectuelles et des sens assoupis, puis soudain, il s'évanouit. Le sommeil est complet.

Muni de ces données, M. Chambard établit dans l'ordre suivant les degrés intermédiaires depuis le sommeil le plus complet jusqu'au réveil.

Le degré le plus profond c'est la *léthargie;* elle s'empare tout d'abord du sujet hypnotisé, qui ensuite, se réveillant d'une façon plus ou moins complète, s'arrête à un des degrés intermédiaires.

1° Dans la léthargie, le sujet est inerte, sans conscience, sans relation avec le monde extérieur : la vie végétative seule persiste.

Les fonctions de relation renaissent : d'abord, celles qui établissent un lien inconscient entre l'organisme et les impressions du dehors ; c'est l'*automatisme :* toute excitation sensorielle ou sensitive provoque des mouvements simples ou complexes, les mêmes qu'elle déterminerait à l'état de veille, si les facultés coordonnatrices n'intervenaient pour les empêcher ou modérer.

2° C'est d'abord *l'automatisme moteur* donnant lieu aux phénomènes décrits par Charcot sous le nom d'hypérexcitabilité névro-musculaire. Le cerveau étant encore fonctionnellement absent, l'action réflexe excito-motrice est encore accrue, comme chez la grenouille décapitée.

3° Ces fonctions de relation inconscientes, ou de moins peu conscientes, devenant plus actives, les sens tactile, acoustique, musculaire, s'éveillant graduellement, c'est *l'automatisme somnambulique passif* : le sujet continue les mouvements imprimés (*inertie motrice*), accomplit les actes en rapport avec les impressions sensitives ou sensorielles (*suggestion motrice*), reproduit les sons articulés, les mouvements qu'il voit ou entend (*imitation automatique*), accomplit les ordres (*obéissance automatique*).

4° La mémoire et les facultés imaginatives se réveillant à leur tour, c'est *l'automatisme somnambulique actif* : le cerveau, dépourvu de spontanéité, est accessible aux rêves qui diffèrent des rêves ordinaires par le caractère inconscient des phénomènes psycho-moteurs et psycho-sensoriels : rêves ambulatoires, professionnels instinctifs et passionnels, anamnestiques (faits de souvenirs), rêves intelligents (pendant lesquels le sujet accomplit des actes intelligents, écrit, fait de la musique, etc.), rêves suggérés.

5° Les facultés coordinatrices renaissent incomplètement; les facultés imaginatives et instinctives continuant à dominer la scène et l'emportant sur les premières ou facultés de raison, c'est la *vie somnambulique;* le sujet paraît éveillé, accomplit tous les actes de son existence; mais sa volonté affaiblie, son imagination exaltée le laissent accessible aux suggestions, docile aux actes commandés.

6° Enfin, les facultés coordinatrices se retrouvent tout entières; l'équilibre est rétabli; le réveil est complet.

Cette conception ingénieuse ne me paraît pas conforme aux faits.

De toutes les observations, comme on a pu le voir dans l'exposé des phénomènes, il ressort que le somnambulisme actif (l'automatisme somnambulique actif et la vie somnambulique de Chambard), implique l'influence la plus profonde, le degré d'hypnotisme le plus avancé, le plus éloigné de l'état de veille. Tous les autres phénomènes d'ailleurs, l'automatisme moteur, la suggestion motrice, l'imitation et l'obéissance automatiques, se retrouvent chez le somnambule actif. Le même sujet qu'on hypnotise journellement n'arrive souvent, dans les premières séances, qu'à l'automatisme moteur ; ce n'est qu'à la faveur d'hypnotisations répétées qu'il acquiert peu à peu l'aptitude à réaliser les hallucinations et rêves suggérés. C'est alors seulement que l'amnésie au réveil existe, témoignant d'une modification psychique plus intense que celle des périodes précédentes où le sujet assistait en pleine connaissance de cause à sa catalepsie et en conservait le souvenir précis.

Ceux qui ne présentent que l'automatisme moteur ne sont pas d'ailleurs de purs automates ; ils entendent et se rappellent à leur réveil avoir entendu ; souvent ils répondent aux questions ; ils essaient de résister aux suggestions, de lutter contre les attitudes ou mouvements commandés : la conscience n'est pas éteinte, la volonté subsiste, impuissante contre l'action automatique exagérée.

Même dans le somnambulisme actif, les facultés psychiques ne sont pas éteintes : le somnambulisme aussi résiste à certaines suggestions, refuse d'accomplir certains actes ; il réfléchit avant de répondre à certaines questions, il accomplit un travail intellectuel actif. D'ailleurs, les actes, les illusions, les hallucinations post-hypnotiques, commandés pendant l'hypnose, se réalisent après le réveil, alors que la conscience et les facultés coordinatrices ont certainement repris leur empire. Enfin, la manifestation de ces mêmes phénomènes à l'état de veille chez un sujet *compos suî*, étonné de ne pouvoir lutter contre l'automatisme qui le domine, montre bien qu'à tous les degrés de l'hypnose la conscience et la volonté peuvent survivre.

Quant à la léthargie, c'est-à-dire l'inertie complète, l'organisme réduit à la vie végétative, je ne l'ai pas observée ; tous mes hypnotisés, quelque inertes qu'ils parussent, étaient en relation par quelque sens avec le monde extérieur; la suggestion vocale a toujours suffi à les réveiller.

La division de l'état hypnotique en degrés, telle que je l'ai établie, me paraît plus conforme aux données de l'observation.

L'influence la plus faible se traduit par une simple torpeur, avec occlusion des paupières.

Si la *suggestibilité* est plus grande, c'est la fonction motrice qui en subit d'abord les effets ; c'est la contracture suggestive, ce sont ensuite les mouvements automatiques suggestifs qui entrent en scène. L'obéissance automatique, l'anesthésie, les illusions sensorielles, et enfin les hallucinations provoquées marquent les étapes progressives du développement de cette suggestibilité, dont le point culminant est constitué par le somnambulisme actif et par la vie somnambulique.

Je n'essaierai pas d'interpréter plus à fond le mécanisme de tous les phénomènes hypnotiques.

Parmi eux cependant il en est un qui, particulièrement intéressant, a fait appel en vain à toutes les lumières de la psychologie pour en recevoir quelque essai d'interprétation ; je veux parler du problème *des suggestions à longue échéance.*

Essayons, à notre tour, d'apporter un peu de lumière sur cette obscure question.

Avant de l'aborder, il me paraît nécessaire de développer quelques considérations sur les *souvenirs latents.*

L'étude des phénomènes hypnotiques met en évidence les souvenirs latents, je ne dis pas souvenirs inconscients. Des impressions sont déposées dans le cerveau pendant le sommeil hypnotique. Au moment où le sujet les reçoit, il en a conscience. A son réveil, cette conscience a disparu. Le souvenir est momentanément latent, comme beaucoup de souvenirs, comme tous les souvenirs qui, depuis que nous vivons et pensons, dorment dans notre cerveau. Mais ces souvenirs latents de l'état hypnotique peuvent être réveillés ou se réveiller spontanément par certaines influences. Citons quelques exemples.

1° Un jour, on prend la photographie d'une de mes somnambules à l'état de veille, puis elle est hypnotisée, et on reprend sa photographie dans diverses attitudes suggérées pendant cet état : colère, frayeur (vue fictive d'un serpent), gaieté (ivresse), dédain (vue d'étudiants en ricanant), extase. A son réveil, elle ne se souvient de rien. Quelques jours plus tard, l'ayant hypnotisée, je lui dis : « A votre réveil, vous ouvrirez le livre qui est à votre chevet et vous y trouverez votre photographie. » Je ne lui dis que cela. A son réveil, elle prend le livre, l'ouvre, y trouve sa photographie (fictive ! il n'y en avait pas), demande si elle peut la garder et l'envoyer à son fils. « La trouvez-vous ressemblante ? » lui dis-je. — « Très ressemblante, j'ai l'air un peu triste. » — « Eh bien ! dis-je, tourner la page. » Elle tourne et reconnaît sa photographie (fictive !) dans l'attitude de la colère. — « Tournez encore. » Et, en continuant à tourner successivement les pages, elle reconnaît ses photographies diverses avec autant de netteté que si elles existaient réellement, dans ses diverses attitudes, de frayeur, de gaieté, de dédain, d'extase ; elle me décrit avec une précision parfaite chacune de ces attitudes, telle qu'elle la voit, telle qu'elle l'avait prise pendant son sommeil, sans se rappeler aucunement les avoir eues, ni la suggestion correspondant à chacune ; elle paraît fort étonnée quand je lui dis qu'on lui avait communiqué ces attitudes pendant son sommeil. Ainsi la mémoire latente des faits accomplis pendant le somnambulisme a été éveillée par une sorte d'association d'idées-souvenirs.

2° Je produis chez un somnambule endormi des phénomènes suggestifs de transfert ; je mets son bras gauche, par exemple en catalepsie dans la position horizontale ; et approchant de l'autre bras un sthétoscope, je dis que la catalepsie va se transférer de ce côté ; au bout d'une minute, ce bras se place horizontalement, tandis que la gauche tombe inerte. Si je rapproche le sthétoscope du bras gauche, celui-ci reprend la position horizontale, l'autre tombe, et ainsi de suite. Je puis de même produire un torticolis, une paralysie, une contracture suggestive et les transférer d'un côté à l'autre, par la seule idée suggérée au sujet que le sthétoscope produit ce phénomène. Chose remarquable, au réveil, le sujet ne se souvient de rien, et cependant, si je mets l'un de ses bras horizontalement et que j'approche le sthétoscope de l'autre, le phénomène de transfert se produit. Le torticolis, les paralysies, les contractures se transfèrent de même, au grand étonnement du sujet qui ne sait pas comment cela se fait et ne se rappelle pas que les mêmes phénomènes ont été provoqués pendant son sommeil. Il les réalise spontanément à l'état de veille : j'ajoute que je ne lui ai pas suggéré en état hypnotique que les phénomènes doivent se reproduire quand il sera éveillé. De même je lui dis pendant son sommeil : « Si je vous touche le front, vous éclatez de rire. Si je vous touche l'occiput, vous éternuez. Si je vous touche le côté droit de la tête, votre bras gauche est agité de convulsions. » Ces phénomènes obtenus par suggestion, je le réveille. Et, sans rien lui dire je touche le front il rit; je touche l'occiput, il éternue ; je touche le pariétal droit, son bras gauche fait des mouvements convulsifs; La mémoire du réflexe suggéré pendant le sommeil subsiste, à son insu, pendant la veille. J'ai réussi ces expériences chez un grand nombre de sujets.

3° J'ai constaté que certains somnambules rendus analgésiques pendant leur sommeil sont devenus, après un certain nombre de séances analgésiques à l'état de veille : on peut les piquer avec une épingle, sans qu'ils manifestent aucune sensation douloureuse. Il s'agit peut-être dans ces cas, d'un phénomène de même nature : d'une analgésie suggestive par souvenir latent.

4° Voici un autre fait qui n'a pas été signalé avant moi, et qui offre de l'intérêt pour les psychologues. Un somnambule est endormi; je lui parle, je le fais parler; je le fais travailler; je lui donne des hallucinations. Au bout d'une demi-heure, d'une heure au plus, je le réveille ; il ne se souvient absolument de rien; il ne se souviendra jamais de rien spontanément. Or, rien n'est plus facile que d'évoquer chez tous les somnambules le souvenir de toutes les impressions subies pendant son sommeil, et *cette expérience réussit chez tous les somnambules*. Il suffit pour cela que je lui dise : « Vous allez vous rappeler tout ce qui s'est passé, tout ce que vous avez fait pendant votre sommeil. » Je lui mets au besoin la main sur le front pour concentrer son attention; il se replie un instant sur lui-même *sans s'endormir*, et tous les souvenirs latents renaissent avec une grande précision : il répète mes paroles, les siennes, relate successivement ses faits et gestes, ses hallucinations ; rien n'est oublié. J'ai éveillé par simple affirmation les souvenirs latents.

Ces faits étant bien établis, avant d'aller plus loin, cherchons à interpréter, si faire se peut, le mécanisme de l'amnésie ou absence de souvenir au réveil du sommeil profond.

A l'état de veille, nous avons développé cette conception plus haut (pages 175 et suivantes), la partie active et raisonnante du cerveau, appelons-la pour fixer nos idées, mais sans attacher à cette expression une signification anatomique précise, étage supérieur du cerveau, cette partie, dis-je intervient et contrôle ; elle modère ou neutralise la partie imaginative ou automatique, ap pelons celle-ci étage inférieur du cerveau. Dans le sommeil, cette influence cesse : l'étage supérieur du cerveau est engourdi ; l'activité cérébrale est concentrée sur les centres d'imagination et automatiques ; autrement dit, le contrôle intellectuel est diminué.

Si donc nous admettons, avec Durand, de Gros, et Liébeault, que pendant le sommeil, toute ou presque toute l'activité cérébrale, toute la force nerveuse, si l'on veut. absente dans l'étage supérieur (facultés de contrôle) est concentrée dans l'étage inférieur (centres automatiques) qu'en résulte-t-il ? Que tous les phénomènes provoqués dans ce sommeil, conceptions mouvements, sensations, images, toutes les impressions produites, sont créées avec toute cette force nerveuse concentrée et accumulée.

Qu'arrive-t-il au réveil ? Le sujet reprend pleine possession de lui. L'activité nerveuse concentrée se diffuse de nouveau dans tout l'étage supérieur du cerveau et à la périphérie. Alors les impressions perçues pendant le sommeil sont comme évaporées, parce que réalisées avec une grande quantité de force nerveuse, de lumière nerveuse, qu'on me permette cette comparaison, elles ne sont plus assez éclairées, lorsque cette lumière cesse d'y être concentrée, pour être conscientes ; elles sont latentes, comme une image trop peu lumineuse.

Voyez cette somnambule; elle va, vient, obéit aux ordres, elle converse, elle a toute sa conscience, elle travaille. On jurerait qu'elle est éveillée. Après une demi-heure de conversation active, je lui dis brusquement : « Réveillez-vous » : elle parle encore qu'elle se réveille. Elle ne se rappelle plus rien, absolument rien. Phénomène singulier ! Tout s'est évaporé. L'influx nerveux concentré sur certaines parties du cerveau s'est diffusé partout ; la lumière autrement répartie n'éclaire plus les impressions précédentes : un nouvel état de conscience existe. Je remets la somnambule dans son sommeil ; l'ancien état de concentration nerveuse reparaît et, avec elle, l'ancien état de conscience, les impressions éteintes se ravivent, les souvenirs latents renaissent.

On est étonné de la facilité avec laquelle certains sujets passent ainsi d'un état de conscience à l'autre. Je leur ferme simplement les yeux, et je leur parle : « Comment t'appelles-tu ? » — « Paul Durand. » — « Quel âge as-tu ? » — « J'ai treize ans. » — « Tu n'as pas mal ? » — « Non, je n'ai mal nulle part. » — « Vas-tu à l'école? Qu'est-ce que tu apprends? » — « J'apprends le calcul, l'histoire, le français, etc. » — « Réveille-toi. » L'enfant se réveille. « Qu'est-ce que je t'ai dit? » — « Vous ne m'avez rien dit. » — « Comment? je t'ai parlé, tu n'as pas entendu? » — « Je n'ai rien entendu. Vous ne m'avez rien dit. » — « Ferme les yeux. » Il ferme les yeux. « Qu'est-ce que je t'ai dit tout à l'heure? » — « Vous m'avez demandé mon nom, quel âge j'avais, si j'avais mal, ce que j'apprenais à l'école. » — « Qu'est-ce que tu as répondu?» — « J'ai dit que je m'appelais Paul Durand, que j'ai treize ans, que je n'ai pas mal, que j'apprends le calcul, l'histoire, le français. » — « Ouvre les yeux. » Il les ouvre. « Qu'est-ce que tu viens de me dire. » — « Je ne vous ai rien dit. » J'ai répété souvent cette expérience sur beaucoup de sujets, surtout chez des enfants.

La simple occlusion des yeux suffit chez beaucoup à déterminer un nouvel état de conscience. Le cerveau n'étant plus impressionné par les objets matériels sur lesquels l'attention se fixe tombe dans un état passif; le sujet ne regardant plus avec ses yeux, ne regarde plus, si je puis ainsi dire, avec son cerveau. L'activité nerveuse délaisse les centres d'attention supérieurs et se concentre sur les centres automatiques; les impressions nouvelles, évoquées dans ce milieu où l'influx cérébral est autrement réparti, sont comme implantées sur un état de conscience spécial. Les yeux ouverts, le sujet regarde; les images matérielles frappant l'encéphale et appelant son activité nerveuse au dehors, la concentration psychique cesse; les centres qui ont perçu des impressions avec une accumulation de force nerveuse, ne retiennent plus qu'une force nerveuse moindre; l'état de conscience est modifié, l'impression est éteinte, pour reparaître, si le même état de concentration se reproduit, par la simple occlusion des yeux.

Un phénomène du même ordre se produit chez nous instinctivement. Quand nous voulons rappeler un souvenir ou créer en nous une impression profonde, l'inscrire dans notre cerveau de manière qu'elle soit susceptible d'être réveillée à un moment donné, que faisons-nous ? Nous nous concentrons ; nous fermons les yeux ; nous fermons le sensorium à toute impression autre ; et ainsi nous évoquons le souvenir latent ou bien nous gravons profondément l'impression voulue. Elle disparaît bientôt, quand l'activité cérébrale se diffuse de nouveau sur un grand nombre d'objets, sur toute la périphérie nerveuse ; mais elle reparaît facilement, si l'activité cérébrale revient à se concentrer ; le souvenir gagne pour ainsi dire en profondeur, en netteté, ce qu'il perd en continuité.

N'est-ce pas pour cela aussi que les souvenirs de l'enfance, déposés dans un cerveau plus jeune, plus impressionnable, plus crédule, moins préoccupé d'idées multiples, qui se concentre plus facilement, dans lequel les phénomènes de l'activité automatique prédominent, ces souvenirs se gravent plus profondément et s'évoquent plus facilement. Dans la vieillesse, alors que la mémoire faiblit, les souvenirs de l'enfance persistent toujours reparaissent par intervalles, et ne s'éteignent jamais complètement, tandis que les impressions de l'âge adulte, même alors qu'elles ont persisté longtemps, s'efface souvent sans retour. Ajoutons que presque tous les enfants sont hypnotisables, et le nombre de ceux qui sont susceptibles d'entrer en somnambulisme est beaucoup plus considérable que celui des adultes, trois fois plus d'après M. Liébeault.

L'état hypnotique n'est pas un état normal, il ne crée pas de nouvelles fonctions ni des phénomènes extraordinaires; il développe ce qui se produit dans l'état de veille; il exagère à la faveur d'une nouvelle modalité psychique la suggestibilité normale que nous possédons tous à un certain degré : notre état psychique est modifié de manière à réaliser avec plus d'éclat et de netteté les images et les impressions évoquées.

Quand, abîmés dans nos rêveries, notre activité cérébrale se concentre sur les souvenirs, les anciennes impressions reparaissent, d'anciennes images revivent devant nos yeux, souvent nettes comme la réalité; nous restons absorbés dans la contemplation du passé, nous revivons la vie écoulée, nous rêvons, repliés en nous-mêmes; si bien alors, à qui cela n'est-il arrivé? qu'une excitation sensorielle vive, un bruit inattendu, la voix d'un ami nous rappelle à nous et nous arrache à la vie contemplative, véritable hallucination de la veille, nous revenons à nous, notre activité psychique se diffuse de nouveau au dehors, et nos souvenirs s'éteignent instantanément : nous ne pouvons plus nous rappeler l'objet de nos rêveries passives. Il en est de même si la concentration, au lieu de se faire sur un souvenir-image, se fait sur une idée sur laquelle l'esprit se fixe; nous ne pouvons plus nous rappeler l'objet de nos méditations abstraites. L'état de conscience s'est modifié! N'est-ce pas là, spontanément et à notre insu, réalisé chez nous un état comparable à l'état hypnotique provoqué; même exaltation des facultés imaginatives, ou même absorption de l'esprit par une idée, souvent même insensibilité, souvent même amnésie au retour. Le soldat qui, dans la chaleur du combat, ne sent pas sa blessure, Archimède tué, pendant qu'il méditait, étranger à tout, des problèmes abstraits, ne sont-ce pas là des exemples de concentration nerveuse par une idée, par une émotion, semblables à celle que l'hypnotisme provoque : et ne sommes-nous pas tous, à notre insu et souvent, dans un état analogue ?

Peut-être qu'en réalité il n'y a ni un état, ni deux états de conscience, mais des états infiniment variables. Entre l'état de veille parfaite et l'état de concentration parfaite qui constitue le somnambulisme, toutes les variantes existent. Notre cerveau est peuplé de souvenirs qui y sont entassés depuis l'enfance ; tous ces souvenirs sont latents, car s'ils étaient tous éveillés, ce serait un vrai chaos dans notre entendement ; mais chacun de ces souvenirs peut renaître alors que le même état de conscience qui la produit se reproduit.

Ces données de l'observation étant bien saisies, il sera facile de concevoir les idées que je vais présenter sur l'interprétation des suggestions à longue échéance. Certains somnambules ont la faculté de réaliser une suggestion faite en état somnambulique, au jour et à l'heure indiqués, plusieurs semaines ou même plusieurs mois après la suggestion. Le souvenir de l'ôrdre donné, latent en apparence pendant ce long intervalle, renaît avec une précision mathématique au moment fixé, et le sujet exécute l'acte ou réalise l'hallucination commandés, sans en connaître l'origine.

On n'a essayé, que je sache, aucune explication de ce phénomène singulier, d'une réalité incontestable ; les uns, ne pouvant l'expliquer, l'ont nié, refusant obstinément de s'incliner devant l'évidence des faits ; d'autres, comme cet abbé qui a écrit dans l'*Univers* sur les phénomènes hypnotiques, ne trouvant aucune explication plausible, l'ont considéré comme surnaturel; un esprit malin surgirait de l'enfer pour venir en aide à l'opérateur. Les uns manquent, en cette circonstance, d'esprit scientifique; les autres pèchent par absence de modestie et d'humilité. Nier ce qu'on ne peut comprendre, invoquer Dieu ou le Diable pour expliquer ce que le pauvre cerveau humain ne peut concevoir, témoigne d'une certaine suffisance d'esprit qui n'est pas d'un esprit fort. La transmission de la voix humaine articulée avec son timbre et ses inflexions par un fil et une plaque vibrante est un phénomène merveilleux que nous constatons encore mieux que nous ne l'expliquons. Les problèmes de l'infini, de l'éternel sans commencement, de l'espace sans limites, apparaissent à notre entendement humain comme des énigmes dont il ne peut concevoir aucune solution, et cependant cette solution existe. Tous les phénomènes de l'ordre psychique sont des mystères dont le mécanisme nous échappe, et qui ne se réalisent pas moins. Restons humbles avec le sentiment de notre insuffisance, et résignons-nous modestement à ne pas franchir les bornes de notre intelligence.

Si j'ose formuler ici un essai d'interprétation, ou du moins quelques idées pouvant servir à la conception du phénomène que je signale, ce n'est pas que j'aie la prétention de résoudre la question : ma conception n'est peut-être pas la vérité. Du moins aurais-je montré qu'une certaine conception du phénomène est possible, et dégagé ainsi la question de cette apparence mystérieuse et surnaturelle qui répugne à tout esprit scientifique.

Peut-on expliquer les suggestions à longue échéance

par une modification organique imprimée à la substance nerveuse qui est le substratum des phénomènes psychiques? Dira-t-on que, dans l'état hypnotique, le cerveau a la propriété de recevoir l'empreinte de l'idée suggérée et de subir une modification analogue à celle d'un mécanisme à ressort monté ou tendu de façon à produire un échappement à un moment donné comme un réveille-matin réglé pour sonner à une heure déterminée? C'est une conception qui ne repose, il me semble, sur aucune donnée anatomique ou physiologique connue.

Comme argument à cette comparaison de l'appareil psychique qui préside à la mémoire avec un réveille-matin, on pourrait arguer du fait que beaucoup de personnes ont le pouvoir de se réveiller à l'heure qu'elles se sont désignée avant de s'endormir. Le cerveau aurait donc la propriété de régler d'avance son sommeil pour un nombre d'heures variable et déterminé par lui.

L'explication me paraît autre. L'homme qui s'endort avec l'idée de se réveiller à heure fixe continue pendant son sommeil à avoir cette idée; car le sommeil naturel, pas plus que le sommeil provoqué n'entraîne l'abolition de la pensée ni celle de la conscience; nous avons conscience de nous-même pendant le sommeil: nous pensons, nous rêvons, nous travaillons. Beaucoup de sujets parlent en dormant, ils répondent aux questions qui leur sont faites. Il m'est arrivé souvent, trouvant un malade dormant naturellement dans mon service clinique, de lui dire: « Ne vous réveillez pas, continuez à dormir. » Puis je lève ses bras en l'air; ils y restent passivement en catalepsie suggestive. Je lui donne une suggestion pour le réveil. Il l'exécute, sans se souvenir de rien, sans savoir que je lui ai parlé. Le général Noizet et M. Liébeault ont signalé le même fait. Le sommeil naturel est tranformé en sommeil hynoptique; ou pour mieux dire, j'ai mis le sujet en rapport avec moi; car, à mon avis, rien, absolument rien, ne différencie.le sommeil naturel du sommeil provoqué; on peut exploiter le sommeil naturel, comme on exploite le sommeil hypnotique. Un de mes malades, intelligent, que j'endormais depuis plusieurs mois, n'arrivait qu'au troisième degré, c'est-à-dire qu'on pouvait déterminer chez lui de la catalepsie, de la contracture, des mouvements automatiques, mais pas d'anesthésie, pas de suggestions hallucinatoires, pas d'amnésie au réveil. Il se rappelait tout ce qui s'était fait et dit pendant son sommeil. Un jour, il m'apprend que, couchant dans le même lit que son frère à la maison paternelle, celui-ci avait l'habitude de lui parler pendant son sommeil et qu'il lui répondait sans rien se rappeler au réveil; si bien, m'a-t-il ajouté, que lorsque son frère voulait obtenir de lui un renseignement qu'il ne voulait pas lui donner, il le lui extorquait pour ainsi dire pendant son sommeil.

Je lui dis alors : « Si vous pouvez ainsi parler pendant le sommeil naturel, sans vous en souvenir au réveil, il doit être possible que je vous endorme artificiellement de la même manière. » Et je lui suggère de dormir comme du sommeil naturel, sans souvenir à son réveil. J'obtiens, en effet, chez lui depuis ce moment un sommeil profond avec amnésie, avec anesthésie, avec hallucinations suggestives hypnotiques et post-hypnotiques. En général, tous les sujets qui parlent et répondent pendant leur sommeil sont susceptibles d'être mis artificiellement en somnambulisme.

Le sommeil, qu'il soit artificiel ou spontané, n'est pas, je le répète, l'abolition des facultés intellectuelles; c'est un autre état cérébral que celui de la veille, état difficile à définir, dont l'étude reste encore à faire aux psychologues, dans lequel prédominent les phénomènes de l'activité automatique, mais dans lequel aussi les facultés dites de raison ou de raisonnement peuvent être éveillées et concentrées sur un point spécial, sur un ordre d'idées. Ce qui semble dominer, c'est la concentration, c'est la fixité de l'activité nerveuse sur le phénomène embrassé, image ou idée, évoquée ou suggérée; cette concentration d'ailleurs peut se faire successivement sur des objets variables; des rêves multiples se succèdent chez les dormeurs ; des suggestions multiples et diverses sont communiquées aux somnambules qui les réalisent instantanément. La concentration nerveuse change de sujet, au gré de l'hypnotiseur ; le foyeur change de place, si je puis dire ainsi, mais conservant chaque fois toute sa concentration.

Sans développer davantage cette vue que j'abandonne aux psychologues, contentons-nous de savoir que pendant notre sommeil, le cerveau peut continuer à penser, à travailler ; il ne travaille pas à notre insu ; nous en avons conscience, comme le somnambule a conscience de ce qu'il fait ; seulement c'est un *autre état de conscience*, parce que l'activité nerveuse est autrement répartie qu'à l'état de veille; elle est concentrée sur une idée fixe ou sur les centres d'imagination ; et, au réveil, le souvenir s'est évaporé, comme s'est évaporé le souvenir des faits accomplis dans le sommeil provoqué. A qui n'est-il arrivé de s'endormir avec l'idée d'un problème ou d'une solution abstraite à résoudre dont la solution échappait et de se réveiller avec la solution trouvée ? Le cerveau continue à élaborer son travail intellectuel pendant le sommeil, et quelquefois à le réaliser avec plus de facilité, grâce à la concentration psychique spéciale plus active sur l'idée qui le préoccupe. Chez quelques-uns même, ce travail pendant le sommeil s'accomplit d'une façon visible; ils se lèvent, vont, viennent, écrivent, composent, font de la musique, ou des travaux manuels, et, une fois réveillés, se trouvent bien étonnés de ce qu'ils ont fait, sans en avoir conservé le moindre souvenir, ce sont des *dormeurs actifs* ou *somnambules*.

Pourquoi le dormeur se réveille-t-il à l'heure voulue?

Parce qu'il s'endort avec l'idée de se réveiller à telle heure, et qu'il y pense toute la nuit, sciemment et consciemment; l'attention est immobilisée sur cette idée. S'il a la notion du temps, quelques personnes l'ont et savent exactement à chaque instant de la journée quelle heure il est, ou bien s'il entend sonner l'heure à la pendule, il se réveille spontanément à l'heure voulue.

S'il n'a pas la notion du temps, qu'arrive-t-il? Préoccupé de l'idée de ne manquer l'heure, il se réveille plusieurs fois dans la nuit, allume chaque fois la bougie pour s'éclairer; ce qui semble bien témoigner d'un état de conscience parfaite pendant le sommeil. Nos idées sont conscientes, pendant que nous dormons; elles sont devenues latentes quand nous sommes éveillés; nous ne nous rappelons pas que nous avons songé toute la nuit à ne pas manquer l'heure, et nous croyons que le réveil a été spontané ou inconscient.

C'est par cet ordre d'idées que je cherche à me rendre compte du mécanisme des suggestions à longue échéance. Le somnambule qui doit, au bout de trois mois par exemple, accomplir un acte suggéré pendant le sommeil ne manifeste pendant ces trois mois aucune idée de l'ordre reçu; et quand il l'a accompli, il croit et affirme n'avoir eu pendant ces trois mois aucune idée relative à cet acte. En réalité, le souvenir de l'impression déposée dans le cerveau par le sommeil a-t-il été latent ? Ou, du moins a-t-il été constamment latent? Je ne le pense pas.

Rappelons les faits énoncés précédemment :

1° Les impressions perçues par les somnambules pendant leur sommeil paraissent absolument éteintes ; tout est lettre morte. Et cependant tout est revivifié, si on affirme au sujet qu'il va tout se rappeler; il se met spontanément dans l'état de concentration psychique nécessaire pour que le souvenir se réveille.

2° Chez certaines personnes les impressions produites pendant la simple occlusion des yeux s'effacent, les yeux ouverts, et réapparaissent les yeux fermés.

Il faut avoir assisté à ces phénomènes saisissants, il faut avoir vu avec quelle facilité, instantanément, les souvenirs s'éteignent et se rallument chez les somnambules. il faut avoir vu ces sujets parfaitement sains de corps et d'esprit, que la suggestion a mis, je ne dis pas en sommeil. mais dans un autre état de conscience; ils parlent, circulent, travaillent; une seconde après, réveillés, remis dans leur état de conscience antérieur, tout souvenir de la vie précédente paraît à jamais éteint; le sujet est convaincu que rien, rien ne s'est passé. Une seconde après, tout est rallumé, le sujet se rappelle ; et on peut ainsi, par un procédé des plus simples du monde, faire alterner ces deux états de conscience, reproduire artificiellement cette double vie que manifestait spontanement la fameuse Fétida observée par Azam ! Il faut avoir vu ces phénomènes psychiques singuliers pour en saisir toute la portée. Et on ne peut s'empêcher de penser alors que pareil phénomène se produit spontanément chez les somnambules et à leur insu; les somnambules passent facilement d'un état de conscience à l'autre, les souvenirs du second étant effacés dans le premier. Déposez une idée dans leur cerveau pendant l'état dit de somnambulisme, idée qui doit se manifester à un jour déterminé. Pendant l'état dit de veille, l'idée semble éteinte; mais elle ne reste pas latente jusqu'au jour de l'échéance. Elle renaît et redevient consciente, chaque fois que la même concentration nerveuse, chaque fois que le même état psychique se reproduit; il suffit que leur attention se replie sur elle-même, que leur cerveau s'absorbe sur une idée ou sur une image, pour qu'une sorte de somnambulisme passif se réalise chez eux, passif par cela seul qu'on ne le fait pas sortir de sa passivité. Et cela est si vrai que beaucoup de somnambules sont suggestibles à l'état de veille; toute idée formulée, toute image évoquée est réalisée par eux à l'état de veille; ils sont hallucinables par la simple parole; ils sont somnambules normalement et sans artifice de préparation, pour ainsi dire.

L'opérateur ne peut faire autre chose que d'exploiter cet état de réceptivité psychique spéciale.

Il y a donc lieu de penser que le somnambule entre souvent spontanément dans l'état de conscience somnambulique, dans lequel les impressions déposées dans un même état antérieur peuvent se réveiller. Il se souvient alors de l'ordre reçu, de la suggestion commandée; il sait que tel phénomène doit s'accomplir tel jour; il prend ses étapes, si je puis dire; il se confirme dans son idée de ne pas l'oublier et de la réaliser au moment voulu, comme le dormeur normal dans l'idée de ne pas manquer l'heure du réveil. Cette idée est alors chez le somnambule parfaitement consciente. Seulement, quand il cesse de se concentrer, quand nous lui parlons, quand nous appelons de nouveau son activité nerveuse au dehors, nous le remettons en pleine possession de lui, nous lui rendons son état de conscience normal, comme quand nous disons à l'enfant d'ouvrir les yeux et de regarder au dehors avec son cerveau. La concentration n'existe plus ; le souvenir est de nouveau éteint ou latent ; et, au moment où le somnambule a accompli l'acte suggéré, il croit de très bonne foi que l'idée est fraîchement éclose, spontanément éclose dans son cerveau ; *il ne se souvient plus qu'il s'en est souvenu.*

J'ai pu vérifier la chose directement chez deux somnambules. A l'une, je dis pendant son sommeil : « Jeudi prochain (dans cinq jours), vous prendrez le verre qui est sur la table de nuit et vous le mettrez dans la valise qui est au pied de votre lit. » Trois jours après, l'ayant de nouveau endormie, je lui dis : « Vous rappelez-vous ce que je vous ai ordonné ? » Elle me répond : « Oui, je dois mettre le verre dans ma valise jeudi matin, à heures. » — « Y avez-vous pensé depuis que je vous l'ai dit ? » — « Non. » — « Rappelez-vous bien. » — « J'y ai pensé le lendemain matin à 11 heures. » — « Etiez-vous éveillée ou endormie ? » — « J'étais assoupie. »

A un autre, je dis un matin, l'ayant endormi : « Demain matin, à la visite, vous me demanderez si vous devez continuer à prendre du bromure de potassium ; vous me demanderez cela, comme renseignement, sans savoir que c'est moi qui vous ai dit de me le demander. »

Le lendemain matin, en présence du Dr Voisin, qui me faisait l'honneur d'assister à ma clinique, j'avais oublié moi-même ma suggestion ; je quittais son lit lorsqu'il me rappelle et me demande s'il doit continuer à prendre du bromure. « Pourquoi me demandez-vous cela? lui dis-je. « Parce que je dois bientôt quitter l'hôpital et que je désirais savoir si le bromure m'est utile. » — « Pourquoi me demandez-vous cela maintenant? » — « Je ne sais. C'est une idée qui m'est venue. » Alors, je l'endors de nouveau et je lui demande : « Pourquoi m'avez-vous demandé s'il fallait continuer le bromure? » — « Pour savoir s'il m'était utile? » — « Mais pourquoi cette question ce matin? » — « Parce que vous m'avez dit hier de vous le demander. » — « Avez-vous songé depuis hier matin que je vous ai endormi que vous aviez à me poser cette question? » — « J'y ai songé cette nuit pendant mon sommeil. Je rêvais que j'avais mal aux jambes et que je devais vous demander s'il fallait continuer le bromure. » Je le réveille et il ne se souvient plus de rien. L'idée de me faire cette question lui était venue, croyait-il, spontanément.

Donc la suggestion déposée dans le cerveau pendant le sommeil, restée comme un souvenir latent au réveil, est susceptible de redevenir consciente spontanément; si la suggestion ne doit se réaliser qu'au bout de plusieurs semaines, l'idée n'est pas latente et inconsciente jusqu'au jour de l'échéance.

Je me résume dans les conclusions suivantes :

1° Les impressions produites par le sommeil artificie ou provoqué sont toujours conscientes au moment où elles sont produites;

2° La conscience de ces impressions, éteinte au réveil du sommeil provoqué, peut toujours être évoquée par simple affirmation;

3° Les souvenirs latents de l'état hypnotique peuvent

se réveiller spontanément dans certains états de concentration psychique ;

4° L'idée des suggestions à réaliser à longue échéance ne reste pas inconsciente jusqu'au jour de l'échéance ; la conscience de l'idée déposée dans le cerveau pendant l'état hypnotique peut se réveiller par moments, comme les autres souvenirs latents, dans ces mêmes états de concentration psychique.

Mon collègue, M. Beaunis, n'accepte pas cette théorie[1]. « Si la suggestion, dit-il, au lieu de rester latente jusqu'au jour de l'échéance, est remémorée spontanément dans l'intervalle, la difficulté reste la même : mon explication la fractionne, mais ne la résout pas. »

Fractionner une difficulté, c'est la résoudre en partie, la fractionner suffisamment, c'est la résoudre totalement. J'ai dit que les somnambules susceptibles de suggestions à longue échéance sont tous éminemment suggestibles, même à l'état de veille ; ils passent avec une extrême facilité d'un état de conscience à l'autre ; ils sont, je le répète, spontanément somnambules et sans artifice de préparation. Absorbés en eux-mêmes, concentrés, ils sont dans l'état de conscience où ils se rappellent la suggestion qui leur a été imposée. Parlez-leur, vous appelez leur activité cérébrale au dehors, vous produisez un autre état de conscience où ils ne se souviennent plus, où ils ne savent pas qu'ils se sont souvenus.

Ainsi la suggestion à accomplir peut être présente à leur esprit une grande partie de la journée ; seulement le sujet ne le sait plus quand nous lui parlons.

[1] Beaunis, *Le somnambulisme provoqué*. 2e édition. Paris, 1887, p. 241.

Si cette conception est exacte, la suggestion à longue échéance n'est pas plus difficile à interpréter que la suggestion qui doit se réaliser immédiatement après le réveil.

M. Beaunis n'accepte pas mon explication du réveil à l'heure voulue. « Si le dormeur, dit-il, pensait toute la nuit sciemment et consciemment à se réveiller à telle heure, il en conserverait quelque souvenir, on se rappelle un rêve qui n'a cependant fait que traverser le cerveau, et on ne se rappellerait pas une idée sur laquelle l'attention a été immobilisée. » Mais c'est là précisément ce qui constitue l'essence du sommeil profond ou somnambulisme : l'amnésie au réveil ! Le somnambule peut rester des heures l'esprit concentré sur une même idée, p. ex. sur un problème à résoudre : il ne se rappelle rien au réveil. Sans doute dans les degrés moins profonds du sommeil naturel ou provoqué, on se rappelle ses rêves; certains dormeurs légers peuvent, comme l'hypnotisé des premiers degrés se rappeler les idées qui leur ont traversé le cerveau; ils peuvent se rappeler que leur esprit a été préoccupé de l'idée de ne pas manquer l'heure. Mais dans ce cas, semblables aux hypnotisés qui ont les souvenirs présents, ils manquent de ce qui fait pour eux le criterium du sommeil, ils croient n'avoir pas dormi.

M. Beaunis voit dans tous ces faits des phénomènes de *cérébration inconsciente*. J'avoue que je ne conçois celle-ci que en tant qu'elle se rapporte aux phénomènes de la vie végétative; le cerveau intervient à notre insu dans l'acte de la circulation, de la respiration, de la nutrition. Mais la pensée, au moment où elle se produit est toujours un phénomène de conscience : l'hypnotisé qui vole par suggestion, le fou qui tue, savent qu'ils volent, qu'ils tuent. S'ils ne sont pas responsables, c'est parce que leur conscience morale est faussée par des impulsions irrésistibles, parce que la folie, la suggestion dominent leur être ; ils savent qu'ils frappent, mais ne peuvent s'empêcher de frapper. L'état de conscience est modifié, comme il peut l'être aussi par les émotions morales vives, telle que la colère. Le sujet revenu à l'état normal, désuggestionné, décoléré, désaliéné, revenu à son état de conscience habituel, peut avoir tout oublié. Cependant l'acte était conscient bien que son souvenir soit maintenant effacé. Il y a des idées latentes ; il n'y a pas d'idées inconscientes.

CHAPITRE IX

Applications générales de la doctrine de la suggestion. — Point de vue moral et psychologique. — De l'éducation. — Point de vue juridique. — Suggestions criminelles. — Observation. — Des hallucinations rétroactives. — Affaires de Tisza-Eslar. — Imbécillité instinctive. — Réponse à M. Paul Janet.

A tous les points de vue, la doctrine de la suggestion, telle que nous l'avons établie sur les faits d'observation, soulève les questions les plus palpitantes. En psychologie, c'est une révolution ! Que de problèmes cette étude, encore dans l'enfance, n'est-elle pas appelée à résoudre ! Jusqu'à quel point la suggestion a-t-elle prise sur les cerveaux les plus divers choisis dans les classes intelligentes raffinées par l'éducation comme dans les classes modestes offrant moins de résistance cérébrale ? Jusqu'à quel point les passions, les instincts, les goûts, les facultés psychiques peuvent-elles être modifiées par une suggestion prolongée et habilement conduite, soit à l'état de veille, soit à l'état hypnotique ? L'éducation de l'enfant, les notions et les principes inculqués à son cerveau par la parole et par l'exemple, les doctrines philosophiques et religieuses dans lesquelles il est bercé dès son plus jeune âge, n'est-ce pas déjà une véritable suggestion à l'état de veille qui, si elle est méthodiquement pratiquée, dirigée dans un sens uniforme, si elle n'est pas contrecarrée par des idées ou des exemples contradictoires, s'impose souvent avec une force irrésistible ?

Les hommes mûrs, dont l'expérience personnelle a plus tard affranchi le cerveau, conservent souvent, en dépit de toute leur indépendance d'esprit, de toute leur libre raison, un vieux fonds d'idées dont ils ne peuvent plus se départir, parce qu'elles se sont incarnées dans leur cerveau à la faveur d'une longue suggestion antérieure, bien que ces idées semblent jurer avec les allures nouvelles de leur état psychique. « Sans que l'on s'en rende compte, dit M. Liébault, on acquiert des notions morales et politiques, des préjugés de famille, de race, etc. ; on s'imprègne des idées qui font atmosphère autour de soi. Il est des principes sociaux et religieux qui ne devraient pas résister devant le sens commun, pour ne pas dire devant la raison, auxquels on croit de bonne foi et que l'on défend comme son propre bien. Ces principes étaient ceux des ancêtres ; ils sont même nationaux ; ils se sont incarnés des pères aux fils ; les détruire par le raisonnement est impossible et, par la force, c'est dangereux ; on a beau en démontrer la fausseté ; il y a dans les hommes des pensées par imitation qui, tout absurdes qu'elles sont, font corps avec eux-mêmes, et finissent par se transmettre de génération en génération, à la façon des instincts. »

Ce qu'une suggestion à l'état de veille peut réaliser sur certains cerveaux jeunes et vierges, la suggestion hypnotique qui supprime le contrôle, l'effectue de force, pour ainsi dire, et comme par effraction, les maîtres du logis étant absents, avec une efficacité bien autrement puissante. Est-il vrai de dire, avec Durand, que le braidisme nous fournit la base d'une orthopédie intellectuelle et morale qui, certainement, sera inaugurée un jour dans les maisons d'éducation et dans les établissements pénitentiaires ?

Au point de vue juridique et médico-légal, que d'applications ! Quand on voit un sujet tombé spontanément ou mis artificiellement en vie somnambulique, instrument docile et sans volonté aux mains d'un autre, subir toutes les influences, accomplir tous les actes, on ne peut se défendre d'une vive émotion ! Et quand on le voit, réveillé de son sommeil hypnotique, exécuter un ordre commandé, croyant le faire de sa propre initiative, on ne peut s'empêcher de répéter avec M. Ribot[1] la phrase de Spinoza : « Notre illusion du libre arbitre n'est que l'ignorance des motifs qui nous font agir. »

Il appartient aux moralistes, aux psychologues, aux médecins légistes de scruter avec courage les grandes questions de cet ordre qui s'imposent à la conscience humaine.

Je veux montrer seulement par un exemple combien les phénomènes de suggestion psychique, tels que l'expérimentation les a réalisés sur nos sujets, peuvent être exploités dans un intérêt coupable. L'observation suivante, que je rapporte d'après Pr. Despine, est extraite du compte rendu des audiences du 30 et du 31 juillet 1865, des assises de Draguignan :

« Le 31 mars 1865, un mendiant arriva au hameau de Guiols (Var). Il avait vingt-cinq ans environ ; il était estropié des deux jambes. Il demanda l'hospitalité au nommé H..., qui habitait ce hameau avec sa fille. Celle-ci était âgée de vingt-six ans, et sa moralité était parfaite. Le mendiant, nommé Castellan, simulant la surdi-mutité, fit comprendre par des signes qu'il avait faim ; on l'invita à souper. Pendant le repas, il se livra à des actes étranges qui frappèrent l'attention de ses hôtes :

[1] Ribot, *les Maladies de la volonté*. Paris, 1883.

il affecta de ne faire remplir son verre qu'après avoir tracé sur cet objet et sur sa propre figure le signe de la croix. Pendant la veillée, il fit signe qu'il pouvait écrire. Alors il traça les phrases suivantes : « Je suis le fils de « Dieu, je suis du ciel et mon nom est : Notre-Seigneur ! « Car vous voyez mes petits miracles, et plus tard vous « en verrez de plus grands. Ne craignez rien de moi, « je suis envoyé de Dieu. » Il prétendait connaître l'avenir et annonçait que la guerre civile éclaterait dans six mois. Ces actes absurdes impressionnèrent les assistants, et Joséphine H..., en fut vivement émue : elle se coucha habillée, par crainte du mendiant. Ce dernier passa la nuit au grenier à foin, et le lendemain, après avoir déjeuné, il s'éloigna du hameau. Il y revint bientôt, après s'être assuré que Joséphine resterait seule pendant toute la journée. Il la trouva occupée des soins du ménage et s'entretint pendant quelque temps avec elle à l'aide de signes. La matinée fut employée par Castellan à exercer sur cette fille une sorte de fascination. Un témoin déclare que, tandis qu'elle était penchée sur le foyer de la cheminée, Castellan, penché sur elle, lui faisait avec la main sur le dos des signes circulaires et des signes de croix ; pendant ce temps, elle avait les yeux hagards. (Peut-être l'avait-il mise alors en somnambulisme.) A midi, ils se mirent à table ensemble. A peine le repas était-il commencé, que Castellan fit un geste, comme pour jeter quelque chose dans la cuiller de Joséphine. Aussitôt la jeune fille *s'évanouit*. Castellan la prit, la porta sur son lit, et se livra sur elle aux derniers outrages. Joséphine avait conscience de ce qui se passait, mais, retenue par une force invincible, elle ne pouvait faire aucun mouvement, ni pousser un cri, quoique sa volonté protestât contre l'attentat qui était commis sur elle. (Elle était alors en léthargie lucide.) Revenue à elle, elle ne cessa pas d'être sous l'empire de Castellan, et à 4 heures de l'après-midi, au moment où cet homme s'éloignait du hameau, la malheureuse, entraînée par une influence à laquelle elle cherchait en vain à résister, abandonnait la maison paternelle, et suivait éperdue ce mendiant, pour lequel elle n'éprouvait que de la peur et du dégoût. Ils passèrent la nuit dans un grenier à foin, et le lendemain ils se dirigèrent vers Collobrières. Le sieur Sauteron les rencontra dans un bois et les amena chez lui. Castellan lui raconta qu'il avait enlevé cette jeune fille après avoir surpris ses faveurs. Joséphine lui fit part aussi de son malheur en ajoutant que, dans son désespoir, elle avait voulu se noyer. Le 3 avril, Castellan, suivi de cette jeune fille, s'arrêta chez le sieur Coudroyer, cultivateur. Joséphine ne cessait de se lamenter et de déplorer la malheureuse situation dans laquelle la retenait le pouvoir irrésistible de cet homme. Ayant peur des outrages dont elle craignait d'être encore l'objet, elle demanda à coucher dans une chambre voisine. Castellan s'approcha d'elle au moment où elle allait sortir, il la saisit sous les hanches et *aussitôt elle s'évanouit.* Puis, bien que, d'après les déclarations des témoins, elle fût comme morte, on la voit sur l'ordre de Castellan, monter les marches de l'escalier, les compter, puis rire convulsivement. Il fut constaté qu'elle se trouvait alors complètement insensible. (Elle se trouvait alors en somnambulisme.)

« Le lendemain 4 avril, elle descendit dans un état qui ressemblait à de la folie ; elle déraisonnait et refusait toute nourriture. Elle invoquait Dieu et la Vierge. Castellan, voulant donner une nouvelle preuve de son ascendant sur elle, lui ordonna de faire à genoux le tour de la chambre, et elle obéit. Emus de la douleur de cette malheureuse et indignés de l'audace avec laquelle son séducteur abusait de son pouvoir sur elle, les habitants de la maison chassèrent le mendiant malgré sa résistance. A peine avait-il franchi la porte que Joséphine tomba comme morte. On rappela Castellan; celui-ci fit sur elle divers signes, et lui rendit l'usage de ses sens. La nuit venue, elle alla reposer avec lui.

« Le lendemain ils partirent ensemble. On n'avait pas osé empêcher Joséphine de partir avec cet homme. Tout à coup on la vit revenir en courant. Castellan avait rencontré des chasseurs, et pendant qu'il causait avec eux, elle avait pris la fuite. Elle demandait en pleurant qu'on la cachât, qu'on l'arrachât à cette influence. On la ramena chez son père, et, depuis lors, elle ne paraît pas jouir de toute sa raison.

« Castellan fut arrêté. Il avait été déjà condamné correctionnellement. La nature paraît l'avoir doué d'une puissance magnétique peu commune; c'est à cette cause qu'il faut attribuer l'influence qu'il avait exercée sur Joséphine, dont la constitution se prêtait merveilleusement au magnétisme, ce qui a été constaté par diverses expériences auxquelles l'ont soumise les médecins experts. Castellan reconnut que c'est par des passes magnétiques que fut causé l'évanouissément de Joséphine qui précéda le viol. Il avoua avoir eu deux fois des rapports avec elle dans un moment où elle n'était ni endormie ni évanouie, mais où elle ne pouvait donner un consentement libre aux actes coupables dont elle était l'objet (c'est-à-dire dans un état de léthargie lucide). Les rapports qu'il eut avec elle la seconde nuit qu'ils passèrent à Capelude eurent lieu dans les conditions suivantes : Joséphine ne s'est pas doutée de l'acte coupable dont elle fut victime, et c'est Castellan qui lui raconta le matin qu'il l'avait possédée pendant la nuit. Deux autres fois il avait abusé d'elle de la même manière, sans qu'elle s'en doutât (c'est-à-dire qu'elle était dans un sommeil somnambulique).

« Depuis qu'elle est soustraite à l'influence de cet homme, Joséphine a recouvré la raison. Elle dit dans sa déposition devant la cour : « Il exerçait sur moi une « telle influence à l'aide de ses gestes (passes) que je « suis tombée plusieurs fois comme morte. Il a pu alors « faire de moi ce qu'il a voulu. Je comprenais ce dont « j'étais victime, mais je ne pouvais ni parler ni agir, et « j'endurais le plus cruel des supplices. » (Elle faisait allusion à ses accès de léthargie lucide ; quant à ses états de somnambulisme, elle n'en avait pas eu conscience.)

« Trois médecins, les Drs Hériart, Paulet et Théus, ont été appelés à éclairer le jury sur les effets du magnétisme. Ils ont confirmé par leurs déclarations les conclusions du rapport médico-légal rédigé à l'occasion de cette affaire par les Drs Auban et Roux, de Toulon, Castellan a été condamné à douze ans de travaux forcés. »

A l'époque où ces faits se passaient, les phénomènes du somnambulisme n'étaient pas connus comme ils le sont aujourd'hui. Nos lecteurs apprécieront sans hésitation tous les détails de cette curieuse observation.

Ici, l'état psychique de la malheureuse victime, dû à des manœuvres coupables, peut être facilement établi. Mais que de suggestions inconscientes dont l'origine reste douteuse !

Mon collègue, M. Liégeois, professeur à la Faculté de droit de Nancy, a particulièrement étudié dans un mémoire qui a eu un grand retentissement les rapports de la suggestion avec le droit civil et criminel.

Il a fait un grand nombre d'expériences propres à établir la possibilité de suggérer des crimes, que les sujets accomplissent sans savoir le mobile réel qui a guidé leur main.

Voici, comme exemple, une de ces observations :

« Je dois m'accuser, dit M. Liégeois, d'avoir essayé de faire tuer mon ami M. P..., ancien magistrat, et cela, chose grave, en présence de M. le commissaire central de Nancy.

« Je m'étais muni d'un revolver et de quelques cartouches. Pour ôter l'idée d'un jeu pur et simple au sujet mis en expérience, et que je pris au hasard parmi les cinq ou six somnambules qui se trouvaient ce jour-là, chez M. Liébeault, je chargeai un des coups du pistolet et je le tirai dans le jardin ; je rentrai ensuite, montrant aux assistants un carton que la balle venait de perforer.

« En moins d'un quart de minute, je suggère à Mme G... l'idée de tuer M. P... d'un coup de pistolet. Avec une inconscience absolue et une parfaite docilité, Mme G... s'avance sur M. P... et tire un coup de revolver.

« Interrogée immédiatement par M. le commissaire central, elle avoue son crime avec une entière indifférence. Elle a tué M. P... parce qu'il ne lui plaisait pas. On peut l'arrêter ; elle sait bien ce qui l'attend. Si on lui ôte la vie, elle ira dans l'autre monde, comme sa victime, qu'elle voit étendue à terre, baignant dans son sang. On lui demande si ce n'est pas moi qui lui aurais suggéré l'idée du meurtre qu'elle vient d'accomplir. Elle affirme que non ; elle y a été portée spontanément elle seule est coupable. »

J'ai parlé des suggestions post-hypnotiques dont sont susceptibles beaucoup de dormeurs profonds ; on peut chez eux provoquer des actes ou des hallucinations qui auront lieu plusieurs jours, même plusieurs semaines après le réveil, auxquels ils ne pourront se soustraire et dont ils ignoreront l'origine.

Il y a plus. Depuis que j'ai publié ces faits, j'ai pu constater que chez beaucoup on peut développer de véritables *hallucinations rétroactives ;* on peut leur suggérer qu'à un moment déterminé ils ont vu tel fait, commis tel acte, dont l'image créée dans leur cerveau apparaît comme un souvenir vivant qui les domine, au point qu'il est pour eux une réalité incontestable.

Voici, par exemple, une de mes somnambules, Marie G...., femme intelligente, dont il a été déjà question. Je la mets en sommeil profond et je lui dis : « Vous vous êtes levée dans la nuit ? » Elle répond : « Mais non. » J'insiste : « Vous vous êtes levée quatre fois pour aller à la selle ; et la quatrième fois vous êtes tombée sur le nez. Cela est certain ; et quand vous vous réveillerez, personne ne pourra vous faire croire le contraire. » A son réveil, je lui demande : « Comment cela va ? » — Bien, me dit-elle, mais cette nuit, j'ai eu de la diarrhée, je me suis levée quatre fois, même je suis tombée et me suis fait mal au nez. » Je lui réponds : « Vous avez rêvé cela ; vous ne m'aviez rien dit tout à l'heure ; aucune malade ne vous a vue. » Elle persiste dans son affirmation ; elle n'a pas rêvé ; elle a parfaitement conscience de s'être levée ; toutes les malades dormaient, et elle reste convaincue que c'est arrivé.

Un autre jour, pendant son sommeil, je lui demande dans quelle maison elle habite et quels sont ses colocataires. Elle me dit entre autres que le premier étage est habité par une famille, père, mère, plusieurs petites filles et un vieux garçon restant chez eux. Alors je lui dis ce qui suit : « Le 3 août (il y a quatre mois et demi), à trois heures de l'après-midi, vous rentriez chez vous ; arrivée au premier étage, vous avez entendu des cris sortant d'une chambre, vous avez regardé par le trou de la serrure ; vous avez vu le vieux garçon commettant un viol sur la plus jeune petite fille ; vous l'avez vu ; la petite fille se débattait, elle saignait ; il lui mit un bâillon sur la bouche. Vous avez tout vu ; et vous avez été tellement saisie que vous êtes rentrée chez vous et que vous n'avez rien osé dire. Quand vous vous réveillerez, vous n'y penserez plus ; ce n'est pas moi qui vous l'ai dit ; ce n'est pas un rêve, ce n'est pas une vision que je vous ai donnée pendant votre sommeil magnétique ; c'est la vérité même ; et si la justice vient plus tard faire une enquête sur ce crime, vous direz la vérité. » Cela dit, je change le cours de ses idées, je détermine des suggestions plus gaies ; à son réveil, je ne lui parle plus de ce fait. Trois jours après, je prie mon ami, M. Grillon, avocat distingué, d'interroger cette femme, comme s'il était juge d'instruction. En mon absence, elle lui raconte les faits dans tous leurs détails, donnant les noms de la victime, du criminel, l'heure exacte du crime ; elle maintient ses dires énergiquement ; elle sait quelle est la gravité de son témoignage ; si on l'appelle à comparaître devant les assises, malgré l'émotion qu'elle en ressent, elle dira la vérité, puisqu'il le faut ; elle est prête à jurer devant Dieu et les hommes ! M'étant approché de son lit après la déposition, l'avocat, faisant office de magistrat, la fit répéter devant moi. Je lui demandai si c'était bien la vérité, si elle n'avait pas rêvé, si ce n'était pas une vision comme celles que j'avais l'habitude de lui donner pendant son sommeil ; je l'engageai à se défier d'elle-même. Elle maintint avec une conviction inébranlable son témoignage.

Cela fait, je l'endormis pour déraciner cette suggestion. « Tout ce que vous avez dit au juge d'instruction, lui dis-je, n'est pas : vous n'avez rien vu le 3 août; vous ne savez plus rien de rien; vous ne vous rappellerez même pas que vous avez parlé au juge d'instruction; il ne vous a rien demandé et vous ne lui avez rien dit. » A son réveil, je lui dis : « Qu'avez-vous dit à monsieur, tantôt? » — « Je n'ai rien dit. » — « Comment, vous n'avez rien dit, répliqua le magistrat, vous m'avez parlé d'un crime qui a eu lieu dans votre maison le 3 août; vous avez vu le nommé X..., etc. » Marie G... resta interdite. La nouvelle du crime la suffoquait; elle n'en avait jamais entendu parler. Quand M. X... insista, lui disant qu'elle-même avait signalé ce crime, elle n'y comprit rien; une violente émotion la saisit à la nouvelle qu'elle serait appelée en justice pour témoigner. Et pour calmer cette émotion, je dus l'endormir de nouveau et passer l'éponge sur toute cette scène véritablement effrayante de réalité. A son nouveau réveil, le souvenir de tout était effacé sans retour et le lendemain, conversant avec elle et amenant à dessein la conversation sur les gens de sa maison, elle m'en parla naturellement comme si jamais il n'en avait été question entre nous.

Il y a plus encore. Nous avons vu que certains sujets hypnotisables peuvent, sans être hypnotisés de nouveau, *par simple affirmation à l'état de veille*, subir des illusions ou des hallucinations variables; ceux-ci peuvent subir de même des hallucinations rétroactives; ce qui se passe pathologiquement chez les aliénés qui se figurent avoir assisté à telle scène, avoir commis tel acte, meurtre ou vol, et retracent tous les détails du crime dont ils ont été acteurs ou spectateurs, peut être réalisé artificiellement chez certaines personnes, par simple affirmation, avec une facilité effrayante.

A Sch..., l'un de mes somnambules, je dis : « Vous avez vu cette nuit; mon clef de clinique, M. le Dr G..., à côté de votre lit, il s'est trouvé mal, il a vomi; même, vous lui avez donné votre mouchoir pour s'essuyer. » Il resta convaincu que c'était arrivé! L'idée suggérée s'imposait comme image rétrospective réelle à son cerveau. Un heure après, ayant rencontré M. le Dr G..., Sch... lui dit : « Je vous ai vu cette nuit; vous étiez bien malade. » — « Comment, vous m'avez vu, je n'étais pas à l'hôpital ! » — « Je vous ai bien vu, il était 4 heures 5 minutes; vous étiez malade; c'était une indisposition; il n'y avait pas de votre faute. »

Un autre jour, je lui dis : « Vous êtes sorti de la salle ce matin; vous avez été devant la chapelle, vous avez regardé par le trou de la serrure; deux hommes se battaient, etc. » Il l'avait vu, et le lendemain, l'ayant fait mander dans mon cabinet auprès d'une personne se faisant passer pour commissaire de police, il raconta les faits, donna le signalement des ouvriers; l'un avait eu le bras cassé, il l'avait vu porter en civière dans la salle de chirurgie; c'est lui qui avait commencé la querelle. Il se déclara prêt à témoigner en justice et à prêter serment. Le pseudo-commissaire lui ayant insinué en mon absence que c'était peut-être une illusion, une idée suggérée par moi, il parut vexé de cette observation et maintint énergiquement qu'il avait vu et ne disait que ce qu'il avait vu. J'ajoute que cet homme jouit de sa raison; malade guéri, il fait office d'infirmier auxiliaire au service et a des antécédents honnêtes.

Ces faits ne sont pas isolés. M. Liégeois a fait, en même temps que moi, des expériences nombreuses du même ordre, à l'état de veille et à l'état de sommeil, sur d'autres sujets hypnotisables; il est arrivé à des résultats concordants. De graves réflexions surgissent! Qu'y puis-je? Faut-il étouffer la vérité?

L'idée de ces expériences m'a été inspirée par un procès récent qui a vivement passionné l'opinion.

On connaît l'affaire de Tisza-Eslar. Une jeune fille de quatorze ans, appartenant à la confession réformée, disparaît. Dix-neuf familles juives habitent ce village hongrois. Bientôt le bruit se répand que les Juifs l'ont tuée pour avoir son sang; c'était la veille de Pâques; ils ont mêlé son sang chrétien au pain sans levain de leur pâques. Un cadavre repêché plus tard dans la Theiss est reconnu par six personnes comme étant celui de la jeune fille; mais la mère restait incrédule, et d'autres témoins, choisis par elle, refusèrent de reconnaître le cadavre. La passion antisémitique était soulevée; l'opinion était faite. Treize malheureux juifs furent arrêtés. Le juge d'instruction, grand ennemi d'Israël, s'occupe avec une activité féroce à confirmer la conjecture que sa haine aveugle a conçue. Le sacristain de la synagogue avait un fils âgé de treize ans: il le cita devant lui. L'enfant ne savait rien du meurtre. Mais le juge, voulant à toute force établir ce qu'il croit ou veut être la vérité, le confie au commissaire de sûreté, expert pour extorquer des aveux; celui-ci l'emmène dans sa maison. Quelques heures après, l'enfant avait avoué : son père avait attiré la jeune fille chez lui, puis l'avait envoyée à la synagogue. Moritz — c'était le nom de l'enfant —

avait entendu un cri, était sorti, avait collé son œil à la serrure du temple, avait vu Esther étendue à terre; trois hommes la tenaient; le boucher la saignait à la gorge et recueillait son sang dans deux assiettes!

Séquestré pendant trois mois, confié à un gardien qui ne le quitte pas, l'enfant, arrivé à l'audience, persiste dans ses aveux : la vue de son malheureux père et de ses douze coreligionnaires que la potence menace, les supplications les plus ardentes pour l'engager à dire la vérité, les pleurs et les malédictions, rien ne l'émeut; il répète sans se lasser les mêmes choses dans les mêmes termes : il a vu. On sait que la justice finit par triompher; tous les amis de la Hongrie et de la civilisation s'en sont réjouis.

Comment expliquer les aveux de l'enfant ? Deux hypothèses sont possibles. La terreur, la violence, les menaces ont pu arracher une déposition mensongère; et l'on sait combien chez les enfants et même chez les adultes l'entêtement dans le mensonge devient opiniâtre, par cela seul qu'on a vécu pendant des semaines avec l'habitude de ce mensonge; ajoutez la flatterie suivant la violence, la promesse d'une existence semée de roses pour récompenser la persévérance dans le mensonge imposé. Cela est possible ! Et cependant, je ne conçois pas volontiers une perversion morale aussi monstrueuse, aussi rapidement développée chez un enfant qui, jusque-là, n'avait pas témoigné de mauvais instincts.

Que la terreur arrache un témoignage mensonger à une âme faiblement trempée, c'est dans la nature des choses! Mais placé en présence d'un père qui souffre et implore, que l'enfant, sourd à toutes les supplications, maintienne consciemment sa déposition, sachant qu'elle entraînera la peine capitale, qu'il continue nonobstant à débiter envers et contre tous sa petite histoire qu'il sait inventée de toutes pièces, c'est une persévérance rare de monstruosité morale.

Voici l'autre hypothèse : L'enfant est amené devant le juge d'instruction : humble, déprimé dans le milieu pauvre où il est élevé, il tremble devant le personnage qui représente la Force et la Justice. Seul, éperdu, face à face avec le commissaire de sûreté auquel on l'a livré, il est terrorisé. L'autre lui persuade avec conviction que les juifs sont une race maudite pour qui verser le sang chrétien est une œuvre pie; ils ont l'habitude d'arroser de ce sang le pain sans levain de leurs Pâques; ce n'est pas le premier procès de ce genre. Dans un langage coloré, plein d'assurance, il lui raconte les détails circonstanciés et réalistes de scènes analogues. L'imagination du pauvre enfant nerveux, fasciné par la terreur, est vivement frappée : il est tout yeux, tout oreilles; ses facultés de raison sont paralysées par l'émotion. Les paroles du personnage font impression sur son faible esprit; et peu à peu l'impression profonde et persistante devient image; sous l'influence de cette suggestion vigoureuse, le cerveau hypnotisé construit de toutes pièces la scène que le commissaire évoque : tout est là : l'enfant voit la victime couchée, tenue par trois personnes, le sacrificateur plongeant son couteau dans la gorge, le sang s'écoulant : l'enfant a vu : l'hallucination rétroactive est créée, comme on la crée expérimentalement dans le sommeil profond, et le souvenir de la vision fictive est si vivant que l'enfant ne peut s'y soustraire. Telle une scène dramatique vigoureusement esquissée par un romancier s'impose à l'imagination avec autant de lumière que la réalité même.

J'ignore si cette hypothèse est la vraie : le fait mêm de la conversion rapide de l'enfant, due aux manœuvres habiles de ses instructeurs, semble dénoter un cerveau accessible aux suggestions. L'étude psychique de ce témoin par une commission de médecins pénétrés de ces faits eût permis sans doute de mesurer la suggestibilité de ce cerveau, de constater s'il était hypnotisable, peut-être de faire jaillir la vérité.

Les faits que je viens de relater étaient consignés dans la précédente édition de cet ouvrage. Voici des observations nouvelles confirmatives :

Joseph-François S..., jeune homme de 22 ans, a travaillé comme compositeur à l'imprimerie Berger-Levrault ; il entre dans mon service pour une sciatique datant de huit jours. Je reconnais qu'il est très hypnotisable, hallucinable, et suggestible à l'état de veille. En une séance, il est guéri par suggestion de sa sciatique.

C'est un garçon lymphatique, presque imberbe, ajourné au service militaire pour faiblesse de constitution. Toutefois, il est bien conformé et n'a jamais été malade ; il n'a jamais eu d'accès de somnambulisme spontané, ni d'autres manifestations nerveuses. Il est assez intelligent et instruit, honnête et laborieux ; il a fait ses classes à l'école des Cordeliers ; pendant l'année 1882-83, il allait deux fois par semaine aux cours de chimie de l'Ecole supérieure ; il travaille comme compositeur d'imprimerie depuis sept ans, et il gagnait, en dernier lieu, 3 fr. 50 par jour ; il n'a jamais fait aucun excès, ni alcoolique, ni vénérien. Son père, cordonnier, a 60 ans et se porte bien, ainsi que sa mère qui a le même âge ; il a deux frères, forts et bien portants ;

une sœur aussi bien portante, forte, âgée de 29 ans, mère de trois enfants vigoureux. Il ne connaît aucune maladie nerveuse dans sa famille.

Le 21 mars dernier, M. le docteur Schmitt, professeur agrégé à la Faculté, étant dans mon service, je dis à S... (sans l'endormir et sans l'avoir endormi préalablement) : « Vous voyez ce monsieur, vous l'avez rencontré hier dans la rue, il causait avec plusieurs personnes. Comme vous passiez à côté de lui, il s'est approché de vous, vous a donné des coups de canne et a pris l'argent qui était dans votre poche. Racontez-moi comment cela s'est passé. » — S.. raconte instantanément : « Hier, à trois heures de l'après-midi, je traversais la place de l'Académie. J'ai vu monsieur causant à haute voix avec plusieurs personnes. Tout d'un coup, je ne sais pas pourquoi, monsieur vient à moi, me donne des coups de canne, met ses mains dans ma poche et me prend mon argent. — Est-ce bien vrai ? lui dis-je. C'est moi qui viens de vous le faire dire. — C'est parfaitement vrai. — Voyons, vous savez bien que je puis vous magnétiser et vous donner des suggestions. — C'est la vérité; ce n'est pas une suggestion. — Quelle est votre profession ? lui dis-je. — Je travaille à l'imprimerie Berger-Levrault ; j'ai composé sur la *Revue médicale de l'Est*. — Eh bien ! savez-vous qui est monsieur? — Non, monsieur, je ne le connais pas. — C'est le docteur Schmitt, le rédacteur en chef de la *Revue médicale de de l'Est*. Vous n'allez pas soutenir qu'un docteur comme monsieur a battu et volé un pauvre garçon comme vous? — C'est vrai; je ne sais pas pourquoi ; mais je ne peux pas dire le contraire, puisque c'est vrai.—Voyons, vous êtes un honnête garçon, vous avez de la religion. — Oui, monsieur. — On n'accuse pas quelqu'un sans être absolument sûr de son fait. Si le commissaire de police vient vous interroger, que direz-vous ? — Je dirai la vérité. Il m'a donné des coups de canne et pris mon argent.— Et vous jureriez ? Êtes-vous assez sûr de vous, pour jurer ? Faites attention. C'est peut-être une simple idée, une illusion, un rêve. — Je le jurerais devant le Christ. — C'est peut-être quelqu'un qui ressemble à monsieur ? — C'est monsieur ; je suis absolument sûr. »

Pendant cette conversation, se trouvaient à côté de nous trois enfants :

L'un, Adrien V..., âgé de 14 ans, est tuberculeux et a des craquements humides dans les deux sommets. Depuis cinq ans, il est, dit-il, enrhumé tous les hivers ; mais il n'a jamais eu de manifestations nerveuses, il n'a jamais eu d'accès de somnambulisme spontané.

Il est très suggestible et hallucinable à l'état de veille et de sommeil. Il est intelligent, sait lire, écrire, calculer ; sa mémoire est remarquable. Enfant doux et honnête, il est depuis longtemps au service, aimé des sœurs et des malades.

Son père, alcoolisé, a abandonné sa mère en septembre dernier. Celle-ci serait bien portante, ainsi que ses frères et sœur ; aucun n'aurait de maladie nerveuse.

Je dis à cet enfant : « Tu as entendu ce jeune homme te raconter cela ce matin ? » — Sans hésiter, il répond : « Oui, monsieur. — Qu'est-ce qu'il t'a raconté ? — Qu'un monsieur l'avait battu et lui avait volé son argent. — Où cela ? lui dis-je. — A l'hôpital. — Mais non, lui dis-je, il ne t'a rien dit, puisqu'il vient de nous dire que c'est place de l'Académie. » — L'enfant, sans se déconcerter : « Je ne me rappelle plus où cela s'est passé. Mais il m'a raconté qu'il avait été battu et volé. — Quand est-ce qu'il t'a raconté cela ? — Ce matin, à

7 h. et demie. — Allons, lui dis-je, il ne faut pas me dire des choses qui ne sont pas, » et je fais mine de me fâcher : « Monsieur ne t'a rien dit; c'est moi qui te le fais dire. Tu est honnête et religieux. Il ne faut pas inventer des récits par complaisance. — Monsieur, je vous assure qu'il me l'a raconté ce matin. — Si le commissaire te le demande, que diras-tu? — Je dirai ce qu'il m'a raconté. — Tu jureras? — Je le jurerai! »

Un second enfant, Joseph L..., âgé de quatorze ans, est à côté; c'est un enfant délicat, atteint de paralysie infantile, n'ayant pas eu d'autres troubles nerveux: père, mère et une sœur bien portants. Assez intelligent, il lit et écrit correctement. Il est suggestible à l'état de veille et de sommeil.

« Tu étais là, lui dis-je, quand monsieur a raconté qu'il a été battu et volé? » — Sans hésiter : « Oui, monsieur. — Quand a-t-il raconté cela? — Ce matin, à 7 h. et demie. — Voyons, il ne faut pas répéter cela comme un perroquet, parce que tu viens de l'entendre dire maintenant. Mais l'as-tu entendu de la bouche de monsieur ce matin? — Oui, monsieur, ce matin, à 7 h. et demie. — Tu le jures? — Je le jure! »

Enfin, dans le lit voisin est un enfant de neuf ans, G..., convalescent de pleurésie, sans antécédent nerveux, bien constitué; père et mère bien portants, deux sœurs et un frère bien portants. Cet enfant est aussi très suggestible, toutefois à un degré moindre que les précédents.

« Tu l'as entendu aussi? » lui dis-je. — Il hésite : « Je ne me rappelle pas bien. » — J'insiste : « Rappelle-toi bien, lui dis-je, il l'a raconté devant toi, ce matin. Ne te gêne pas! N'aie pas peur. Tu peux le dire, si tu le sais. » — Il se recueille quelques instants, puis affirme : « C'est vrai, je l'ai entendu. — Quand? — Ce matin, à 7 h. et demie. — Quoi? — Qu'un monsieur l'avait battu et lui avait pris son argent. Es-tu bien sûr que tu l'as entendu raconter? Tout à l'heure, tu ne te rappelais pas. Il ne faut pas le dire, si tu n'est pas sûr. Tu viens de l'entendre raconter maintenant; mais tu ne l'as pas entendu ce matin! — Si, monsieur, je suis parfaitement sûr. »

Le lendemain, S... quittait l'hôpital. Avant son départ, je le fais venir dans mon cabinet, et là, seul avec lui, je lui dis : « Voyons, mon ami, dites-moi la vérité. Vous avez hier accusé le docteur Schmitt de vous avoir donné des coups de canne et pris votre argeut. Avouez que vous avez voulu vous amuser, que cela n'est pas. Vous avez cru me faire plaisir en ayant l'air de croire ce que je vous disais. Maintenant que nous sommes seuls, dites-moi qu'il n'en est rien. » — Il me répond : « Je vous jure que c'est vrai. Je passais place de l'Académie; il s'est approché de moi avec sa canne, m'a donné des coups et pris l'argent de ma poche. Je n'avais pas de porte-monnaie, mais dix sous de monnaie. Je ne les ai plus. — Pourquoi un médecin prendrait-il ses quelques sous à un pauvre garçon?. Cela n'est pas croyable. — Je ne sais pas pourquoi, mais il me les a pris. »

Voici un autre fait :

V... Louis est un homme de trente-sept ans, tuberculeux depuis 1872; ses deux sommets sont indurés; l'affection a une évolution subaiguë : aucun antécédent névropathique bien accusé. Tout clinicien, en l'examinant, ne constaterait en lui qu'un vulgaire phtisique assez bien conservé en apparence, et rien de plus. Il était au service depuis plusieurs semaines, quand, un jour, M. le professeur Forel, de Zurich, un éminent collègue qui s'occupe de psychiatrie, me faisant l'honneur de suivre ma clinique pour étudier la question de l'hypnotisme, je voulus, devant lui, expérimenter des sujets nouveaux. J'essayai sur V... et je trouvai en lui un excellent somnambule, suggestible à l'état de veille et de sommeil.

Quelque temps après, le 3 avril dernier, mon honoré collègue, M. Victor Parisot, étant avec moi au service, je dis à cet homme sans l'endormir : « Vous connaissez ce monsieur? — Non, monsieur. — Êtes-vous sorti hier dimanche? — Oui, monsieur, — Eh bien! rappelez-vous : vous avez rencontré monsieur, et, comme vous l'avez coudoyé en passant trop près de lui, il vous a donné un coup de canne. Vous vous rappelez-bien ? » — Après quelques instants : « Ah ! oui, dit-il, c'était dans la rue Jean-Lamour ; je rentrais chez moi. Monsieur m'a donné un coup de canne qui m'a fait très mal. — Êtes-vous bien sûr ? C'est moi qui vous l'ai fait dire. — C'est parfaitement vrai. C'est bien monsieur. — C'est une suggestion ; je vous l'ai fait rêver. — Mais non, monsieur, c'est bien vrai; j'ai bien senti la douleur à la jambe et je la sens encore. » — Et il persiste dans son affirmation catégoriquement.

Dans la même salle, en face de lui, est couché un malade, T... Nicolas, âgé de trente-quatre ans, plâtrier, depuis deux ans au service pour une insuffisance mitrale, sans troubles nerveux, très suggestible à l'état de veille et de sommeil. Je l'interpelle à distance : « Est-ce vrai, lui dis-je, que V... vous a raconté cela hier soir?» — Sans hésiter : « Oui, monsieur, hier soir, en rentrant il m'a raconté : Je viens de recevoir un coup de canne d'un monsieur, en passant rue Jean-Lamour. » — Quel monsieur? — Il ne pas dit qui. Il ne le connaissait pas. » — Je m'approche de son lit et je lui dis : « Voyons, mon ami, il ne faut rien dire dont vous ne soyez sûr! N'affirmez pas par complaisance. Il n'a pas reçu de coup de canne. C'est une suggestion que je lui ai faite. — Cependant, il me l'a dit hier soir. — A quelle heure? — A 4 h. et demie, en m'apportant un œuf de Pâques. »

Et il me montre un œuf de Pâques qui était dans son tiroir. V... m'affirme en effet lui avoir apporté un œuf; il en avait acheté deux, et il me montre son congénère, de même couleur, dans son tiroir. Coïncidence remarquable ! L'hallucination rétroactive provoquée chez T... était associée dans son esprit à un fait réel. Le témoignage était corroboré par ce fait inconstestable : l'œuf était là ! Et voyez comme en justice ce témoignage acquerrait par là d'importance !

Autre fait :

En novembre dernier, reprenant mon service après les vacances, je passe devant une grosse fille épaisse, assez obtuse d'intelligence, domestique, âgée de vingt-deux ans, Joséphine T..., affectée de rhumatisme articulaire, nullement névropathe. Elle était couchée à côté de Mme G..., blanchisseuse, âgée de cinquante-quatre ans, affectée d'ataxie locomotrice, très intelligente et éminemment suggestible. Les élèves me disent, en parlant de la première : « Cette fille est bonne somnambule comme la voisine. »

Alors, sans l'endormir, je lui dis à brûle-pourpoint : « Qu'est-ce que vous avez donc eu avec votre voisine hier matin ? Elle vous a jeté ses crosses à la tête et vous a attrapée sur le nez. Vous vous rappelez bien ! » — Elle paraît d'abord un peu étonnée. Je répète la chose une seconde fois : « Ah ! oui, me dit-elle après quelques instants. C'était après le déjeuner. Nous nous chicanions un peu. Tout d'un coup, elle devient colère et m'a jeté ses crosses sur le nez. Elle m'a fait très mal. J'ai encore une bosse. — Voyons, sotte, lui dis-je, vous l'avez rêvé. C'est moi qui viens d'inventer cette histoire. — Non, monsieur, je n'ai pas rêvé ! Je ne suis pas maboule ! Elle m'a jeté ses crosses à la tête. Je t'ai dit que je le dirais à M. Bernheim ! — Vous avez rêvé. » — Elle se fâche : « Je sais ce que je dis ; je ne suis pas maboule ! Tous les malades l'ont vu et peuvent le dire ! » — Et elle invoque successivement le témoignage de toutes ses voisines. C'est un éclat de rire général dans la salle.

La voisine G... se tord. Joséphine T... est furieuse, lui fait des menaces, lui montre le poing. La scène se prolonge pendant vingt minutes.

Au bout de ce temps, je dis à la femme G... : « Pourquoi riez-vous? » — Elle me montre la voisine : « Mais, dis-je, est-ce que par hasard ce n'est pas vrai? Vous l'avez déjà oublié? Rappelez-vous ! » — Aussitôt sa physionomie devient sérieuse ; un souvenir s'y reflète et l'assombrit : « Tiens, mais c'est vrai ! Aussi, pourquoi est-elle toujours après moi à m'ennuyer? J'avoue que j'ai eu un mouvement de colère, je n'ai pas été maîtresse de moi. Je lui ai jeté mes crosses à la tête ! — Et vous lui avez dit un gros vilain mot. — Ma foi, cela m'a échappé. Je lui ai dit g...; je vous demande bien pardon. Il ne faut pas m'en vouloir. Est-ce que tu avais besoin de le dire à M. Bernheim? — Rassurez-vous, lui dis-je, tout cela n'est pas vrai. C'est une suggestion que je vous ai faite. — Mais non, monsieur, c'est vrai. » — Et elle persiste dans son affirmation, convaincue de sa réalité, si bien que quand je veux quitter son lit, elle se montre fort inquiète et me dit : « C'est qu'elle est furieuse ; je crains qu'elle ne me batte pour se venger. —

Ne craignez rien, lui dis-je, je vais l'endormir et effacer en elle le souvenir de ce qui s'est passé. » — C'est ce que je fais, et Mme G... est rassurée.

Je pourrais multiplier ces faits ; je terminerai par le suivant, que j'ai constaté le 8 avril. Je dis à Charles R..., maçon italien, âgé de vingt ans, au service pour une pleurésie tuberculeuse, garçon un peu lymphatique, mais sans antécédent nerveux, très suggestible d'ailleurs : « Etiez-vous hier dans la cour quand deux infirmiers ivres se sont battus ? L'un a eu une jambe cassée et on a dû le transporter en chirurgie ; l'autre a saigné du nez. » — Il me répond : « Je ne sais pas, je n'y étais pas. — Rappelez-vous, lui dis-je. Vous m'avez raconté la chose ce matin. Vous y étiez, hier, à trois heures, dans la cour. » — Et je répète l'histoire, en insistant sur les détails. Au bout de deux minutes environ, le souvenir hallucinatoire est éclos dans son cerveau ; il a vu ; c'étaient les deux infirmiers du service de chirurgie ; c'est le plus vieux qui a eu la jambe cassée ; c'est lui qui a commencé. Ils se sont dit des gros mots : cochon, etc. La police est venue, etc.

Je lui demande son nom pour le donner au commissaire de police qui viendra faire une enquête auprès des témoins de la scène. Il dira ce qu'il a vu et prêtera serment.

Toutes ces expériences ont été faites, l'une indépendamment de l'autre, dans des salles différentes : aucun des sujets n'avait assisté à une expérience semblable ; il n'y a pas eu de suggestion par imitation.

J'ajoute que toutes ces insinuations je les ai faites avec douceur, le plus souvent sans chercher à en imposer au sujet, sans trop chercher à provoquer une réponse favorable. Quelques-uns étaient suggestionnés d'emblée ;

chez d'autres, il fallait quelques instants, deux minutes tout au plus, pour que l'image du souvenir hallucinatoire fût évoquée. Après leur affirmation, j'insistais pour leur démontrer qu'ils étaient dans l'erreur ; j'avais l'air de me fâcher contre eux. Le faux témoignage persistait, parce que les sujets voyaient : l'hallucination rétroactive était créée.

Qnelques-uns racontent les faits avec un luxe de détails inouï. D'un sang-froid imperturbable et d'un air de conviction parfaite, ils inventent de toutes pièces comme un menteur de profession. Leur imagination leur suggère toutes les circonstances du drame qu'elle évoque. Ils rappellent ces aliénés d'apparence lucide, qui inventent mille calomnies, qui s'ingénient à jeter la discorde partout où ils peuvent, qui affirment avec une bonne foi absolue et un raffinement de détails qui en imposent, des histoires sur Pierre et Paul dont rien n'est fondé. Le monde croit à de la méchanceté, à de la perversité morale, là où il n'y a quelquefois que de l'aliénation mentale. Les instincts pervertis par la maladie engendrent dans ces imaginations faciles des hallucinations rétroactives qui s'imposent à ces aliénés comme des vérités. Semblables à nos sujets expérimentés, ils ne mentent pas ; ils sont induits en erreur par la folle de leur logis.

On dira : « Quelle preuve avez-vous de la véracité de vos sujets ? N'y mettaient-ils pas de la complaisance ? » Je réponds : « Je n'ai aucune preuve certaine, mais j'ai multiplié les expériences sur nombre de sujets différents ; ces sujets, depuis quelque temps au service, je les connaissais comme honnêtes. Tout dans leur physionomie, leurs allures, leur intonation de voix, leur manière de raconter, dénotait la conviction et la sincérité.

Le docteur Motet a signalé des faits semblables ; il a appelé récemment l'attention de l'Académie de médecine sur les faux témoignages des enfants devant la justice ; il cite l'affaire de Tisza-Eslar, qu'il interprète comme je l'ai fait moi-même ; il montre la bonne foi de ces enfants agissant par auto-suggestion. M. Motet n'avait sans doute pas connaissance des faits et expériences que j'avais publiés dans mon livre ; car il ne les cite pas. Son opinion a d'autant plus de valeur, comme venant confirmer celle que j'avais émise.

Comme on l'a vu, ce ne sont pas seulement des enfants qui peuvent, de bonne foi, et avec sincérité, faire de faux témoignages, ce sont encore des adultes sérieux qui comprennent la valeur de ce qu'ils disent et ne parlent pas légèrement.

Je le répète : c'est une véritable hallucination rétroactive qui leur dicte le témoignage ; l'image de la scène fictive existe dans leur cerveau ; *ils ont vu, de leurs propres yeux vu, tout ce qui s'appelle vu.*

Est-il besoin d'insister sur l'importance au point de vue social et juridique des faits expérimentaux que je viens de relater ? Les étudier, c'est éclairer la justice, c'est prémunir la société contre les erreurs judiciaires graves pouvant résulter de leur ignorance. Car il suffit que l'attention soit éveillée sur ces phénomènes de suggestion pour que la vérité soit, le plus souvent, facile à dégager.

Voici, pour rassurer les consciences que mes révélations pourraient troubler, quelques indications pouvant servir à établir le diagnostic différentiel entre le témoignage vrai et le témoignage faussé par la suggestion :

1° Il m'a paru que les témoins ou accusateurs faussés, comme il vient d'être dit, ne se comportent pas absolument comme les témoins ou accusateurs vrais. Le souvenir de l'événement suggéré ne me semble pas persister avec la même intensité ; l'impression n'est pas aussi continue ; le souvenir redevient latent ou obscur, tant qu'on ne l'évoque pas. Voici un jeune homme qui, suggestionné par moi, accuse une personne de l'avoir volé. Il affirme avec vigueur, avec conviction quand je l'interroge. Mais ce jeune homme, dans la journée, vient à rencontrer son pseudo-voleur : il ne lui viendra pas dans l'idée de l'accuser, de lui reprocher son vol, de le dénoncer à la justice (à moins que la suggestion spéciale dans ce but ne lui ait été faite). On dirait que l'hallucination rétroactive créée est latente, à l'état normal, et ne se réveille que lorsque je l'évoque par interrogation. Celle-ci constitue une véritable suggestion qui provoque l'hallucination en développant l'état de conscience spécial dans lequel le sujet la perçoit.

2° Le magistrat devra interroger le témoin sans peser sur lui, sans chercher à le mettre sur la voie, sans lui faire pressentir son opinion, sans y mettre du sien. On a fulminé contre les abus de l'hypnotisme ; on s'est récrié, avec raison, contre l'idée de recourir à la suggestion hypnotique chez les accusés, dans le but d'obtenir des aveux. Mais le magistrat sait-il qu'il est exposé, avec une effrayante facilité chez certains sujets, à faire de la suggestion à son insu et à leur insu ?

3° Les témoins peuvent se suggestionner réciproquement. Si l'un d'eux affirme avec force et conviction et raconte les faits à sa manière en présence des autres, quelques-uns, parmi ceux-ci, sont influencés, acceptent son dire et se font une image de l'événement, à l'instar de celle qui vient de leur être présentée. Aussi chaque témoin devra-t-il d'abord être interrogé isolément et faut-il s'assurer que, dans leurs conversations antérieures, aucune suggestion réciproque préalable n'a eu lieu. L'accord de plusieurs témoins sur les circonstances du fait n'est pas toujours un argument en faveur de la réalité du fait, même alors que les témoins sont connus comme étant de bonne foi. Il peut y avoir un suggestionneur et des suggestionnés. Rien n'est plus faux que le dicton : *Vox populi, vox Dei.*

4° Le magistrat éclairé peut mesurer la suggestibilité du témoin suspect par un interrogatoire habilement dirigé dans son but. Il aura l'air d'accepter son dire, insistera sur les incidents, y ajoutera du sien, suggérant des détails qui trahiront la suggestibilité du témoin, s'il les confirme.

Il lui dira, par exemple : « Vous avez raconté que quand X... vous a pris votre argent, il a laissé tomber une pièce et l'a ramassée. Vous vous rappelez ce détail ? » Si l'accusateur tombe dans le piège et confirme, la question est par cela même jugée.

5° L'examen médical du sujet par un médecin bien au courant de la question permettra, je crois, dans la majorité des cas, d'établir qu'on a affaire à un suggestible. En effet, tous ceux chez lesquels j'ai réussi ces expériences sont hypnotisables (par notre procédé), suggestibles à l'état de sommeil et de veille ; chez la plupart on peut produire de la catalepsie par simple affirmation, chez quelques-uns des hallucinations.

Tels sont les faits que j'ai l'honneur de soumettre à l'appréciation de mes confrères ; je les ai étudiés sans parti pris, sans dépasser la limite de l'observation stricte et rigoureuse.

L'étude de la suggestion ouvre des horizons nouveaux à la médecine, à la psychologie, à la sociologie. La pauvre imagination humaine est ouverte à toutes les impressions bonnes ou mauvaises, salutaires ou pernicieuses ! Tous les criminels ne sont pas des coupables ; toutes les contre-vérités ne sont pas des mensonges ; il y a des mystificateurs et des mystifiés sans le savoir ; il y a des gens qui se dupent eux-mêmes ; il en est beaucoup, de par le monde, pour me servir d'une locution familière, qui croient *que c'est arrivé*.

Les esprits scientifiques n'accepteront mes révélations qu'après les avoir vérifiées. Mais ceux qui, de parti pris, refusent systématiquement d'examiner les faits, parce que ces faits ne concordent pas avec leurs idées *a priori* ceux qui jugent sans avoir vu, ni voulu voir, ceux qui ont assez de confiance en eux-mêmes pour croire que les conceptions de leur esprit s'identifient avec la vérité et que les faits doivent s'incliner devant elles, ceux-là aussi croient *que c'est arrivé*.

Ils n'ont pas médité cette parole de Claude Bernard :

« Les hommes qui ont une foi excessive dans leurs théories ou dans leurs idées sont non seulement mal disposés pour faire des découvertes, mais ils font aussi de très mauvaises observations... Il faut accepter les résultats de l'expérience, tels qu'ils se présentent, avec leur imprévu et leurs accidents. »

J'ai cherché à établir que l'hypnotisme ne crée pas en réalité un état nouveau : rien ne se passe dans le sommeil provoqué qui ne puisse se produire, à un degré rudimentaire chez beaucoup, à un degré presque égal chez quelques-uns, à l'état de veille. Certaines personnes sont naturellement suggestibles ; elles sont normalement, au point de vue psychique, dans cet état que nous avons appelé hypotaxie ou charme, qui les rend incapables de se conduire dans la vie, qui affaiblit ou supprime chez elles toute résistance morale. Des hommes distingués sous bien des rapports, doués de qualités artistiques ou intuitives brillantes, sont souvent de grands enfants, comme si toute leur puissance intellectuelle était concentrée dans une ou deux facultés imaginatives. Tout le monde a connu ces enfants prodiges, ces calculateurs par exemple, comme Mondeux, comme Inaudi, qui, par une puissance d'abstraction native prodigieuse, résolvaient de tête les problèmes les plus compliqués, mais incapables d'efforts intellectuels à d'autres points de vue. Ici au moins un immense talent qui peut toucher au génie compense la désharmonie des fonctions cérébrales. D'autres n'ont pas cette compensation.

Qui n'a vu de ces êtres déshérités, qui ne sont pas dépourvus d'intelligence, capables de s'assimiler les notions courantes, pouvant même briller dans un salon et faire illusion sur leur valeur, remplissant bien lorsqu'ils sont bien dirigés leurs devoirs sociaux, mais en réalité dépourvus d'initiative et de volonté, sans résistance morale, marchant comme le vent, c'est-à-dire comme la suggestion les pousse? Je dirai volontiers qu'ils sont atteints d'*imbécillité instinctive*.

Sous le nom de folie instinctive ou folie des actes, folie morale, folie lucide, manie raisonnante, les aliénistes décrivent « un état morbide qui se traduit moins par le délire intellectuel, moins par le désordre dans les idées et les propos que par l'extravagance des sentiments et actions qui paraissent être le résultat d'une impulsion instinctive, automatique, irréfléchie, sans que la réflexion, le raisonnement interviennent pour les diriger, comme cela a lieu pour un homme sensé. » (A. Foville.) « Ces malades sont fous, dit Trélat, mais ne paraissent pas fous parce qu'ils s'expliquent avec lucidité. Ils sont fous dans leurs actes plutôt que dans leurs paroles. Ils ont assez d'attention pour ne laisser échapper rien de ce qui se passe autour d'eux, pour ne laisser sans réponse rien de ce qu'ils entendent, souvent pour ne faire aucune omission dans l'accomplissement d'un projet... Leur déraison n'est connue que dans leur intérieur et ne se fait pas jour au dehors. C'est parmi eux que se trouvent un assez grand nombre d'êtres tantôt considérés comme aliénés, tantôt comme malfaiteurs, et qui ont alternativement résidé dans les asiles ou dans les prisons. »

On en voit parmi eux qui sont d'une force rare dans la discussion, qui ont le don de la réplique et cherchent constamment l'occasion de faire briller leur esprit. « Il est de ces malades, dit Gueslain, qui sont capables de désarçonner les logiciens solides. Leurs controverses sont parfois on ne peut plus spirituelles. Je me rappelle une dame qui était un vrai tourment pour moi comme pour toutes les personnes de l'établissement. Chaque fois que la conversation s'engageait, j'avais à lutter contre ses assauts d'esprit. Toutes ses réponses étaient passées au creuset de l'analyse et cela avec une profondeur de vues qui étonnait tout le monde. »

A côté de cette folie instinctive, je classe l'imbécillité instinctive, et sous cette dénomination je range la catégorie des êtres dont j'ai parlé, qui ne sont pas fous, qui ne commettent pas spontanément d'actes déraisonnables, qui n'ont pas d'impulsion monomaniaque ; ce sont des imbéciles lucides ; ils parlent bien, raisonnent correctement, sont sensés, quelquefois brillants dans la conversation ; ils peuvent mettre de la finesse et de l'intelligence à accomplir les projets qu'ils ont conçus ;

mais la partie instinctive, affective, sentimentale, de l'être moral, qui commande les actes de la vie, est comme atrophiée. Ils n'ont pas de spontanéité morale; ils ne savent pas se conduire; comme les somnambules au point de vue psychique, ils obéissent à toutes les suggestions, subissent facilement toutes les impulsions étrangères. Cet état psychique comporte d'ailleurs des degrés variables : depuis la simple faiblesse instinctive jusqu'à l'idiotie instinctive absolue. Sous une bonne direction, ces êtres déshérités du sens moral peuvent accomplir une carrière heureuse et bienfaisante, fécondée par d'honnêtes inspirations. D'autres échouent tristement dans la fange ou devant les tribunaux.

Voilà une jeune fille élevée dans de bons principes que tous s'accordaient à considérer comme douce et honnête. Elle se marie, les premières années sont heureuses; elle paraît épouse dévouée et bonne mère. Un jeune homme s'empare de son imagination; son mari, aux prises avec les difficultés de l'existence, la néglige; elle se donne à ce jeune homme. Plus tard, le mari rumine des idées de vengeance contre ce jeune homme, qui, après avoir séduit sa femme, a fondé un établissement rival qui prospère, tandis que le sien périclite. Pour assouvir sa vengeance, il captive de nouveau l'esprit de sa femme, lui persuade que son rival est cause de leur malheur, lui insinue qu'il faut le tuer, que sa réhabilitation morale est au prix de ce meurtre. Elle se laisse aller à cette suggestion; docile, cédant aux menaces, elle donne rendez-vous à son ancien amant et, sous prétexte de renouer des relations interrompues, froidement, sans émotion, elle le conduit à son mari qui l'assassine; aucun remords, aucun regret n'agite sa conscience, elle ne paraît pas se douter de l'énormité de son crime.

Rien dans ses antécédents ne faisait prévoir cette perversion monstrueuse du sens moral. Devant le jury, sa maîtresse de pension affirme que c'était l'élève la plus docile, la mieux disciplinée. Un témoin, dont on a ri à l'audience parce qu'on ne l'a pas compris, a dit d'elle : « C'était une pâte molle, elle allait au vice aussi bien qu'à la vertu. » Traduit en langage psychologique : c'était un cerveau suggestible ; elle était docile à toutes les suggestions ; j'ajoute que le sens moral ne faisait pas contrepoids à la suggestibilité excessive. C'était moins une perversion peut-être qu'une absence native du sens moral ; c'était une imbécillité instinctive.

Je ne prétends pas que mon interprétation soit vraie ; il suffit à ma thèse qu'elle soit plausible. Loin de ma pensée d'ailleurs que tous les criminels soient fous ou inconscients ; chaque fait doit être étudié dans ses circonstances, dans ses causes, dans ses antécédents, dans l'état moral de celui qui l'a perpétré. Car, qui oserait prétendre que le degré de culpabilité se mesure à la gravité seule de l'acte commis ?

Je m'arrête ! je n'ai voulu qu'effleurer une question qui touche aux intérêts les plus graves de la justice et de la société, laissant à de plus compétents que moi le soin de scruter davantage et de déduire les conclusions. Il m'a semblé que l'étude expérimentale des phénomènes hypnotiques pouvait éclairer de quelque lumière ce champ encore si obscur de la responsabilité morale. C'est avec prudence et réserve qu'il faut s'aventurer sur ce terrain dangereux ; j'ai exposé mes doutes, mes scrupules, je n'ose dire mes convictions.

Cette première partie de mon livre publiée (sauf additions nombreuses) en 1884, a soulevé quelques critiques.

Un philosophe éminent, M. Paul Janet, a inséré dans la *Revue politique* une série d'articles dans lesquels il reproche aux observateurs de Nancy plusieurs vices de méthode. Voici la réponse que j'ai cru devoir faire à M. Paul Janet[1] :

« Quand M. Liégeois lut à l'Académie des sciences morales et politiques, son mémoire : *De la suggestion hypnotique dans ses rapports avec le droit civil et criminel*, l'assemblée, peu préparée, il faut le dire, à des études jusque-là étrangères à son domaine, fut vivement émue. Quelques-uns de vos collègues nièrent: l'observateur de Nancy était mystifié par des similateurs. D'autres, craignant les conséquences à déduire de faits qui ne s'adaptaient pas à leurs idées préconçues, reculèrent devant leur examen.

Cependant, à l'honneur de ce corps savant, beaucoup d'esprits sages, vous en fûtes, osèrent envisager la question de sang-froid et accepter comme démontrés certains faits, consacrés d'ailleurs dans la science par des autorités médicales considérables.

Vous avez lu quelques-unes des publications récentes sur le sujet, vous avez vu quelques expériences à la Salpêtrière, vous avez recueilli oralement quelques renseignements ; vous vous êtes fait une certaine opinion sur

[1] Cette réponse aux articles de M. Paul Janet publiés dans la *Revue politique et littéraire* était destinée à la même *Revue*. M. Yung, après l'avoir soumise à M. Janet, refusa de l'insérer, la trouvant « trop technique, trop physiologique » pour un journal littéraire.

Je la remplaçai alors par une simple lettre, courte et courtoise, dépourvue de tout détail scientifique, répondant simplement aux critiques dont mon mémoire *De la Suggestion dans l'état hypnotique et dans l'état de veille* avait été l'objet dans la *Revue*. M. Yung voulut bien reconnaître le grand intérêt que j'avais à répondre, mais ne voulut rien insérer dans son journal.

la suggestion hypnotique; et, sans être suffisamment édifié ni éclairé sur la question, sans avoir vérifié ce qui se faisait en dehors de votre entourage immédiat, vous exposez votre appréciation, vous dites ce qui, suivant vous, est exact, ce qui, suivant vous, est sujet à caution; vous nous indiquez la méthode à suivre, et vous voulez bien signaler aux observateurs de Nancy quelques défectuosités dans la méthode suivie par eux.

Permettez-moi, très honoré maître, de répondre à quelques-unes de vos appréciations. Je le ferai avec toute la déférence respectueuse qui est due à votre caractère et à votre talent, mais aussi avec toute la franchise de conviction que m'inspire la seule passion de la vérité.

Vous accordez une foi sans bornes à tous les travaux sortis de l'école de la Salpêtrière ; vous n'acceptez qu'avec une certaine réserve ce qui émane d'ailleurs. Là, tout est démontré pour vous; là, grâce à une méthode vraiment scientifique, rien n'est contestable: « On part des faits les plus simples et les plus élémentaires pour s'élever aux faits plus complexes et plus délicats, des faits physiques et apparents aux faits psychologiques plus intérieurs et plus difficiles à interpréter. » A Nancy, au contraire, semblez-vous dire, négligeant les phénomènes physiques plus élémentaires et plus grossiers, nous cherchons surtout à mettre en relief les faits les plus extraordinaires et les plus saisissants pour l'imagination; nous poussons peut-être la suggestion trop loin; et peut-être aussi l'imagination du médecin est-elle pour quelque chose dans les résultats thérapeutiques ou les phénomènes psychologiques que nous prétendons obtenir.

Je réponds à cette objection fondamentale, car c'est l'idée directrice de votre étude.

Personne plus que moi ne rend justice aux travaux

sortis de l'école de la Salpêtrière : je suis trop l'élève de M. Charcot, je lui dis une trop grande part de mon éducation médicale pour ne pas rendre à ce maître éminent, dont le nom honorera toujours la médecine française, l'hommage qui lui est dû.

Mais je n'accepte pas aveuglément — le maître lui-même les accepte-t-il ? — toutes les assertions scientifiques émanant de tous les élèves qui se sont succédé sur ce champ fécond d'observations. La science progresse lentement, à travers mille difficultés ; de nouveaux faits viennent démentir ou modifier chaque jour les acquisitions qu'on croyait certaines la veille : la vérité vraie est longue à se dégager de la gangue qui l'obscurcit.

Si je n'ai point accepté comme point de départ de mes études les trois phases de l'hypnotisme hystérique, telles que Charcot les décrit : la léthargie, la catalepsie, le somnambulisme, c'est que je n'ai pu confirmer par mes observations l'existence de ces états divers en tant que phases distinctes.

Comme je l'ai dit à la Société de biologie, la suggestion, c'est-à-dire la pénétration de l'idée du phénomène dans le cerveau du sujet, par la parole, le geste, la vue, l'imitation, m'a paru être la clef de tous les phénomènes hypnotiques que j'ai observés. Les phénomènes prétendus physiologiques ou physiques m'ont paru être, en grande partie sinon en totalité, des phénomènes psychiques. Je ne prétends pas expliquer par la suggestion les faits constatés par d'autres observateurs ; je tiens seulement à dire que je n'ai pu, sans suggestion, les produire. Dès lors, fallait-il prendre comme point de départ de mes recherches des faits élémentaires, physiques et apparents, comme vous dites, que je n'ai pu constater moi-même ? Ai-je dérogé à la méthode vraiment scientifique parce que je n'ai raisonné que sur ce que j'ai vu?

Et d'ailleurs, j'admets que ces faits d'un ordre purement physique ou physiologique soient exacts et constants! Est-il vrai de dire qu'ils sont plus simples et plus élémentaires, plus faciles à interpréter, que les faits psychologiques que nous avons observés? Est-il vrai qu'on puisse s'élever des uns plus simples aux autres plus complexes et plus délicats? Je réponds : Nullement, parce que ces faits sont d'un ordre absolument différent.

Les phénomènes suggestifs ont leurs analogues dans la vie normale et pathologique; la nature les produit spontanément. Les paralysies, les contractures, l'anesthésie, les illusions sensorielles, les hallucinations, se réalisent, dans le somnambulisme naturel, dans l'hystérie, dans l'aliénation mentale, dans l'alcoolisme, dans d'autres intoxications; ils se réalisent chez nous tous dans le sommeil normal; endormis naturellement, nous sommes tous suggestibles et hallucinables par nos propres impressions ou par les impressions venant d'autrui. M. Alfred Maury a bien étudié les hallucinations dites hypnagogiques, celles qui surviennent dans la période qui précède le sommeil ; quelques personnes continuent à en être obsédées dans la période qui suit immédiatement le réveil.

Nous reproduisons artificiellement ce qui est susceptible d'être produit spontanément.

Loin de considérer ces faits comme merveilleux, je me suis efforcé de les rapprocher des faits analogues qui s'observent dans l'état physiologique; j'ai invoqué l'automatisme de la vie habituelle, les actes réflexes et instinctifs, la crédivité, l'imitation, l'influence de l'idée sur l'acte : je me suis élevé de la suggestion à l'état normal à la suggestion dans l'état d'hypnotisme, et si vous voulez bien relire le chapitre VIII de mon mémoire (chapitre VIII de ce livre), vous y trouverez toutes les idées que vous avez exposées vous-même, après moi, en d'autres termes.

J'ajoute que les phénomènes psychologiques que nous avons relatés, que M. Richet et d'autres ont relatés, tous les observateurs les ont confirmés : personne ne les conteste, tandis que nous n'avons pu vérifier les phénomènes prétendus physiques.

Ceux-ci n'ont aucun analogue dans la vie normale et pathologique. Aucune lésion, aucune expérience sur le cuir chevelu n'a jamais produit une contracture, une paralysie ou un somnambulisme partiel sur la partie du corps correspondant à la région corticale sous-jacente du cerveau ! Est-ce un fait simple, facile à interpréter, que celui qui consiste, par l'attouchement de la peau, à produire une influence qui se transmet à travers le cuir chevelu, le crâne, les méninges jusque sur le cerveau, pour se localiser à la zone correspondant à l'application de la main?

Aucune interprétation n'existe dans l'état actuel de la science. Si le fait se confirmait, il faudrait revenir à l'hypothèse d'un fluide, d'une émanation quelconque se dégageant de la main de l'opérateur et capable de traverser les enveloppes membraneuses et osseuses de l'encéphale ; il faudrait revenir au mesmérisme et admettre dans l'état hypnotique deux ordres de phénomènes absolument distincts : des phénomènes suggestifs, et ceux-ci sont plus faciles à concevoir ; des phénomènes fluidiques, et ceux-ci, d'une interprétation absolument impossible, ne pourraient nullement servir de base pour la conception des premiers. Nous n'avons étudié à Nancy que les phénomènes de la suggestion.

Un second vice de méthode que nous aurions commis,

et cela, suivant vous, dans le but d'augmenter l'étonnement du public, serait d'avoir fait porter nos expériences sur des sujets sains et non sur des malades caractérisés. Cette objection étonnera tous les hommes de science? Je ne sache pas que les physiologistes choisissent les animaux malades pour scruter les phénomènes de l'organisme vivant, que les psychologues commencent par étudier les cerveaux malades pour analyser les facultés de l'entendement! Et nous, pour étudier les phénomènes du sommeil provoqué, nous nous adresserions à des hystériques, susceptibles de dénaturer, par des réactions anormales ou pathologiques, les symptômes de l'hypnotisme normal? Quand une hystérique hypnotisée est prise de convulsions généralisée ou d'une contracture limitée, d'un trismus, par exemple, comme je l'ai vu; quand elle tombe du sommeil hypnotique, comme je l'ai encore vu, dans le sommeil hystérique, qui a d'autres caractères, pensez-vous que la recherche des phénomènes qui incombent à l'état d'hypnotisme soit facilitée par l'addition de ceux qui incombent à l'hystérie? Car l'état hypnotique et l'état hystérique sont choses absolument différentes! Et ici je touche à une question qui, parmi toutes, vous tient le plus à cœur!

Cédant à l'évidence des faits, vous voulez bien accepter la réalité des suggestions hypnotiques; mais, obéissant à un certain ordre d'idées, vous pensez que la suggestion ne peut être provoquée que sur un sujet nerveux; que l'état hypnotique est une névrose, voisine de l'hystérie, qui peut bien, exceptionnellement et sous forme rudimentaire, être provoquée chez des sujets ordinaires, mais qui, caractérisée par tous ses traits, exige un terrain hystérique ou névropathique. Vous semblez croire que si nous affirmons que nous n'avons pas eu affaire à des hystériques, à des névropathes, c'est en forcant un peu la vérité pour provoquer non plus seulement l'étonnement, mais l'effroi; vous vous efforcez de démontrer que mes seules observations précises ont trait à des malades affectés de troubles nerveux; pour toutes les autres, le diagnostic serait « mal défini, mal caractérisé ».

Je réponds à cet argument personnel. Sans doute beaucoup de mes observations ont trait à des affections nerveuses, par cette raison que je soumets surtout à l'hypnotisation suivie, dans un but thérapeutique, les affections nerveuses; je n'ai pas l'habitude d'hypnotiser tous les malades indifféremment; je choisis ceux auxquels je crois pouvoir être utile; c'est pour cela que les nerveux sont en majorité. Mais un très grand nombre d'observations portent, je vous affirme, sur des sujets nullement nerveux. Un jour, en présence de M. Liégeois, j'ai endormi presque toute une salle de malades, la plupart phtisiques, emphysémateux, rhumatisants convalescents; deux seulement sur vingt étaient hystériques.

Vous citez parmi mes observations comme atteint de *troubles nerveux très graves*, un ancien sergent, ouvrier aux forges, autrefois blessé à Patay par un éclat d'obus à la tête. J'ai beau dire « que son intelligence est nette, qu'il n'accuse aucun antécédent nerveux, qu'il n'a pas d'accès de somnambulisme spontané »; malgré mon dire, vous affirmez des troubles nerveux très graves, qui n'existent pas. Vous qualifiez encore de névropathe un gastralgique, parce que je parle de rachialgie, et vous définissez rachialgie, douleur de la moelle, ce qui n'est pas exact. Le rachis n'est pas plus la moelle que le crâne n'est le cerveau; tous les médecins savent que les affections d'estomac s'accompagnent de sensibilité rachidienne, et que cette sensibilité rachidienne n'implique aucun trouble médullaire ; notre homme n'en avait aucun.

Quand je parle d'un ancien marin, employé de chemin de fer, affecté de rhumatisme articulaire chronique, quand j'ajoute : « C'est un homme intelligent, bien équilibré, l'esprit assez cultivé, rien moins que nerveux, nullement crédule », et que j'ai pu le mettre en somnambulisme profond et lui provoquer des hallucinations hypnotiques ou posthypnotiques, j'expose, il me semble, un fait bien défini, bien caractérisé ; j'aurais pu fournir plus de détails, décrire l'état de ses articulations, retracer toute l'évolution de son rhumatisme, interroger ses antécédents héréditaires ; j'aurais surchargé de détails inutiles au but proposé le fait que je voulais signaler ; j'ai dit tout ce que je devais dire.

Je relate le fait « d'un homme très intelligent, nullement nerveux, d'une position sociale élevée », bien portant, auquel j'ai suggéré avec succès pendant le sommeil une hallucination olfactive posthypnotique ; je raconte des phénomènes de suggestion à l'état de veille et de sommeil produits sur un jeune garçon âgé de quatorze ans, atteint de néphrite catarrhale en voie de guérison, « lymphatique, intelligent, ayant une bonne instruction primaire, d'ailleurs ne présentant aucun trouble nerveux » ; j'aurais pu relater cent faits pareils. Tout cela pour nous est vague et peu lumineux ! Vous me ferez cependant l'honneur de croire que je suis apte à discerner les perturbations nerveuses de l'organisme et que j'ai assez de sang-froid scientifique pour ne pas me laisser aller à transiger avec la vérité.

Sans doute nous avons tous un système nerveux, nous avons tous une certaine impressionnabilité nerveuse. La suggestion hypnotique, pour agir sur l'être psychique, exige une certaine disposition, une certaine réceptivité cérébrale : il faut que le sujet sache se concentrer et se pénétrer pour ainsi dire de l'idée du sommeil. Mais cette disposition spéciale, que beaucoup possèdent à un certain degré, n'est nullement l'apanage exclusif de la névropathie et de l'hystérie. Il est vrai de dire qu'elle est souvent très accentuée chez les hystériques; un rien quelquefois les met en somnambulisme. Cela est toutefois loin d'être constant. Il est des hystériques, comme vous le dites, difficilement hypnotisables; parmi les névropathes, il en est aussi de réfractaires; les aliénés, les mélancoliques, les hypochondriaques, les personnes à imagination mobile et qui ne savent pas fixer leur attention, celles que l'émotion absorbe, celles dont le cerveau est préoccupé par des idées diverses, opposent à la suggestion une résistance morale consciente ou inconsciente. Il faut que la volonté ou l'idée de dormir soit là! Les gens du peuple, les anciens militaires, les artisans, les sujets habitués à l'obéissance passive, les cerveaux dociles, m'ont paru plus aptes à recevoir la suggestion. Les hommes intelligents, bien pondérés, lymphatico-sanguins, sachant appliquer leur attention sans préoccupation ou arrière-pensée, dorment mieux, quand ils veulent, que certains névropathes dont le cerveau agité ne sait se fixer sur aucun point.

Le sommeil ordinaire ne diffère pas en réalité du sommeil hypnotique; il suffit qu'une personne s'endorme volontairement et naturellement devant moi, la pensée fixée sur moi, pour qu'elle puisse être soumise à mon influence. Récemment, je trouve dans mon service d'hôpital une pauvre phtisique qui dormait; je ne l'avais jamais hypnotisée. Touchant légèrement sa main, je lui dis : « Ne vous réveillez pas. Dormez. Vous continuez à dormir. Vous ne pouvez pas vous réveiller. » Après deux minutes, je lui lève les deux bras ; ils restent en catalepsie. Je la quitte après lui avoir dit qu'elle se réveillerait au bout de trois minutes ; quelque temps après son réveil, qui eut lieu à peu près au moment indiqué, je retourne lui causer ; elle ne se souvenait de rien. Voilà donc un sommeil naturel pendant lequel j'ai pu me mettre en relation avec le sujet endormi ; et cela seul a constitué le sommeil hypnotique ! Comment la relation a-t-elle pu s'établir ? Je suppose qu'il y a eu un commencement de réveil, mais que mon injonction de continuer à dormir a empêché le réveil de se compléter ; la personne s'est rendormie en sommeil dit hypnotique, c'est-à-dire en rapport avec moi. Une mère trouve son enfant endormi ; elle lui parle, l'enfant répond ; elle lui donne à boire, l'enfant boit, puis retombe dans son inertie, et, au réveil, a tout oublié : l'enfant a été en réalité hypnotisé, c'est-à-dire en relation avec sa mère. Je crois que tous les hommes sont hypnotisables ; mais nous ne connaissons pas les procédés capables de les hypnotiser tous. Le jour où l'on aura découvert un agent soporifique sûr et constant, provoquant le sommeil rapidement, sans que cet agent modifie la disposition psychique, de manière que le sujet puisse dormir, la pensée fixée vers la personne présente, alors peut-être nul n'échappera à l'influence suggestive d'autrui, comme nul n'échappe aux suggestions hallucinatoires provoquées par ses propres impressions dans le sommeil normal.

Vous allez jusqu'à penser que le succès des expériences de M. Liébault a créé à Nancy une sorte d'épidémie suggestive, comme il existe une épidémie de spiritisme, de magnétisme, de mesmérisme ! Et, à l'appui de cette opinion, vous dites que, dans les hôpitaux de Paris, le somnambulisme pathologique (spontané) est très rare, tandis qu'il paraît s'en être rencontré beaucoup plus à Nancy dans ces derniers temps! C'est là un renseignement inexact. Le somnambulisme spontané est aussi rare à Nancy qu'à Paris. Je n'en ai jamais vu dans nos hôpitaux, et mes confrères n'en voient pas. Nos hypnotisés n'ont jamais d'accès de somnambulisme spontané.

Quant au sommeil provoqué artificiellement, M. Charles Richet l'obtient aussi facilement à Paris que nous à Nancy; M. le docteur Brémaud l'obtient aussi facilement à Brest. J'ai moi-même récemment et avec succès expérimenté, dans un salon de Paris, sur un jeune homme de vingt ans et deux hommes de quarante, nullement névropathes, et cependant je ne crois pas avoir importé de Nancy à Paris le microbe de l'épidémie. L'une de ces expériences, particulièrement instructive, mérite d'être relatée. Il s'agit d'un bel et grand garçon, d'une intelligence hors ligne, esprit positif, le premier de sa promotion dans une de nos grandes écoles d'enseignement supérieur scientifique. Désirant être éclairé sur la question de l'hypnotisme, il demande lui-même à être endormi, promettant de se laisser aller avec sérieux et sans résistance. En moins de deux minutes, occlusion des paupières, catalepsie et contracture suggestives, mouvements automatiques. A son réveil, il affirme avoir tout entendu et s'être rendu compte de tout; mais comme il s'était promis d'obéir sans résistance, il avait obéi. « Auriez-vous pu résister? lui dis-je. Quant j'ai mis votre bras en l'air, auriez-vous pu le baisser, malgré mon affirmation contraire? » — « Je le crois dit-il, sans en être certain. Un moment j'ai commencé à baisser mon bras (ce qui en effet avait été visible). En route, un remords m'a saisi. J'ai relevé, en me disant : Non, je ne dois pas le baisser. » Etait-ce de la complaisance?

Ce jeune homme ne savait lui-même qu'en penser. Curieux et désirant absolument être édifié, il me pria une demi-heure plus tard de l'hypnotiser de nouveau. En moins d'une minute, il était pris. Je mis ses jambes et ses bras en l'air : ils y restèrent. Alors je lui dis : « Maintenant faites l'expérience; essayez d'abaisser votre bras et vos jambes; si vous pouvez, si vous avez de la volonté, appliquez-la. Mais je vous préviens que vous ne pourrez pas. » Il essaya en vain et ne parvint, malgré tous ses efforts visibles, à modifier l'attitude suggérée. Je lui fis tourner les deux bras l'un autour de l'autre : « Essayez d'arrêter, dis-je vous ne pourrez pas. » Il ne put pas en effet arrêter cet automatisme rotatoire. Quand il fut réveillé, il était convaincu qu'il n'y avait pas seulement de la complaisance, qu'il y avait impossibilité matérielle de résister à l'acte suggéré.

Cette expérience, je l'ai répétée chez un grand nombre de sujets. Charles Richet, relatant des exemples analogues, a bien décrit cet état psychique singulier. Beaucoup se figurent n'avoir pas été influencés, parce qu'ils ont tout entendu ; ils croient de bonne foi avoir simulé; il est quelquefois difficile de leur démontrer à eux-mêmes qu'ils n'étaient pas libres de ne pas simuler.

Cette digression vient à l'appui de ma conclusion : que l'hypnose n'est pas une variante de l'hystérie; ce n'est pas un état morbide qui se greffe sur la névropathie. C'est un état physiologique, au même titre que le sommeil naturel d'où il peut dériver; on peut le produire à un certain degré chez la majorité des sujets. Le degré le plus intense, le somnambulisme profond, n'est ni rare, ni difficile à rencontrer.

Faut-il conclure que ces révélations doivent jeter l'épouvante dans la masse, que la population est vouée à l'hallucination universelle, qu'un regard jeté sur un passant suffit à l'hypnotiser ? C'est une exagération contre laquelle, moraliste et philosophe, vous avez sagement prémuni le public.

Il n'existe pas de magnétiseur ; il n'existe pas de fluide magnétique. Ni Donato, ni Hansen n'ont de vertus hypnotiques spéciales. Le sommeil provoqué ne dépend pas de l'hypnotiseur, mais du sujet : c'est sa propre foi qui l'endort ; nul ne peut être hypnotisé contre son gré, s'il résiste à l'injonction. Je suis heureux de me joindre à vous pour rassurer le public contre toute crainte chimérique qu'une fausse interprétation des faits pourrait faire naître.

Est-ce à dire pour cela que la justice et la morale humaine n'ont pas à s'émouvoir de ces révélations ? que tout est dit, que tout est prévu, que tout est pour le mieux dans la meilleure des organisations judiciaires ? Ce serait peut-être de parti pris fermer les yeux à une vérité féconde. Vous n'avez pas craint de dire que les légistes et les philosophes ont grandement à profiter de ces études, et il faut savoir gré à M. Liégeois d'avoir porté la question franchement à la tribune académique.

Le somnambulisme provoqué montre les cas extrêmes, ceux où l'acte suggéré s'impose avec un empire irrésistible. Mais rien ne se fait dans le sommeil profond qui n'ait son analogue, son diminutif, si je puis dire, à l'état de veille. Le sommeil exagère l'automatisme physiologique ; il ne le crée pas. Entre la suggestion fatale et la détermination absolument volontaire, tous les degrés peuvent exister. Et qui pourrait analyser tous les éléments suggestifs qui interviennent à notre insu dans les actes que nous croyons issus de notre initiative ? Volonté libre arbitre, responsabilité morale : graves et palpitantes questions! pénible doute philosophique qui étreint la conscience humaine !

La vérité n'est jamais dangereuse ! L'ignorance seule est désarmée! Vous parlez d'hallucination universelle! Elle existait, quand on ne savait pas, quand on ne soupçonnait pas la singulière facilité avec laquelle se réalise l'hallucination artificielle ! Elle existait, quand une foi naïve en la sorcellerie, comme implantée dans le cerveau humain par une suggestion plusieurs fois séculaire aveuglait les meilleurs esprits ; quand le sabbat, les sorciers, les succubes, les incubes, les gnomes, les esprits malins et tous ces fantômes évoqués par l'imagination étaient considérés comme des réalités; quand la science tremblante n'osait, en face du bûcher, battre en brèche la superstition religieuse toute-puissante ! Que de crimes, que de catastrophes, que d'erreurs judiciaires eussent été épargnés à la pauvre humanité, si la vérité scientifique avait pu se faire jour ! L'histoire du diable, de la sorcellerie, des possessions, l'histoire des épidémies démoniaques, ces hallucinations collectives suggérées, pèsent comme un affreux cauchemar sur les siècles qui ont précédé le nôtre ! Et de nos jours encore, que de superstitions suggérées par l'aveuglement d'une foi grossière disparaîtront comme des ombres sous le flambeau de la vérité scientifique!

Pour terminer cette trop longue réponse, permettez-moi d'ajouter, très honoré maître, que j'ai profondément médité cette parole de Bacon : « L'esprit humain ne reçoit pas avec sincérité la lumière des choses, mais il y mêle sa volonté et ses passions; c'est ainsi qu'il se fait une science à son goût; car la vérité que l'homme reçoit le plus volontiers, c'est celle qu'il désire. »

DEUXIÈME PARTIE

DE LA SUGGESTION APPLIQUÉE A LA THÉRAPEUTIQUE

CHAPITRE PREMIER

De l'imagination comme agent thérapeutique. — Des talismans et des amulettes. — De la thérapeutique par les aimants. — Rapport de la Société royale de médecine sur la magnétothérapie de l'abbé Lenoble. — Discrédit et résurrection du magnétisme médicinal. — Pratiques diverses, anciennes et modernes ; les guérisseurs. — Observations de guérisons par l'influence de l'imagination. — Observations de guérisons miraculeuses à Lourdes.

De la suggestion thérapeutique. — L'état hypnotique exalte la suggestibilité. — Guérisons obtenues par les anciens magnétiseurs. — Doctrine de Braid; ses idées théoriques sur le mécanisme des guérisons. — Méthode de M. Liébault ; suggestion par la parole. — Tableau général des résultats obtenus ; des modes divers de suggestion. — Insuccès inhérents à la maladie ou au sujet. — Des auto-suggestionnistes.

Quel puissant artisan de miracles est l'imagination humaine! Sur elle est basée la vertu thérapeutique des talismans et des amulettes.

« Depuis les pierres, dit Charpignon[1], attachées au pectoral du pontife hébreu et à la ceinture des prêtres de Cybèle, depuis les pierres figurées en scarabée, en

[1] CHARPIGNON, *Etudes sur la Médecine animique évitaliste*. Paris, G. Baillière, 1864.

main, en cercle et portées au cou de tous les Orientaux, des Grecs et des Romains, jusqu'aux camées de nos dames modernes, tous ces objets figurent le talisman magique à l'antique et mystérieuse puissance. »

« Paracelse, ajoute encore cet auteur, ce grand partisan de l'occultisme, avait reconnu la cause des effets des amulettes et choses semblables, car il écrivait ces paroles judicieuses : « Que l'objet de votre foi soit réel ou faux, vous n'en obtiendrez pas moins les mêmes effets; c'est ainsi que, si je crois en une statue de saint Pierre comme j'aurais cru en saint Pierre lui-même, j'obtiendrai les mêmes effets que j'aurais obtenus de saint Pierre lui-même; mais c'est là une superstition. C'est la foi, cependant qui produit ces miracles, et soit qu'elle soit vraie, soit qu'elle soit fausse, elle produira toujours les mêmes prodiges. »

Rapprochons de ces paroles celles que prononçait un auteur du XVIe siècle, Pierre Pomponazzi, de Milan, et qui sont rapportées par Hack Tuke[1] : « On conçoit facilement les effets merveilleux que peuvent produire la confiance et l'imagination, surtout quand elles sont réciproques entre les malades et celui qui agit sur eux. Les guérisons attribuées à certaines reliques sont l'effet de cette imagination et de cette confiance. Les méchants et les philosophes savent que si, à la place des ossements d'un saint, on mettait ceux de tout autre squelette, les malades n'en seraient pas moins rendus à la santé, s'ils croyaient approcher de véritables reliques. »

La pierre d'aimant qui servait aux Egyptiens dans la préparation de leurs amulettes prophylactiques a de

[1] HACK TUKE, *Le Corps et l'Esprit. Action du moral et de l'imagination sur le physique.* Paris, 1886.

tout temps guéri des douleurs goutteuses, des douleurs de tête, des odontalgies, des hystéries. Au siècle dernier, les aimants artificiels fabriqués par le père Hell, célèbre astronome de Vienne, et employés sous forme d'armatures magnétiques, ont guéri des spasmes, des convulsions, des paralysies. Appliqués par l'abbé Lenoble en armatures constantes et habituelles, ils ont été non moins efficaces dans les affections nerveuses graves.

Insistons un peu sur la magnétothérapie, car elle a été avec la métallothérapie de Burcq, un vrai précurseur de la thérapeutique hypnotique ; le magnétisme médicinal du père Hell a précédé le magnétisme animal de Mesmer; la magnétothérapie moderne a précédé la suggestion thérapeutique.

L'abbé Lenoble, qui était arrivé par des procédés plus parfaits à faire des aimants artificiels d'une force inconnue jusque-là et qui en avait constaté les applications thérapeutiques, établit à Paris, en 1771, un dépôt de ses aimants; il annonça des pièces destinées à être appliquées aux poignets, sur la poitrine, etc., des bracelets, des croix magnétiques. En 1777, il confie à la Société royale de médecine le soin de vérifier l'exactitude de ses assertions. La Société chargea Andry et Thouret de répéter ces expériences. Le remarquable rapport de ces auteurs, inséré dans les mémoires de la société est marqué au coin d'un esprit judicieux et véritablement scientifique.

Andry et Thouret rapportent quarante-huit observations dans lesquelles l'aimant a été essayé par eux ou en présence d'eux; il s'agit de maux de dents, de douleurs nerveuses de la tête et des reins, de douleurs rhumatismales, de névralgies de la face, tic douloureux, spasmes de l'estomac, hoquet convulsif, palpitations, différentes espèces de tremblements, convulsions, hystéro-épilepsies, etc.

Parmi les effets observés, un grand nombre le furent peu de temps après l'application de l'aimant. Dans quelques observations, de vives douleurs névralgiques de la face se calmaient chaque fois par le contact de l'aimant. Des symptômes spasmodiques et convulsifs ont disparu rapidement après son application, une toux nerveuse fut calmée à l'instant et ne reparut plus. Dans un cas, des mouvements convulsifs du bras et une contracture qui empêchait l'usage de la main furent suspendus ou notablement diminués dans le courant de la journée. Des douleurs rhumatismales furent calmées et celles dont quelques malades éprouvaient le retour par le déplacement des armures disparaissaient de nouveau aussitôt que ces pièces étaient replacées. Chez d'autres des douleurs semblables, calmées par l'action de l'aimant, se renouvelaient en différentes régions du corps; il suffisait d'y appliquer quelques pièces aimantées pour les dissiper. Enfin, contre les douleurs de dents, l'application des aimants a été quelquefois suivie d'un soulagement prompt et sensible. Quelquefois aussi, l'aimant n'ayant pas calmé les douleurs ou autres symptômes contre lesquels il aurait été efficace chez d'autres malades, il a suffi de prolonger l'application ou d'employer un aimant plus fort pour obtenir du soulagement. Enfin parfois cet agent a paru augmenter les accidents ou déterminer des impressions non ressenties auparavant.

Dans une observation, l'application d'un bandeau magnétique fut suivie de fièvre et de maux de tête qu'on fit cesser en ôtant l'appareil. Une malade épileptique éprouva de légères défaillances continuelles qui cessèrent dès qu'on eut enlevé les pièces; les accès épileptiques parurent aussi augmenter d'intensité. Une autre malade, atteinte de paralysie nerveuse, éprouva aussi, peu de temps après l'application de l'aimant, les mêmes défaillances. D'autres sensations variables étaient notées à chaque renouvellement des garnitures, sensation de chaleur dans les parties affectées, vertiges, nausées, palpitations, douleurs de tête, démangeaisons, tiraillements, mouvements des entrailles, etc. En résumé, sans enthousiasme exagéré, de par l'observation irréfutable des faits, les commissaires de la Société royale de médecine reconnaissent au magnétisme médicinal une action réelle, efficace, non contre les affections organiques, mais contre les troubles nerveux de natures diverses que l'observation ultérieure avait à préciser davantage.

A la suite d'Andry et Thouret, plusieurs bons observateurs, parmi lesquels on doit citer Marcellin, Hallé, Laennec, Alibert, Cayol, Chomel, Récamier et Alexandre Lebreton, ont constaté la vérité de la plupart de ces observations. « Pour nous, dit Trousseau dans le *Dictionnaire de Médecine* de 1833, qui nous sommes quelquefois servis de l'aimant, nous pouvons affirmer que cet agent thérapeutique exerce sur les parties avec lesquelles il est en contact une influence qu'il est impossible de rapporter à l'imagination des malades. J'ai vu des douleurs névralgiques modifiées, des accès de dyspnée nerveuse rapidement arrêtés, etc. Laennec se loue des aimants dans le traitement de l'angine de poitrine. J'ai pu moi-même recueillir deux faits qui prouvent que, si l'aimant ne guérit pas les maladies, il en peut du moins modérer la violence. D'incontestables guérisons, temporaires il est vrai, comme elles le sont presque toujours, ont été opérées dans le rhumatisme ; nous pouvons citer à cet appui, l'histoire d'un maréchal de France qui ne pouvait être soulagé de ses douleurs rhumatismales qu'en employant des armatures aimantées. « Malgré la parole de Trousseau, tous ces essais se perdirent dans un profond oubli. Le discrédit qui s'attacha aux pratiques du magnétisme animal qui, au lieu de fructifier comme il aurait pu sur le terrain de l'observation scientifique, avait versé avec Mesmer dans un charlatanisme dangereux, ce discrédit paraît avoir enveloppé aussi les pratiques de la magnétothérapie. L'aimant perdit sa place dans l'arsenal thérapeutique. Quand, il y a trente-cinq ans, le Dr Burcq répandit dans le public médical sa doctrine de la métallothérapie, il ne trouva que des incrédules. Il fallut attendre jusqu'en 1876 pour que sa voix trouvât un écho à la Salpêtrière. La métallothérapie et avec elle la magnétothérapie furent ressuscitées. Toutefois, parmi les nombreuses vertus thérapeutiques assignées aux métaux et aux aimants, une seule fut constatée et mise hors de doute : la vertu esthésiogène. L'aimant, comme les métaux, restaure souvent la sensibilité perdue.

J'ai moi-même commencé une série de recherches pour dégager la valeur de la magnétothérapie dans les divers troubles nerveux; ces recherches ont été publiées dans la *Revue médicale de l'Est*, 1881.

J'ai constaté chez certains sujets une efficacité réelle, bien que non constante, contre diverses manifestations. Mais pendant le cours de ces recherches j'appris à connaître la méthode suggestive de M. Liébault; je constatai des résultats thérapeutiques bien autrement constants, bien autrement rapides. Ce que l'aimant produit, la suggestion simple le produit toujours, et je me demandai si la vertu thérapeutique des métaux et des aimants ne serait pas une vertu simplement suggestive. Une de mes observations qu'on lira plus loin parle dans ce sens. Je ne veux pas cependant affirmer qu'il en soit absolument ainsi. A l'observation ultérieure appartient de répondre. Ce qui est certain, c'est que la suggestion joue un très grand rôle dans les effets dynamiques obtenus. La médecine des aimants et des métaux n'est peut-être qu'une médecine d'imagination. Et, si Trousseau avait pu voir ce que réalise l'imagination dans le sommeil hypnotique, il n'aurait sans doute pas attribué à un autre mécanisme l'influence thérapeutique des aimants.

Et maintenant, sans qu'il soit nécessaire d'insister, on comprendra facilement l'efficacité possible des pratiques diverses qui se sont succédé depuis l'antiquité jusqu'à nos jours, appliquées à la guérison des maladies. Citons les invocations des prêtres égyptiens pour obtenir de chaque génie la guérison des membres soumis à son influence, les formules magiques qui enseignaient l'usage des simples contre les maladies, la médecine des descendants d'Esculape dans les Asclépies ou temples de ce dieu. Citons encore la poudre sympathique de Paracelse, les tracteurs métalliques de Perkins, et les tracteurs pseudo-métalliques (en bois) non moins efficaces des Drs Haygarth et Falconer, et de nos jours la médecine homéopathique, et la médecine de Mattei. Faut-il parler du toucher du roi, des guérisons miraculeuses au tombeau du diacre Pâris, et des guérisons non moins miraculeuses de Knock, en Irlande, et surtout de Lourdes, en France ? Et les nombreux guérisseurs, dont quelques-uns honnêtes, se croyaient doués comme certains magnétiseurs de propriétés surnaturelles, et qui faisaient de la suggestion, sans le savoir, l'Irlandais Gréatrakes, le prêtre allemand Gassner, le prince abbé de Hohenlohe, le père Mathew, le paysan toucheur des environs de Saumur, le zouave Jacob, et tant d'autres qui existent partout, dont la notoriété ne dépasse pas la région où ils exercent leur mystérieuse puissance !

La suggestion ne revendique-t-elle pas une part dans l'efficacité de certaines médications pharmaceutiques, hydrothérapiques, électriques ? « Le Dr John Tanner, dit Hack Tuke, a préconisé le traitement de l'aphonie hystérique par l'application de l'électro-magnétisme sur la langue seule. Il établit que dans plus de cinquante cas il a appliqué ce traitement sans que le succès lui ait fait une seule fois défaut. Il cite spécialement quatre faits. Dans le premier, le retour de la voix se manifesta par un grand cri; dans le second, la voix revint immédiatement; dans le troisième, la voix fut recouvrée, mais perdue de nouveau dans l'espace de dix minutes ; une nouvelle application du traitement amena un rétablissement définitif; dans le quatrième cas, il y eut aussi retour instantané de la voix. » Le Dr Tanner ajoute les considérations suivantes : « Il est fort important, avant d'appliquer l'électro-magnétisme, de persuader au malade *qu'il sera guéri ;* si les efforts de persuasion n'aboutissent pas, il est probable qu'il sera inefficace. »

Dans une étude spirituelle consacrée par le Dr Lisle à la médecine d'imagination dans l'*Union médicale* (24 et 26 octobre 1861) et intitulée : *Homéopathie orthodoxe*, cette influence du moral sur le physique est finement présentée. Signalons encore aux lecteurs qui veulent approfondir ce sujet l'article *Imagination* de Virey dans le *Dictionnaire des sciences médicales*, en 60 volumes, les ouvrages de Padioleau (*Médecine morale*) et de Charpignon (*Etudes sur la Médecine animale et vitaliste*), le livre de M. Liébault (*Du Sommeil et des Etats analogues considérés surtout au point de vue de l'ac-*

tion du moral sur le physique), et surtout le récent ouvrage de Hack Tuke (*Le Corps et l'Esprit. Action du moral et de l'imagination sur le physique*).

Avant d'aborder le cœur même de notre sujet, qui est la suggestion thérapeutique, relatons d'après les auteurs quelques observations de guérison obtenues par l'influence de l'imagination; faits bien connus d'ailleurs, mais qu'il est bon d'avoir sous les yeux, car ils montrent que ce que nous faisons s'est toujours fait : la thérapeutique suggestive n'est pas nouvelle; ce qui est nouveau, c'est son mode d'application méthodique et son adoption définitive par la médecine usuelle.

Sobernheim, cité par Charpignon, raconte qu'un médecin donnait des soins à un homme atteint d'une paralysie de la langue et que nul traitement n'avait pu guérir. Il voulut essayer un instrument de son invention dont il se promettait un excellent résultat. Avant de procéder à l'opération, il lui introduit dans la bouche un thermomètre de poche. Le malade s'imagine que c'est là l'instrument sauveur; au bout de quelques minutes, il s'écrie plein de joie qu'il peut remuer librement la langue.

On trouvera parmi nos observations des faits du même genre. Une jeune fille entrée dans mon service clinique avait depuis près de quatre semaines une aphonie nerveuse complète. Après avoir formulé ce diagnostic, je dis aux élèves que l'aphonie nerveuse cède quelquefois instantanément à l'électrisation, qui peut agir par son influence simplement suggestive. J'envoie chercher l'appareil à induction. Avant de m'en servir je veux essayer la simple suggestion par affirmation. J'applique la main sur le larynx, j'imprime quelques mouvements à l'organe, je dis : « Maintenant vous pouvez parler à haute voix. » En un instant, je lui fais dire successivement : *a*, puis *b*, puis *Marie*. Elle continue à parler distinctement ; l'aphonie avait disparu.

« La *Bibliothèque choisie de médecine*, dit Hack Tuck, relate un exemple catégorique de l'influence exercée par l'imagination pendant le sommeil sur l'action des intestins. La fille du consul de Hanovre, âgée de dix-huit ans, devait se purger le lendemain avec de la rhubarbe pour laquelle elle avait un dégoût particulier ; elle rêve qu'elle avait pris le médicament abhorré. Influencée par cette rhubarbe imaginaire, elle s'éveille et eut en cinq ou six fois des évacuations faciles.

Le même résultat s'est présenté dans un fait rapporté par Demangeon. (*De l'Imagination*, 1879.) « Un moine devait se purger le lendemain matin, il rêva qu'il avait pris le médicament, et en conséquence, il se réveilla pour céder aux sollicitations naturelles : il eut huit garde-robes abondantes. »

Mais parmi toutes les causes morales qui faisant appel à l'imagination, mettent en œuvre le mécanisme cérébral des guérisons possibles, nulle n'est aussi efficace que la foi religieuse. A elle sont dus certainement nombre de guérisons authentiquement constatées.

La princesse de Schwartzenberg était atteinte depuis huit années d'une paraplégie pour laquelle les plus célèbres médecins d'Allemagne et de France avaient été consultés. En 1821, le prince de Hohenlohe, prêtre depuis 1815, conduit auprès de la princesse un paysan qui a convaincu le jeune prêtre de la puissance de la prière pour la guérison des malades. La paralytique est dégagée des appareils mécaniques qui lui sont appliqués depuis quelques mois par le Dr Heime, pour lutter contre la contracture des membres. Le prêtre invite la paralytique à joindre sa foi à la sienne et à celle du paysan. — Vous croyez-vous déjà soulagée? — Oh! oui, je le crois d'une foi sincère. — Eh bien! levez-vous et marchez.

A ces mots la princesse se leva, fit quelques tours dans la chambre, essaya de monter et descendre les escaliers. Le lendemain elle se rendit à l'église, et depuis ce moment, elle a conservé l'usage de ses membres (Charpignon).

Le lecteur a compris qu'il s'agissait d'une de ces paralysies nerveuses, si communes, souvent opiniâtres, susceptibles de guérir parfois par une émotion violente.

La même chose peut avoir lieu pour les contractures hystériques. « Une émotion morale vive, dit Charcot, un ensemble d'événements qui frappent fortement l'imagination, la réapparition des règles depuis longtemps supprimées, etc., sont fréquemment l'occasion de ces promptes guérisons. »

J'ai vu dans cet hospice trois cas de ce genre, que je résume brièvement :

1° Dans le premier cas, il s'agit de la contracture d'un membre inférieur datant de quatre ans au moins. En raison de l'inconduite de la malade, je fus obligé de lui adresser une vigoureuse semonce et de lui déclarer que je la renvoyais. Dès le lendemain, la contracture avait entièrement cessé.

2° Le second cas concerne une femme également atteinte d'une contracture limitée à un seul membre. Les crises hystériques proprement dites avaient depuis longtemps disparu. Cette femme fut accusée de vol; la contracture, qui avait duré depuis plus de deux ans, se dissipe tout à coup à l'occasion de l'ébranlement moral que produisit cette accusation.

3° Dans le troisième cas, la contracture avait pris une

forme hémiplégique ; elle affectait le côté droit et était surtout prononcée au membre supérieur. La guérison survint presque tout à coup, dix-huit mois après le début, à la suite d'une vive contrariété. »

Charcot rappelle à ce propos un article publié par Littré dans la *Revue de philosophie positive*, intitulé : *Un fragment de médecine rétrospective* (*Miracles de saint Louis*), et dans lequel on trouve l'histoire de plusieurs cas de *paralysies* guéries après des pèlerinages faits à Saint-Denis, au tombeau où les restes du roi Louis IX venaient d'être déposés[1].

Parmi les observations de guérison opérées à Lourdes et recueillies par M. Henri Lasserre, je vais en relater quelques-unes en les résumant :

Catherine Latapie-Chouat, tombée du haut d'un chêne en octobre 1856, s'était fait une forte luxation au bras droit et surtout à la main. La réduction fut opérée avec succès ; mais, en dépit des soins les plus intelligents *le pouce, l'index et le médius demeurent absolument recourbés*, sans qu'il soit possible ni de les redresser, ni de leur faire faire un seul mouvement. L'idée lui vint d'aller à la grotte de Massabielle, à 6 ou 7 kilomètres de chez elle. Elle y arrive à la naissance du jour, et après avoir prié, va baigner sa main dans l'eau merveilleuse. Et aussitôt sa main se redresse ; elle peut ouvrir et fermer ses doigts qui avaient pris leur souplesse naturelle, comme avant l'accident.

On trouvera parmi nos observations des exemples analogues de contracture de la main, même d'origine orga-

[1] CHARCOT, *Leçons sur les maladies du système nerveux*. Paris, 1872-73.

nique, entretenue par une modalité fonctionnelle nerveuse, instantanément guérie par la suggestion.

Marie Lanou-Domengé, âgée de quatre-vingts ans, était depuis trois ans atteinte dans tout le côté gauche d'une *paralysie incomplète ;* elle ne pouvait faire un pas sans un secours étranger. Un jour, la paysanne, entendant parler de la source de Massabielle, envoya quelqu'un à Lourdes chercher, à la source même, un peu de cette eau qui guérissait. Elle se fit lever, habiller; deux personnes la soulevèrent et la mirent debout, en la soutenant sous les épaules. Alors elle étendit sa main tremblante vers l'eau libératrice, y plongea ses doigts, fit un grand signe de croix, porta le verre à ses lèvres, en but lentement le contenu. Puis elle se redressa, tressaillit et poussa comme un cri de joie triomphale : « Lâchez-moi! lâchez-moi vite! Je suis guérie. » Et elle se mit à marcher comme si elle n'avait jamais été malade.

Nous relatons aussi le fait d'une vieille femme qui ne pouvait depuis deux mois se tenir debout, et qui marcha après deux séances de suggestion hypnotique.

L'enfant Tambourné, âgé de cinq ans, présentait, d'après les rapports des médecins, depuis quelques mois, les symptômes d'*une coxalgie au premier degré;* douleurs très vives au genou, obtuses à la hanche, déviation en dehors de la pointe du pied, claudication d'abord, puis impossibilité de marcher sans provoquer de grandes souffrances. Les fonctions digestives se faisaient mal. Il y avait de l'intolérance pour les aliments et, par suite, grand amaigrissement. L'enfant fut porté à la grotte dans les bras de sa mère, baigné dans l'eau miraculeuse. L'enfant tomba dans une sorte d'état extatique. Ses yeux étaient grands ouverts, sa bouche demi-béante :

« Qu'as-tu ? » lui dit sa mère. — « Je vois le bon Dieu et la sainte Vierge », répondit-il. L'enfant, revenu à lui, s'écria : « Mère, mon mal est parti. Je ne souffre plus. Je puis marcher. » Il rentra à pied à Lourdes et resta guéri.

Récemment M. Charcot faisait à sa clinique une conférence sur la coxalgie nerveuse et disait : « Nous savons par les observations de divers auteurs, que ces arthralgies psychiques, soit d'origine traumatique, soit dépendant d'une autre cause, guérissent quelquefois tout à coup, à la suite d'une émotion vive ou d'une cérémonie religieuse frappant vivement l'imagination.»

Mlle Massot-Bordenave, d'Arras, âgée de cinquante-trois ans, avait éprouvé en mai 1858 une maladie qui ôtait à ses pieds et à ses mains une partie de leur force et de leur mouvement. Les *doigts étaient dans la demi-flexion.* On était obligé de lui couper le pain. Elle se rendit à pied à la grotte, se lave les pieds et les mains ; elle repartit guérie ; les doigts s'étaient redressés et avaient retrouvé leur flexibilité.

Mlle Marie Moreau, âgée de seize ans, fut atteinte en janvier 1858 d'une maladie d'yeux ; c'était une *amaurose;* l'un des deux yeux paraissait tout à fait perdu, l'autre était très malade : toutes les médications avaient échoué. Une neuvaine fut commencée le 8 novembre. Le soir à dix heures, la jeune fille imbiba d'eau de Lourdes un bandeau de toile et le plaça sur ses yeux. Le lendemain à son réveil, quand elle enleva le bandeau, l'œil malade avait recouvré la santé, l'œil mort était ressuscité.

On sait qu'il existe des amblyopies et des amauroses complètes, de nature hystérique, même en dehors des attaques d'hystérie. On verra dans nos observations des amblyopies rapidement guéries par l'application d'un aimant ou par la suggestion. Braid relate aussi un cas remarquable d'amblyopie nerveuse d'origine traumatique, guérie presque après une seule séance d'hypnotisme.

Mlle de Fontenay, âgée de vingt-trois ans, avait depuis près de sept ans une *paralysie des membres inférieurs*, développée à la suite de deux chutes de voitures et de cheval qui avaient ébranlé son organisation et provoqué un désordre utérin. Les divers traitements institués, deux saisons à Aix, l'homéopathie, l'hydrothérapie, la cautérisation actuelle, avaient échoué. Depuis la fin de janvier 1873, elle ne pouvait plus se tenir sur ses jambes. De plus, elle avait de vives douleurs internes et des accidents d'exaspération nerveuse. Elle alla à Lourdes le 21 mai 1873. Peu à peu durant le cours d'une neuvaine, les forces revinrent graduellement; après la neuvaine, le 3 juin, elle put suivre à pied la procession. Mais le lendemain de la Pentecôte, la paralysie se reproduisit; elle refit en vain une saison à Aix, à Brides, à la Bourboule et revint à Autun, faible, paralysée, démoralysée. Peu à peu, sous l'influence de suggestions religieuses, son imagination s'exalta de nouveau. Le 4 mai 1874, Bernadette lui apparut en songe et lui promit la guérison. Au mois d'août, elle accompagna l'abbé de Musy, guéri lui-même miraculeusement d'une paraplégie, à Lourdes. Plongée plusieurs fois dans la piscine, elle fut transportée dans un chariot à la crypte, le 15 août, anniversaire de la guérison de l'abbé Musy et sur le lieu même de sa guérison. Pendant la messe de l'abbé, elle ressentit un pénible fourmillement dans les jambes; après la messe, elle se leva; elle était guérie.

Nouvel exemple de paraplégie nerveuse guérie par la foi. La première suggestion religieuse n'eut qu'un résultat momentané. La seconde, entourée de circonstances propres à impressionner vivement l'imagination, trouva un terrain mieux préparé, une réceptivité psychique plus développée; l'action psycho-thérapeutique fut persistante.

En relatant ces observations de guérisons authentiques obtenues à Lourdes, en essayant, au nom de la science, de les dépouiller de leur caractère miraculeux, en comparant, à ce point de vue seul, la suggestion religieuse avec la suggestion hypnotique, je n'entends ni attaquer la foi religieuse, ni blesser le sentiment religieux. Toutes ces observations ont été recueillies avec sincérité et contrôlées par des hommes honorables. Les faits existent; l'interprétation est erronée. Les convictions religieuses sont profondément respectables, et la vraie religion est au-dessus des erreurs humaines.

J'aborde maintenant l'étude de la suggestion thérapeutique. Si, à l'état de veille, les violentes émotions morales, la foi religieuse vive, tout ce qui frappe l'imagination peut dissiper des troubles fonctionnels et réaliser des guérisons, il faut dire toutefois que la thérapeutique active ne tire pas souvent parti de cette donnée d'observation. Beaucoup d'imaginations sont, à l'état de veille, réfractaires au choc suggestif des émotions morales. La crédivité est modérée par les facultés supérieures de l'entendement. L'hypnotisme, comme le sommeil naturel, exalte l'imagination et rend le cerveau plus accessible à la suggestion; les esprits les plus forts ne peuvent échapper aux suggestions hallucinatoires de leurs rêves. C'est une loi physiologique, que le sommeil met le cerveau dans un état psychique tel que l'imagination accepte et reconnaît comme réelles les impressions qui lui sont transmises. *Provoquer par l'hypnotisme cet état psychique spécial et exploiter dans un but de guérison ou de soulagement la suggestibilité ainsi artificiellement exaltée, tel est le rôle de la psycho-thérapeutique hypnotique.*

Le cerveau, influencé par la suggestion, tend à réaliser, dans l'avenir du possible et avec une énergie variable suivant les individualités, les phénomènes commandés ; docile, chez quelques-uns déjà à l'état de veille, il le devient chez presque tous, alors qu'un état hypnotique ou analogue à l'état hypnotique a endormi ou engourdi les facultés de raison, de jugement, de contrôle qui modèrent et refrènent l'automatisme cérébral. Alors le cerveau impressionné plus efficacement par l'ordre formulé, accepte l'idée et la transforme en acte. Nous avons vu la suggestion hypnotique faire de la paralysie, de la contracture, de l'anesthésie, des douleurs, de la tòux, des nausées, etc. ; nous avons vu ces effets dynamiques de la suggestion persister au réveil, ou se produire seulement au réveil (suggestion post-hypnotique). Le cerveau refuse de percevoir les impressions centripètes de sensibilité tactile, viscérale ou sensorielle ; il refuse de mettre en activité les cellules motrices de la moelle qui font les mouvements ; de là, paralysie motrice, anesthésie, cécité, surdité psychiques, ce sont là des *phénomènes d'inhibition*. Ou bien au contraire il perçoit avec plus d'intensité les impressions centripètes ; il envoie aux cellules motrices un supplément d'activité ; de là, hyperesthésie sensitive et sensorielle, travail musculaire plus énergique, ou contracture : ce sont des *phénomènes de dynamogénie*. D'autres procédés psychiques (émotions morales) ou expérimentaux (expériences de Brown-Séquard) peuvent mettre en jeu le mécanisme cérébral de l'inhibition et de la dynamogénie ; telle la paralysie ou l'impossibilité de parler produite par la frayeur (*vox faucibus hæsit*), tel le décuplement des forces par la colère ou une excitation insolite.

L'observation ayant ainsi démontré ce que la simple suggestion hypnotique peut réaliser dans l'état de santé, il était naturel d'appliquer ces données à l'état pathologique et d'utiliser l'activité nerveuse concentrée par la suggestion à neutraliser des phénomènes morbides. Il était naturel de se dire : Si l'on peut chez un sujet hypnotisé produire à volonté de l'anesthésie, de la contracture, des mouvements, de la douleur, il doit être possible aussi chez quelques-uns par un mécanisme analogue de supprimer l'anesthésie, la contracture ou la paralysie créées par la maladie, d'augmenter la force musculaire affaiblie, de modifier favorablement ou de restaurer le dynamisme fonctionnel perverti ou diminué par l'état pathologique, en tant, bien entendu, que l'état organique permet cette restauration.

Cette idée, si simple qu'elle aurait dû s'imposer, semble-t-il, aux premiers médecins qui ont appris à connaître la suggestion, elle a été longtemps à se faire jour.

Dans les premiers temps du mesmérisme, des effets thérapeutiques furent constatés. « Quelques-uns des malades magnétisés, dit le rapport de Husson, n'ont ressenti aucun bien. D'autres ont éprouvé un soulagement plus ou moins marqué, savoir l'un, la suspension des douleurs habituelles, l'autre le retour des forces, un troisième, un retard de plusieurs mois dans l'apparition des accès épileptiques, et un quatrième, la guérison complète d'une paralysie grave et ancienne. » Mesmer,

Puységur, Dupotet, et bien d'autres magnétiseurs, obtenaient des guérisons, sans savoir ce qu'ils faisaient. Rostan a pu dire, malgré l'Académie : « Ils étaient bien peu médecins, peu physiologistes, ceux qui ont nié que le magnétisme déterminait des changements dans l'organisation et qu'il pouvait jouir de quelque puissance dans la cure des maladies. »

Tant que les phénomènes magnétiques étaient considérés comme l'effet d'un fluide agissant sur l'organisme, c'est à cette action fluidique que les guérisons étaient attribuées. Le magnétisme, par son influence mystérieuse sur le principe vital, rétablissait l'harmonie des fonctions; il était bienfaisant, comme la chaleur, la lumière, l'électricité.

Depuis Braid, l'idée du fluide magnétique ne compte plus que peu d'adeptes; la suggestion hypnotique a remplacé le magnétisme. C'est l'imagination seule du sujet qui est mise en activité et fait tousles phénomènes.

Chose singulière! Braid qui a, le premier, établi sur des bases inébranlables la doctrine de la suggestion, un moment entrevue par Bertrand, ne songea plus à appliquer la suggestion elle-même, dans son mode le plus naturel, la *suggestion par la parole*, pour réaliser l'hypnose et les effets thérapeutiques. Il provoque le sommeil par la fixation des yeux sur un objet brillant; il provoque les effets thérapeutiques par des *manipulations spéciales*.

Ces manipulations sont basées sur ce fait : que la rigidité cataleptiforme d'un membre produirait, suivant Braid, une accélération du pouls qui devient petit et contracté. Cette accélération du pouls pendant l'effort pour tenir les membres étendus pendant cinq minutes serait beaucoup plus grande à l'état d'hypnotisme que pendant le même effort normalement. Si l'on fait reprendre aux muscles leur état flaccide, pendant que le sujet est encore en hypnotisme, le pouls descend rapidement au chiffre où il était avant l'expérience, et même au-dessous.

Cela posé, Braid varie les manipulations selon l'objet en vue. « Pour diminuer la force de la circulation dans un membre et en réduire la sensibilité, dit-il, il faut mettre les muscles de ce membre en activité, laissant les autres en flaccidité. — Si l'on veut augmenter la force et la sensibilité dans un membre, il faut le maintenir en flaccidité et mettre les autres en catalepsie. — Si l'on veut obtenir une dépression générale, après qu'on aura tenu un ou deux membres étendus, pendant un temps court, on les remettra avec précaution dans une position normale et on laissera le corps tout entier au repos. Pour obtenir une excitation générale, on mettra tous les membres en catalepsie, d'où difficulté dans la transmission libre du sang aux membres, et par suite augmentation de l'activité cardiaque, afflux du sang au cerveau, excitation des centres nerveux. »

De plus, en tenant un organe particulier en action, les autres restant endormis, il y a augmentation considérable de son activité par concentration de l'énergie nerveuse; en maintenant les autres organes dans l'activité et au repos celui qui est trop actif, on diminue l'activité de celui-ci.

« Que j'aie eu tort ou raison, ajoute l'auteur, dans mes vues théoriques, on ne peut mettre en doute que dans de nombreux cas, je n'aie réussi dans l'application de l'hypnotisme en tant qu'agent curatif, et les résultats heureux des opérations ont été si immédiats et si nets qu'on ne saurait méconnaître la relation de cause à effet.

Toutefois il me semble démontré que le succès dépend en grande partie de l'impression produite par la modification dans la circulation. »

Braid relate une soixantaine de faits de guérison ou d'amélioration obtenue par son procédé. Si les faits restent, ses vues théoriques sont certainement erronées. Je n'ai pu confirmer l'exactitude de ses assertions relatives aux modifications de l'activité cardiaque produites par la catalepsie. Fussent-elles exactes d'ailleurs, ces modifications ne suffiraient pas à expliquer des guérisons aussi rapides que celles qui furent observées.

Il est assez singulier qu'après avoir si bien établi que la source de tous les phénomènes hypnotiques est dans l'imagination du sujet, que tous ces phénomènes sont purement psychiques, Braid n'ait pas songé à expliquer par cette même influence psychique les effets curatifs obtenus. L'initiateur de la doctrine suggestive, Braid, oubliant son idée directrice, a fait encore, comme tous ses prédécesseurs, comme beaucoup de ses successeurs le font encore actuellement, de la suggestion sans le savoir. Ses malades savaient qu'ils étaient hypnotisés dans un but curatif; ils conservaient cette idée pendant leur sommeil; les manipulations faites sur eux, ils savaient qu'elles les devaient délivrer de leurs maux; la suggestion thérapeutique se faisait dans le cerveau.

Braid ne paraît pas avoir eu de successeurs dans son pays. En France, le Dr Charpignon est un de ceux qui ont le mieux étudié l'influence de la foi et de la suggestion dans l'état hypnotique. Mais à côté de l'influence morale, il croit à une influence magnétique fluidique qui tend à rétablir l'harmonie détruite.

Il faut arriver en réalité jusqu'en 1860 pour trouver

la doctrine de la suggestion entièrement dégagée de tous les éléments qui la faussaient encore entre les mains de Braid lui-même, et appliquée de la façon la plus simple à la thérapeutique. Déjà Durand de Cros avait, comme l'abbé Faria, employé la simple suggestion vocale, la parole à la production des phénomènes de l'hypnose. M. Liébault eut l'idée *d'appliquer la même suggestion vocale à la thérapeutique.*

Le malade est *endormi par suggestion*, c'est-à-dire en faisant pénétrer l'idée du sommeil dans son cerveau. Il est *traité par suggestion*, c'est-à-dire en faisant pénétrer l'idée de la guérison dans son cerveau. La méthode de M. Liébault consiste, le sujet étant endormi, à *affirmer à haute voix la disparition des symptômes ressentis* par lui. On cherche à établir en lui la conviction que ces symptômes n'existent plus ou disparaîtront; que la douleur se dissipe, que la sensibilité revient dans les membres, que la force musculaire augmente, que l'appétit se restaure. On profite de la réceptivité psychique spéciale créée par l'hypnotisme, de la docilité cérébrale, de la crédivité accrue, de la réflectivité idéo-motrice, idéo-sensitive, idéo-sensorielle exaltée, pour provoquer les réflexes utiles, pour inviter le cerveau à faire *ce qu'il peut* pour transformer l'idée acceptée en réalité.

Telle est la méthode de suggestion thérapeutique dont M. Liébault est l'initiateur. Il a le premier nettement établi que les cures obtenues par les anciens magnétiseurs et même par les opérations hypnotiques de Braid ne sont pas l'œuvre d'un fluide mystérieux, ni l'œuvre de modifications physiologiques dues à des manipulations spéciales, mais uniquement œuvre de la suggestion. La médecine magnétique tout entière n'est que médecine d'imagination; l'imagination est mise par l'état hypnotique dans un état tel qu'elle ne peut se soustraire à la suggestion.

La méthode de M. Liébault resta longtemps ignorée, même des médecins de Nancy. En 1884, Charles Richet se contenta de dire que souvent le magnétisme a des avantages, qu'il calme l'agitation nerveuse, et qu'il peut guérir ou améliorer certaines insomnies.

Dès 1882, j'ai expérimenté d'abord timidement et sans aucune confiance la méthode suggestive que j'avais vu employée par M. Liébault. Aujourd'hui, elle est d'application courante à ma clinique; je la pratique devant les élèves; il n'y a peut-être pas de jour où je ne leur montre quelque trouble fonctionnel, douleur, parésie, malaise, insomnie, modéré ou supprimé instantanément par la suggestion.

Voici, par exemple, un enfant amené à ma consultation avec une douleur musculaire rhumatismale dans le bras datant de quatre à cinq jours; le bras est douloureux à la pression; l'enfant ne peut le porter sur sa tête. Je lui dis : « Ferme les yeux, mon enfant, et dors. » Je tiens ses paupières fermées et je continue à lui parler. « Tu dors et tu vas continuer à dormir jusqu'à ce que je te dise de te réveiller. Tu dors très bien comme dans ton lit; tu es tout à fait bien, à ton aise; tes bras, tes jambes, tout est endormi et tu ne peux plus les remuer. » Je retire mes doigts des paupières; elles restent closes; je mets ses bras en l'air, ils y restent. Alors, touchant le bras douloureux, je dis : « La douleur disparaît; tu n'as plus mal du tout; tu peux remuer ton bras, sans aucune douleur; et quand tu seras réveillé, tu ne sentiras plus la douleur; elle ne reviendra plus. » Pour augmenter la force de la suggestion, en l'incarnant, pour ainsi dire, dans une sensation matérielle, je suggère, à l'exemple de M. Liébault, de la chaleur *loco dolenti*. La chaleur remplace la douleur. Je dis à l'enfant : « Tu sens de la chaleur au bras, la chaleur augmente et tu n'as plus de mal. »

Après quelques minutes, je réveille l'enfant; il ne se souvient de rien; le sommeil a été profond. La douleur est presque complètement disparue ; l'enfant lève facilement le bras sur la tête. Les jours suivants, je vois le père : c'est le facteur qui m'apporte mes lettres. Il me dit que la douleur a complètement disparu, sans retour.

Voici maintenant un grand garçon de vingt-six ans, ouvrier aux forges. Depuis un an, à la suite d'un effort fait pour plier une barre de fer, il ressent une sensation de constriction douloureuse transversale à l'épigastre dans une étendue de dix centimètres et dans la région correspondante du dos. Cette sensation est continue et augmente quand il a travaillé pendant quelques heures. Depuis six mois, il ne peut dormir qu'en serrant l'épigastre avec sa main. Je l'hypnotise. Dans un premier essai, je ne produis qu'un simple engourdissement ; il se réveille spontanément; la douleur subsiste. Je l'hypnotise une seconde fois, en lui disant qu'il dort plus profondément et qu'il ne se souviendra de rien au réveil. Il n'a pas de catalepsie. Après quelques minutes, je le réveille; il ne se rappelle pas que je lui ai parlé, que j'ai affirmé la disparition de la douleur. Celle-ci a complètement disparu ; il ne sent plus sa constriction. Je ne sais si elle a reparu.

C'est ensuite un ouvrier de cinquante ans, qui a déjà été plusieurs fois au service ; son observation sera relatée plus loin. Il a depuis plusieurs jours une névrite cubitale, caractérisée par les trois derniers doigts de la main contracturés en flexion ; une anesthésie complète dans toute la sphère du cubital, des élancements douloureux sur le trajet du nerf, la gouttière olécranienne douloureuse. Je l'hypnotise; il tombe dans quelques secondes en résolution complète : catalepsie suggestive, somnambulisme. Je suggère à diverses reprises la décontracture de la main, le retour de la sensibilité, la cessation des douleurs. J'explore l'avant-bras avec une épingle ; je dis : « Vous allez sentir ! » En quelques minutes, la sensibilité est revenue, les doigts se défléchissent. A son réveil, tous les phénomènes de névrite ont disparu

Ces exemples se rapportent à des observations réelles. Quelque singuliers que soient ces faits, ils sont.

Les phénomènes morbides ne cèdent pas toujours à une première séance. Quelquefois la douleur persiste ou est simplement atténuée ; elle peut disparaître graduellement, après deux ou plusieurs séances. D'autres fois, atténuée au réveil, elle continue à s'atténuer et à s'éteindre, sans nouvelle hypnotisation. Sinon, une nouvelle suggestion peut réussir, surtout si le sommeil arrive à un degré plus profond. La douleur momentanément abolie peut renaître après quelques heures, ou plus tard et de céder définitivement qu'après un nombre variable d'hypnotisations. Enfin, certains troubles seulement parmi ceux ressentis par le malade peuvent s'effacer, les autres résistent. On conçoit que l'effet obtenu est subordonné et à la suggestibilité du sujet et à la cause organique que détermine le symptôme.

Les douleurs musculaires, les points douloureux des phtisiques, l'anesthésie des hystériques, quelquefois les douleurs fulgurantes des ataxiques, certaines contractures dynamiques liées même à des affectione organiques des centres nerveux, certains mouvements qui survivent à la chorée, l'incontinence nocturne d'urine chez les enfants, etc., disparaissent souvent comme par enchantement par une seule suggestion ou par un petit nombre de suggestions.

Il n'est pas toujours nécessaire que le sommeil soit profond pour qu'une action rapide se manifeste; un simple engourdissement suffit chez quelques-uns; certains sujets sont suggestibles à l'état de veille. Un de mes malades, par exemple, dont je relaterai l'histoire en détail, avait conservé d'une ancienne hémiplégie une contracture en flexion de la main; depuis un an, il ne pouvait la tenir ouverte; grand priseur, il ne pouvait se servir de cette main pour priser. Je l'endors et je lui suggère que la main est déraidie, qu'il peut l'ouvrir et la fermer. Il fait des essais pendant son sommeil, et arrive facilement à étendre et à fléchir ses doigts. « Si seulement cela pouvait durer, » dit-il. J'affirme que cela durera. Et en effet, au réveil, la raideur avait disparu. Il se rappelait tout ce que je lui avais dit, tout ce qu'il avait fait pendant le sommeil; il ne pensait pas avoir dormi. Cependant, à une nouvelle séance, le lendemain, je le mis en sommeil profond; il était somnambule, sans souvenir au réveil, éminemment suggestible.

En général, l'action est plus rapide et plus complète dans le sommeil profond. C'est *dans le somnambulisme que la suggestion acquiert son maximum d'efficacité*, que les guérisons sont souvent instantanées et d'apparence miraculeuse. Certains sujets résistent pendant de nombreuses séances; ils ne tombent qu'en somnolence; l'effet obtenu est léger ou douteux. Avec de la persévérance, quelques-uns finissent, après un temps plus ou moins long, plusieurs jours ou même plusieurs semaines d'hypnotisations peu fructueuses, par tomber dans un sommeil plus profond; et alors l'action thérapeutique de la suggestion peut être rapide et durable.

Le *mode de suggestion* doit être varié aussi et adapté à la suggestibilité spéciale du sujet. La simple parole ne suffit pas toujours à imposer l'idée. Quelquefois il faut raisonner, démontrer, convaincre ; pour les uns, affirmer avec force; pour les autres, insinuer avec douceur. Car dans l'état de sommeil, comme dans l'état de veille, l'individualité morale de chaque sujet persiste, avec son caractère, ses penchants, son impressionnabilité spéciale. L'hypnotisation ne coule pas tous les sujets dans un moule uniforme pour en faire des automates purement et simplement, mus par l'unique volonté du magnétiseur; elle augmente la docilité cérébrale; elle rend prépondérante l'activité automatique sur l'activité volontaire. Mais celle-ci persiste dans une certaine mesure; le sujet pense, raisonne, discute, accepte plus aisément qu'à l'état de veille, mais n'accepte pas toujours, surtout dans les degrés légers du sommeil. Dans ces cas, il faut connaître le caractère du malade, son état psychique particulier, pour faire *impression* sur lui.

L'attouchement, les frictions, les mouvements imprimés à la région malade, la chaleur suggérée concourent souvent efficacement. J'ai vu, cela est noté dans une de nos observations, l'électrisation de la partie douloureuse matérialisant la suggestion dans une sensation nouvelle réussir là où l'affirmation simple avait été insuffisante. D'autres fois, on réussit en usant de subterfuges. Une de mes malades, bonne somnambule, avait un dégoût insurmontable pour la viande; j'avais beau lui suggérer qu'elle la mangerait avec plaisir, elle se refusait absolument à accepter la suggestion, elle ne voulut même pas goûter la viande pendant le sommeil. Je la fis changer de personnalité; elle n'était plus elle-même et alors en mangea avec le plus grand appétit. Mais ce mode de suggestion n'est applicable qu'à un nombre restreint de sujets, aux très bons somnambules, qui constituent la minorité.

Chez quelques-uns, l'habitude nerveuse ne peut être rompue que par une forte diversion ou par entraînement vigoureux. Une dame hystérique entrait facilement en somnambulisme; mais elle se plaignait souvent dans cet état de malaise, d'angoisse, d'oppression; quelquefois alors un accès de sommeil hystérique dans lequel la malade cessait d'être en rapport avec moi, remplaçait le sommeil hypnotique. L'affirmation seule ne réussissant pas à dissiper ce malaise précurseur d'une crise, je réussis par une diversion musicale; je lui fis entendre un magnifique orchestre suggestif; et comme elle adorait la musique, sa figure devenait rayonnante; elle suivait du geste et de la main; tout malaise disparaissait.

Une névropathe se plaint de douleurs dans les jambes; elle ne peut marcher, La suggestion pendant le sommeil profond calme la douleur; mais au réveil elle se sent trop faible pour marcher; il y a encore de l'endolorissement. Je la remets en somnambulisme; je lui dis : « Vous êtes guérie; vous êtes chez vous. Levez-vous. faites votre ménage, travaillez puisque vous êtes guérie. » Elle se lève en effet, marche très bien, prend un torchon, époussette, prend un balai qu'on lui apporte, balaye et ne se plaint plus de rien. Au réveil, elle marche très bien. Ainsi on peut par une diversion puissante ou en transformant le somnambulisme passif en *somnambulisme actif*, augmenter parfois l'efficacité de la suggestion.

Un homme est au service avec un tic convulsif douloureux lombo-dorsal ; son tronc est, plusieurs fois par minute, agité de secousses cloniques qui le projettent en avant ; il ne peut absolument pas marcher. Rien n'y fait. Cela dure depuis des semaines. Quand il veut marcher ces secousses se répètent avec opiniâtreté et il est obligé de s'arrêter et de s'appuyer pour ne pas tomber.

Je l'hypnotise ; il n'arrive qu'au troisième degré, il est assis sur une chaise. La suggestion simple ne réussit pas toujours à arrêter ces secousses ; mais si je le fais marcher, soit à l'état de sommeil, soit à l'état de veille, en affirmant énergiquement qu'il n'a plus de secousses, si je le fais trotter activement, sans trêve ni repos, les secousses disparaissent et il arrive à courir pendant des heures entières sans ressentir aucune tendance au tic. *L'entraînement suggestif actif* réussit là où la simple suggestion passive a échoué.

La thérapeutique suggestive, féconde en résultats heureux dans un très grand nombre de cas, n'est pas infaillible. Même alors qu'elle est maniée avec intelligence et opiniâtreté, elle peut échouer ; la cause de l'échec est inhérente *soit à la maladie*, *soit au sujet*.

Je ne parle pas des maladies incurables dont certaines manifestations peuvent cependant être favorablement amendées par la suggestion. Même dans des affections peu graves, paraissant simplement fonctionnelles, la psycho-thérapeutique hypnotique échoue parfois, bien que le sujet soit parfaitement suggestible. Je me rappelle un maçon italien qui, à la suite d'une contusion, avait une douleur lombaire violente depuis plusieurs semaines. Aucune contusion visible, aucune lésion constatable ; la douleur seule persistait, réfractaire aux frictions, aux vésicatoires, à l'électrisation. La suggestion continuée avec opiniâtreté pendant longtemps n'y fit pas davantage, bien que cet homme tombât facilement en sommeil profond et parût très suggestible.

La lésion, quoique non perceptible, peut exister, et l'action perturbatrice de cette lésion peut être telle que le cerveau, même lorsqu'il est mis dans les conditions psychiques les plus favorables, est impuissant à faire acte d'inhibition ou de dynamogénie. Le stimulus qui excite incessamment les cellules motrices ou aesthésodiques, renouvelle sans relâche la contracture ou la douleur; le cerveau cherche en vain à neutraliser le trouble fonctionnel existant; la *cause organique, plus forte que la suggestion*, en annihile les effets dynamiques.

D'autres fois, c'est le sujet qui résiste. Même dans le sommeil hypnotique, nous avons vu que sa volonté n'est pas toujours abolie; *il se refuse à accepter la suggestion*, ou s'il l'accepte momentanément, il n'en conserve pas l'influence. Les mélancoliques, les hypochondriaques, certains névropathes sont souvent rebelles au sommeil hypnotique; ils ne se laissent pas influencer. Ce qu'on leur dit ne fait aucune impression sur eux; ou si chez quelques-uns la suggestion hypnotique réussit, la suggestion thérapeutique peut rester inefficace. Récemment, j'avais à traiter une jeune femme hypochondriaque, accusant entre autres une violente douleur épigastrique qu'elle croyait liée à un cancer utérin, bien qu'on lui eût dit et répété qu'il n'y avait aucune lésion. J'arrivais assez souvent à la mettre en sommeil quelquefois même en sommeil profond. Pendant une dizaine de jours, je l'endormais; je calmais bien par une suggestion énergique sa douleur. Au réveil, elle était bien obligée d'avouer qu'elle n'avait plus ou presque plus mal. Mais elle se hâtait d'ajouter que le mal reviendrait; et, en effet, la douleur revenait, inconsciemment évoquée par son imagination malade.

Récemment j'ai vu à l'hôpital Laennec, au service de M. le Dr Legroux, un homme atteint d'une sorte de tic douloureux des membres inférieurs depuis plusieurs années. Il suffisait de toucher ces membres et surtout la plante du pied pour déterminer de grands mouvements convulsifs de flexion et d'extension fréquents et prolongés pendant un certain temps, accompagnés de douleurs intenses faisant pousser des cris au malade. M. Legroux arrivait par simple suggestion à l'état de veille à neutraliser cette douleur. En affirmant au malade que les douleurs avaient cessé, il pouvait toucher et frictionner la plante du pied indéfiniment sans la moindre douleur. Mais aussitôt que le pauvre homme était abandonné à lui-même, à ses propres suggestions, douleurs et convulsions reparaissaient. Par une suggestion hypnotique vigoureuse, je pus faire marcher cet homme qui n'avait pas marché depuis très longtemps. Je l'obligeai, malgré la résistance qu'il opposait, à se lever, à marcher. En vain il se disait fatigué, s'exécutant de mauvaise grâce : je l'obligeai à trotter pendant plusieurs minutes dans la salle. Il se recoucha, disant que le mal reviendrait, que son affection était incurable, qu'il sentait bien qu'il paierait cher l'effort qu'il venait de faire. Nul doute que le tic douloureux ne se soit reproduit. Arriverait-on à le guérir par une suggestion opiniâtre prolongée à l'état de veille et de sommeil, par un entraînement de tous les instants ? Je le crois, sans l'affirmer. Chez cette variété de malades, l'auto-suggestion est plus forte que les suggestions d'autrui. Ils écoutent leurs sensations intérieures, ils les évoquent, ils ne sont en rapport qu'avec eux-mêmes, ils sont *auto-suggestionnistes.*

J'ai actuellement dans mon service un cas remarquable d'insuccès de ce genre; je le raconte brièvement : c'est un bel exemple d'hystérie locale. Une jeune fille, âgée de vingt-six ans, entre il y a vingt mois à la Clinique chirurgicale pour une entorse tibio-tarsienne. Mon collègue, M. Weiss, lui appliqua un appareil inamovible. Au bout de quelques semaines, ayant enlevé l'appareil, il constata que le pied était désenflé, mais tout le membre était rigide et douloureux. Il me pria de la voir; il y avait contracture et hyperesthésie excessive au moindre toucher. Nous diagnostiquâmes : contracture hystérique provoquée par le traumatisme. Elle ne présentait d'ailleurs et n'avait jamais présenté aucune autre manifestation hystérique.

J'essayai de l'hypnotiser; elle s'y prêta de mauvaise grâce, disant que cela ne servait à rien ; j'arrivai cependant à l'endormir deux ou trois fois en sommeil assez profond. Mais la contracture douloureuse persistait; elle semblait mettre une certaine malice à démontrer devant les malades du service que cela ne servait à rien, qu'*elle avait toujours plus mal.* Puis, après quelques séances, je ne pus plus l'hypnotiser. On lui remit un appareil. Trois mois plus tard, sans aucune cause, comme pour confirmer le diagnostic, elle eut une rétention d'urine, et depuis ce moment, la rétention persiste avec la contracture ; il faut la sonder régulièrement trois fois par jour. J'essayai de l'hypnotiser de nouveau; pour échapper à mes obsessions, elle simula le sommeil.

Cependant la contracture persistante amena une rétraction du tendon d'Achille et un pied bot équin ; à plusieurs reprises il fallut la chloroformer pour redresser le pied et finalement sectionner le tendon d'Achille. La contracture du genou finit par céder spontanément : celle de la jambe et du pied persiste et un appareil inamovible maintient contamment son pied fléchi.

Contre la rétention d'urine, j'essayai en vain l'intimidation, l'électrisation, les moyens les plus variés. Rien n'y fit. Dans ces derniers temps, j'ai procédé par voie de douceur; je l'ai hypnotisée de nouveau ; elle s'y prêtait bien et entrait en sommeil profond, sans simulation. Elle est désolée de sa situation; elle voudrait certainement guérir ; elle s'irrite quand on l'accuse d'y mettre de la mauvaise volonté. Au mois de mars de cette année, après que je l'eus plusieurs fois hypnotisée, en cherchant à lui inculquer l'idée qu'elle guérirait bientôt, elle a paru accepter cette idée, elle a même fixé dans son sommeil le jour précis où elle urinerait spontanément ; dans quinze jours, un mercredi. La prédiction ne s'est pas réalisée : la rétention d'urine a persisté.

Il s'agit là certainement d'une contracture et d'une paralysie psychique. L'idée enracinée, l'*auto-suggestion inconsciente* est telle que rien n'a pu encore la déraciner. Au début du traitement, elle paraît s'être affirmée que l'hypnotisme ne la guérirait pas. Est-ce cette idée fortement encrée dans son cerveau qui paralyse nos efforts et son propre désir de guérir ?

J'ai tenu à montrer l'insuccès à côté du succès, l'ombre à côté de la lumière. La psycho-thérapeutique suggestive peut échouer, comme les autres médications ; mais elle réussit souvent, alors que d'autres médications ont échoué; souvent elle fait des merveilles, je ne dis pas des miracles.

Je vais relater maintenant un assez grand nombre d'observations de thérapeutique suggestive. Ce ne sont pas des observations de choix. Je pourrais, en ne publiant que celles où la guérison a été complète et instantanée, embellir le tableau et frapper davantage l'esprit du lecteur ; je tiens à me renfermer dans la stricte vérité et à présenter l'idée aussi vraie que faire se peut actuellement des résultats que donne la suggestion thérapeutique. Parmi nos observations, les unes montrent la guérison rapide et radicale, les autres lentes et graduelle, d'autres montrent la suggestion réprimant seulement certains symptômes de l'affection, d'autres enfin la montrent longtemps aux prises avec des troubles opiniâtres amendés, mais renaissant avec ténacité ; et dans cette lutte de l'esprit avec le corps, persévérante et prolongée, c'est souvent, l'un, d'autrefois l'autre qui l'emporte.

Quelques médecins seulement, jusqu'aujourd'hui, ont suivi l'école de Nancy dans ses essais de thérapeutique suggestive, d'après la méthode de M. Liébault. Citons M. Auguste Voisin qui, au Congrès de Blois et de Grenoble, a appelé l'attention sur son application au traitement des maladies mentales. Une hystérique très agitée fut calmée par suggestion hypnotique, et des sentiments affectueux et moraux furent réveillés au moins pour un certain temps chez elle. Trois observations nouvelles relatées dans le *Bulletin général de thérapeutique* (15 avril 1886), sont intitulées :

1° Hystéro-épilepsie. Délire amoureux avec hallucinations de la vue et de l'ouïe. Traitement par la suggestion hypnotique. Guérison ;

2° Délire mélancolique. Hallucinations de la vue et de l'ouïe. Refus d'aliments. Guérison par suggestion hypnotique ;

3° Hystérie. Folie hystérique. Hallucinations de la vue

et de l'ouïe. Idées de suicide. Hémianesthésie et hémidyschromatopsie. Guérison par la suggestion hypnotique.

De nouvelles observations ont été publiées depuis par l'auteur dans la *Revue de l'hypnotisme*.

Signalons encore une observation intéressante de thérapeutique suggestive suivie de succès chez une hystérique, publiée par M. Séglas (*Archives de Neurologie*, novembre 1885), et une de M. Lombroso (*lo Sperimentale*, novembre 1885).

M. Desplats, de Lille, M. Bérillon, M. Debove, M. Delbœuf, ont cité un certain nombre de faits de thérapeutique suggestive. Dans leurs *Eléments de médecine suggestive*, M. Fortan, professeur à l'Ecole de Toulon, et M. Ségard, chef de clinique à la même école, ont publié 99 observations des plus intéressantes qui viennent apporter une confirmation éclatante aux faits qui émanent de l'Ecole de Nancy.

En Allemagne, M. Berger (*Breslauer Zeitschrift*, 1880) rapporte qu'une contracture hystérique des doigts a été guérie pendant l'état hynoptique.

Preyer (*der Hypnotismus*, Berlin, 1882) dit que son assistant, le Dr Creutzfield, a fait cesser au moyen de l'hypnotisme des douleurs névralgiques.

Le Dr Fischer (*der sog. Magnetismus oder Hypnotismus*, Mainz, 1883) a vu un résultat semblable. Rieger (*der Ypnotismus*, Iéna, 1884) dit aussi en avoir retiré de très bons effets, notamment chez une jeune fille en état de contraction et d'excitation.

Le Dr Wiebe, auquel sont empruntées les citations qui précèdent, a dans le service du professeur Baumler, à Fribourg en Brisgau, quatre fois eu recours à l'hypnotisme, comme moyen thérapeutique; voici les résultats qu'il a obtenus (Berl. Klin. *Wochenschr.*, 1884, n° 3) :

Dans trois de ces cas, l'hypnotisme a amené une guérison prompte et durable; dans le quatrième, l'effet n'a pas été complet, mais cependant utile. Dans le premier cas, l'hypnotisme a guéri une anesthésie; dans le second, une névralgie; dans le troisième, des convulsions cloniques ont été supprimées; enfin dans le quatrième, des convulsions également cloniques ont été amendées.

J'emprunte la relation de ces faits à une revue sur l'hypnotisme, insérée par le professeur Lépine, dans la *Revue mensuelle* (1884, p. 829).

Parmi les médecins qui ont appliqué l'hypnotisme à la thérapeutique, citons encore le professeur Achille de Giovanni (*Clinice medica della Universita di Padowa*, 1882). Voici le résumé de ses observations emprunté à la *Revue de médecine* (1883) :

I. — Rachialgie persistante chez une malade affaiblie, de constitution nerveuse. Cette rachialgie avait été précédée d'une contracture des extrémités inférieures, guérie par le massage. Le sommeil se produisait facilement. Hypnotisme tous les jours pendant une semaine; la rachialgie s'améliora, puis disparut. Amélioration simultanée de l'état moral.

II. — Femme, dix-huit ans. D'abord dermalgie très intense de la jambe avec rachialgie. Plus tard, vomissements persistants se produisant une ou deux fois par jour et ne s'améliorant que passagèrement. On essaya l'hypnotisation, à l'exclusion de tout autre traitement. Le sommeil se produisit d'abord difficilement; après une série de séances, on vit les vomissements diminuer, puis disparaître. La guérison persista au moins un mois après la cessation du traitement.

III. — Femme, dix-huit ans, atteinte de nervosisme, que l'auteur distingue de l'hystérie. Après une fièvre intermittente et un accès pernicieux (diagnostic que l'auteur met en doute) se développa de l'arthralgie avec contracture dans la jambe et le bras droits, sans lésion apparente. Cette contracture s'améliora, puis guérit par l'application de l'électricité sur les groupes musculaires homologues du côté opposé. Accès de fièvre sans cause connue. Hémi-anesthésie droite incomplète, glossalgie, paralysie, labio-glosso-pharyngée, une crise d'hystéro-épilepsie ; névralgie de l'épaule avec ecthyma, furoncles, engorgement ganglionnaire. Ses premiers essais d'hypnotisation n'amenèrent pas le sommeil, mais des tremblements dans les membres supérieurs et inférieurs ; à la troisième séance il y eut sommeil et pas de tremblement. A partir de ce moment, le malade s'améliora rapidement. En quinze jours, à une, deux, trois séances par jour, il y eut guérison.

IV. — Malade atteinte d'alopécie aréolaire. De plus, grande faiblesse musculaire, douleur au genou, troubles nerveux certains. Sa malade fut hypnotisée, pour lui enlever un morceau de peau destiné à un examen microscopique. L'opération fut faite sans que la malade en eût conscience ou en ressentit quelque douleur.

V. — Un jeune homme souffrant d'une coxalgie aiguë avec douleur au genou, et qu'il était impossible de remuer ou même de toucher, fut hypnotisé ; on put très bien l'examiner. A son réveil il dit que la douleur du genou avait disparu.

Malgré ces faits isolés, la thérapeutique suggestive a peu d'adeptes. Je serais heureux, si les observations que je vais relater pouvaient contribuer à vulgariser la méthode nouvelle, instituée par M. Liébault.

I

AFFECTIONS ORGANIQUES DU SYSTÈME NERVEUX

OBSERVATION I. — *Hémiplégie gauche avec hémianesthésie sensitivo-sensorielle datant de un an. — Hémiplégie droite passagère. — Foyers dans chaque hémisphère. — Tremblement post-hémiplégique bilatéral simulant une sclérose en plaque. — Trépidation réflexe bilatérale et contracture des membres gauches. — Guérison de l'hémianesthésie, du tremblement et de la trépidation par une seule application de l'aimant à la face. — Retour de la contracture des membres gauches avec flexion de la main; vingt mois plus tard, guérison de la contracture par suggestion hypnotique. — Diminution de l'oppression. — Survie de trois ans. — Autopsie.*

Au mois de décembre dernier, se trouvait dans mon service un homme qui, à première vue, paraissait atteint de sclérose en plaque. Un tremblement considérable agitait ses membres, aussitôt qu'il voulait les mouvoir et s'exagérait à mesure que le mouvement intentionnel approchait de son but. En l'examinant de plus près, on ne tarda pas à constater qu'il avait une hémianesthésie gauche sensitivo-sensorielle et on arriva à conclure qu'il ne s'agissait pas d'une sclérose en plaque, mais d'un tremblement post-hémiplégique bilatéral. Voici son histoire :

H..., marcaire, âgé de soixante-quatre ans, aujourd'hui usé par la maladie, emphysémateux et catarrhal, jouissait d'une bonne santé, quand dans la nuit du 3 décembre 1879, s'étant couché avec du malaise et voulant, à 3 heures du matin, se lever pour traire ses vaches, il ressentit un vertige, crut que tout tournait autour de lui et tomba sans connaissance. Transporté à l'hôpital de Saint-Nicolas-du-Port, il ne sortit du coma qu'au bout de quatre jours. Il était atteint d'*hémiplégie gauche avec déviation de la face et difficulté de la parole.* Vers le 15 janvier, son bras gauche devenait *raide*, et il s'y établit un *tremblement* qui envahit bientôt la jambe gauche et a continué en s'aggravant depuis ce jour.

Le 18 janvier, le malade, retiré dans une famille d'ouvriers, gardait encore la chambre ; l'hémiplégie avait un peu diminué; il pouvait prononcer quelques mots. Ce jour, voulant gagner le lit, il eut de nouveau un éblouissement, crut que tout tournait autour de lui, et, craignant de tomber, il s'assit par terre, puis se coucha sur le plancher, et quelques instants après perdit connaissance. Ramassé et couché dans son lit, il reprit connaissance après trois heures, mais resta pendant quatre jours sans pouvoir articuler un mot. En même temps, son bras droit était paralysé.

Cette hémiplégie droite fut de peu de durée ; le tremblement du bras gauche continua et le 26, le bras droit, après avoir présenté un certain degré de raideur, fut affecté du même tremblement. L'aphasie persista sans amélioration notable jusqu'au commencement de mars et se dissipa alors assez rapidement. L'hémiplégie gauche persista à un certain degré ; le malade marchait en fauchant, traînant la jambe gauche et faisant glisser la plante du pied sur le sol; il croyait marcher sur du coton, ne sentait plus les vêtements du côté gauche ; sa vue diminuait; il était sourd de l'oreille gauche. Le tremblement resta généralisé aux quatre membres et alla progressant lentement. Il eut parfois des soubresauts dans les membres. Les autres fonctions s'accomplirent bien. Au mois de novembre dernier, le malade, qui accusait de l'essoufflement depuis deux ans quand il montait un escalier, fut pris de toux avec expectoration et d'oppression permanente; il entra au service, où on le soigna pour une bronchite pendant quinze jours.

Le 26 décembre 1880, on constata : tremblement généralisé aux quatre membres, plus marqué à droite qu'à gauche, plus intense aux membres supérieurs qu'aux membres inférieurs, mouvement rythmique, cessant quand les membres sont au repos, augmentant d'amplitude, surtout à l'extrémité des membres, à mesure que le mouvement voulu se complique; les émotions, les excitations périphériques le provoquent quand les membres sont au repos.

La main gauche est fermée; le malade ne peut l'ouvrir complètement, les trois premiers doigts sont infléchis en partie vers la paume de la main presque à angle droit; le pouce et le petit doigt sont rapprochés l'un de l'autre, les espaces intérosseux sont plus marqués à la face dorsale; les éminences thénar et hypothénar semblent diminuées d'épaisseur. *Le malade ne peut se servir de cette main et n'y tenir aucun objet.* Dans le coude, les mouvements d'extension sont limités. Les mouvements de l'épaule se font avec une certaine raideur. A droite, tous les mouvements s'exécutent sans raideur et le malade serre avec assez de force de la main droite, mais ne porte un verre à sa bouche qu'après une série de zigzags à amplitudes étendues.

Dans les membres inférieurs, le tremblement est moins marqué, le malade exécute bien tous les mouvements commandés sans ataxie, et il marche sans incoordination ni tremblement; on constate seulement une certaine raideur à gauche dans les mouvements du genou. Les réflexes tendineux sont exagérés; la flexion brusque du pied détermine une *trépidation réflexe qui dure environ une minute et cesse* par l'extension brusque du pied; la percussion du tendon rotulien donne lieu au même phénomène. Plus marqué à gauche, le phénomène du pied s'accompagne au bout de quelques instants de trépidation moins forte, dans le membre opposé, puis dans le membre supérieur droit, et enfin elle se généralise parfois aux quatre membres.

La *sensibilité générale est abolie à gauche*, tant pour le tact que pour la douleur et la température. A droite, elle existe un peu obtuse. Voici à quel écartement de ce côté les deux sensations distinctes sont obtenues avec deux pointes de compas:

Bras, 3°,5; avant-bras, 4. — Main: paume, 1,5; dos 2,5; pulpe des doigts, 1. — Cuisse; face antérieure, 4,5. — Mollet, 8. — Dos du pied, 9,5; plante, 3. — Thorax: face antérieure, 5,5. — Abdomen, 3. — Joue, 2,5. — Front, 1,5. Il existe de plus; de ce côté, un certain degré d'analgésie. Le sens musculaire (notion de la position des membres) est aboli à gauche.

Sensibilités spéciales sensorielles: *L'œil gauche ne distingue que le clair de l'obscur*, n'a aucune perception des objets ni des couleurs; *champ visuel nul*. A l'ophthalmoscope, léger staphylôme postérieur; quelques taches pigmentaires à la partie inférieure de la papille. L'œil droit a son champ visuel normal, distingue les objets et les couleurs; myopie par staphylôme postérieur. (Examen fait par M. le professeur Charpentier.)

L'oreille gauche ne perçoit pas le tic tac d'une montre appliquée contre elle. *La moitié gauche de la langue, anesthésiée,* est insensible à la coloquinte; la *pituitaire gauche ne réagit pas* à l'odeur de l'acide acétique; l'ouïe, le goût et l'odorat sont conservés à droite.

L'intelligence est nette; ni céphalalgie, ni vertige, ni sensation normale dans les membres; articulation des mots normale.

Oppression assez intense. Thorax bombé en avant; sonorité exagérée des deux côtés près du sternum. Inspiration rude et sèche, expiration prolongée et sibilante en avant. En arrière, poitrine sonore, sibilances, cordes de basse, râles secs de nombre variable disséminés. *Diagnostic : Foyer* (hémorrhagique ou ramollissement nécrobiotique) *double* symétrique, *plus étendu à droite,* intéressant *la capsule blanche interne, surtout son tiers postérieur; irritation consécutive des faisceaux pyramidaux,* d'où exagération des réflexes tendineux et tremblement post-hémiplégique. Emphysème pulmonaire et bronchite.

Le 25 décembre, une barre aimantée est appliquée le long de la face externe de la jambe, pôle négatif en haut, et laissée en place pendant vingt-quatre heures. Le malade n'accuse aucune sensation anormale.

Le 28 décembre, on constate que les sensibilités tactile, thermique et à la douleur ont reparu dans la jambe; mais très obtuses. Deuxième séance pendant vingt-quatre heures. Dans la nuit, fourmillements pendant quatre heures dans le membre.

Le 29 décembre, la piqûre d'une épingle est perçue à la plante du pied et détermine des réactions réflexes. — Sensibilité obtuse dans la jambe, plus obtuse encore à la cuisse. L'anesthésie persiste dans les autres régions. Dans la journée, quelques élancements douloureux dans le mollet et le gros orteil.

Le 30 décembre, la sensibilité persiste, mais obtuse, dans le membre inférieur.

Le 31 décembre, à 8 heures du soir, troisième séance : la barre aimantée est appliquée sur le côté gauche de la face, le pôle négatif à la tempe, le pôle positif contre le thorax au niveau de la troisième côte, fixée par une bande. Quelques minutes après, le malade dit ressentir des *élancements dans la région frontale et dans les yeux*, surtout à gauche, avec *perception de rayons jaunes et de mouches noires*. A 4 heures du matin, au moment où l'on éclaire la salle, le malade constate que l'œil distingue.

Le 1er janvier, à la visite, nous constatons que *tous les modes de sensibilité ont reparu dans tout le côté gauche. L'œil voit, l'oreille gauche perçoit le tic tac d'une montre* placée à 17 centimètres à gauche, à 26 centimètres à droite. *Goût et odorat revenus à gauche.*

Le 2 janvier, ce résultat se maintient. Les deux branches du compas sont perçues sur le bras gauche à 3 centimètres, sur le bras droit à 18 millimètres; la jambe gauche à 2 centimètres; la face antérieure de la cuisse à 18 millimètres; au dos et au thorax, la sensibilité est égale des deux côtés. *Le champ visuel gauche, mesuré par M. Charpentier, est de* 50 *à* 75 *centimètres, égal à celui du côté droit.*

Le 3 janvier, très légères douleurs dans la jambe gauche. Quelques boutons d'acné iodique. (Prend 1 gramme d'iodure de potassium depuis le 26 décembre.) Le *tremblement des membres supérieurs a très notablement diminué.* Le malade *peut ouvrir la main gauche* avec lenteur, mais complètement; il *peut tenir un verre à la main* et le porter à sa bouche, ce qu'il ne pouvait plus faire depuis février 1880. Il *peut s'habiller et se servir de cette main*, ce qu'il ne pouvait pas faire.

Le 4 janvier, persistance de la sensibilité sensitivo-sensorielle parfaite. Le tremblement a encore diminué depuis hier. La main conduit directement et d'un trait le verre à la bouche, quelquefois presque sans tremblement, d'autres fois avec de légers tremblements à l'approche de la bouche; à droite, le tremblement a presque totalement disparu. La force musculaire a considérablement augmenté dans les deux mains. La parésie des membres inférieurs persiste ; le malade marche toujours à petits pas en glissant sur la plante des pieds. Les réflexes tendineux persistent, mais ne se généralisent plus.

Le 5 janvier, application de l'aimant à 5 heures du soir sur la jambe gauche jusqu'au lendemain ; fourmillements dans la jambe et la cuisse, douleurs dans la hanche et le genou, qui disparaissent rapidement. Les réflexes tendineux persistent, mais à un degré moindre ; à droite, pas de réflexe du pied, réflexe faible du genou ; à gauche, il reste localisé dans le membre.

La main gauche conserve ses fonctions, s'ouvre et se ferme, plus lentement que la main droite et avec une certaine raideur, mais peut tout faire, fermer et ouvrir une boutonnière, etc. Le tremblement persiste, mais dans de très faibles proportions et ne gênant plus les fonctions du membre. La sensibilité persiste partout. Tel est encore l'état du malade aujourd'hui (15 avril 1881). Malheureusement pour lui, l'emphysème et l'oppression persistent. La poitrine est encombrée de râles ronflants, sibilants, muqueux, et il est à craindre qu'il ne succombe prochainement aux progrès de son affection pulmonaire.

Le 5 juin, le malade est encore au service ; la dyspnée emphysémateuse persiste ; ses aggravations sont combattues par les vésicatoires, les ventouses sèches et l'iodure de potassium. La guérison obtenue de l'hémianesthésie se maintient. Le côté gauche du corps et les organes des sens conservent leur sensibilité. Le tremblement est presque nul dans les deux membres.

La contracture musculaire seule a augmenté de nouveau depuis un mois ; la main gauche est déformée, les premières phalanges fléchies à angle obtus sur le métacarpe, les autres phalanges étendues, les doigts écartés ; le malade arrive lentement et laborieusement à ouvrir la main complètement et à la fermer ; on sent une résistance quand on veut soi-même l'ouvrir ou la fermer ; le malade peut toutefois se servir de cette main, y tient, par exemple, facilement un verre et le porte à la bouche : la flexion et l'extension du coude se font aussi avec une certaine raideur. Quand le malade marche, on reconnaît qu'il traîne légèrement la jambe gauche ; on constate aussi une résistance, mais peu intense, dans les mouvements du genou ; le relèvement de la pointe du pied ne produit pas de trépidation ; la percussion du tendon rotulien donne le phénomène du genou, assez accusé; la jambe gauche décrit alors une trajectoire beaucoup plus grande que la jambe droite, si l'on percute comparativement son tendon rotulien.

En résumé, l'action curative de l'aimant sur l'hémianesthésie sensitivo-sensorielle, sur le tremblement et la trépidation réflexe se maintient au bout de cinq mois. Seule, la contracture du membre supérieur, liée à la sclérose progressive du faisceau pyramidal, s'est reproduite. Les membres du côté droit fonctionnent normalement, sans contracture ni trépidation.

Le malade reste au service, à cause de son emphysème pulmonaire; l'état reste à peu près stationnaire; je laisse de côté son observation, qui n'a rien d'intéressant en ce qui nous concerne actuellement et j'arrive au 22 octobre 1882.

La contracture s'est reproduite dans le membre supérieur, surtout dans les fléchisseurs des doigts; les premières phalanges sont fléchies sur le métacarpe, les autres phalanges en demi-flexion; le malade ne peut plus ouvrir spontanément la main; on peut l'ouvrir avec une certaine résistance, mais elle se referme de nouveau comme un ressort; la contracture existe aussi à un moindre degré dans les mouvements du coude et de l'épaule. Dumont ne se sert plus de ce membre. La main droite fonctionne bien : il porte avec elle facilement un verre à la bouche, mais elle est animée de nouveau d'un léger tremblement qui s'exagère un peu à mesure que le verre s'approche des lèvres, toutefois sans l'empêcher de boire, et sans qu'il en verse une goutte. Les articulations du membre inférieur sont aussi un peu raides. La sensibilité restaurée se maintient. Depuis une quinzaine de jours, la marche est pénible, presque impossible; le malade se traîne avec peine pour franchir une petite distance. Les accès de dypsnée sont plus intenses; râles muqueux et sibilants disséminés dans les deux poumons.

Les résultats que j'avais vus chez M. Liébault, ceux que j'avais obtenus ce même jour chez un malade du service (voir Observation II), m'engagent à essayer l'hypnotisation. Je l'*endors par suggestion;* il tombe en sommeil au second degré. Je lui suggère que sa main est guérie, que les mouvements sont redevenus faciles, que le tremblement cesse dans la main droite et en même temps que sa dyspnée est moindre, qu'il respire mieux. *Pendant son sommeil, je lui dis d'ouvrir et de fermer la main; il l'ouvre et la ferme alternativement* avec une certaine raideur; puis peu à peu la souplesse augmente et les mouvements de flexion et d'extension deviennent plus aisés. « Si seulement cela pouvait durer! » dit-il pendant son sommeil. Je lui affirme que cela durera : à son réveil, il se rappelle tout ce que je lui ai dit; les mouvements restaurés se maintiennent; il ouvre et ferme la main avec la plus grande facilité. La main droite ne tremble presque plus pendant les mouvements; et la main gauche porte sans trembler un verre à la bouche. Au dynamomètre, l'aiguille donne pour la main gauche 36, pour la main droite 40.

3 *octobre*. — *L'amélioration obtenue a persisté*. Après la séance d'hier, le malade a marché facilement en se servant d'un bâton. *La main droite ne tremble pas du tout;* la gauche conserve sa motilité. La *force dynamométrique a augmenté;* elle est pour la main gauche 47, pour la main droite 50. — Nouvelle suggestion hypnotique. Cette fois-ci, le malade est en somnambulisme, sans souvenir au réveil. Le dynamomètre donne toujours 47 et 50. Ajoutons que Dumont *accuse moins d'oppression*.

Le 4, même état. N'a presque pas eu d'oppression. A bien dormi ces deux nuits, tandis que les nuits précédentes étaient détestables.

Le 5, même état. La main est toujours déraidie. Reste une légère raideur dans l'épaule. A dormi de 6 heures à minuit; n'a pas eu d'accès d'oppression. La poitrine a moins de sibilances. Le dynamomètre donne 38 de la main gauche. La jambe gauche offre une certaine raideur dans le genou et la hanche. Quand il marche, la jambe se tient presque raide, se fléchit à peine dans les jointures, et offre du tremblement; il ne peut se tenir sur cette jambe seule. Il fauche un peu en marchant. Réflexes tendineux du pied et du genou.

Suggestion hypnotique. — L'état du membre est à peu près le même au réveil; les phénomènes du pied et du genou persistent.

6. — La raideur du membre inférieur semble avoir un peu diminué; les réflexes tendineux persistent Il tient toujours

la jambe raide en marchant. Il peut cependant se tenir sur cette jambe seule, en appuyant sa main sur le lit, ce qu'il ne pouvait faire auparavant. Pour la première fois, *il a pu marcher hier après midi sans canne.* Il a bien dormi, sans oppression.

Suggestion hypnotique : somnambulisme. Je suggère la décontracture complète du membre, la disparition du tremblement et de l'oppression. Pendant le sommeil, les *réflexes tendineux du pied diminuent et s'arrêtent*, par ordre, après une dizaine de secousses. Au réveil, *il peut se tenir sur le pied pendant une seconde* sans s'appuyer et marche sans canne. Les réflexes tendineux du pied persistent.

Le 7, a bien dormi sans oppression. S'est promené hier sans canne. La main et l'épaule sont déraidies. — *Suggestion.*

Les réflexes tendineux sont moindres, mais reparaissent par l'action du froid. Il dit marcher mieux, mais les jambes sont encore raides, et les orteils un peu dans l'extension.

L'amélioration continue les jours suivants.

Le 12, les réflexes tendineux ne sont presque plus exagérés, et il marche mieux.

Le 16, il marche presque toute la journée, et n'accuse plus d'oppression. Le malade, qui, depuis quatre semaines, tenait le lit à cause des étouffements, n'en a plus du tout et reste levé le jour.

Le 20, il continue à aller bien; n'a plus d'accès, dort, et n'a plus les réflexes tendineux exagérés.

La guérison se maintient, quant à l'affection cérébrale. Pendant deux ans, Dumont va et vient, marche presque sans traîner la jambe; nous le conservons au service pour son emphysème.

Nous pensions qu'il succomberait prochainement; il a vécu encore jusqu'au 4 avril 1885; j'ai la conviction qu'il doit cette survie prolongée à la suggestion hypnotique. Les accès d'oppression fréquents étaient invariablement calmés par elle : quand il ne dormait pas une nuit à cause de l'orthopnée, je l'hypnotisais le lendemain, et grâce à la suggestion, les nuits suivantes étaient calmes; la dyspnée était réduite à un minimum. Cependant l'évolution organique de l'emphysème amena graduellement une oppression avec cyanoses permanentes. — A partir du mois de septembre 1884, le malade ne put plus guère quitter le lit jusqu'à sa mort.

Autopsie — *Emphysème pulmonaire considérable* avec splénisation des lobes inférieurs. Dilatation du cœur droit. — Plaques athéromateuses de l'aorte. — Congestion veineuse du foie et des reins.

Examen du cerveau — Œdème sous-arachnoïdien assez notable.

Hémisphère gauche — *Foyer de ramollissement* légèrement ocreux ayant $0^m,012$ de largeur, $0^m,018$ de diamètre antéro-postérieur *sur la convexité du lobe occipital,* immédiatement derrière le sillon qui se sépare du lobule pariétal inférieur.

Hémisphère droit. — En faisant des coupes horizontales, arrivé au niveau de la face supérieure du corps strié, on tombe dans une *cavité sphérique contenant un liquide* séreux tapissé par une fausse membrane jaune ocreuse, lisse, séreuse, se laissant détacher facilement; cette cavité étalée mesure $0^m,025$ d'avant en arrière, $0^m,03$ de largeur, $0^m,02$ de hauteur. A ce niveau, ce foyer est situé *immédiatement en arrière de l'extrémité postérieure de la couche optique,* et à la région de la capsule blanche interne, contigu en dehors par sa partie antérieure au segment postérieur de l'insula, vers son bord supérieur. Ce segment aminci présente un orifice de $0^m,003$ qui s'ouvre dans une excavation que nous trouvons dans les coupes suivantes.

Une seconde coupe à un centimètre environ au-dessous montre la *couche optique et le corps strié ramollis dans leur tiers postérieur*, avec la *portion de la capsule blanche intermédiaire.* La longueur du ramollissement à ce niveau est de 4 centimètres dont 1 centim. et demi ont conservé leur coloration blanche, le restant du tissu étant mou, déchiqueté, jaune ocreux; la capsule blanche est ramollie dans une étendue antéro-postérieure de 1 centim. 8.

Sur une troisième coupe, à un centimètre environ au-dessous, on voit la cavité se prolonger dans le *tiers postérieur de la capsule blanche externe de l'avant-mur;* sa paroi externe est constituée par la substance grise du tiers postérieur du lobule de l'insula. La capsule blanche externe mesurant à ce niveau 5 centim. et demi de longueur, le foyer en comprend 2 centim. 3. A ce niveau, presque *toute la moitié postérieure du segment externe du corps strié est détruite;* les deux segments internes, dans une étendue de 7 milimètres depuis leur extrémité postérieure, présentent une teinte ocreuse. Enfin, sur la même coupe, la lésion s'avance dans la capsule blanche interne, juste à l'origine du tiers postérieur; le tissu est ramolli là dans une étendue de 5 milimètres seulement d'avant en arrière et la lésion affleure le bord externe de la couche optique sur lequel elle empiète dans une profondeur de 4 à 5 millimètres.

Une quatrième coupe au-dessous ne montre plus rien.

Le mésocéphale, le bulbe et la moelle conservés ne présentent pas de sclérose descendante du faisceau pyramidal.

Cette observation présente un très grand intérêt à divers points de vue. Il s'agit d'un foyer de ramollissement central ayant donné lieu à une hémiplégie gauche incomplète avec hémianesthésie complète sensitivo-sensorielle, tremblement post-hémiplégique et contracture secondaire.

L'aimant appliqué au bout d'un an sur le côté gauche de la face a ramené en quelques heures la sensibilité sur tout le corps et celle des sens spéciaux; les jours suivants, la sensibilité continue à se perfectionner, la force musculaire s'est considérablement accrue, la raideur musculaire a disparu momentanément, le tremblement qui entravait les fonctions des membres supérieurs a diminué dans de grandes proportions au point de ne plus gêner la fonction de préhension perdue, et a fini par disparaître complètement. La contracture seule au bout de quatre mois a envahi de nouveau graduellement les muscles, surtout ceux du membre supérieur et la main s'est refermée. Vingt mois plus tard cette contracture reproduite avec l'exagération des réflexes tendineux, a cédé définitivement à la suggestion hypnotique.

Une première question se pose : *L'aimant a-t-il une vertu thérapeutique spéciale?* Ou bien n'a-t-il agi que comme influence suggestive chez un malade que nous avons vu par la suite être éminemment suggestible même à l'état de veille? Est-ce la foi en l'aimant est-ce l'attention expectante du sujet repliée sur elle-même et se suggérant le retour de la sensibilité qui a mis en jeu le mécanisme cérébral de la guérison? La question ne me paraît pas encore résolue définitivement.

Quoi qu'il en soit, comment expliquer la disparition soit par une action spéciale de l'aimant, soit par l'action psychique de la suggestion, de phénomènes aussi persistants, hémianesthésie, tremblement, exagération des réflexes tendineux, contracture, qui semblent au premier abord directement commandés par une lésion organique?

La conductibilité centripète des impressions sensitives interrompue par le foyer intéressant de la capsule blanche interne, dans son tiers postérieur, a-t-elle pu se rétablir par d'autres voies, ou est-ce par les *fibres blanches encore intactes de cette région*, sur la troisième coupe, vers la base du cerveau? Est-ce à la faveur des fibres du carrefour sensitif, encore *conservées, mais affectées dans leur seul organisme fonctionnel*, que l'aimant, influence suggestive ou autre a pu restaurer la sensibilité musculaire et tactile? cela est possible.

Remarquons aussi que la partie antérieure de la capsule blanche interne, n'était pas détruite, que le faisceau médullaire n'avait pas subi de dégénérescence descendante. Il s'agissait donc d'une *irritation purement dynamique de ce faisceau*, frappé par lésion de voisinage. On sait d'ailleurs que la contracture secondaire n'est pas, comme dit très bien Charcot, fonction directe du faisceau pyramidal. Mais la lésion ou l'irritation de ce faisceau retentit, grâce aux relations anatomiques directes qui paraissent exister entre lui et elles, sur les cellules motrices des cornes antérieures. De là la contracture ou l'augmentation de tonicité musculaire; de là l'exaltation de l'action réflexe excito-motrice de la moelle se traduisant par l'exagération des réflexes tendineux. — Si cet état irritatif s'étend par diffusion aux autres éléments ganglionnaires de la région, il en résultera une exaltation des propriétés de ce système. Chaque excitation transmise par le cerveau à un groupe de cellules motrices, au lieu de s'y localiser, pourra s'irradier à un ou plusieurs groupes voisins ; de là résulte que le mouvement intentionnel se compliquera de mouvements plus ou moins désordonnés involontaires. Et l'on verra apparaître, suivant le degré plus ou moins intense de cette exaltation de la moelle, suivant le mode de réaction variable sur chaque individu, de l'hémi-tremblement, ou de l'hémichorée. Le tremblement, la contracture, la trépidation réflexes sont donc trois phénomènes dus à un mécanisme pathogénique commun, à l'exaltation de la substance grise ganglionnaire excito-motrice associée au faisceau pyramidal.

L'aimant, agissant en premier lieu, en suspendant ces phénomènes en même temps que l'anesthésie, a-t-il agi directement sur la moelle épinière dont il diminuerait l'excitabilité exagérée? Je ne le pense pas. Le tremblement et la contracture ont disparu après le retour de la sensibilité; et j'incline à penser que la disparition de ces symptômes était liée à la restauration du sens tactile et musculaire. Par quel mécanisme?

Les physiologistes admettent que le cerveau a une influence modératrice sur l'excitabilité réflexe de la moelle. Averti par les impressions qui lui arrivent de ce qui se passe dans les muscles et les organes mis en mouvement, de la position des membres, du degré de contraction des muscles, de la vitesse des mouvements, etc., le cerveau peut agir en connaissance de cause, si je puis dire, bien qu'à notre insu, par un mécanisme réflexe et contribuer à diriger l'harmonie et la régularité des mouvements. Sans doute, chez un sujet sain, dont la moelle fonctionne normalement, une fois que ces mouvements complexes de la préhension de la locomotion, etc., tous les jours répétés, ont été pour ainsi dire assimilés par la moelle, ils continuent à se faire presque exclusivement par le mécanisme spinal, automatiquement en quelque sorte, sans que l'intervention consciente ou inconsciente de l'encéphale soit nécessaire. Mais il n'en est plus de même lorsque la moelle fonctionne anormalement, lorsque l'excitabilité anormale de sa substance grise ganglionnaire l'empêche de remplir avec régularité et précision ses fonctions excito-motrices. Alors les mouvements deviennent désordonnés; des centres étrangers au mouvement intentionnel, excités par irradiation, ajoutent à ce dernier des mouvements musculaires étrangers au but; c'est du tremblement, c'est de la chorée.

Dans ces conditions, l'intervention du cerveau devient utile : il modère l'influence excito-motrice de la moelle, il régularise les mouvements que la moelle, abandonnée à ses propres forces, ne sait plus diriger convenablement; il corrige, au moins dans une certaine mesure, l'imperfection du mécanisme spinal; il la corrige, à condition de pouvoir apprécier ce qui se passe dans les mouvements musculaires. Quand ces notions lui font défaut, quand le sensorium ignore la position des membres, leur contraction ou leur relâchement, leur flexion et leur extension, quand les fils nerveux sont rompus, par lesquels les organes du mouvement l'instruisent à chaque instant de leur situation et de leurs besoins, alors le cerveau devient impuissant à remédier aux désordres de la motilité, et la moelle commande en maîtresse. Que le fil rompu soit renoué et le cerveau remis en rapport avec la périphérie cutanée et musculaire, il y mettra bon ordre et rétablira, dans la mesure du possible, l'harmonie musculaire compromise par les agissements de la moelle. Or, telle nous paraît être l'influence thérapeutique de l'aimant. Restaurant le sens tactile et le sens musculaire, il permet au cerveau de corriger les aberrations de l'excitabilité spinale qui se traduisent par le tremblement, la trépidation réflexe, la chorée.

C'est par un mécanisme analogue à celui par lequel il paraît modérer la trépidation réflexe et l'hémichorée, que l'aimant a pu modérer en même temps la rigidité des muscles. Les ganglions encéphaliques interviennent aussi pour modérer et corriger ce mode d'activité réflexe spinale exagérée qui transforme le tonus en contracture. Averti par les nerfs centripètes musculaires du degré de contraction musculaire, le cerveau régularise à notre insu cette contraction exagérée, le remet, dans la mesure du possible, à son taux normal et rétablit la tonicité musculaire physiologique.

Ainsi s'expliquerait, à la rigueur, par une seule et même vertu dynamique de la magnéto-thérapie, la vertu esthésiogène (suggestive ou non) restaurant la sensibilité tactile, articulaire et musculaire, l'efficacité simultanée de cette médication à l'égard de ces trois phénomènes, trémulation, trépidation réflexe, contractures post-hémiplégiques, tous phénomènes spinaux, liés à une suractivité fonctionnelle de l'axe gris excito-moteur réflexe de la moelle.

Mais la contracture s'est reproduite chez notre malade, bien que la sensibilité restaurée se soit maintenue. On conçoit, en effet, que l'irritation sans cesse transmise par les faisceaux pyramidaux aux centres moteurs spinaux puisse être telle que l'influence des centres encéphaliques, même aidée par les notions dues au sens musculaire, soit impuissante à le dominer.

Alors la suggestion est intervenue utilement ; elle a pu par un phénomène d'inhibition d'origine psychique, agir spécialement sur la contracture et la trépidation réflexe, phénomènes simplement dynamiques dans notre cas et que l'état des organes ne rendait pas incurables.

Je ne saurais trop insister sur ce fait qui explique l'efficacité de la suggestion dans beaucoup de circonstances. *Le trouble fonctionnel dans les maladies des centres nerveux dépasse souvent le champ de la lésion anatomique;* celle-ci retentit par choc ou irritation dynamique sur les fonctions des zones voisines. *Et c'est contre ce dynamisme modifié, indépendant d'une altération matérielle directe que la psycho-thérapeutique peut être toute-puissante.* Elle reste inefficace, ou n'a qu'une efficacité passagère, restreinte, lorsque le trouble fonctionnel est entretenu directement par la lésion. J'ai essayé souvent la suggestion contre les contractures tardives liées à la sclérose descendante ; on obtient quelquefois des résultats assez notables, mais éphémères ; d'autrefois, on n'obtient rien.

La suggestion pas plus que l'aimant, ne restaure un organe détruit ; elle restaure la fonction, en tant que celle-ci est compatible avec l'état anatomique de l'organe.

Ces considérations montrent quelle influence énorme le dynamisme fonctionnel joue dans les affections des centres nerveux ; elles montrent par quel mécanisme, selon moi, la suggestion agissant par l'intermédiaire de l'organe psychique pour rétablir le dynanisme troublé, peut atténuer une série de perturbations graves et opiniâtres liées en réalité à une simple modalité fonctionnelle, bien qu'une lésion organique les ait déterminées à distance.

Observation II. — *Du 1er septembre 1882 au 15 février 1884, quatre grandes attaques apoplectiformes cérébro-spinales, la première avec paraplégie prédominante du côté gauche; les autres avec paralysie du membre inférieur gauche, névrite cubitale, douleurs en ceinture, céphalalgie, etc. — Petites attaques nombreuses de névrite cubitale gauche isolée. — Efficacité de la suggestion. — Guérison totale par une série de suggestions.*

P... (François), âgé de cinquante-deux ans, ouvrier aux forges de Pompey, entré à l'hôpital le 3 septembre 1882.

Bien constitué, habituellement bien portant, n'ayant ni antécédents syphilitiques, ni alcooliques, n'ayant jamais eu de rhumatisme; il dit avoir eu à l'âge de onze ans, à la suite d'une peur provoquée par la vue d'un ours, des attaques épileptiformes qui eurent lieu quotidiennement pendant trente-six jours. Puis elles cessèrent pour revenir en 1856, à l'âge de vingt-six ans. Il en eut pendant quatorze ans trois ou quatre fois par jour. Depuis 1870, il n'en a plus eu. Il tombait sans douleurs, ni autre sensation préalable. Il n'a jamais eu de maux de tête.

Depuis deux ou trois ans, il avait par intervalles éloignés des douleurs de reins qui duraient une heure ou deux, et ne l'ont jamais empêché de travailler.

Le 28 *août* 1882, à 5 heures du soir, le malade tomba subitement sans connaissance sur le sol et ne reprit ses sens qu'au bout de douze heures, à l'hôpital de Pompey; il ressentit alors une grande raideur avec fatigue dans les bras et les jambes et une céphalalgie gravative sus-orbitaire. Le 30, il quitta le lit, sortit de l'hôpital le 1er septembre; le 3, il vint à pied à Nancy (12 kilomètres), très bien portant.

Là, se trouvant dans le parloir de la prison où il allait voir quelqu'un, il ressentit brusquement une vive douleur dans les jambes et tomba de nouveau sans connaissance.

Transporté une heure après à notre service, il était revenu à lui.

Le 4, on constate : température normale; pouls lent, régulier; artères athéromateuses; intelligence nette; bruits du cœur réguliers. Il accuse dans les membres inférieurs une douleur vive qu'il compare à une morsure de chien. De plus, sensation de brûlure à la région épigastrique; sensation de coup de marteau à la septième apophyse épineuse dorsale; la pression détermine une douleur vive au niveau des septième, huitième et neuvième vertèbres dorsales et des espaces intercostaux correspondants. Dans les mains, il y a une sensation d'étoupe ; de plus, céphalalgie gravative sus-orbitaire. Il y a de la paraplégie. Il fléchit les genoux dans son lit, mais ne peut soulever les jambes. Anesthésie avec analgésie des membres inférieurs jusqu'à une ligne horizontale passant à un travers de doigts au-dessus du pubis. Pas de contracture, ni de trépidation réflexe, — miction pénible; il met environ six à onze minutes pour uriner 300 grammes; dans la nuit, il a eu pour la première fois des urines involontaires; pas d'appétit; soif vive (4 ventouses sacrifiées sur la région dorsale, un verre d'eau de Sedlitz).

5. — La céphalalgie persiste; la douleur dorsale et épigastrique a disparu; la pression détermine encore une légère sensibilité au niveau des vertèbres dorsales et des espaces intercostaux. Douleurs lancinantes et déchirantes dans les jambes, particulièrement aux genoux et s'irradiant jusqu'aux pieds, sensation de fourmillement à la pression des cuisses.

L'extension des jambes réveille des douleurs lancinantes dans les genoux, de même les mouvements des cous-de-pied.

La pression des muscles des jambes détermine aussi de vives douleurs.

L'analgésie remonte jusqu'à neuf centimètres au-dessus des condyles des fémurs; au-dessus, sensibilité obtuse jusqu'aux plis de l'aine où elle redevient normale. Dans les bras, la sensibilité à la douleur est très obtuse; la sensation d'étoupe persiste dans les mains.

La paraplégie persiste; il fléchit plus difficilement la jambe sur la cuisse, que hier. — Dans la nuit, de 10 heures à 3 heures, le malade a eu des sifflements dans l'oreille droite et de la céphalalgie violente. Ce matin, l'ouïe est diminuée à droite; le tic tac de la montre est perçu à six centimètres de ce côté, à dix-huit à gauche (on ne constate rien d'anormal à l'examen de l'oreille); sueurs abondantes, soif vive (4 ventouses scarifiées. Ergotine Bonjean 1,20).

6. — Le membre inférieur droit va mieux. Le malade soulève la jambe à cinq centimètres, la sensibilité est revenue dans la cuisse et la jambe de ce côté jusqu'à trois travers de doigt au-dessus des malléoles. La jambe gauche reste paralysée; il ne peut la soulever; l'analgésie existe jusqu'à quatre centimètres au-dessus des condyles.

La main droite va mieux; la sensation d'étoupe y a disparu; il n'y reste qu'un sentiment de raideur. La main gauche conserve sa sensation d'étoupe; de plus, l'analgésie y a augmenté et est complète jusqu'à trois travers de doigt au-dessus du poignet. Au dynamomètre, cette main donne 10, l'autre 60.

7. — Accuse de plus, depuis 10 à 11 heures du soir, des élancements douloureux, allant du coude gauche aux doigts. — (*Application d'un aimant.*)

9. — On a continué l'application des aimants sur le membre gauche. — La motilité et la sensibilité sont revenues à droite. Pas de changement à gauche.

11. — Même état malgré l'application des aimants; sueurs abondantes; insomnie.

12. — Même état. Anesthésie persistante dans la main gauche jusqu'à vingt centimètres au-dessus du poignet. Le dynamomètre donne 13 à gauche, 67 à droite.

La situation reste à peu près la même jusque vers le 20 septembre.

On recommence l'*application des aimants* discontinués depuis le 14.

Sous l'influence de l'aimant appliqué à la plante du pied, la *sensibilité reparaît d'abord à la cuisse, puis au genou; deux jours après*, elle existe *jusqu'à la tubérosité du tibia.*

Le 24, elle descend jusqu'à la pointe des malléoles, le pied restant insensible. Depuis la veille à 6 heures, le malade accuse des douleurs lancinantes à la plante du pied s'irradiant le long du plantaire interne jusqu'à la cheville. De plus, on constate une contracture en flexion des trois derniers doigts de la main gauche, le pouce et l'index seuls conservent leur motilité normale. Les trois doigts contracturés sont totalement anesthésiés, les deux autres ont une sensibilité obtuse. De même sur la paume et le dos de la main, anesthésie jusqu'au troisième espace métacarpien; au poignet, le bord radial seul est sensible dans une étendue transversale de deux centimètres, enfin toute la sphère cubitale de l'avant-bras est anesthésiée jusqu'à dix centimètres au-dessus du poignet. Au bras, la sensibilité est parfaite. La pression sur le nerf cubital dans la gouttière olécranienne est très douloureuse. — (Application d'un vésicatoire au niveau du pisiforme.

25. — La sensibilité est revenue à la plante du pied jusqu'à la tête des métatarsiens. Même état du membre supérieur.

26. — Sensibilité parfaite de tout le pied.

Le 28 au soir, le malade ressent brusquement une douleur vive sur le trajet du cubital, depuis le coude jusqu'aux trois derniers doigts, douleurs lancinantes continues, arrachant des cris.

30. — Sous l'influence d'un aimant appliqué hier, la sensibilité tactile de l'avant-bras, qui était abolie jusqu'à dix centimètres au-dessus du poignet, reparaît à deux centimètres et demi au-dessus. L'état de la main reste le même.

Le 1er *octobre* la sensibilité commence à deux centimètres au-dessus du poignet. (Continuation de l'aimant.)

Le 2, la sensibilité redescend jusqu'au niveau des deuxièmes phalanges.

Le malade est *hypnotisé*. En quelques secondes, il tombe en sommeil profond, sans souvenir au réveil. Je suggère vigoureusement le retour de la sensibilité et de la motilité dans les doigts. *Au début, la contracture a disparu* : le patient remue parfaitement les doigts et le poignet ; la *sensibilité est revenue dans les deux dernières phalanges*. Au dynamomètre la main gauche donne 20, la main droite 60.

Le 3, le résultat obtenu persiste. Reste une parésie du membre inférieur gauche. La marche est lente, difficile; le malade traîne le membre inférieur, ne peut s'appuyer sur le pied gauche.

Nouvelle hypnotisation : je suggère au malade qu'il peut marcher très bien.

A son réveil, au bout de dix minutes, le malade marche vite, ne traînant que peu la jambe; il se tient pendant trois secondes sur le pied gauche. Il ne se plaint plus que d'une certaine pesanteur du membre. Le dynamomètre marque 30 pour la main gauche.

Le 4, la main gauche marque 32 à 34; la main droite 63. Même état du membre inférieur.

Nouvelle suggestion hypnotique, après laquelle la main gauche donne 40, la main droite 70. *La pesanteur de la jambe est diminuée de moitié; il se tient cinq secondes sur cette jambe*.

Le 5, main gauche 51, main droite 70. Lève le pied à 20 centimètres de hauteur. — *Après une nouvelle suggestion le sentiment de la pesanteur a entièrement disparu*; le malade marche presque sans faucher, lève la plante du pied à une hauteur de 45 centimètres, se tient cinq bonnes secondes sur ce pied; la main gauche donne 52.

Le 6, main gauche 55, main droite 64. Il reste sept secondes sur le pied gauche, soulève la plante à 58 centimètres, d'un côté comme de l'autre. Il accuse du larmoiement depuis quelques jours. *Nouvelle suggestion*.

Le 7, il continue à bien aller ; il peut courir, se tient 12 secondes sur la jambe ; le larmoiement a disparu, il avait les yeux collés pendant une ou deux heures après son réveil, et dans la journée le larmoiement apparaissait au moindre effort, par l'action de se baisser, par exemple ; ce matin, les yeux n'ont pas été collés.

Le malade, que je n'ai plus hypnotisé depuis le 7 octobre, continue à bien aller ; il court sans traîner la jambe, sans la moindre pesanteur; la main reste souple; le 12, le dynamomètre donne 50 à gauche, 72 à droite. Le larmoiement a totalement disparu.

Le malade quitte l'hôpital et reprend son travail le 14. Après avoir continué sans interruption jusqu'au 25, il revient à la consultation le 26. Depuis trois ou quatre jours, il accusait un sentiment de froid allant du pied au genou gauche et se calmant par la chaleur; de plus, sentiment de pesanteur dans la main gauche. La veille au soir, tout d'un coup, il ressent des élancements douloureux allant des doigts au coude gauche avec crampe, contracture en flexion de la main pendant dix minutes. En même temps, douleur en éclair s'irradiant le long de la face externe de la cuisse et de la jambe gauche jusqu'au bout du pied, avec pesanteur du membre sans crampe, pendant cinq minutes. Cet accès, brusque comme un coup de pistolet, l'a saisi vivement et laissé comme hébété sans parole. Les yeux pleurent depuis quatre ou cinq jours et sont rouges.

Ce matin, ces symptômes se sont dissipés spontanément; le dynamomètre marque 51 à la main gauche, il ne sent plus que de la pesanteur dans la main. Il est mis en sommeil profond. Après suggestion et réveil, ce sentiment de pesanteur a disparu et le dynamomètre donne 61.

P... reprend son travail et ne ressent plus rien jusqu'à fin mars 1883.

Le 1er *avril*, dimanche de Pâques, il revient à la consultation. Depuis trois ou quatre jours, sa main gauche devient toujours plus faible, sans douleur.

Le dynamomètre donne 24 à la pression de cette main, 65 avec la main droite. — *Après suggestion hypnotique, la pression dynamométrique au lieu de 24 donne* 60 et P... peut reprendre son travail.

Mais il est ramené à l'hôpital le 5. La veille, 4, vers dix heures du matin, il ressentit brusquement des coups de lancette dans la jambe gauche, depuis le genou jusqu'aux malléoles, sept ou huit à la file en deux ou trois secondes, se succédant pendant trois quarts d'heure. A la suite, la jambe resta lourde et faible. Il essaya encore de continuer son travail, mais dut y renoncer à 3 heures et demie et rentra chez lui en traînant la jambe; le matin il prit le train pour venir à Nancy à la consultation. Pendant son trajet de la gare à l'hôpital, sur la place Saint-Jean, il eut de nouveau un accès soudain, comme un coup de pistolet, de douleurs lancinantes dans la jambe et le bras gauche et tomba sans connaissance. Relevé par un passant, il ne reprit connaissance qu'au bout d'une demi-heure et fut transporté à l'hôpital, ne pouvant marcher.

Il accuse depuis sa chute des coups de lancette incessants dans le genou, l'aine, la cheville gauche. Le membre est complètement paralysé et anesthésié jusqu'à l'aine; le malade ne peut que fléchir légèrement les trois premiers orteils. — Dans le membre supérieur, on constate une contracture de la main gauche fermée, on l'ouvre avec difficulté, elle se referme comme un ressort. Sensation de coups de lancette allant de la main au coude. Douleur de la gouttière épitrochléenne spontanée et à la pression. Analgésie des trois derniers doigts et de toute la sphère cubitale. Sensation de fourmillement dans les doigts, qui dure jusqu'à 7 heures du soir. — De plus, douleur à la fesse gauche, à l'émergence du sciatique à la pression. Ajoutons que depuis deux mois, P... accuse un bourdonnement avec surdité de l'oreille droite.

Le matin, toute suggestion est impossible à cause de la violence des douleurs. Le soir on réussit. *Après suggestion hypnotique, le malade peut ouvrir la main et étendre les doigts.* Les douleurs lancinantes du membre supérieur disparaissent après trois quarts d'heure; celle du membre inférieur après trois heures. Dort peu la nuit.

Le 6, il ouvre les trois premiers doigts aux trois quarts, la deuxième phalange restant à angle droit sur la première. La pression de la gouttière épitrochléenne est encore douloureuse. La sensibilité est revenue dans les doigts. Le dynamomètre donne 10 de la main gauche, 64 à droite. Les mouvements de la jambe sont presque nuls. — *Suggestion hypnotique :* la main s'ouvre mieux : au dynamomètre 17. — Quelques mouvements légers dans les orteils. Sensibilité revenue à la face externe du pied et de la jambe.

A 2 heures de l'après-midi, le malade est pris de douleurs en ceinture comme une brûlure à la base du thorax. — A 6 heures, on constate une douleur à la pression des cinquième, sixième et septième espaces intercostaux et des quatre dernières vertèbres dorsales. Les douleurs lancinantes n'ont pas reparu dans les membres. La sensibilité est nette dans tout le pied et à la face externe de la jambe.

Suggestion hypnotique prolongée avec application de la main sur les régions douloureuses et malades. *Au réveil, toutes les douleurs ont disparu, spontanées et à la pression.* Le patient ouvre mieux la main. La sensibilité est parfaite sur tout le membre inférieur. Il lève le pied facilement à cinq centimètres de hauteur, et le maintient ainsi pendant trois secondes.

7. — Sommeil agité avec rêves la nuit. L'effet obtenu se maintient. La sensibilité restaurée persiste. Le malade remue les doigts de la main et du pied, ouvre la main presque complètement, serre le dynamomètre jusqu'à 16, plie le genou, soulève un peu la jambe. La sensibilité de la gouttière épitrochléenne persiste ainsi que la pesanteur dans la jambe. *Suggestion hypnotique le soir.*

8. — La main donne 20 au dynamomètre, s'ouvre et se ferme mieux ; il soulève le pied plus haut et le maintient en l'air pendant quatre secondes. Accuse toujours des bourdonnements avec surdité dans l'oreille gauche. Dans la matinée il a une sensation de vertige au côté gauche de la tête et dans l'œil, qui persiste jusqu'à 11 heures du soir. Pas de suggestion.

9. — La main gauche presse 25. Le pied est soulevé à 10 centimètres de haut et maintenu quatre secondes. La douleur de la gouttière épitrochléenne persiste.

10. — Même état. *Nouvelle suggestion hypnotique le soir, à la suite de laquelle la main pousse l'aiguille dynamométrique à* 25, *et le pied gauche est soutenu cinq secondes à* 30 *centimètres* de hauteur. Le soir, à 9 heures, nouveaux coups de lancette sur le trajet du cubital durant quelques secondes, se succédant toutes les cinq minutes avec constriction du poignet.

Le 11, ne peut ouvrir la main complètement. Douleur le long du cubital. La sensibilité n'est pas abolie. *La suggestion hypnotique met fin à la douleur.*

Le 12, le malade n'étend pas encore complètement les

doigts; au dynamomètre, 17 à 20. La douleur cubitale existe de nouveau, mais moindre. L'état de la jambe est le même. A 6 heures du soir, on constate encore la douleur à la pression du cubital. Après hypnotisation elle disparaît, et les doigts s'ouvrent facilement. Le bourdonnement d'oreille a disparu.

A 10 heures du soir, le malade, ayant faim, mangea un peu de pain; à 11 heures, après avoir pris du bouillon, il fut pris d'un sentiment de constriction épigastrique violente qui dura pendant trois heures; à 1 heure, il reste environ une demi-heure sans connaissance. Depuis, la constriction ayant cessé, il a une sensation de picotement douloureux dans le front, le nez, les yeux.

Le 13, céphalalgie avec picotement; pas de douleur sur le trajet des nerfs; écoulement nasal. Les membres vont bien; la main donne 20 au dynamomètre. Douleur très vive à la septième et huitième vertèbre dorsale. *La suggestion hypnotique diminue beaucoup le picotement; la douleur rachidienne persiste.* Une nouvelle suggestion le soir fait disparaître complètement le premier, mais est sans effet sur la seconde.

Une injection sous-cutanée de 1 centim. et demi de morphine ne réussit pas à enlever cette douleur rachidienne excessive, qui fait gémir le malade toute la nuit. Vers minuit, sueur froide avec perte de connaissance qui dura une demi-heure.

Le 14, sensation de lourdeur dans la région fronto-pariétale surtout à gauche. Douleur rachidienne persistant à la sixième, septième et huitième apophyse épineuse dorsale, et aux espaces intercostaux gauches correspondants. Constriction en ceinture avec sensation de barre à la partie antérieure de la base du thorax. La main (22 au dynamomètre) et la jambe continuent à bien aller.

Suggestion hypnotique: la douleur de tête a disparu; l'hypéresthésie rachidienne persiste. Le soir, injection de un centigramme de morphine *loco dolenti;* la douleur disparaît: suggestion hypnotique après.

Le 15, le malade n'a pas dormi, mais n'a pas eu de douleurs spontanées. Le matin, l'hypéresthésie rachidienne et la barre thoracique existent encore, mais beaucoup moindres. *Suggestion hypnotique. La sensation de barre a complètement disparu, l'hypéresthésie rachidienne a diminué.*

Le 16, *idem. Nouvelle suggestion hypnotique le soir, à la suite de laquelle la rachialgie disparaît.* Pendant la nuit, durant deux heures, sensation de coups de marteau partant de la face dorsale de la main et s'irradiant dans les doigts.

Le 17, on constate de la raideur dans les doigts qu'il ne peut étendre complètement. La sensibilité persiste; pas de douleur dans le nerf cubital. Le dynamomètre donne 15. Le malade marche assez bien, mais le contact de la plante du pied avec le sol y détermine des picotements. (Pas de suggestion pendant deux jours.)

Le 19, il ouvre encore difficilement la main et ne peut étendre les doigts, marche difficilement et accuse une douleur au cou-de-pied. Depuis quelques jours aussi la miction est difficile et s'accompagne de douleurs dans le bas-ventre qui cessent aussitôt que le jet urinaire commence. L'hypéresthésie rachidienne n'a plus reparu.

21. — Mêmes symptômes. Miction douloureuse à son début. Traîne la jambe gauche, ne peut tenir les doigts ouverts; au dynamomètre 23 à gauche, 60 à droite. *Après suggestion hypnotique, le dynamomètre donne* 28 *à gauche;* il marche un peu mieux.

23. — Le soir, toujours raideur de la main et extension complète des doigts impossible; traîne la jambe gauche et éprouve pendant la marche des douleurs à l'aine, au genou, au coup-de-pied. Après suggestion hypnotique, la raideur de la main, la douleur au genou et au cou-de-pied ont notablement diminué; celle de l'aine persiste.

Le 24, même état. *Nouvelle suggestion; au réveil la douleur à l'aine persiste,* mais diminue spontanément dans la nuit.

25. — La raideur de la main persiste. Marche un peu mieux, mais traîne la jambe, y ressent une grande pesanteur, ne peut se tenir debout sur elle seule. *Après suggestion, cette pesanteur diminue considérablement, mais se reproduit rapidement.*

Le 27, après suggestion faite la veille, ce matin la jambe est moins lourde, il boite beaucoup moins, se tient pendant une seconde sur le pied gauche ; la douleur à l'aine n'a pas reparu. *Suggestion. La raideur persiste dans les doigts et ne cède que pour peu de temps à la suggestion.*

Le 28, la jambe va bien, les doigts restent infléchis. Après une suggestion hypnotique prolongée, le malade peut les étendre complètement, ils sont souples. Vers 3 heures du matin la raideur se reproduit.

Le 29 au matin, *la suggestion hypnotique la dissipe de nouveau ;* la main reste assouplie ; la rétraction des doigts se reproduit à 4 heures du matin.

Le 30, accuse de plus une sensation de chanvre ou de papier froissé dans la main quand il la ferme. Il ne peut ramasser une épingle avec les trois derniers doigts. *Suggestion hypnotique; la raideur disparaît, ainsi que la sensation de chanvre;* il ramasse facilement une épingle avec les trois derniers doigts.

Le 1er *mai*, la raideur de la main n'est pas revenue. Au dynamomètre 30 et 25 à gauche, 68 à droite. Se tient deux secondes sur la jambe gauche. Après suggestion, s'y tient trois secondes ; le dynamomètre donne 36 à gauche, 70 à droite.

Le 2, le malade sort en ville et marche beaucoup. Le soir, il accuse un peu de lourdeur dans la jambe et de raideur dans le dos de la main. Ces symptômes disparaissent par suggestion, et la main gauche donne 40 au dynamomètre.

Le 3, elle donne 38. Le malade lève le pied à 5 centimètres de haut. *Dernière hynoptisation; la jambe est complètement dégagée; il la meut comme l'autre.* Pression dynamométrique de la main gauche, 63.

Le 4 au matin, 56 à gauche, 62 à droite. Le malade s'est premené hier toute la journée sans rien ressentir. Les deux oreilles entendent également bien. Il sort le 5 mai, guéri.

Le 1er *juillet* 1883, il se présente de nouveau à la consultation. Bien portant jusque-là, il a de nouveau depuis quatre jours sa névrite cubitale gauche ; il ne peut qu'entr'ouvrir légèrement les trois derniers doigts. Le dynamomètre marque 24. Anesthésie dans la sphère du cubital. Douleur dans la gouttière épitrochléenne.

Suggestion hypnotique, tous les symptômes disparaissent; la sensibilité est revenue parfaite; la gouttière du cubital n'est plus douloureuse; le malade ouvre et ferme la main, comme il veut. Le dynamomètre marque 46. Il retourne à son travail.

Il revient le 15 juillet. Il y a cinq jours à midi, a eu brusquement des coups de lancette du coude aux doigts, et ces coups continuent incessamment depuis. En même temps, les trois doigts se refermèrent brusquement; et la même névrite cubitale persiste.

Je fais la *suggestion sans sommeil;* touchant la main du malade, affirmant que les coups de lancette vont disparaître, que la main va se rouvrir, que la sensibilité revient. Peu à peu les *douleurs cessent;* la *sensibilité reparaît* d'abord à l'avant-bras, puis à la main, les *doigts se défléchissent* graduellement et complètement. Au bout de dix minutes, tout est fini, tout est rentré dans l'ordre. Ne reste qu'une douleur à la pression de la gouttière épitrochléenne. Au dynamomètre, on obtient successivement 28, 31, 40.

Le résultat obtenu, je répète la *suggestion*, mais cette fois en état *hypnotique*. Au réveil, la *douleur épitrochléenne* a disparu; reste seulement de la sensibilité à une forte pression. Le dynamomètre donne 60 et 67 à gauche, 67 à droite. Le malade s'en retourne guéri.

Il nous revient le 25 octobre 1883, ayant été exempt de tout trouble jusque dans ces derniers temps.

Il y a quinze jours, il prit une conjonctivite avec larmoiement; elle fut traitée par des vésicatoires qui provoquèrent de l'œdème des paupières avec céphalalgie sus-orbitaire.

Dans la nuit du 22 au 23, à 2 heures du matin, survinrent de nouveau comme un coup d'éclair des lancées dans le coude gauche (trois par secondes), et avec elles les autres symptômes de la névrite cubitale. Il vient le lendemain à la consultation; on essaya d'abord la suggestion à l'état de veille qui échoua; alors j'essayai la *suggestion en état hypnotique qui enleva la contracture, l'anesthésie et les lancées fulgurantes dans la sphère du cubital* qui avaient persisté jusque-là.

Mais deux heures après, les trois derniers doigts de la main se contracturèrent de nouveau, et le malade ne peut les ouvrir que d'un tiers.

Le 25 au matin, constriction avec sensation de brûlure autour de la base du thorax, sous forme fulgurante, durant trois à quatre secondes, qui persistèrent la journée et toute la nuit.

Le 26, on constate : la conjonctivite est guérie; il reste du larmoiement, de la sensibilité dans la région sus-orbitaire; les signes habituels de la névrite cubitale sont très accusés. Rachialgie : sensibilité à la pression au niveau des sixième, septième et huitième vertèbres dorsales. Lourdeur de la jambe gauche. *Suggestion hypnotique : au réveil, les signes de la névrite cubitale, douleur olécranienne, élancement douloureux, anesthésie, flexion des doigts ont disparu; la rachialgie persiste.*

Le soir, à 8 heures, on trouve le malade sans connaissance, la tête hors du lit; il reste ainsi environ six minutes. Dans la journée, il avait eu des douleurs fulgurantes dans le dos.

Le 27, la névrite cubitale ne s'est pas reproduite. La rachialgie persiste de la septième à la dixième apophyse épineuse, et se propage dans les espaces intercostaux.

Suggestion hypnotique pendant laquelle le malade accuse des élancements très douloureux. Au réveil, elles sont un peu calmées, mais se reproduisent intenses dans la journée. A 6 heures du soir, injection de morphine.

Le 28, la rachialgie a disparu. *Suggestion :* la lourdeur de jambe est moindre. La gouttière du cubital est un peu sensible.

Le 29, *suggestion hypnotique. La lourdeur de jambe et de tête disparaissent.* Va bien dans la journée. Réveillé subitement dans la nuit par les cris d'un malade, il est pris d'une sensation de brûlure dans le dos et le côté gauche.

Le 30, le dynamomètre donne 34 pour la main droite, 13 pour la gauche. Douleur de la huitième à la dixième vertèbre dorsale. La pression de cette région pendant l'état hypnotique la réveille.

Le soir, cette douleur est dissipée en grande partie par suggestion à l'état de veille.

Le 31, va bien, sauf une pesanteur de tête et de la douleur dans la gouttière du cubital. Le soir, à 5 heures, *la suggestion à l'état de veille les dissipe.* Mais vers 8 heures du soir, surviennent 2 ou 3 coups de lancette s'irradiant du coude au bout des doigts et la main se referme.

Le 1er *novembre*, la sensibilité douloureuse du cubital existe encore; la main ne s'ouvre qu'aux trois quarts; les doigts sont anesthésiques. Au dynamomètre, la main gauche donne 19, la droite 60.

Une première suggestion à l'état de veille dissipe en quelques minutes la contracture et la douleur cubitale.

Une seconde suggestion à l'état hypnotique ramène la sensibilité dans les doigts. Une troisième augmente la force musculaire de la main.

Le dynamomètre donne successivement 24, 26, 27. — Vers 2 heures de l'après-midi, la main se referme après deux coups de lancette.

Le 2, le malade ouvre péniblement la main aux quatre cinquièmes, mais elle se referme instantanément. Pression du cubital très douloureuse. Pas d'anesthésie. La *suggestion à l'état de veille dissipe tous ces symptômes.* A 11 heures, deux coups de lancette dans le coude et la main se referme. Accuse encore de la douleur dans la jambe. *Une nouvelle suggestion à l'état de veille fait disparaître la contracture et la douleur.*

Puis une troisième suggestion avec hypnotisme dissipe la douleur de la jambe. Mais, à 2 heures, la contraction de la main se reproduit ainsi que la pesanteur de jambe. Sueurs à la tête la nuit.

Le 3, n'accuse aucune douleur. Il n'ouvre la main qu'aux trois quarts.

Par suggestion à l'état de veille, la main s'ouvre complètement et redevient souple. Le dynamomètre donne 19 à gauche, 58 à droite et après une nouvelle suggestion hypnotique, 22 à gauche.

A 1 heure et demie, la raideur de la main est revenue sans coup de lancette. Sensibilité dans la gouttière du cubital. *La suggestion à l'état de veille dissipe raideur et douleur.*

Le 4, encore un peu de sensibilité à la pression de la gouttière; n'étend pas les doigts complètement. *Tout se dissipe par suggestion à l'état de veille.*

Le 5, va bien. Encore légère raideur à la main. Le 6, va tout à fait bien; ne se plaint plus de rien. Le dynamomètre donne 61 à la main droite, 50 à gauche. P... quitte l'hôpital le 7 novembre et continue à bien aller jusqu'au 19 février 1884.

Ce jour, à 3 heures de l'après-midi, il ressent soudainement une douleur lancinante dans le pied gauche. Elle s'étend de bas en haut et remonte jusqu'au genou vers 10 heures du soir. Pendant toute la nuit les coups de lancette se sont succédé de trois en trois minutes. Le lendemain 20, il vint à Nancy. Dans son trajet de la gare à l'hôpital, il tomba de nouveau dans la rue et resta sans connaissance pendant un temps indéterminé. A son réveil, les coups de lancette persistaient dans le membre inférieur. De plus la névrite cubitale s'y était adjointe avec élancements très intenses et fourmillements dans la sphère du cubital.

A l'hôpital, on constate : une douleur en demi-ceinture dans les trois derniers espaces intercostaux gauches, des élancements douloureux dans l'avant-bras avec secousses cloniques provoquées par les douleurs à peu près de minute en minute; pendant ces secousses, la douleur remontait jusque dans l'épaule. De plus paralysie et anesthésie du membre inférieur remontant jusqu'au tiers moyen de la cuisse. *L'hypnotisation* échoue à cause de la douleur trop vive. La *suggestion à l'état de veille produit la décontracture de la main.*

Le 21 *février*, P... ouvre la main, mais pas complètement; il reste une incurvation des phalanges, et les doigts se referment de suite, mais restant éloignés de 2 à 3 centimètres de la paume de la main. Douleur très vive à la pression de la gouttière olécranienne. Hier le malade ne pouvait soulever le pied, aujourd'hui il le soulève de 6 à 7 centimètres, fléchit à peine les trois derniers orteils, n'exécute presque aucun mouvement du genou, ni du cou-de-pied. Sentiment de pesanteur considérable dans la jambe ; l'anesthésie a disparu. Il ne peut se tenir debout, tient la jambe raide. D'ailleurs, pas de contracture ni d'exagération des réflexes (celle-ci n'a jamais existé). Rachialgie à la pression de la quatrième et sixième vertèbre dorsale, dans la région interscapulaire et l'omoplate gauche.

Une première suggestion à l'état de veille pendant deux minutes, dissipe complètement la douleur cubitale et presque complètement la raideur de la main; le malade maintient les doigts étendus.

Une seconde suggestion à l'état de veille, pendant cinq minutes, diminue notablement la parésie du membre inférieur. Le malade tient la jambe au-dessus du lit, fléchit les jointures du membre, se lève et marche en boitant encore un peu et traînant légèrement la jambe.

Une troisième suggestion à l'état de veille, pendant deux minutes, fait disparaître complètement la rachialgie et la douleur en ceinture. Les secousses douloureuses ont disparu. Le résultat se maintient dans la journée.

22. — A 1 heure du matin, le malade a été réveillé par trois coups de lancette dans le cubital et les trois doigts se sont infléchis de nouveau. Aujourd'hui ces doigts sont à angle droit sur le métacarpe; pas d'anesthésie. La jambe gauche est étendue; il n'ose s'appuyer dessus. Légère douleur à la pression des espaces intercostaux. — Suggestion hypnotique : la douleur cubitale et intercostale disparaît; la main est complètement ouverte et souple; le malade marche beaucoup mieux.

23. — A bien dormi. Ce matin, accuse quand il marche, une sensation de barre allant de la malléole interne au milieu de la jambe; cette barre lui semble descendre quand il lève le pied, et remonter quand il le met à terre; elle l'empêche de marcher. — Au dynamomètre la main gauche arrive à 17, la droite à 68. Suggestion hypnotique : la sensation de barre diminue, mais ne disparaît pas; la main gauche donne 25.

24. — Même état. *La suggestion à l'état de veille fait disparaître la barre.* N'accuse plus qu'une sensation de pesanteur. Marche bien en boitant encore légèrement.

25. — Même état. La main gauche va bien, mais a une sensation d'étoupe; au dynamomètre 17 à 23. Après suggestion hypnotique, cette sensation a disparu; le dynamomètre donne 27; la pesanteur de jambe a diminué.

Le 26, même état. Au dynamomètre 25. *Hypnotisation :*

le dynamomètre donne 50; le sentiment de pesanteur de la jambe a diminué de moitié.

Le 27, la main gauche donne 43, la droite donne 56. Après hypnotisation la main gauche arrive à 59 et le malade n'accuse presque plus de pesanteur dans la jambe.

Le 28, continue à bien aller. Le dynamomètre donne 54 à gauche; *après une nouvelle hypnotisation*, 57. Le malade marche très bien, va se promener en ville, et à 2 heures et demie éprouve une nouvelle sensation de pesanteur.

Le 29, main gauche arrive à 61. *Hypnotisation qui fait disparaître la pesanteur.*

Le 1er *mars*, sent très peu de pesanteur. Ne reste pas plus d'une minute sur la jambe gauche. Le pied à terre, le malade éprouve de nouveau une sensation de barre jusqu'au tiers inférieur de la jambe. — *Après hypnotisation, cette sensation disparaît complètement.*

Le malade continue à bien aller. La force dynamométrique de la main gauche dépasse toujours 50. Le 4, il fait trois lieues à pied, ne se ressentant plus de rien. Il retourne à son travail le 5 mars 1884.

Il revint me consulter le 3 mars 1885. Il dit s'être bien porté jusqu'à il y a trois mois. Depuis lors il éprouve de la douleur dans la gouttière olécranienne, douleur continue qui le réveille souvent, mais sans élancements au repos. Il peut ouvrir et fermer les doigts; s'il fait un effort pour soulever un objet ou pour serrer, des élancements douloureux se manifestent dans le coude et dans les doigts. Le coude fléchi, la douleur n'existe que dans la gouttière : s'il l'étend, elle augmente et se propage aux trois derniers doigts. La pression de la gouttière la réveille très vive.

Il y a trente-six jours, il s'est piqué avec une paille de fer à la dernière phalange du médius droit. A la suite se déclara un phlegmon diffus du dos de la main qui fut ouvert après dix jours par le médecin de l'hôpital de Pompey; la suppuration continua jusqu'il y a quinze jours. Depuis l'abcès est cicatrisé; reste le gonflement avec rougeur au dos de la main, une sensibilité très vive sur cette face dorsale et dans le médius; la pronation et la supination sont possibles; les mouvements imprimés au poignet sont douloureux; les phalanges étendues ne peuvent être fléchies sans douleur.

Après suggestion hypnotique, la douleur cubitale gauche a complètement disparu. P... peut serrer avec force de cette main et soulever une bûche de bois sans que cet effort détermine la moindre douleur.

La main droite n'est plus douloureuse; il peut spontanément, ce qu'il ne pouvait faire auparavant, fléchir le poignet et plier un peu les phalanges, sans douleur, autant que le gonflement le permet.

Il revient le 20 mai. La main gauche va toujours bien. La main droite reste sensible et encore gonflée; les doigts sont raides, il ne peut les plier. Après suggestion hypnotique, la douleur a disparu, la raideur due au gonflement persiste encore.

Il revint me voir le 9 avril 1886; il ne persiste qu'une certaine raideur dans la main droite consécutive au phlegmon; les premières phalanges sont en légère flexion sur le métacarpe; mais il n'a plus ressenti aucun symptôme de névrite cubitale ni d'autre manifestation. J'ai eu de ses nouvelles le 13 mai, il va très bien.

J'ai relaté cette observation avec détails; car elle montre bien comment la suggestion agit, comment elle lutte contre des troubles fonctionnels graves, et arrive, malgré leur opiniâtreté, à les réprimer sans cesse et finalement à en triompher.

Cette observation montre aussi, comme la précédente, quel rôle le dynamisme fonctionnel joue dans les affections cérébro-spinales.

La première attaque, laissant à sa suite une paraplégie avec rachialgie, douleurs en ceinture, douleurs fulgurantes, semblait accuser une méningo-myélite aiguë. La disparition rapide des symptômes par la suggestion montra qu'il n'en était rien.

La guérison totale survenue à la suite de chaque attaque, la disparition instantanée par suggestion de chacun des accès de névrite cubitale indiquent évidemment que tous ces troubles n'étaient pas dus à une lésion grave et diffuse de l'axe cérébro-spinal, comme les symptômes pouvaient le faire supposer.

Nous pensons qu'il s'agit d'une lésion localisée, placée peut-être vers l'origine spinale du cubital gauche; est-ce quelque tumeur bénigne qui peut rester latente et inoffensive, comme les tumeurs cérébrales elles-mêmes? De temps en temps, cette lésion locale deviendrait le siège d'*irradiations dynamiques* dans l'axe cérébro-spinal; suivant que ces irradions sont plus ou moins étendues, elles donneraient lieu soit à de la névrite cubitale seule, soit à des douleurs fulgurantes avec paralysie et anesthésie du membre inférieur gauche, soit à de la paraplégie, soit à de la paralysie des quatre membres, soit enfin à des troubles encéphaliques : céphalalgie, larmoiement, picotement facial, attaques apoplectiformes. De même, une tumeur cérébrale longtemps silencieuse peut provoquer de temps en temps des attaques apoplectiformes ou épileptiformes avec paralysies variables. Ces phénomènes à distance, si fréquents en pathologie nerveuse, doivent imposer une certaine réserve au diagnostic topographique de la lésion.

On a vu comment la suggestion intervient utilement et dissipe les troubles qui ne sont pas commandés par une altération matérielle irrémédiable des éléments organiques correspondants. On voit aussi comment la suggestion contribue, dans ces cas, à rectifier et à assurer le diagnostic en dégageant, pour ainsi dire, ce qui est simplement dynamique de ce qui est organique.

Observation III. — *Hémiplégie gauche incomplète datant de huit jours. — Amélioration rapide par suggestion. — Guérison presque complète en trois semaines.*

Louis C..., âgé de soixante ans, peintre en bâtiment, entre

à l'hôpital le 7 novembre 1886. De bonne constitution, habituellement bien portant, il a ressenti brusquement il y a six jours une *sensation d'engourdissement dans la jambe gauche;* il put rentrer chez lui. Deux heures après il ressentit un engourdissement semblable *dans le bras gauche*, avec des *fourmillements* qui ont duré depuis. Il put continuer à marcher en se tenant le long du mur. Dans la soirée quand il voulut essayer de se lever, il ne put plus se tenir sur la jambe gauche.

On constate le 8 novembre : apyrexie; pouls régulier, égal; les artères sont dures, athéromateuses. Les *traits de la face sont sensiblement déviés à droite* et plus accentués de ce côté. Le malade lève plus lentement *et tient moins haut le bras gauche qui se fatigue aussi* plus vite; il exécute d'ailleurs tous les mouvements avec ce bras. Le dynamomètre donne 35 à 40 des deux côtés. Il ne peut se tenir debout. Etant couché, il soulève la jambe gauche, mais ne peut la tenir en l'air plus de quatre à cinq secondes; plie les orteils avec quelque hésitation, ne peut fléchir le cou-de-pied. Les réflexes paraissent un peu plus marqués à droite. La sensibilité est normale. Le cœur n'est pas hypertrophié ; ses bruits sont nets, la respiration est normale. L'intelligence est intacte. Constipation depuis quatre jours. Traitement : lavement laxatif qui produit une selle.

Le 9, le malade est *hypnotisé facilement en sommeil profond.* Après le réveil il peut tenir la jambe en l'air pendant dix secondes et remue beaucoup mieux les orteils ; mais il ne peut encore fléchir le cou-de-pied.

Le 11, il ne peut tenir la jambe plus de quatre secondes en l'air.

Le 16, *suggestion.* Même état après.

Le 17, je reprends la suggestion. *Après la séance, il a pu se tenir seul debout et marcher* en étant soutenu très légèrement, ce qu'il ne pouvait faire avant.

Le 19, après suggestion, *il a pu se tenir seul et marcher jusqu'au bout de la salle* sans être soutenu en traînant la jambe; le mouvement le plus difficile pour lui est la flexion dorsale du pied ; il peut tenir, étant couché, sa jambe indéfiniment en l'air et l'abaisser graduellement. — Les réflexes tendineux sont un peu exagérés.

Le 20, cet état se maintient. Suggestion quotidienne.

Le 23, il continue à bien aller, marche seul, et n'a plus les réflexes tendineux exagérés ; il soulève très bien le pied.

L'amélioration continue ; le 2 décembre, il peut descendre les escaliers et ne traîne presque plus la jambe. Tous les mouvements se font ; *la flexion dorsale du pied est parfaite ;* pas d'exagération des réflexes tendineux.

Il reste encore au service jusqu'en janvier. Son état reste le même. Il marche bien, mais continue à accuser une lourdeur dans la jambe et le bras qui l'empêche de monter sur l'échelle et de manier son pinceau comme auparavant.

Observation IV. — *Commotion cérébrale. — Fracture guérie du rachis. — Rhumatisme articulaire subaigu. — Attaques d'épilepsie d'origine traumatique. — Disparition graduelle des douleurs par suggestion. — Avortement d'un accès d'épilepsie et guérison totale par suggestion.*

M. Sch..., âgé de quarante ans, cartonnier, entré à la clinique le 21 décembre 1882.

En *janvier* 1881, il tomba d'un grenier d'une hauteur de 5 mètres par un trou dans le plancher sur le pavé. Il resta sans connaissance avec une plaie sur la tête, et fut amené à l'hôpital Saint-Léon, où il resta dix jours privé de sens. Revenu à lui, il resta deux mois sans pouvoir se tenir debout ; il éprouvait des douleurs dans les reins et au niveau des dernières vertèbres dorsales s'irradiant jusqu'en avant, des douleurs dans les épaules et à la jambe droite qu'il ne pouvait plus plier. Vertiges avec tendance à tomber du côté gauche, difficulté de remuer la tête, et impossibilité de fléchir le tronc pour ramasser quelque chose. Douleurs orbitaires jusqu'environ un mois après l'accident, céphalalgie aux régions frontale et temporales ; en même temps, ouïe dure avec bourdonnements d'oreille pendant une huitaine de jours. La vue était diminuée et nébuleuse surtout à gauche ; phosphènes ; de plus, un certain bégaiement avec lourdeur de la langue qui rendait sa parole presque inintelligible, symptôme qui, diminuant de jour en jour, ne disparut complètement qu'au bout de cinq mois. La déglutition fut presque impossible, au moins pour les solides ; pendant quatre ou cinq jours, on dut le nourrir avec la sonde et la disphagie ne disparut complètement que deux mois après sa chute. Pas de troubles de la miction, mais constipation pendant un mois. Après deux mois de séjour à l'hôpital Saint-Léon, il revint chez son maître, mais se trouvait trop faible sur ses jambes pour travailler beaucoup; d'ailleurs quinze jours après sa sortie, il eut du gonflement avec douleur des chevilles et des genoux, puis des poignets, des coudes et des épaules. Il rentra à l'hôpital (salle Saint-Sébastien) en avril, et y resta deux mois. C'était un rhumatisme articulaire subaigu. Déjà sept ou huit ans avant sa chute, il avait eu un rhumatisme poly-articulaire qui le tint pendant six mois, et depuis il avait des rechutes fréquentes mais légères. Au bout de deux mois, il retourna chez lui, mais ne put travailler que peu. Depuis six semaines, il a de nouveau des douleurs articulaires dans les coudes, les genoux, les poignets, les chevilles; ce sont des élancements douloureux durant une à deux heures, tantôt dans l'une, tantôt dans l'autre articulation. Les genoux et les chevilles ont été enflés pendant trois semaines; le coude et le poignet droit pendant quinze jours. Mais il a toujours pu marcher. Depuis deux mois, il n'a plus ni céphalalgie, ni vertiges, ni bourdonnements d'oreilles ; il entend bien, voit bien, dort bien. Ajoutons qu'en mai dernier, à l'hôpital, il eut deux attaques épileptiformes deux jours de suite et resta cinq jours sans connaissance.

En août, rue Jeanne-d'Arc, il eut une nouvelle attaque et resta six heures sans connaissance ; au mois d'octobre, il se rappelle avoir eu une nouvelle attaque à Champigneulles.

Etat actuel. — De tempérament lymphatique, d'une intelligence médiocre, cet homme travaille dans une fabrique de carton où il est toujours exposé à l'humidité. Le thorax est un peu plus bombé à gauche qu'à droite; le rachis est un peu infléchi à droite et saillant en arrière dans une étendue de 20 centimètres depuis la sixième ou septième dorsale jusqu'au milieu des vertèbres lombaires; cette bosse se serait développée après sa chute.

Actuellement le malade se plaint de douleurs dans les reins et dans le rachis au niveau de la saillie, assez vives, spontanées et à la pression, l'empêchant de se redresser complètement pendant la marche. Le genou droit est sensible à la pression : sensibilité aussi dans le jarret et le mollet jusqu'au tendon d'Achille; élancements douloureux quand il est assis sur une chaise et quand il marche. Les deux cous-de-pied sont tuméfiés et sensibles à la pression, mais leurs mouvements sont possibles. Se tient quatre secondes sur la jambe gauche, à peine deux secondes sur l'autre, et marche moins bien de celle-ci; il peut difficilement la plier; réflexes tendineux normaux. Les membres supérieurs vont bien, sauf un peu de tuméfaction du poignet droit; et les mouvements y sont un peu ataxiques. Il ne peut atteindre le bout du nez avec son doigt qu'après une série d'oscillations. Sensibilité à la douleur et au contact diminuée dans le côté droit, surtout dans le membre inférieur où il ne reste que quelques points de sensibilité normale à la racine de la cuisse, au côté interne de la rotule et sur la face externe de l'articulation tibia-tarsienne; quelques plaques d'anesthésie très limitée dans la jambe gauche. L'audition est notablement diminuée à gauche ; le malade entend le tic tac d'une montre, à droite, à 90 centimètres; à gauche, à 2 centimètres à peine. Les autres fonctions sont normales.

En résumé, *symptômes de commotion du cerveau, de compression médullaire par fracture du rachis ; symptômes articulaires par diathèse rhumastismale.*

En *janvier* 1885, même état à peu près. Douleurs de reins et de la jambe droite. De plus, se plaint depuis 7 heures du matin de douleurs dans la région précordiale; il a eu des étourdissements qui disparaissent ce matin spontanément.

Le malade est *hypnotisé*, il est très suggestible (somnambulisme). Au réveil, la *douleur précordiale avait disparu*, les *douleurs de la jambe ont beaucoup diminué*. Ces douleurs reviennent dans la nuit, mais bien moins intenses.

Le 5, nouvelle suggestion; va bien dans la journée.

Le 6, se plaint de nouveau, depuis la nuit, de douleurs dans le genou, le mollet droit et le rebord costal droit; *elles disparaissent à peu près complètement par suggestion.*

Le 7, à 4 heures du soir, le malade a une attaque caractérisée par un léger tremblement, sans convulsion, sans écume, occlusion des paupières, strabisme inférieur, flaccidité des membres supérieurs, légère raideur des membres inférieures, vision obscure (ne peut compter le nombre des doigts) ; il peut fermer la main, mais ne peut serrer avec elle. Conservation de l'intelligence. Constriction douloureuse à l'épigastre qui disparaît à 11 heures du soir avec sensation de coups de lancette dans la même région qui ne disparaissent qu'à 3 heures du matin.

Le 8, l'accès a disparu. Ne se plaint que d'une douleur dans le rebord costal droit et de picotements dans le genou. Il serre bien avec les deux mains. La journée est bonne.

Vers 7 heures du soir, douleur à la région précordiale (comme des coups de lancette) durant deux heures et demie; elle a diminué aujourd'hui. En même temps, une douleur à la partie supérieure et interne du tibia au-dessous de la rotule existant depuis 4 heures de l'après-midi disparaît quand la douleur précordiale apparaît. Douleur à la région lombaire au niveau de la gibbosité.

Le 9, au matin, la douleur précordiale a disparu ; la douleur lombaire persiste ainsi qu'une douleur au rebord costal droit et dans le genou (ces dernières, depuis 4 heures du matin). Il se sent faible sur les jambes, ne peut pas se tenir du tout sur le pied droit et à peine sur le pied gauche.

Après hypnotisme, les douleurs disparaissent et le malade marche bien, mais la douleur lombaire revient au bout d'une heure.

Le 10, il accuse une douleur à la partie interne du genou droit qui, revenue hier soir, l'empêche de dormir toute la nuit. *Enlevée de nouveau par suggestion*, elle reparaît dans la journée.

Le 12, il a bien dormi après suggestion. A 2 heures du matin, les coups de lancette dans le genou et le mollet l'ont réveillé, et il se plaint le matin d'étourdissements dans la tête. Après suggestion, il n'éprouve plus dans la journée que de faibles élancements dans le genou; les douleurs reparaissent dans le genou et le cou-de-pied.

Je ne poursuivrai pas jour par jour cette histoire. Cela se continue ainsi à peu près jusque vers le commencement de mars. Les douleurs du membre inférieur gauche, du genou, des mollets, quelquefois du cou-de-pied, les douleurs de la région lombaire chaque fois enlevées ou notablement amendées par la suggestion reparaissent après quelques heures ou dans la nuit.

Cependant le malade devient de plus en plus sensible à la suggestion. Il dort indéfiniment, si on lui donne l'ordre de ne pas se réveiller. Un jour nous l'avons laissé dormir quinze heures de suite. Il réalise toutes les hallucinations, soit à l'état de sommeil, soit à l'état de veille ; on peut le rendre parfaitement analgésique par simple affirmation.

Cette suggestibilité étant ainsi développée vers la fin de février, les douleurs reviennent plus rares après la suggestion, elles disparaissent par simple affirmation et attouchement du membre sans hypnotisation; la moindre velléité de retour de douleur est immédiatement réprimée; et, dans les premiers jours de mars, le malade reste huit jours et plus sans plus rien sentir ni dans les reins, ni dans le genou; il marche bien, peut même courir et aide à faire le service dans la salle.

Le 13 *avril*, il a dans l'après-midi, de 1 à 3 heures, une série de grandes attaques épileptiformes.

Le 17, malgré la suggestion quotidienne, il en a une nouvelle série à la même heure. Ces attaques sont précédées de prodromes; le malade sent dès le matin qu'il va avoir une attaque.

Le 21, au matin, il ressent une douleur de tête, de la céphalalgie, de l'obnubilation visuelle, il sent de petites secousses dans les membres; ce sont les symptômes prémonitoires de l'attaque. Je l'hypnotise à 10 heures du matin et je lui suggère de dormir tranquillement jusqu'à 5 heures et demie du soir sans la moindre convulsion. Il se réveille, en effet, à l'heure indiquée ; à 2 heures, pendant son sommeil, il éprouve quelques secousses assez vives dans les bras et dans les jambes, se découvre dans son lit : le tout dure une seconde ; mais l'accès ne vient pas ; il a avorté.

Depuis ce jour, il n'a plus eu ni attaques, ni secousses quelconques pouvant faire craindre leur retour. Nous le conservons encore toute l'année au service; il travaille à l'hôpital; il ne se plaint plus de rien; de temps en temps, quelque douleur dans les reins à la suite d'un effort est immédiatement abolie par la suggestion. Un jour, mon chef de clinique lui extrait cinq racines dentaires torturant les alvéoles, avec le davier et le pied-de-biche; cela dura bien vingt minutes; je lui affirmai, avant l'opération, qu'il ne ressentirait rien et qu'il rirait. Il ne manifesta aucune souffrance pendant l'opération et cracha son sang en riant. J'ajoute qu'il n'était nullement analgésique dans son état normal.

J'ai revu encore Sch... cet hiver (1885); il est venu à l'hôpital se faire *enlever* une nouvelle douleur de jambes; il a pu continuer son travail, se porte très bien et n'a plus eu de crises épileptiformes.

On peut se demander si l'épilepsie traumatique chez ce malade, sans la suggestion, serait devenue persistante. Dans ces cas d'épilepsie ancienne assimilée pour ainsi dire par le système nerveux, la guérison est le plus souvent impossible.

J'ai essayé la suggestion hypnotique dans quelques cas d'épilepsie idiopathique déjà ancienne et je n'ai pas réussi à diminuer le nombre et la fréquence des accès d'une façon bien évidente. Dans deux cas, j'ai cru avoir des résultats momentanés; les attaques paraissaient devenir plus rares; mais, malgré la continuation de la suggestion, le résultat ne s'est pas confirmé.

Observation V. — *Hémiplégie avec hémianesthésie organique — Insuccès par l'aimant sans suggestion. — Guérison par l'aimant avec suggestion sans sommeil.*

R... (Jean), soixante-deux ans, mineur à Maxeville, est entré au service le 5 juillet, atteint depuis la veille d'une hémiplégie gauche flasque avec hémianesthésie gauche; l'attaque avait été précédée de prodromes. Il s'agit d'une embolie de l'artère opto-striée, avec foyer de ramollissement dans la capsule blanche interne ou dans son voisinage. L'hémianesthésie est complète au membre supérieur; au tronc, à la face et au membre supérieur, c'est une hémianalgésie.

Je n'insiste pas sur les détails de l'observation, inutiles à notre sujet.

Le 11 *juillet*, l'analgésie avec anesthésie restait complète sur le membre supérieur, ainsi que l'abolition du sens musculaire; la sensibilité était un peu revenue sur le membre inférieur, mais très obtuse; celui-ci n'exécute encore que de légers mouvements; quelques légers mouvements aussi dans l'avant-bras et la main.

Un aimant est appliqué sur la face dorsale de la main et du poignet, il est laissé en permanence pendant trois jours, les 11, 12 et 13 juillet.

L'anesthésie et la paralysie restent les mêmes.

Les jours suivants le malade a une névralgie sus-orbitaire qui est combattue par le sulfate de quinine et qui ne cède définitivement qu'à partir du 20. L'anesthésie persiste la même. La paralysie motrice diminue, le malade soulève le bras gauche à angle droit, plie le coude; il lève la jambe jusqu'à 25 centimètres de hauteur.

Le 22, on fait une nouvelle application de l'aimant qui est laissé en place.

Le 24, on constate que malgré l'application de l'aimant, l'anesthésie reste absolue. On continue à appliquer l'aimant, mais en affirmant au malade que l'aimant va provoquer le retour de la sensibilité, qu'il sentirait sa main et saurait reconnaître sa position.

Le 25, il dit sentir mieux son bras; cependant la sensibilité explorée reste douteuse. On réitère la suggestion à l'état de veille.

Le 26, la sensibilité tactile existe, mais obtuse; légère sensibilité à la piqûre d'épingle; le sens musculaire n'est pas revenu. On réitère la suggestion avec l'aimant, sans sommeil.

Le 28, la sensibilité tactile existe très nette dans tout le membre, ainsi que la sensibilité à la douleur et le sens musculaire (notion de la position du membre). La sensibilité tactile est revenue aussi plus nette sur le membre inférieur et le tronc. — L'aimant est enlevé, et le résultat obtenu se maintient.

Ce fait semble établir que dans le cas actuel, l'aimant n'a agi que par une influence suggestive. Toutefois je n'ose me prévaloir d'un seul fait pour conclure; de nouvelles observations sont nécessaires pour dégager la vérité sur l'efficacité réelle des aimants.

OBSERVATION VI. — *Myélite diffuse rhumatismale. — Amélioration notable par la suggestion répétée. — Etat stationnaire.*

A... (Michel), quarante-six ans, manœuvre, vient à l'hôpital le 24 février 1883.

Il y a deux mois le malade, bien portant jusque-là, a senti une douleur contusive dans l'avant-bras gauche avec engourdissement qui persiste. Depuis deux mois, au moindre mouvement, quand il veut saisir un objet par exemple, il est pris d'une crampe passagère qui met les doigts en extension et il laisse tomber l'objet; il ne peut presque plus s'habiller à cause de ces crampes.

Depuis quinze jours la main droite est prise, mais beaucoup moins. Un jour, il y a environ un mois, le malade en marchant ressentit tout à coup une douleur contusive dans les deux pieds; il ne pouvait plus fléchir les jambes qui étaient raides, et, voulant continuer son chemin, il tomba sur le trottoir. S'étant relevé, il fit une centaine de pas et retomba de rechef. Après un instant de repos, il put poursuivre son chemin, et rentra, mais à grand'peine, chez lui. Les jours suivants il marchait avec beaucoup de difficulté et se fatiguait beaucoup par la marche. Souvent les voisins étaient obligés de l'aider à remonter dans sa chambre, au second.

Comme maladies antérieures, il y a sept ou huit ans, il a eu des douleurs dans les reins, parfois aussi dans l'une ou l'autre épaule; depuis il est sujet à des douleurs rhumatismales, mais a toujours pu continuer son travail. Il dit être un peu essoufflé depuis deux ou trois ans, mais continue cependant à porter de grosses charges.

Pas d'antécédents syphilitiques ni alcooliques.

On constate le 25 février : constitution forte; pouls ample, bondissant, régulier; légère insuffisance aortique sans hypertrophie du cœur; souffle doux diastolique à la base. Respiration nette sans râles.

Le malade se lève difficilement de son lit, marche avec peine, les jambes écartées, lentement, faisant de petits pas, frappant le sol de toute la plante des pieds, pliant les genoux, mais presque pas les cous-de-pied; il s'arrête et se retourne assez facilement; il se tient debout les yeux fermés, mais perd vite l'équilibre, si on veut le faire marcher. Il ne peut se tenir qu'une seconde sur un seul pied. Il accuse une sensation de fraîcheur dans les membres inférieurs, n'éprouve ni engourdissement, ni fourmillements. Accroupi, il ne peut plus se relever, qu'avec peine. — Couché au lit, il soulève difficilement la jambe droite à la hauteur de 15 centimètres et ne peut la maintenir en l'air; il fléchit difficilement le genou, en glissant le talon sur le lit. Il soulève très bien la jambe gauche, mais ne peut non plus la tenir soulevée. Les mouvements des orteils se font très bien. La sensibilité est normale, les réflexes tendineux semblent diminués.

Dans les membres supérieurs, à part le fourmillement et les crampes que le malade ressent de temps à autre, la sensibilité et la motilité sont assez bien conservées, les mouvements se font avec dextérité.

Le dynamomètre donne 25 pour la main gauche et 30 pour la main droite. Pas de rachialgie, ni de céphalalgie.

La vue aurait diminué depuis deux ou trois ans. Actuellement l'acuité visuelle semble la moitié de la normale; n'a pas eu de diplopie. Il a eu à plusieurs reprises, l'été dernier, une sensation de constriction thoracique.

Diagnostic : *myélite diffuse subaiguë des cordons antérieurs.*

Traitement : iodure de potassium, 1 gramme.

28 *février*. — Le patient, couché, soulève mieux la jambe gauche et la tient cinq à sept secondes en l'air; mais ne peut tenir la droite. Il plie mieux les genoux. Il ouvre et ferme la main gauche avec une certaine hésitation, mieux la droite. Le dynamomètre donne 23 à gauche, 31 à droite. Dit avoir, depuis deux jours, quelquefois de la diplopie passagère.

Le soir : *hypnotisation :* n'arrive qu'au second degré. — *Suggestion.*

Le 1er *mars :* coryza iodique; *marche mieux;* reste environ une seconde sur chaque pied. Il ouvre et ferme plus facilement la main gauche; *au dynamomètre 34 à gauche, 33 à droite.*

Ce résultat ne se maintient pas ; le 3, la main gauche donne 22, la droite 27; le malade marche encore assez bien.

Le 6, la main gauche donne 20, la droite 19; il peut tenir ses jambes soulevées, la gauche pendant quatre secondes, la droite pendant une seconde seulement; il ne peut s'asseoir seul sur son lit, ni se tenir sur un pied.

8. — *Depuis une nouvelle suggestion hypnotique faite hier matin, la force a augmenté dans les membres supérieurs*, main gauche 34, main droite idem. *La marche n'est pas meilleure*, il ne peut se tenir sur un pied. — Le 9 mars les deux mains donnent 32.

L'état du malade s'améliore lentement; la suggestion est faite de temps en temps.

Le 20, à la suite d'une nouvelle hypnotisation, la main gauche donne 41, la main droite 47; le malade marche mieux et se tient à peu près deux secondes sur l'une ou sur l'autre jambe, il les tient soulevées étant couché, pendant trois à cinq secondes.

Le 2, C..., qui continue à être hypnotisé presque tous les jours (second degré du sommeil), marche bien, quelquefois pendant un quart d'heure de suite; sa démarche est régulière, il traîne un peu la jambe gauche et y accuse toujours une certaine faiblesse. Il reste trois secondes sur chaque pied. Depuis quatre ou cinq jours il monte et descend facilement les escaliers. Au dynamomètre, la main gauche donne 45, la droite 48. Il ouvre et ferme facilement la main tout en y accusant un peu de raideur.

Le 3, cette amélioration se maintient; le malade marche bien, soulève bien les jambes, plie bien les deux genoux, s'assied seul dans son lit, se couche seul, mais est forcé de s'aider de ses mains pour porter ses jambes au lit.

Les hypnotisations ultérieures ne modifient plus notablement cet état; l'amélioration obtenue persiste.

Le 2 *août*, C... (Michel) quitte l'hôpital; depuis un mois, on ne s'occupe plus de lui.

Il marche bien; il dit sentir encore en se baissant ou en marchant une douleur dans les reins. Quand il se relève après s'être baissé, il éprouve une faiblesse avec sentiment de froid dans les membres inférieurs jusqu'aux pieds. Dans les membres supérieurs, il sent toujours la main gauche un peu fraîche et quand il porte un objet, une sensation de raideur dans la main et l'avant-bras. La force musculaire y est conservée.

J'ai expérimenté la méthode suggestive dans divers cas de myélites incurables. Chez plusieurs ataxiques, j'ai fait disparaître momentanément des douleurs fulgurantes, des crises gastriques, du ténesme vésical; chez un, j'ai amélioré d'une façon très remarquable la marche pour un certain temps; le malade, qui ne pouvait plus se tenir debout, arrivait à marcher sans canne. Mais ces résultats sont passagers; la maladie organique, suivant sa marche inexorable, reconstitue les troubles fonctionnels.

Chez plusieurs malades atteints de tabes spasmodique ou de sclérose en plaques avec paralysie rigide, j'ai pu, par suggestion, diminuer l'exagération des réflexes tendineux et la contracture pour un temps plus ou moins long; mais je n'ai jamais réussi à arrêter à tout jamais l'évolution de la maladie; je laisse de côté les cas de myélites curables ou susceptibles de s'arrêter spontanément, comme celui de l'observation précédente. Mais l'ataxie locomotrice, la sclérose en plaque, l'atrophie musculaire, affections de leur nature progressives et incurables, ne sauraient demander à la suggestion qu'une atténuation plus ou moins durable de certains troubles fonctionnels dynamiques. Comme exemple d'amélioration remarquable obtenue, je citerai l'observation suivante :

Observation VII. — *Symptômes de sclérose en plaques cérébro-spinale. — Amélioration très notable et enraiement de la maladie pendant six mois à la suite de quelques séances hypnotiques.*

D..., vingt-neuf ans, journalier, est au service dn mon collègue Spillmann, qui me prie de le voir, le 9 octobre 1884.

Il se dit malade depuis trois mois ; à cette époque il a commencé à fléchir les jambes ; il a éprouvé des douleurs violentes dans les membres qu'il compare à un coup de fouet. Depuis ce moment la faiblesse a augmenté, les mains ont commencé à trembler ; il a dû depuis trois mois suspendre son travail.

C'est un jeune homme bien constitué, sans maladie antérieure, n'accusant pas d'excès, assez médiocre d'intelligence et qui ne peut donner d'autres renseignements certains.

On constate :

1° Un tremblement très accentué des deux membres supérieurs semblable à celui de la sclérose en plaques, s'exagérant quand il veut faire un mouvement, par exemple porter un verre à la bouche ; il le renverse ou le saisit avec sa bouche.

2° Raideur très marquée dans les membres inférieurs avec exagération des réflexes tendineux : phénomène du pied continuant indéfiniment et du genou. Le malade marche difficilement, lentement, en chancelant, tenant les membres raidis.

3° Il accuse de plus des vertiges ; on constate une certaine difficulté dans l'articulation des mots.

La sensibilité est normale ; les évacuations se font normalement.

Je l'HYPNOTISE le 9 octobre ; *il arrive au second degré*. Je suggère la disparition du tremblement et de la raideur.

Au réveil, la main ne tremble pas du tout ; le malade porte un verre plein à sa bouche sans verser une goutte ; il marche mieux et plus vite ; l'exagération des réflexes tendineux persiste, mais à un degré moindre.

10. — L'amélioration se maintient. D... a mieux marché hier. Il se sert toujours de sa main sans trembler ; force dynamométrique, 28 à 32. — *Nouvelle suggestion hypnotique.* Au réveil, il marche, toujours les jambes raides et oscillant, mais moins qu'avant le traitement suggestif.

11. — Il dit n'avoir plus de vertiges ; ne tremble plus, marche bien, encore avec un peu de raideur. — *Suggestion.*

Le 13, l'amélioration se maintient ; il n'y a plus d'étourdissement, ni de tremblement. Il soulève facilement une chaise avec sa main en la prenant par le dossier.

Je le mets en *somnambulisme;* le sommeil est profond, avec amnésie. Au réveil, il se sent plus fort et *peut soulever la chaise avec la main en la prenant par un pied.* Les réflexes tendineux ont beaucoup diminué.

Le 14, le malade travaille dans la salle et aide à faire le service.

19. — A continué à bien aller. Dit avoir eu hier et avant-hier quelques maux de tête, et par moments un trouble visuel. En regardant les objets en face, il les voit gros et confus; ce trouble est passager, ne dure que cinq minutes environ; il ne l'a eu qu'une fois hier, 2 fois avant-hier. — Il marche bien, dit cependant trembler encore un peu sur les jambes; on ne produit plus de réflexes tendineux exagérés. Par moments encore, dit-il, depuis avant-hier, la main se remet à trembler, et il renverse le contenu du verre. Le dynamomètre donne 48 à droite; 18 à gauche. — Suggestion hypnotique.

Le 23, va bien depuis le 19; n'a plus eu ni maux de tête, ni troubles visuels; n'a plus tremblé, on ne constate plus de réflexes tendineux exagérés; la parole est encore lente.

Le 24, D... va bien. On constate encore une certaine raideur dans la jambe gauche; il ne peut la soulever à une certaine hauteur, ni se tenir sur le pied gauche seul. Encore une petite exagération des réflexes tendineux. — *Nouvelle suggestion hypnotique.* Au réveil, *il peut lever la jambe gauche presqu'à la même hauteur que la droite et se tenir sur le pied gauche seul pendant plusieurs secondes.*

Nous cessons la suggestion. L'amélioration se maintient. D... est assez bien remis pour faire le service d'infirmier. *Pendant plus de six mois* je le rencontre journellement trottant activement, portant de la cuisine dans la salle le manger des malades; il ne tremble plus et marche convenablement.

Puis, au bout de ce temps, la raideur et le tremblement reviennent peu à peu; il rentre comme malade dans le service d'un de mes collègues; et la suggestion n'est plus essayée.

Depuis quelques mois, il est au service des maladies chroniques (hospice Saint-Julien), où je l'ai vu le 15 avril : les symptômes de la sclérose en plaque sont bien accentués;

tremblement des mains, raideur des membres inférieurs, exagération considérable des réflexes tendineux, parole très lente, monotone et scandée, etc...

Observation VIII. — *Troubles nerveux dans le plexus brachial gauche, s'irradiant quelquefois aux nerfs thoraciques et cardiaques, fourmillement, engourdissement, contracture, constriction, douleurs par accès. La suggestion dissipe instantanément les accès, mais n'en prévient pas le retour.*

Br... (F.), trente-quatre ans, cordonnier, entré au service le 11 mai 1883.

Il a eu au Sénégal, d'où il est revenu en 1875, des fièvres intermittentes et depuis son retour, à chaque saison, un accès de fièvre. — Il y a dix-huit mois, il a eu une pleurésie droite qui le retint alité deux mois et demi et impotent encore plusieurs mois après; depuis il est resté faible et la respiration est un peu gênée.

Le 25 *décembre*, étant au lit, il ressentit toute la main gauche engourdie et avec des fourmillements, comme s'il avait couché sur elle : ces fourmillements persistèrent toute la journée; à 6 heures du soir, ils montèrent peu à peu jusqu'à l'épaule, puis se propagèrent de haut en bas le long de l'aisselle jusqu'à la hanche.

Le lendemain matin, son cou était raide, il avait la sensation d'une barre dans la moitié gauche de la nuque.

Ces fourmillements durèrent pendant trois jours avec insensibilité complète de tout le membre supérieur gauche et parésie. Au bout de trois jours, les fourmillements disparurent et après cinq à six jours, la sensibilité était restaurée totalement.

Les jours suivants, tremblement continu, léger, persistant au repos qui dura jusqu'en mars. Alors, survinrent des crises, caractérisées par un engourdissement à la main, remontant dans le bras et descendant sur le côté gauche du thorax; l'avant-bras contracturé en flexion, la main en pronation, les doigts fléchis, avec douleurs vives, sensation de constriction et d'étouffement à la région précordiale. Ces crampes duraient cinq minutes environ et étaient suivies d'une sensation d'anéantissement. — Il a eu quatre crises en tout, depuis mars; la dernière crise a eu lieu il y a douze jours. Dans l'intervalle, le bras va bien, sauf cinq ou six fois par jour des sensations d'engourdissement dans une des parties du membre supérieur, main, avant-bras ou bras, durant environ cinq à six minutes chaque fois. — Depuis la fin d'avril, il est pris aussi deux ou trois fois par jour de tremblement du membre supérieur gauche avec fourmillements.

C'est un homme marié, laborieux, sans antécédents alcooliques ni vénériens. Sa constitution primitive est bonne; il est très anémique. La température est normale. On constate de la matité avec silence respiratoire et absence de vibrations thoraciques dans tout le côté qui n'est pas rétréci : l'épanchement pleurétique paraît persister à l'état passif.

Les bruits du cœur sont normaux; aucune douleur à la pression du thorax, ou du plexus brachial. — Appétit bon, digestion normale. — *Diagnostic : lésion de nature inconnue sur le trajet ou les racines du plexus brachial, déterminant des irradiations dynamiques?*

13 *mai.* — A eu plusieurs engourdissements hier, l'un dans l'épaule, l'autre commençant au sein gauche, s'irradiant vers le bras jusqu'aux extrémités des doigts, débutant comme un coup de foudre, durant environ cinq minutes et suivi de tremblement pendant cinq minutes. — *Hypnotisation* (deuxième degré) : *suggestion. La main gauche donne* 38 *au dynamomètre avant la suggestion et* 41 *après.*

Le malade n'a pas d'engourdissement le 13 ni le 14; il n'est pas resté aussi longtemps depuis le début de sa maladie sans en avoir.

Mais dans la matinée du 15, il ressent dans le deltoïde deux secousses comme électriques. — *Suggestion hypnotique le soir.*

Le 16, au matin, sensation de pincement dans le deltoïde; dans la journée, à deux reprises, deux sensations de décharge électrique dans l'épaule gauche. — *Suggestion hypnotique le soir. Ne ressent plus rien* jusqu'au 18, au matin. Le matin, engourdissement avec contracture dans la main gauche pendant cinq minutes, l'engourdissement occupe tout le membre supérieur et la main et dure jusqu'à 6 heures du soir. A cette heure la *suggestion hypnotique le fait disparaître.*

Le 19, à 4 heures du matin, tremblement rhytmique avec engourdissement sans fourmillements précédé d'une sensation de décharge électrique, s'irradiant du mamelon jusqu'à la main. — A la visite, ces phénomènes ont disparu. — *Suggestion quotidienne.*

Le malade ne ressent plus rien jusqu'au 22 au matin. Alors il est pris de nouveau pendant cinq minutes, de crampes avec fourmillements s'irradiant des doigts au coude.

Calme jusqu'au 25; ce jour, sensation de fourmillements suivie de chaleur dans le bras gauche, puis toute la journée tremblement dans le membre supérieur qui disparaît le soir par suggestion.

Le 28, vers 2 heures de l'après-midi, tremblement dans le bras gauche, précédé et suivi de douleurs lancinantes; la douleur a duré cinq minutes, le tremblement une demi-heure. *Suggestion hypnotique à 6 heures du soir.* Vers 7 heures, il est repris d'un tremblement sans douleur qui ne l'empêche pas de s'endormir jusqu'à minuit.

A 4 heures du matin, le 29, tremblement. A 6 heures sensation d'engourdissement de la main qu'il ne peut pas bien fermer. A la visite, sensation de constriction à la région deltoïdienne; le tremblement survient surtout quand le bras est plié; des sueurs localisées à l'aisselle accompagnent les fortes douleurs. — La compression du plexus brachial pendant les accès n'est pas douloureuse. — La *suggestion fait disparaître tous ces symptômes.*

Le 30, au matin, légère constriction sous l'aisselle gauche avec fourmillements dans le membre que la *suggestion enlève le soir.*

Le 31, à 2 heures de l'après-midi, douleurs vives dans la main s'irradiant vers l'épaule, puis vers l'aisselle et la moitié gauche de la tête; elles durent quelques minutes avec crampes en flexion du bras, puis survient une syncope qui dure cinq à six minutes, suivie d'une sensation d'anéantissement. — *Suggestion hypnotique le soir.* — Vers 7 heures, élancements douloureux avec tremblement de la main.

Le matin (1er juin), sensation d'engourdissement douloureux dans le deltoïde et l'aisselle avec sueurs locales. — *Suggestion à 11 heures : tout disparaît;* mais à midi constriction au poignet, à la main, vers l'aisselle et le deltoïde *qui ne disparaît qu'à 6 heures du soir par suggestion hypnotique*. Le malade dort bien.

Le 2, au matin, nouvelle sensation constrictive avec légers fourmillements dans le poignet et la main. La pression de l'olécrane détermine une douleur qui s'irradie dans tout l'avant-bras. — *Tout disparaît par suggestion, à 11 heures;* mais à midi nouvelle constriction avec raideur du poignet jusqu'à 6 heures du soir. Après hypnotisation, tout a disparu. Sommeil calme jusqu'à 4 heures.

3. — Au réveil, à 4 heures, même sensation. Le malade ne peut ni étendre, ni fléchir le coude raide. La *suggestion à l'état de veille fait disparaître cette raideur en trois minutes et demie.*

Je ne poursuivrai pas plus loin cette observation. Les phénomènes nerveux, toujours supprimés par la suggestion soit à l'état de veille, soit à l'état hypnotique, se reproduisent toujours.

Le 25 juin, par exemple, au matin, le malade a de l'engourdissement dans tout le membre, depuis l'épaule jusqu'aux doigts; quand il veut prendre un objet, le membre est pris d'oscillations assez lentes, assez régulières jusqu'à ce qu'il trouve un point d'appui. Après suggestion, la sensation d'engourdissement et le tremblement ont totalement disparu.

Le malade sort le 26, non guéri.

L'influence de la suggestion est incontestable sur les symptômes nerveux, siégeant principalement dans la sphère du plexus brachial; mais son impuissance à en prévenir le retour, peut faire penser que le trouble fonctionnel est entretenu par quelque lésion organique qui régénère les accès.

OBSERVATION IX. — *Parésie d'origine traumatique des muscles de la main. — Restauration immédiate des mouvements par suggestion.*

Ch..., vingt ans, surveillant des travaux à Remiremont,

vient me consulter le 8 janvier 1887. Il y a trois mois, il se fit une *blessure à la main au niveau du pisiforme droit. La main se ferma tout de suite;* il y eut un certain degré *d'anesthésie dans la sphère du cubital* qui a disparu. Depuis ce moment Ch... n'a pu se servir de cette main; *il ne peut pas écarter les doigts, ni ouvrir ou fermer spontanément la main.* Le Dr Guyon de Remiremont pensant à une lésion du nerf cubital l'adressa à mon collègue M. Weiss qui me fit voir le malade.

Nous l'hypnotisons séance tenante; il arrive au troisième degré. *Je lui suggère* qu'il peut ouvrir et fermer la main, écarter les doigts; j'ajoute la manipulation à la suggestion. Au bout de dix minutes, je le réveille. G... *peut ouvrir et fermer la main, écarter et rapprocher ses doigts.* Il rentre le soir même à Remiremont, malgré mon désir de le voir rester quelques jours ici pour consolider la guérison. Ce résultat immédiat s'est-il maintenu? En tout cas, en cas de récidive, la suggestion répétée réussira certainement à restaurer définitivement la fonction.

OBSERVATION X. — *Saturnisme chronique. — Paralysie des extenseurs de la main datant de plus de cinq mois. — Anesthésie du dos de la main. — Guérison de l'anesthésie par suggestion à l'état de veille. — Amélioration complète de la paralysie des extenseurs dès la première séance et guérison totale graduelle. — Action heureuse de la suggestion sur la céphalie et les vomissements.*

J... (Eugène), trente-neuf ans, peintre en bâtiments, rentre à l'hôpital pour la seconde fois le 23 juillet 1886.

Depuis douze ans il a eu à six reprises des *accès de coliques saturnines.* Il présente depuis plus de six mois les symptômes d'une *intoxication saturnine générale avec cachexie;* je ne veux pas ici retracer son histoire, mais seulement relater une épisode de son observation.

Il a, depuis novembre ou décembre 1885, de la céphalalgie opiniâtre avec délire la nuit, il a de l'amblyopie avec rétinite hémorrhagique depuis le mois d'avril, il a un tremblement généralisé, des douleurs musculaires dans les membres, une hypertrophie du cœur gauche avec bruit de galop mitral liée à une néphrite interstitielle avec albuminurie.

Enfin il présente depuis la fin de mars 1886 une *paralysie des extenseurs de la main droite* qui a persisté depuis cette époque. On a constaté à plusieurs reprises de l'*analgésie avec anesthésie dans l'avant-bras droit*. Ce sont ces symptômes qui doivent nous intéresser.

Le 7 août, l'état est le même. I... (Eugène) peut relever le poignet droit et le mettre dans le prolongement de l'axe de l'avant-bras, mais il ne peut la relever au delà; *les doigts sont infléchis à angle obtus sur le métacarpe* et ne peuvent pas être redressés. Cet état persiste depuis que nous avons vu pour la première fois le malade, c'est-à-dire depuis le 15 mai 1886. Le 5 juin, on avait noté que la paralysie des extenseurs de la main subsistait; les muscles extenseurs du petit doigt et celui du pouce se contractent par l'électricité faradique; mais les autres doigts restent immobiles par l'électrisation de l'extenseur commun qui ne réagit pas.

Le malade présente une *hyperesthésie dans les deux avant-bras*, les fléchisseurs et les extenseurs sont très douloureux à la pression. Si on presse les bords du cubitus et du radius, même douleur; le malade pousse des cris. Enfin il existe *une anesthésie complète avec analgésie limitée à la face dorsale de la main jusqu'au niveau du poignet* (*un peu au-dessus*); la face palmaire de la main et les doigts sont sensibles. L'avant-bras est sensible... (On avait constaté le 23 juillet de l'anesthésie avec analgésie dans l'avant-bras droit.). *Tremblement très marqué des deux mains*. Pas de fourmillement ni d'engourdissement dans le membre.

La singulière répartition de cette anesthésie sur tout le dos de la main, alors qu'au-dessus et au-dessous, les doigts et l'avant-bras recevant la même innervation restent sensibles, me fait penser que cette anesthésie n'est pas organique; qu'elle n'est liée ni à une affection des centres nerveux, ni à une lésion des nerfs périphériques; mais qu'elle pourrait être simplement *dynamique*, peut-être créé inconsciemment par l'imagination du malade et associée par elle à la paralysie des extenseurs; c'est la face dorsale de la main et du poignet que le malade a conscience de ne pas pouvoir relever; c'est là que son imagination localise la paralysie motrice; c'est là aussi qu'elle a pu créer une paralysie sensitive; le malade peut fléchir et étendre les phalanges; là pas de paralysie motrice, la sensibilité aussi y est conservée.

Partant de cette idée, j'essaie de provoquer le retour de la sensibilité sur le dos de la main *par suggestion à l'état de veille*. Je touche la main du malade et j'affirme qu'il va sentir; j'explore en même temps la sensibilité avec une épingle et je constate au bout de deux à trois minutes que cette *sensibilité* est *restaurée;* le malade sent le picotement avec douleur dans la moitié supérieure du dos de la main, très nettement; il sent un peu moins, mais nettement encore dans la moitié inférieure. Ceci fait, *j'hypnotise* le malade, je constate qu'il est hypnotisable *en sommeil profond* et je fais la suggestion de la guérison.

9 août. — *La sensibilité restaurée* se maintient. Le malade croit qu'il étend mieux les doigts et les remue mieux. La douleur existe encore dans l'avant-bras, dans la masse musculaire et sur les bords du cubitus et du radius. On constate aussi de la douleur dans les muscles extenseurs de l'avant-bras gauche et le long des os. — *Suggestion.*

Le 10, le malade trouve que, depuis la suggestion d'hier, *il ouvre mieux la main, le tremblement a diminué notablement*, I... *peut écrire son nom*, ce qu'il ne pouvait faire avant.

On ne détermine *plus de douleur* à la pression sur les muscles ou les os de l'avant-bras; au pli du coude seulement un peu de sensibilité. Il redresse manifestement mieux le poignet. — Je mets I... en somnambulisme; il y arrive par simple occlusion des yeux; mais à chaque instant, au bout de dix secondes, il a une secousse brusque et se réveille. Je le mets en somnambulisme les yeux ouverts, et je suggère la guérison complète des membres supérieurs. A son réveil il exécute tous les mouvements. Le bras étant tenu en pronation et horizontalement, *il redresse le poignet complètement*, comme il ne le faisait pas avant; il ne peut pas encore étendre complètement les doigts.

12 août. Le résultat obtenu se maintient; restauration de la sensibilité, redressement du poignet, disparition complète des douleurs; le pouce fonctionne bien; *les doigts ne peuvent pas encore être étendus complètement sur le métacarpe.*

Je fais une quatrième suggestion. — Le malade quitte l'hôpital.

Il rentre le 7 novembre; il a eu depuis huit jours des attaques convulsives, durant deux heures, avec amnésie. Il accuse une *céphalalgie frontale et occipitale fréquente*. Depuis huit jours aussi : vomissements, insomnie, agitation, bourdonnements d'oreille, vertige, etc.

Mais l'amélioration obtenue par suggestion s'est maintenue et a même augmenté. Le malade *fléchit et étend le poignet, il étend complètement ses doigts sur le métacarpe*. Au dynamomètre la main droite donne 15, la main gauche 27. *La sensibilité est normale sur la main.*

La suggestion hypnotique a réussi chez le malade à soulager très notablement d'autres symptômes; après trois ou quatre séances, on a pu arriver par suggestion à *maintenir le sommeil provoqué pendant un temps indéfini* sans secousses et sans réveil spontané. *La céphalie intense, la lourdeur de tête, a été rapidement calmée à chaque séance et définitivement enlevée en dix jours; les vomissements aussi ont disparu après deux ou trois séances,* et le malade a recouvré le sommeil nocturne. L'intelligence complètement obnubilée par la céphalée, la mémoire perdue se sont réveillées et le malade, comme ressuscité, s'est soutenu jusqu'à la fin de novembre. Alors une gangrène pulmonaire est venue se greffer sur une broncho-pneumonie à marche lente, liée à sa néphrite interstitielle, et a amené la mort le 24 décembre.

Cette observation montre que, même dans les affections chroniques et incurables, la thérapeutique suggestive n'est pas désarmée. Voici une paralysie saturnine des extenseurs qui cède à la suggestion. Sans doute il ne faudrait pas conclure de ce fait que toutes les paralysies saturnines sont justiciables de la suggestion ; nous l'avons essayé dans d'autres cas sans résultat. Là où le nerf radial a subi une dégénérescence complète, la suggestion ne peut rien. Mais le nerf peut être partiellement atteint, certaines fibres peuvent être respectées ; ou bien la régénération du nerf a eu lieu, sans que la fonction se restaure ; elle reste dynamiquement atteinte. La suggestion faisant acte de dynamogénie incite le nerf à réveiller la contraction musculaire.

D'autres troubles fonctionnels, tels que céphalée, vertiges, obnubilation, insomnie et l'affaissement intellectuel qui en résultait, ont été heureusement amendés chez notre malade par la suggestion.

II

AFFECTIONS HYSTÉRIQUES

Observation XI. — *Hystéro-épilepsie chez un jeune homme. — Hémianesthésie sensitivo-sensorielle, effets remarquables sur la restauration des fonctions visuelles obtenus par l'aimantation discontinue, par la suggestion hypnotique. — L'aimantation n'a-t-elle qu'une vertu suggestive?*

M. Spillmann présente le 28 février 1883, à la Société de médecine, un malade atteint d'hystéro-épilepsie. Il s'agit d'un jeune homme de dix-huit ans, ayant dix-sept frères et sœurs qui n'ont jamais présenté aucun symptôme nerveux ; la mère est névropathe.

Enfant, il présenta déjà des symptômes de somnambulisme, se levant la nuit et allant se promener dans le village, d'où on était obligé de le ramener chez lui. Il y a trois ans, L... contracte la syphilis et présente des syphilides du cuir chevelu, de la peau et des muqueuses, etc. Il entra à la maison de secours le 4 novembre 1882. D'une intelligence au-dessous de la moyenne, il sait à peine lire et écrire. La verge est enflammée et volumineuse et présente sur le fourreau deux ulcérations profondes de l'étendue d'une pièce de un franc. Phimosis congénital très prononcé. Il s'écoule à travers l'orifice du prépuce une matière purulente, jaunâtre, fétide. Traitement hydragyrique.

Un mois après son entrée, L... est pris, sans cause connue, d'une attaque débutant par des grincements de dents, des cris, de la perte de connaissance, des convulsions, du délire, enfin la résolution et le coma; les attaques se renouvellent presque tous les jours. Les frictions hydragyriques et l'iodure de potassium restent sans résultats. L'examen du malade démontre qu'on est en présence d'un hystéro-épileptique : les attaques débutent par une sensation de boule qui, partant de l'extrémité de la verge, remonte dans la région inguinale gauche, passe à la face postérieure du tronc, en contournant l'os iliaque pour atteindre la colonne vertébrale le long de laquelle elle s'élève jusqu'à la sixième vertèbre dorsale. Il se produit ensuite une sensation de chaleur avec vertige et le malade perd connaissance, etc.

Le malade présente une série de troubles de sensibilité : anesthésie complète intéressant la peau et le système musculaire du côté droit, hypéresthésie à gauche. La sensibilité de la muqueuse olfactice est émoussée à droite. L'odorat est aboli de ce côté, la langue est également moins sensible, les sons sont moins bien perçus. Les yeux sont examinés par M. Stœber, le 27 décembre; l'œil gauche distingue quatre doigts, à peine à un mètre, sans pouvoir les compter; le droit perçoit nettement la main à trois mètres, l'œil gauche n'a aucune sensation de relief ni de couleur; les couleurs ne donnent pas de sensation bien nette.

Le champ visuel est rétréci des deux côtés; à gauche, le périmètre donne 30° en dehors et 20° en dedans; en haut et en bas 40°; à droite le rétrécissement est moindre; à l'opthalmoscope, névro-rétinite gauche, papille nuageuse, veines dilatées.

Le malade présente entre les deux omoplates, à la hauteur des cinquième et sixième vertèbres dorsales, une surface de l'étendue de deux pièces de cinq francs, insensible au contact et à la piqûre. Une pression un peu forte et prolongée sur cette surface détermine immédiatement une attaque (zone hystérogène).

Le 22 janvier, le prépuce est incisé et d'énormes végétations recouvertes d'enduit sébacé fétide sont enlevées au thermocautère. Depuis cette opération jusqu'au 28 février, jour où M. Spillmann présenta le malade à la Société de médecine, il n'a pas eu de crises spontanées et celles qui sont provoquées par la pression de la zone hystérogène sont de courte durée.

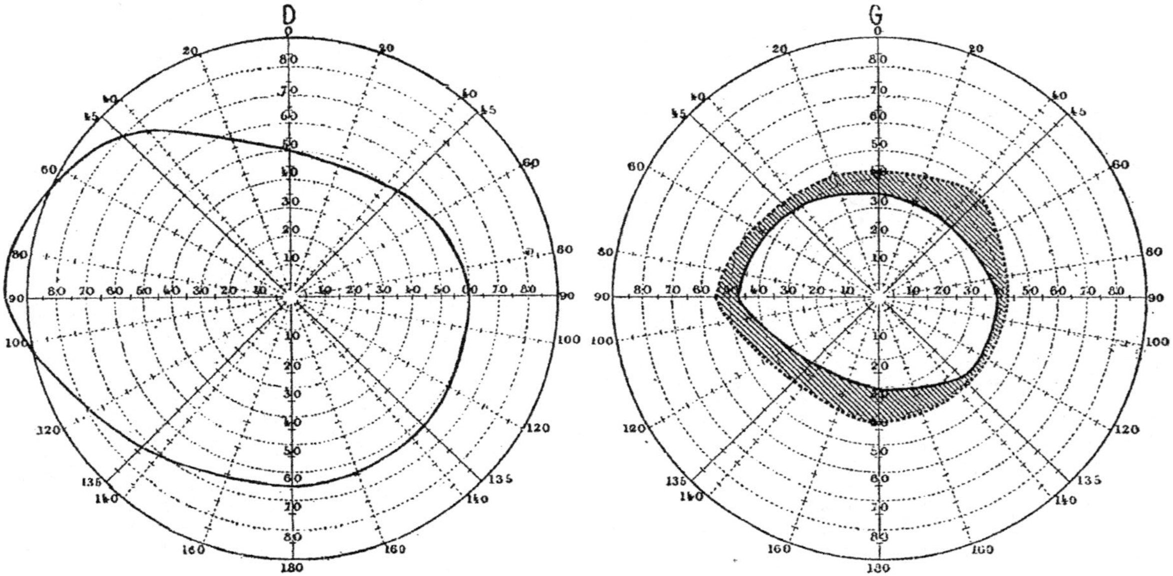

——— Avant l'aimantation.

- - - - - Après l'aimantation.

Périmètres du 27 février.

Le malade a été plusieurs fois soumis à l'hypnotisation et est mis facilement en somnambulisme.

M. Charpentier examine les fonctions visuelles le 27 février. Voici leur état : acuité visuelle normale à droite ; réduite à un tiers à gauche. (Optomètre de Badal.)

Champ de la vision normale à droite, rétréci pour l'œil gauche et réduit d'après l'examen pratiqué avec le périmètre de Landolt à 47° en dedans et 40° en dehors, en haut, 35° ; en bas, 30° (ce champ s'est donc élargi depuis l'examen du 27 décembre, fait par M. Stœber).

Le champ visuel des couleurs est lui-même rétréci du côté gauche ; le bleu n'est perçu qu'à 10° en dedans et 5° en dehors ; le vert est reconnu à 12° en dedans et 11° en dehors ; le rouge à 18° en dedans et 15° en dehors.

M. Charpentier a déterminé ensuite le degré de sensibilité par les couleurs, en déterminant à l'aide d'un appareil particulier, quelle est la plus faible intensité à donner à une couleur pour la faire reconnaître par l'œil examiné. Voici les résultats obtenus :

Perception du jaune, normale à droite $\frac{6}{109}$ à gauche ;
— vert — — $\frac{5}{100}$ —
— bleu — — $\frac{7}{100}$ —
Sensibilité lumineuse réduite à gauche aux $\frac{8}{100}$ de la normale.

L'examen ophtalmoscopique montre l'existence de la névro-rétinite constatée par M. Stœber.

Ces différents phénomèmes étant constatés, M. Charpentier expérimenta l'influence thérapeutique de l'*aimantation interrompue*, il fit tenir par le malade une bobine à aimantation interrompue animée par une pile Planté et le pria d'appuyer sur l'angle externe de l'ouverture palpébrale gauche l'extrémité saillante du faisceau de fer doux.

Il laissa ainsi le malade soumis à l'action magnétique pendant quinze minutes, au bout desquelles il fit un nouvel examen des fonctions visuelles.

L'acuité visuelle est restée normale à droite ; *à gauche, elle est devenue égale à celui de l'œil droit ;* elle est maintenant normale, elle a triplé de valeur.

Le champ de la vision s'est étendu à gauche d'une façon

appréciable; il atteint maintenant 55° en dedans, 42° en dehors, en haut 40°, en bas 42°; il est resté normal du côté droit. (Voir périmètre du 27 février.)

La perception des couleurs s'est aussi étendue dans le champ visuel : le bleu est reconnu à 20° en dedans et en dehors, le vert à 21° en dedans, 18° en dehors, le rouge à 20° en dedans, 21° en dehors. L'élargissement le plus sensible s'est produit pour le bleu, dont le champ visuel a presque triplé d'étendue.

Quant à la valeur exacte de la sensibilité chromatique, elle est normale à droite. A gauche elle est devenue : pour le rouge $\frac{32}{100}$ de la normale; pour le jaune $\frac{14}{100}$; pour le vert $\frac{25}{100}$; pour le bleu $\frac{21}{100}$. La perception *des couleurs vert et bleu est donc devenue cinq fois meilleure qu'avant l'aimantation; la perception du rouge a quadruplé; celle du jaune est devenue deux fois et demie meilleure.*

En résumé, *l'aimantation interrompue a agi d'une façon très remarquable sur toutes les fonctions visuelles.*

Ces résultats ont été communiqués à la Société de médecine de Nancy.

Le 9 *mai,* M. Charpentier revient sur ce malade et donne la suite de l'observation.

L'amblyopie diminuée le 21 février après l'application de la bobine à aimantation discontinue, reparaît de nouveau quelques jours plus tard, sous l'influence d'une nouvelle excision des végétations du prépuce. Le 10 mars, l'acuité visuelle de l'œil gauche était réduite à $\frac{1}{6}$ de la normale; la sensibilité des couleurs, examinée d'après la méthode de M. Charpentier était de $\frac{7}{100}$ pour le rouge, $\frac{25}{100}$ pour le jaune, $\frac{16}{100}$ pour le vert et $\frac{14}{100}$ pour le bleu. Quant au champ visuel, il était très rétréci, s'étendant seulement de 12 à 15 degrés dans tous les méridiens. L'examen ophtalmoscopique montrait à gauche la névro-rétinite non modifiée, à droite une papille un peu louche avec veines dilatées. Le malade fut soumis un quart d'heure à l'*aimantation discontinue.* Au bout de ce temps, l'on constata : 1° *acuité visuelle* redevenue *normale à gauche,* comme à droite; 2° *perception des couleurs normales* pour le vert et variant de $\frac{36}{100}$ à $\frac{49}{100}$ pour les trois autres couleurs principales; 3° *champ visuel s'étendant* à 38° en dedans, 30° en dehors, etc.; tous les méridiens ont gagné de 20° à 25° ; 4° symptômes ophtalmoscopiques non modifiés.

M. Bernheim, qui était présent, eut l'idée de voir si la *suggestion hypnotique* augmenterait l'amélioration produite. Il endormit le malade et lui suggéra que sa vision allait

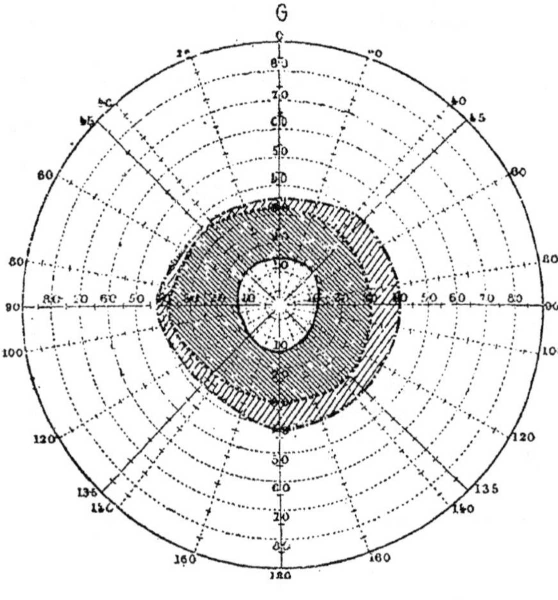

———— Avant l'aimantation.

- - - - - - Après l'aimantation.

—·—·—·—.. Après suggestion hypnotique.

Périmètre du 10 mars.

s'étendre dans tous les sens. *Après le réveil, le champ visuel s'étendait* à 42° en dedans, 40° en dehors; il avait gagné en moyenne de 8° à 10° dans chaque méridien. (Voir périmètre du 10 mars.)

Le malade vint deux jours après, le 12 mars; il avait conservé absolument l'amélioration produite dans l'acuité visuelle et dans le champ visuel.

La perception des couleurs était encore faible : rouge-$\frac{40}{100}$; jaune $\frac{16}{100}$; vert $\frac{25}{100}$; bleu $\frac{25}{100}$; M. Bernheim *hypnotisa le malade* et lui suggéra pendant le sommeil une nouvelle amélioration.

Après le réveil, l'acuité visuelle était restée normale ; *le*

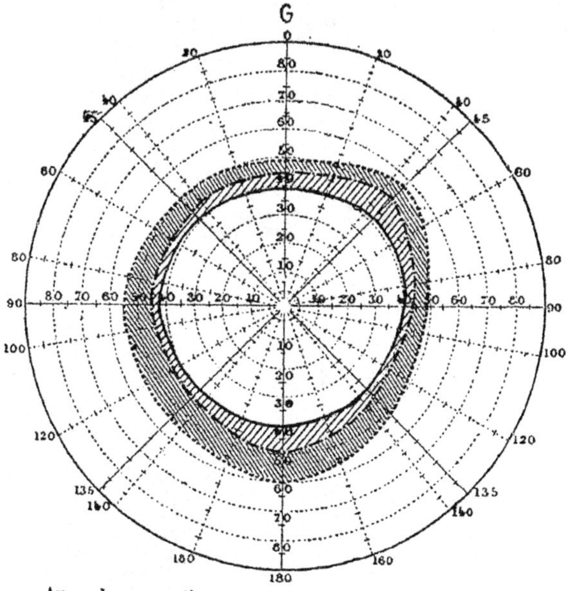

———————— Avan la suggestion.

—·—·—·—·— Après la suggestion.

-------------- Après l'aimantation.

Périmètre du 12 mars.

champ visuel avait gagné de 2° à 10 ° dans tous les sens. *La perception des couleurs était redevenue normale pour le vert ;* elle s'élevait à $\frac{34}{100}$ pour le rouge, à $\frac{33}{100}$ pour le jaune ; celle du bleu était très faible. L'*aimantation discontinue* fut pratiquée ensuite pendant trente-trois minutes, et l'on constata au bout de ce temps *un nouvel élargissement du champ visuel,* ainsi qu'une *amélioration considérable dans la perception des couleurs*. Le champ visuel avait gagné encore de

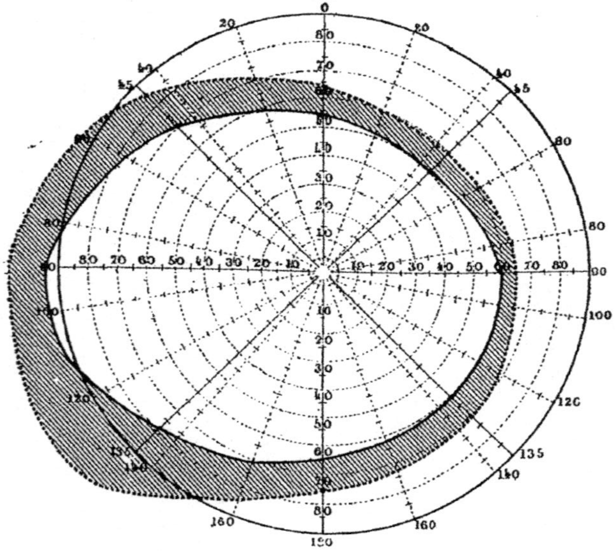

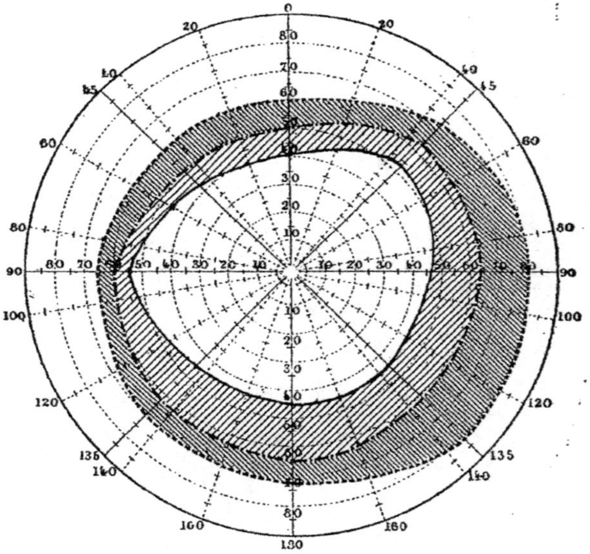

——— Avant l'aimantation.
.... Après l'aimantation.

——— Avant la suggestion.
—·—·—· Après la suggestion.
-------- Après l'aimantation.

Périmètre du 15 mars.

5° à 12° dans tous les méridiens (voir périmètre du 12 mars); la perception du vert et du bleu était normale; celle du jaune s'élevait à $\frac{60}{100}$ et celle du rouge à $\frac{70}{100}$.

Le malade revint de nouveau trois jours après, le 15 mars. Il avait encore conservé l'amélioration précédemment obtenue, même pour la perception des couleurs, qui était seulement un peu faible pour le rouge et le bleu. M. Charpentier *hypnotisa le malade* et constata *au réveil une nouvelle extension du champ visuel*, qui avait gagné de 5° à 20° suivant les méridiens. La perception des couleurs n'avait pas été modifiée. L'*aimantation discontinue* pratiquée sur la tempe gauche pendant trente minutes amena une *nouvelle extension des limites du champ visuel* qui gagne encore 16° en dehors, 6° en dedans, et le champ visuel était alors devenu presque normal, sauf dans sa partie externe et inféro-externe. La perception des couleurs était normale. Chose curieuse, le champ visuel du côté droit qui avait été considéré comme normal, puisqu'il atteignait en dehors 95° et en dedans 60°, participe à l'amélioration obtenue sur l'œil gauche; il atteignit en dedans 65°, en dehors 110°, en dehors et en bas 100°. Ce sont là des limites extraordinairement étendues. (Voir périmètre du 15 mars.)

Deux jours après, 17 mars, le malade avait conservé à droite cet énorme champ visuel; à gauche, l'acuité visuelle et la perception des couleurs étaient tout à fait normales, sauf pour le rouge et le bleu; le champ visuel n'avait rien perdu depuis la dernière séance.

C'est alors que MM. Bernheim et Charpentier eurent l'idée de voir quel effet produirait sur le malade la *suggestion inconsciente que ne manquerait pas d'accompagner un simulacre d'aimantation*. La bobine fut appliquée comme précédemment sur la tempe gauche, mais on n'y fit pas passer de courant. La bobine fut laissée en place pendant trente-cinq minutes, et, au bout de ce temps, le champ visuel de l'œil gauche avait acquis la même étendue que celui de l'œil droit, étendue supérieure à celle que l'on donne ordinairement comme normale; il avait gagné en dedans 7 degrés, en dehors 25 degrés, en dehors et en bas 20 degrés. La perception des couleurs était normale. (Voir périmètre du 17 mars.)

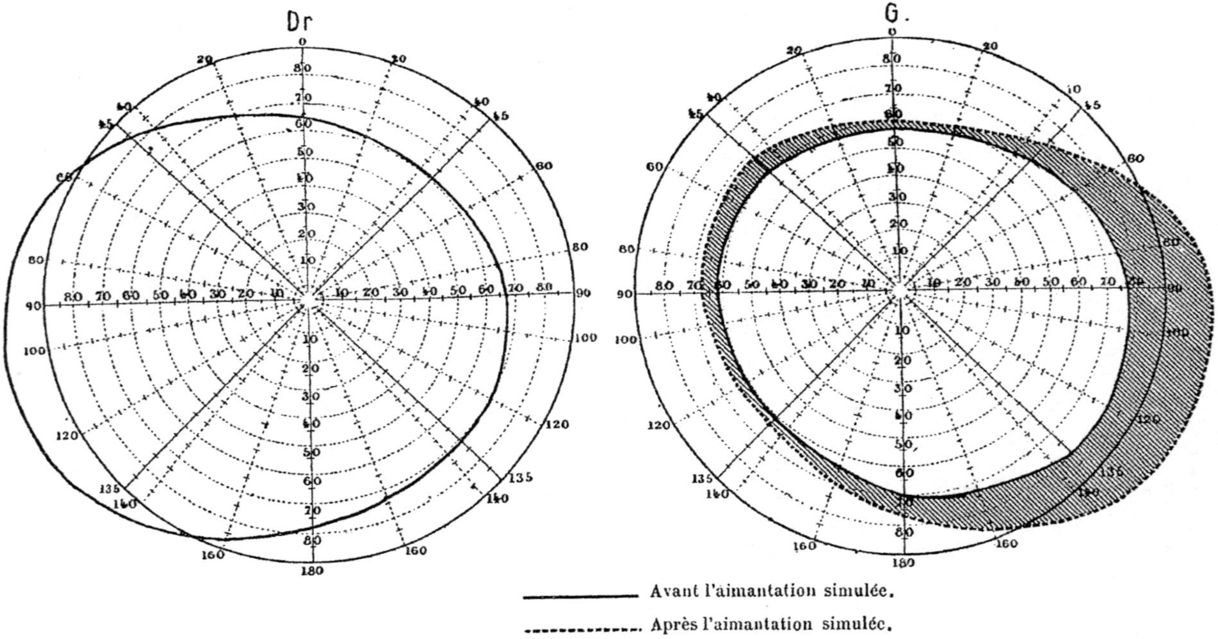

Périmètre du 17 mars.

Ainsi l'*aimantation simulée avait agi sur la sensibilité de l'appareil visuel avec la même intensité que l'aimantation réelle et que la suggestion hypnotique.*

On voit par cette observation intéressante combien la suggestion s'associe, à l'insu du malade et souvent du médecin, à beaucoup de manipulations thérapeutiques. C'est un élément dont il faut tenir compte avant de se prononcer sur la valeur de certaines médications.

OBSERVATION XII. — *Hystérie. — Anesthésie variable sensitivo-sensorielle. — Disparition passagère des symptômes ou transfert opérés par suggestion à l'état de veille et de sommeil. — Insuccès de la suggestion pour la disparition persistante des symptômes.*

L... (D.), domestique, âgée de dix-sept ans, entre au service le 27 mars 1883. Le vendredi saint, elle se fit une luxation de l'épaule qui fut réduite. Le lendemain, elle eut une crise nerveuse et depuis ce jour elle y serait sujette.

De constitution moyenne, assez intelligente, elle accuse des douleurs dans le bras gauche, à la partie antérieure du thorax à gauche, au dos du même côté, et au niveau des apophyses épineuses dorsales. Anesthésie du membre supérieur gauche.

28. — *La suggestion hypnotique (somnambulisme) restaure la sensibilité dans le membre.* Nuit bonne.

29. — L'épaule est encore douloureuse. *L'anesthésie reproduite dans le membre est enlevée de nouveau par suggestion. La douleur persiste ; elle résiste à une seconde hypnotisation.*

Le soir, hémianesthésie droite sensitivo-sensorielle complète avec abolition du sens musculaire. Douleur dans l'avant-bras et la main gauche. *Une première hypnotisation fait disparaître la douleur ;* l'anesthésie persiste ; *une seconde fait disparaître l'hémianesthésie ;* la douleur de l'épaule seule persiste.

Le 30, la sensibilité persiste à droite, mais la main et l'avant-bras gauche sont anesthésiés ; du même côté, diminution de l'ouïe; abolition de la sensibilité olfactive et gustative; diminution de la visuelle (vision réduite au tiers). Sensibilité persistante aux membres inférieurs. La suggestion simple avec application de diachylon sur la main gauche ne produit pas de changement. *La suggestion hypnotique rétablit la sensibilité à gauche dans l'avant-bras et dans les sens; mais, en même temps que cette sensibilité est restaurée, on constate qu'un transfert (non suggéré) s'est produit;* il y a anesthésie droite sensitivo-sensorielle complète. Après une nouvelle suggestion, le côté droit est redevenu sensible, sauf l'avant-bras.

Le soir, à cinq heures et demie, on constate : à droite, anesthésie de la face, du membre supérieur, du thorax, du dos jusqu'à la 10ᵉ vertèbre dorsale et anesthésies sensorielles; sensibilité des membres inférieurs et de l'abdomen. A gauche, anesthésie de la face, du membre supérieur : l'épaule et le sein restent douloureux, sensibilité de l'abdomen et des membres inférieurs. L'œil gauche voit trouble, peut lire à 30 centimètres de distance (acuité-visuelle $\frac{1}{5}$) ; anesthésie gustative et olfactive.

La malade a eu une petite crise durant huit minutes. Une petite tige de fer doux appliquée sur le dos de la main et l'avant-bras gauche reste sans résultat après vingt-cinq minutes. Un aimant le remplace pendant vingt minutes, avec suggestion (sans sommeil) à la fin de l'application. La malade accuse de la douleur dans les doigts et la main; la sensibilité est restaurée dans l'avant-bras, à partir du tiers moyen jusqu'en haut. La face et les organes sensoriels restent anesthésiques.

Je fais alors une *suggestion à l'état de veille* pour le retour de la sensibilité à droite, la main droite étant tenue entre mes deux mains. Tout à coup la malade accuse une *douleur dans le bras, comme un coup de lancette. La sensibilité est restaurée* dans le bras droit jusqu'au poignet, la main restant insensible. Le thorax et le cou sont sensibles ; la face reste anesthésiée. Mais le bras gauche est redevenu anesthésique. L'insensibilité olfactive persiste. *En touchant la narine droite avec suggestion, la sensibilité olfactive y revient.*

Enfin, *j'hypnotise la malade et je refais la suggestion* pendant cinq minutes. Au réveil, la *sensibilité est revenue des deux côtés*, l'audition de la montre est perçue à $0^m,30$ à droite, à $0^m,10$ à gauche; la vision est de $\frac{3}{8}$ au lieu de $\frac{1}{8}$; l'odorat existe des deux côtés ; seule la sensibilité gustative demande une nouvelle hypnotisation d'une minute pour être restaurée. Mais l'effet obtenu ne se maintient pas ; l'anesthésie se reproduit.

La suggestion soit à l'état de veille, soit à l'état de sommeil, restaure facilement la sensibilité, mais le plus souvent en la transférant de l'autre côté, lorsqu'il y a hémianesthésie. Nous avons relaté plus haut quelques expériences de suggestion à l'état de veille que nous avons répétées bien souvent sur cette jeune fille. Je n'y reviendrai pas et je ne poursuivrai pas les détails de l'observation relevés jour par jour. Un jour, le 14 avril, une *paralysie des extenseurs de la main gauche avec anesthésie du membre et contracture du bras, disparaît rapidement par suggestion hypnotique*. Mais, vingt minutes après le réveil, survient un coup de lancette, et le membre entier est contracturé en extension; *cette contracture disparaît aussi par suggestion hypnotique*.

Mais la suggestion, quoique répétée journellement, ne parvient pas à produire des résultats durables ; l'anesthésie se reconstitue le plus souvent sous forme d'hémianesthésie ordinairement gauche, plus rarement droite, d'autres fois elle est totale ou dans trois membres ; des crises hystériques ont lieu de temps en temps.

A partir du mois de juin, la malade n'a plus de crises, ni de douleurs ; tout se réduit à de l'anesthésie variable ; elle va bien, mais son caractère est devenu indocile ; elle a des démêlés fréquents avec la sœur. Nous la renvoyons le 27 *juillet*.

OBSERVATION XIII. — *Hémiplégie avec hémianesthésie gauche, hystérique. — Restauration de l'anesthésie sensorielle par les aimants, restauration rapide de l'hémianesthésie sensitive et de l'hémiplégie par la suggestion et l'électrisation.*

L... F..., âgée de quarante et un ans, mariée et mère, entre au service le 30 novembre 1882.

Réglée à dix-sept ans, assez abondamment pendant trois jours en moyenne, a eu son premier enfant à dix-neuf ans et demi, à terme; depuis lors, les époques devinrent irrégulières, avançant en général. Seconde couche, à sept mois et demi, prématurée sans cause connue. Puis, dans l'espace de dix-sept mois, trois fausses couches, de deux mois, de cinq mois, et de six mois, la dernière en 1870. Depuis lors, leucorrhée et quelques métrorrhagies, menstruation très irrégulière et à de longs intervalles, jusqu'en octobre 1881; n'a jamais fait de maladies aiguës. Il y a deux mois, a passé dix-sept jours à l'hôpital pour des symptômes d'irritation spinale, douleurs hystériformes, sans boule, ni crises. Depuis sa sortie, jusqu'au 23, s'est trouvée bien portante. Ce jour, sans cause connue ou avouée, elle fut prise d'éblouissements, avec nausées, vomissements glaireux, sueurs; puis, au bout de vingt minutes, elle perdit connaissance, eut comme une syncope, dit-elle, à la suite de laquelle elle retrouva l'usage de ses membres.

Restée au lit le lendemain, elle éprouva des douleurs à la partie externe de l'épaule et dans le bras gauche; oppression sans boule. Même état le 24. Le 25, à 4 heures, sensation de lourdeur et de fourmillements s'irradiant de la jambe gauche jusqu'à la région précordiale; rien dans les bras; à 11 heures, sensation de plénitude épigastrique avec larmoiement, et constriction remontant jusqu'au mamelon gauche; en dehors de celui-ci, douleur extrêmement vive qu'elle compare à un coup de poignard; puis elle perdit connaissance pendant trente minutes. Quand elle revint à elle, son bras était le siège de fourmillements avec douleurs au niveau du poignet, du coude et de l'épaule, irradiations douloureuses dans le ventre et le bassin. Battements de cœur violents pendant un quart d'heure environ. Elle remuait encore assez facilement les bras et les sentait. C'est hier 29 qu'on a constaté l'hémiplégie avec anesthésie.

Etat actuel le 30 novembre : constitution moyenne; tempérament nerveux, légèrement pâle, muqueuses légèrement décolorées. Eprouve des douleurs à la région précordiale, des fourmillements à la plante du pied gauche seulement.

Hémiplégie avec hémianesthésie gauche. Au membre inférieur, sensibilité tactile presque nulle; la pression un peu forte ne détermine qu'une sensation légère de contact. Analgésie complète de tout le côté gauche. Sur le thorax à sa face antérieure, la sensibilité commence à revenir à 4 centimètres de la ligne médiane, à l'abdomen seulement sur la ligne médiane, jusqu'à la hauteur de l'ombilic; au-dessous de l'ombilic, à 2 centimètres à gauche de cette ligne; au cou et à la face, à 2 centimètres à gauche; au dos, à la nuque, au sacrum sur la ligne médiane. Sur le membre supérieur, tous les modes de sensibilité sont abolis; le sens musculaire l'est aussi; la malade n'a pas la notion de la position du membre, ne sent pas qu'elle est couchée sur le côté gauche.

Le bras est complètement paralysé et flasque. Quand on le remue, elle sent une légère douleur à la partie externe de la clavicule. La cornée et la conjonctive gauche sont insensibles, les muqueuses pituitaire et buccale sont insensibles jusqu'à la ligne médiane. L'oreille droite entend la montre jusqu'à 25 à 30 centimètres; l'oreille gauche jusqu'à 3 à 4 seulement. Odorat aboli à gauche : elle voit moins bien de l'œil gauche, voit distinctement une bouteille à 25 centimètres des deux yeux, mais cette bouteille paraît plus petite de l'œil gauche. Le champ visuel, mesuré le 1er décembre, a subi un rétrécissement concentrique, beaucoup plus marqué à gauche. Voici les 4 diamètres au périmètre de Landolt :

Œil gauche : Diamètre supérieur, 15; horizontal gauche, 20; inférieur, 30; horizontal droit, 20.
Œil droit : Diamètre supérieur, 40; horizontal gauche, 35; inférieur, 50; horizontal droit, 55.

Elle distingue bien des deux yeux les couleurs, bleu, rouge et vert.

La malade a peu mangé depuis quatre jours. Bruits du cœur nets. Respiration normale.

Un aimant est appliqué le 30 novembre sur la tempe gauche, le pôle négatif en bas regardant l'angle externe de l'œil; un autre sur la face interne du bras.

1er *décembre*. — Pendant la nuit, le point douloureux mammaire a disparu. Elle a bien dormi, a senti un clignement des paupières et une sensation de chaleur dans la tête, puis s'est rendormie. La paralysie et l'anesthésie sensitivo-sensorielle sont les mêmes.

2. — Même état ce matin. Céphalalgie intense hier soir.

3. — La vue, l'ouïe et l'odorat semblent améliorés. Douleur persistante vers l'épaule gauche. La malade accuse des tiraillements d'estomac avec sensation de faim, des nausées et de la salivation. L'attouchement à la face n'est perçu que sur la commissure externe de la bouche et de l'œil, la piqûre d'épingle n'est sentie un peu que sur le front et la joue. Les membres restent anesthésiés. La pression est légèrement sentie. La paralysie persiste : les mouvements imprimés au bras sont douloureux. Elle a eu pendant la nuit des nausées et des bouffées de chaleur.

L'aimant a été appliqué pendant trois jours sur la tempe; le champ visuel s'est étendu notablement à gauche. Voici les diamètres pris ce matin au périmètre :

Œil gauche : diamètre, 40 ; horizontal gauche, 55 ; inférieur, 55 ; horizontal droit, 45.
Œil droit : diamètre, 40 ; horizontal gauche, 50 ; inférieur, 55 ; horizontal droit, 52.

Le champ des couleurs est encore rétréci pour le rouge et le vert ; pour ce dernier plus que pour le rouge.

Ainsi l'*aimant a modifié formellement l'anesthésie sensorielle.* Quant à l'*anesthésie sensitive, elle est restée la même.* Point de sensation, sauf à une pression assez forte ; celle-ci n'est douloureuse qu'au niveau de la région ovarique, de l'épaule et du pli du coude. Le sens musculaire reste aboli. L'hémiplégie est restée totale, sauf la face.

J'endors la malade : elle arrive facilement au somnambulisme. *Suggestion prolongée. De toutes les suggestions faites, une seule réussit : c'est le retour de la sensibilité à la main;* les mouvements des doigts restent impossibles.

Le soir à 6 heures, mon chef de clinique, M. Ganzinotty, endort de nouveau la malade par fixation de la pupille droite. En moins d'une minute, elle dort profondément ; elle ne répond pas d'abord aux questions qui lui sont faites. En insistant, elle répond faiblement, presque à voix basse. Elle reste endormie pendant une demi-heure. M. Ganzinotty fait une série de suggestions répétées, rabâchées, pour ainsi dire, pour solliciter des mouvements dans le bras paralysé. Pendant un quart d'heure rien n'y fait. Mais, à un moment, *la malade peut par suggestion garder son bras élevé au-des-*

sus du lit pendant quelques secondes, mais il retombe toujours inerte, flasque. Enfin, après une série fastidieuse de suggestions sempiternellement les mêmes, *les doigts remuent, la main peut être élevée lentement de 10 centimètres au-dessus du lit* et être portée du côté gauche vers l'ombilic. La malade accuse son impuissance de faire plus; si on veut lui faire porter la main à sa bouche, on n'y arrive qu'en soutenant la main à chaque effort fait par la malade, pour l'empêcher de retomber enfin, elle est portée à la bouche; on l'abandonne, elle retombe. Mais les mouvements persistent dans les doigts et la flexion de l'avant-bras sur le bras est possible. L'élévation du bras est impossible et la malade se plaint d'avoir mal au bord externe des biceps.

Au réveil, la malade semble sortir d'un rêve, est étonnée de se trouver à l'hôpital : puis la mémoire lui revient; mais elle dit n'avoir rien entendu et rien dit; elle croit sortir d'un profond sommeil.

Au bout de quelques minutes, ont fait exécuter le même mouvement et la malade remue les doigts, déplace la main, fléchit l'avant-bras sur le bras, ce qu'elle était incapable de faire avant.

Mais elle dit avoir mal dans le coude et l'épaule; de plus, il existe un état nauséeux avec point à la région précordiale.

M. Ganzinotty l'endort une seconde fois en lui faisant fixer sa pupille droite. Même *suggestion : on obtient des mouvements plus étendus, plus précis; la malade peut porter sa main jusque sur sa tête.* Puis, si on cesse la suggestion, le bras retombe inerte. Au réveil, même étonnement : disparition des malaises et de la douleur, persistance d'une pesanteur dans l'épaule et le bras gauches.

La malade peut exécuter, éveillée, les mouvements qu'elle a exécutés pendant son sommeil. Il y a donc restitution partielle des mouvements des doigts de la main et de l'avant-bras, obtenue en deux séances consécutives d'hypnotisme.

La sensibilité n'est pas revenue au membre supérieur, ni ailleurs, sauf à la main où elle persiste depuis le matin. Le membre inférieur reste anesthésié et paralysé.

5. — Pendant la nuit, la malade s'est appliqué elle-même l'aimant sur la cuisse et le genou. Le matin, la *sensibilité est revenue partout.* L'œil perçoit la montre à 25 centimètre

des deux côtés. Sensibilité gustative et olfactive très nette. Même mouvement du bras qu'hier soir : elle soulève la main et fléchit l'avant-bras ; elle fait aussi une très légère flexion du cou-de-pied, mais ne peut soulever le pied. Douleur dans l'épaule et dans l'aine gauche.

6. — La malade accusait hier une sensation de brûlure dans tout le corps, surtout au bas du dos ; elle se plaint de nausées et mauvaise bouche. La sensibilité existe partout, faible au pied. Elle plie les phalanges, sauf les troisièmes, ne peut complètement fermer la main, fléchit l'avant-bras, mais ne peut lever le bras. Quand on l'élève, elle éprouve une sensation douloureuse dans l'humérus et dans l'articulation acromio-claviculaire. Le membre inférieur gauche n'exécute que de très légers mouvements dans les doigts de pied. Douleur spontanée à la pression de la rotule, du tendon du triceps, du pli de l'aine, de la région ovarique gauche. Accuse des battements de cœur. *Hypnotisée le matin*, on lui affirme pendant le sommeil qu'elle marchera le dimanche suivant. Au réveil, *elle lève un peu le bras*, mais à une très faible hauteur, la douleur à l'épaule l'empêchant d'aller plus loin.

Le soir, M. Ganzinotty fait une séance de trente-sept minutes : il fait d'abord une *série de suggestions répétées*, localisées au bras et à l'épaule, sans effet ; *la douleur y persiste ;* la malade accuse un état nauséeux pendant son sommeil et même fait des efforts de vomissement qui se dissipent par simple suggestion.

Même suggestion inutile pour la disparition des douleurs à l'aine, à la cuisse, au genou. Cependant le malade finit par pouvoir imprimer des mouvements de flexion et d'extension plus étendus aux orteils et des mouvements de flexion et d'extension légers au pied.

M. Ganzinotty, voyant l'*inutilité d'une nouvelle suggestion pour les mouvements immédiats et la cessation des douleurs du bras et de l'épaule, électrise, la malade restant endormie, le membre supérieur* (avant-bras, doigts, biceps et deltoïde). La faradisation de ces régions détermine des secousses irrégulières et des mouvements dans le membre supérieur ; la malade se plaint, crie, se débat ; mais *exécute enfin des mouvements des bras ;* à ce moment le bras peut rester dans l'air pendant plus de vingt secondes, ce qu'elle ne pouvait absolument pas faire auparavant. On laisse la malade endormie pendant quelques minutes et, *après le réveil provoqué, elle peut lever son bras et le tenir élevé; le deltoïde se contracte bien; la douleur a disparu.*

On a beau affirmer à la malade qu'on lui a rendu également l'usage des membres inférieurs et que les douleurs y ont été abolies : elle fait de vains efforts pour remuer les cuisses et les jambes; les mouvements imprimés restent douloureux; seuls les mouvements des orteils et du pied exécutés pendant le sommeil restent acquis au réveil.

La malade n'a aucun souvenir des cris qu'elle a poussés, ni des sensations causées par l'électrisation.

Le 7, ce résultat se maintient; elle n'accuse qu'une sensation de lourdeur dans le membre supérieur qu'elle remue bien. Le genou et l'aine sont encore douloureux. Elle ne veut pas être endormie aujourd'hui, se dit fatiguée.

Le soir, faradisation des nerfs et des muscles au membre inférieur pendant dix minutes; la malade pousse des cris et fait des mouvements. A la suite, elle se lève et peut marcher, s'appuyant un peu. Après la séance, elle accuse pendant deux à trois minutes un état nauséeux et vertigineux, elle vomit pendant la nuit.

Le 8, elle accuse encore des nausées et une douleur à la région épigastrique; les nerfs sus-orbitaires sont douloureux. Elle est électrisée aux jambes, au cuisses et aux muscles pelvi-trochantériens; puis elle est hypnotisée. *Les points douloureux sus-orbitaires disparaissent par suggestion.* Elle marche un peu dans la journée avec une canne.

Le 9, elle se trouve bien, remue la jambe sans douleur, accuse par moment des vertiges quand elle est levée; n'a plus eu de nausées, l'appétit commence à revenir.

Le 11, n'a plus ni douleur, ni nausées. Elle a pu faire seule le tour de son lit.

Le 12, elle marche sans canne. Le 14, elle sort guérie; elle n'accuse plus qu'un sentiment de faiblesse dans les jambes; plus de nausées, ni de vertiges; elle laisse échapper ses mains encore, dit-elle.

Elle revient se montrer le 20 décembre; la guérison s'est maintenue. La main droite donne 20, la main gauche 20 au dynamomètre; elle se plaint seulement de laisser encore échapper sa main, elle ne peut soutenir la contraction.

Chez cette malade, l'hémianesthésie a cédé à la suggestion sans transfert; l'aimant et l'électrisation ont agi efficacement. Cette action est-elle due à une vertu propre due à l'agent magnétique et électrique? ou cette action elle-même ne serait-elle que psychique, suggestive? Il est difficile de répondre.

OBSERVATION XIV. — *Hémianesthésie hystérique sensitivo-sensorielle. — Restauration de la sensibilité après une seule séance. — Augmentation de l'acuité visuelle et du champ visuel. — Restauration définitive.*

B..., âgée de dix-sept ans, entre à l'hôpital le 18 mars 1883. Mariée, elle a accouché le 30 mars 1883 d'un enfant à terme qui a vécu pendant vingt jours; les suites de couches ont été normales. Depuis le mois de septembre 1883, elle se plaint de douleurs abdominales et de leurcorrhée; depuis une semaine, elle accuse un point douloureux au scapulum gauche et à la région précordiale; elle marche péniblement, elle digère mal, est constipée depuis huit jours, a quelques vomissements. La dernière époque a eu lieu le 10 mars; depuis le 12, céphalalgie frontale, élancements douloureux vers les tempes, bruit de roulement dans l'oreille gauche.

Signalons, parmi les causes de cet état nerveux indiquées par elle, de fréquentes contrariétés avec sa belle-mère, à la suite desquelles, le 16, son mari l'aurait mise, elle, à la porte du domicile conjugal.

Le 19, on note : constitution délicate, tempérament nerveux. Facies anxieux, caractère irritable, émergence du facial douloureuse à la pression des deux côtés. Douleur à la pression de la fosse sus et sous-épineuse gauche; sensibilité très vive à la pression de l'abdomen, surtout à gauche et au-dessous de l'ombilic.

Hémianesthésie sensitivo-sensorielle gauche : anesthésie, analgésie, abolition du sens musculaire dans les membres supérieur et inférieur, la sensibilité tactile est abolie, mais la sensibilité à la douleur est exagérée. Dans la partie postérieure du tronc gauche, anesthésie jusqu'à l'angle de l'omoplate, hypéralgésie au-dessus.

Sens : ouïe : à gauche, le tic tac de la montre n'est pas perçu; à droite, il est perçu jusqu'à 4 centimètres.

Les sensibilités gustative et olfactive sont abolies à gauche, de ce côté aussi les muqueuses linguale et nasale sont anesthésiques et analgésiques.

Vue : mon collègue Charpentier constate le 19 un rétrécissement concentrique du champ visuel pour la lumière blanche et les couleurs, surtout à gauche.

Pour la lumière blanche, l'œil gauche donne au périmètre les quatre diamètres suivants : en haut, 25; à droite, 30; en bas, 37; à gauche, 28.

Pour le bleu, ces quatre diamètres sont : 18, 20, 16, 20.

Pour le rouge : 25, 20, 23, 20

L'œil droit donne pour ces mêmes diamètres :

Lumière blanche : 45, 48, 55, 55.

Pour le bleu : 45, 45, 35, 45.

Pour le rouge : 50, 65, 50, 50.

L'acuité visuelle est de 0,8 à droite; à gauche, $\frac{1}{15}$.

Le 20, le périmètre montre le champ visuel spontanément un peu augmenté à gauche; les quatre diamètres sont : 30, 55, 45, 45 : à droite, ces diamètres sont : 40, 50, 50, 64.

Pour la lumière rouge, les deux diamètres horizontaux droite et gauche sont : 50 et 35.

Pour la lumière bleue : 50 et 40.

A droite, pour le rouge : 40 et 60.

A droite, pour le rouge : 40 et 60.

— pour le bleu : 45 et 60.

L'acuité visuelle ce jour est plus diminuée, elle est de $\frac{1}{15}$ à droite et de $\frac{1}{15}$ à gauche.

Perception des couleurs. Œil gauche. Le rouge et le vert (papiers colorés de 1 centimètre carré) sont perçus à 45 centimètres, le bleu et le jaune à 60 centimètres environ. — Œil droit : le rouge et le vert sont perçus à 2^{m},50, le bleu et le jaune à 2^{m},50. La distance normale de perception est d'environ 25 centimètres.

Tel est l'état de la vision avant la suggestion.

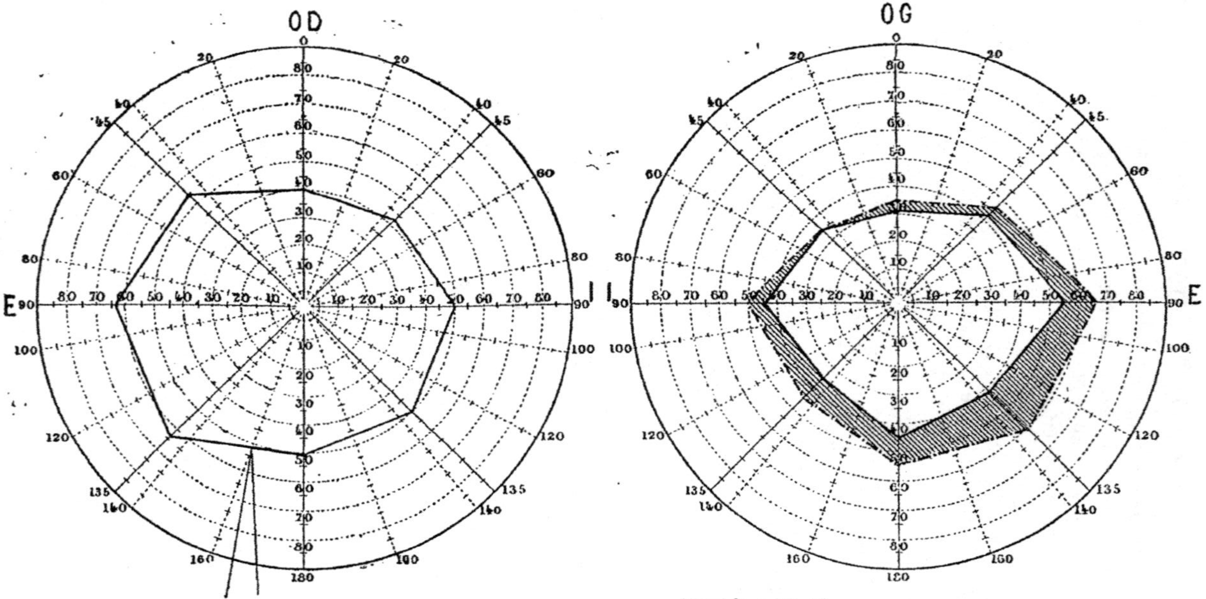

——— Avant la suggestion.

—·—·—·— Après la suggestion.

Périmètre du 20 mars.

Après cette constation faite par M. le professeur Charpentier, la malade est *hypnotisée;* elle tombe facilement en *somnambulisme.* — *Suggestion.* Immédiatement après le réveil, l'*acuité visuelle à droite* est de 0,8; *à gauche*, de 0,6 (au lieu de $\frac{1}{15}$ et $\frac{1}{15}$.

La perception des couleurs faites avec les mêmes papiers colorés, donne :

Œil gauche. Le rouge et le vert sont perçus à 3 mètres (au lieu de 0,45); le bleu et le jaune à 3m,30 (au lieu de 0,60).

Œil droit. Le rouge et le vert sont perçus à 5m,30 (au lieu de 2m,50); le bleu et le jaune à 6 mètres (au lieu de 2m,50).

Le champ visuel est resté le même à droite; *à gauche, il a augmenté*, les quatre diamètres sont : 35, 65, 55, 50. (Voir périmètre du 20 *mars.*) Quant aux couleurs, il n'y a qu'un petit élargissement de 5° en dehors.

L'*hémianesthésie sensitive a disparu, ainsi que la douleur* dans les fosses sus et sous-épineuse gauche. Le *tic tac de la montre est perçu* à 9 centimètres de l'oreille gauche, à 13 centimètres de l'oreille droite. L'*odeur de l'acide acétique est perçue légèrement* à gauche. La douleur abdominale a diminué.

Le résultat obtenu se maintient. *Nouvelle suggestion hypnotique* le 21 au soir. Le 22, on constate que la sensibilité est complètement restaurée. L'abdomen est bien moins sensible à la pression. Les deux oreilles entendent à 18 centimètres; l'odeur du vinaigre est très bien perçue.

Le 24, *après une nouvelle suggestion, on mesure le champ visuel qui paraît encore très élargi.* Les quatre diamètres sont :

A gauche 45, 63, 67, 55.

A droite 45, 55 65, 70. (Voir périmètre du 24, page suivante.)

L'acuité visuelle est de 1 pour l'œil droit, de 0,8 pour l'œil gauche. La malade se trouve bien et sort dans la journée.

Dans ce cas aussi, l'hémianesthésie sensitivo-sensorielle a cédé à la suggestion, sans transfert.

Observation XV. — *Crises hystériformes avec somnambulisme hystérique. — Guérison rapide par suggestion hypnotique.*

Mlle X..., âgée de vingt-deux ans, en condition à Malzéville, près Nancy, m'est amenée par sa maîtresse, le 19 *avril* 1886.

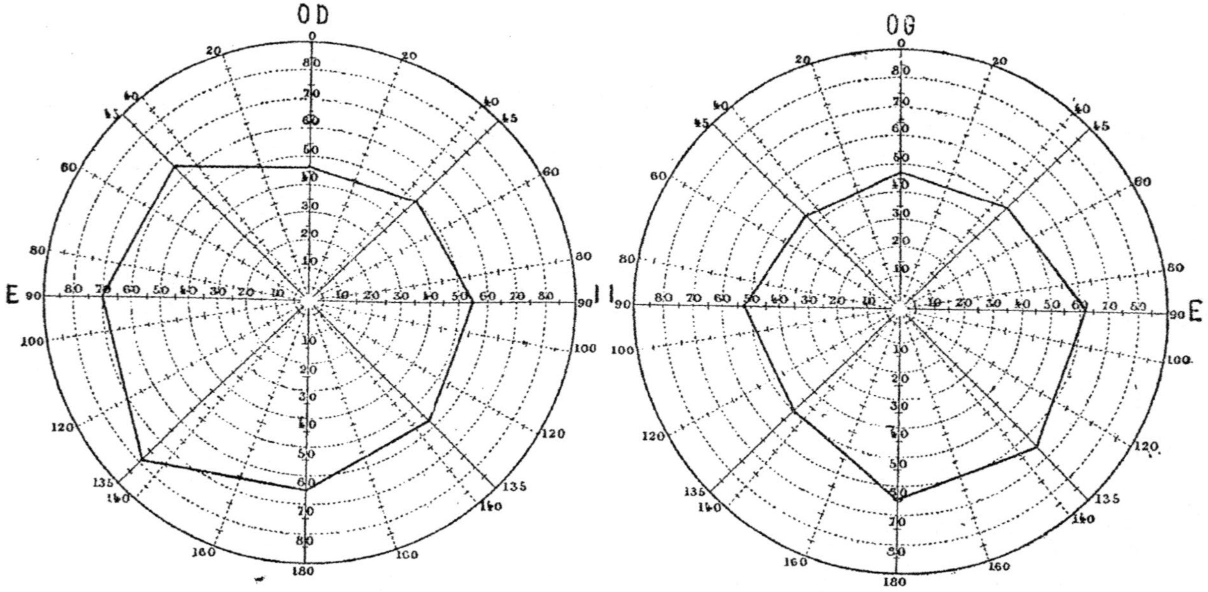

Périmètre du 20 mars.

Depuis trois semaines, on a remarqué que cette jeune fille avait des crises nerveuses. Ces crises survenaient régulièrement le soir vers 8 heures et demie ou 9 heures, au moment où elle est retirée seule dans une chambre à côté de la cuisine. Crises convulsives quelquefois très violentes durant une heure à une heure et demie, avec grandes secousses et mouvements dans tous les membres ; la malade dit avoir d'abord, pendant environ un quart d'heure, des mouvements nerveux dans les membres, puis elle est prise de somnolence et s'endort. Elle ne se rappelle plus ce qui se passe. L'agitation est intense, elle se tord, se plaint, gémit, a de l'angoisse, se lève, quelquefois s'échappe et court dans la rue ; il faut la tenir à plusieurs personnes pour l'empêcher de se lever, elle se jetterait par la fenêtre, si on ne la tenait.

Toutefois, toutes les attaques ne sont pas aussi violentes; on a constaté trois grandes crises; mais elle en a tous les soirs de moins intenses, pendant lesquelles, dans les intervalles de ses convulsions, elle sort et marche plusieurs minutes les yeux fermés.

La crise terminée, elle se couche et ne se réveille que le lendemain, brisée de fatigue ; quelquefois après les grandes crises, elle est obligée de garder le lit de lendemain. De plus, pendant la nuit, ses maîtres l'entendent souvent remuer dans sa chambre, et on l'a vue se lever et marcher pendant le sommeil. Depuis deux mois, elle a diminué de onze livres ; depuis trois jours, elle mange peu, n'a pas d'appétit, elle qui mangeait bien auparavant.

Cette jeune fille, qui est depuis quatre ans dans la même maison, a présenté, il y a deux ans, des symptômes de dépérissement, elle maigrissait, avait de l'anorexie. Après un an de séjour avec sa famille dans les Vosges, elle était remise. Sa maîtresse pense qu'elle avait peut-être une maladie analogue à celle qu'elle a aujourd'hui. Sa mère est nerveuse, impressionnable, mais n'a pas d'accès hystériques. Elle-même n'a eu aucune contrariété notable ; toutefois, le valet de chambre de la maison l'ayant demandée en mariage, elle a refusé parce qu'elle n'a aucun goût pour le mariage ; et on suppose qu'elle a pu être contrariée par ses obsessions. C'est à la suite d'une crise violente hystérique qu'elle a eue, la veille au soir, que sa maîtresse s'est décidée à me l'amener.

C'est une jeune fille intelligente, à la physionomie bien éveillée, honnête. Actuellement, elle ne se plaint de rien que d'inappétence depuis trois jours; les digestions sont bonnes. Elle n'accuse ni céphalalgie, ni ovarialgie, ni boule; elle a senti hier avant l'attaque, au côté droit de la gorge, une sensation de pression sur le larynx, l'empêchant de respirer. Réglée exactement, peu abondamment, elle n'a pas de leucorrhée. Sa sensibilité est partout normale.

Séance tenante, le 19 *avril, je la mets en somnambulisme* par simple occlusion des yeux. Je lui suggère la guérison, disparition des convulsions, retour de l'appétit; elle ne se lèvera pas pendant la nuit, elle songera à rester très tranquille dans son lit. Au réveil, elle n'a souvenir de rien.

Le 20, sa maîtresse me raconte qu'en sortant de chez moi, *elle a eu faim* et a acheté un petit pain. *Elle n'a pas eu de crise le soir*, simplement quelques mouvements nerveux sans perte de connaissance; elle a soupé avec bon appétit. — Je la remets en *somnambulisme*, elle me dit pendant son sommeil qu'elle s'est levée à 10 heures du soir. Je lui suggère vigoureusement de ne plus se lever.

Le 21, elle a été très bien hier; a bien mangé, ne s'est pas levée la nuit. Tout s'est borné encore à *quelques tremble- dans les bras* vers 8 heures et demie du soir. *Suggestion.*

Le 22, a encore eu, vers 8 heures et demie, hier soir, pendant une demi-heure, un *léger tremblement nerveux* dont elle n'a pas conscience et qui ne s'accompagne d'aucun trouble psychique. Nuit calme, appétit bon. Suggestion.

Pendant son sommeil, la malade étant quelque peu agitée je suggère vivement le calme, la tranquillité d'esprit, l'absence de tout mouvement nerveux, et elle *continue à dormir calme.*

23. — La malade paraît guérie. Elle va très bien, est plus active, plus gaie; elle n'a *plus eu de tremblements nerveux* du tout. Je l'endors une dernière fois; bonne somnambule, elle réalise les hallucinations suggérées; elle me dit qu'elle ne se lève plus la nuit et n'a plus de crises nerveuses. Je suspends le traitement hypnotique; sa maîtresse doit me la renvoyer si la guérison ne se maintenait pas.

Observation XVI. — *Hystérie.* — *Anesthésie.* — *Rachialgie.* Efficacité de la première suggestion pour *la restauration de la sensibilité.* — *Augmentation de la force dynamométrique. Guérison totale en trois séances.*

E. M..., quarante-deux ans, festonneuse, entre à l'hôpital le 4 novembre 1884. Mère de onze enfants dont sept vivants; la dernière couche remonte à trois ans. — Elle a nourri huit enfants. Elle vit séparée de son mari qui la battait, depuis deux ans.

Depuis un mois elle a des douleurs entre les deux épaules et au niveau de l'appendice xiphoïde; elle aurait eu, au début, en même temps, des douleurs abdominales avec oppression qui la tinrent alitée pendant huit jours. Dans la nuit du 1er au 2 novembre, elle dit avoir eu trois fois des faiblesses avec perte de connaissance; elle ne peut mieux spécifier. Le 2, elle dut rester alitée, se sentant trop faible pour se lever, et ne pouvant manger. Le 3, elle se leva, mais eut peine à se tenir debout, ne put encore rien manger, et dut se recoucher à six heures du soir. A huit heures du soir elle sentit une violente oppression épigastrique et perdit connaissance toute la nuit; elle ne se rappelle rien; mais on lui a dit qu'elle était très agitée et voulait se sauver.

A l'âge de vingt et un ans, elle aurait eu déjà des crises (hystériques) semblables, et, depuis, elle en a eu, à diverses reprises, à la suite d'émotions; la dernière aurait été provoquée par des contrariétés avec ses enfants. Depuis son entrée à l'hôpital, elle ne se plaint que d'abattement.

Le 6, on constate : constitution délicate. — Apyrexie, pouls 68, régulier, égal. — Intelligence nette. Respiration et bruits du cœur normaux. — Appétit faible; elle mange cependant de la viande; le ventre est un peu ballonné; pas de selles depuis avant-hier. Le ventre est sensible, surtout dans la région sous-ombilicale. — Leucorrhée abondante depuis deux ans. — Sensibilité très vive de la quatrième à la sixième apophyse épineuse dorsale.

Les doigts de la main droite sont sensibles; le dos de la main est sensible au tact, mais analgésique; le bras, le thorax, la face et le membre inférieur du côté droit sont aussi analgésiques, mais ont conservé leur sensibilité tactile : *à gauche, analgésie générale, sans anesthésie*, sauf à la main qui est complètement anesthésiée. Le sens musculaire est aussi perdu ; la malade n'a pas la notion de la position des membres. La sensibilité des muqueuses est conservée.

La malade est hypnotisée et arrive au troisième degré. *Suggestion. Au réveil, la sensibilité tactile est revenue dans les doigts; l'analgésie persiste, ainsi que la douleur rachidienne. — Une seconde suggestion hypnotique fait presque disparaître celle-ci.*

Le 7, la rachialgie et la douleur abdominale continuent à être très diminuées. Une nouvelle suggestion les fait disparaître complètement.

Le 8, l'anesthésie existe de nouveau jusqu'au milieu de l'avant-bras, avec analgésie et abolition du sens musculaire. De même dans le pied droit. La rachialgie n'a pas reparu. A mieux dormi cette nuit que les précédentes. — Suggestion hypnotique : au réveil, la *sensibilite tactile à la douleur et le sens musculaire ont reparu partout complètement*, au pied et à la main. Pendant le sommeil, je fis la suggestion du retour de la sensibilité à la douleur ; je la pique avec une épingle : malgré mon dire, elle ne manifeste aucune sensation, mais immédiatement après le réveil, elle retire vivement sa main quand on la pique.

Le 9, la sensibilité persiste. A bien dormi. Mange de bon appétit.

Le 10, continue à bien aller. *La main droite donne* 15 *au dynamomètre et après suggestion hypnotique* 31 ; *la main gauche donne* 20 *avant et* 30 *immédiatement après.*

Le 11, va très bien. *La main droite donne* 36 *avant et* 38 *après hypnotisation, la main gauche* 31 *avant et après*. Le 14, main droite 39, main gauche 31. La malade continue à bien aller et demande sa sortie.

OBSERVATION XVII.— *Hystérie. — Paraplégie (incomplète) avec anesthésie des jambes. — Restauration de la sensibilité en une séance, de la motilité en six séances.*

M. G..., vingt et un ans, cigarière, entre à la clinique le 18 octobre 1884. Mariée depuis quatre ans, elle n'aurait vécu avec son mari, qui est très violent, que pendant deux jours, et est séparée de lui. A l'âge de douze ans, elle aurait eu une fièvre typhoïde, suivie de pleuro-pneumonie.

Réglée à quinze ans, elle a toujours été régulièrement menstruée, n'a pas de leucorrhée, n'a pas eu de grossesse. D'un tempérament névropathique, elle est sujette aux colères et a souvent des migraines et des névralgies, elle paraît aussi avoir quelques habitudes alcooliques. Son père est mort poitrinaire, sa mère est nerveuse, mais n'a jamais eu de crises hystériques; elle a un frère bien portant.

En 1879, à la suite d'une violente colère, elle eut une crise hystérique qui dura six heures et fut suivie d'une anesthésie et d'une contracture généralisée dans les membres et la mâchoire, qui persista complète pendant huit jours; elle resta six semaines à l'hôpital avant d'être totalement guérie.

En 1881, à la suite de contrariétés, elle eut une nouvelle crise hystérique violente qui dura deux heures et fut suivie de paraplégie avec anesthésie. Cette paraplégie persista pendant quinze jours, elle resta trois semaines à l'hôpital.

Le 18 novembre 1884, en arrivant le matin à six heures et demie à la manufacture de tabac, elle eut, sans cause appréciable, une nouvelle crise qui avait été précédée de céphalalgie pendant deux ou trois jours. Elle sentit que tous ses « nerfs » se tordaient; elle cria, appela au secours, puis tomba sans connaissance. Elle resta ainsi pendant une heure, se débattant, se roulant par terre, heurtant la tête contre le sol. Environ un quart d'heure avant de tomber, elle avait une sensation de boule à la gorge qui l'empêchait de respirer. A son réveil, elle eut une soif vive; ses jambes étaient raides et incapables d'exécuter aucun mouvement.

Le 19 novembre, on constate : intelligence nette. Les jambes sont dans l'extension; elle fléchit un peu les pieds et les orteils, *mais ne peut fléchir les genoux;* elle peut soulever les deux jambes à huit centimètres de hauteur seulement. *Anesthésie avec analgésie complète depuis les rotules jusqu'aux extrémités des orteils.* Les mouvements réflexes existent, mais peu accentués. Le sens musculaire est aboli dans les jambes. Pas d'ovarialgie. — Accuse une douleur à la région fronto-pariétale gauche.

J'essaie d'abord pendant quatre minutes la suggestion à

l'état de veille, sans résultat. Alors je l'*hypnotise;* elle vient en *sommeil profond*, sans souvenir au réveil; elle obéit aux suggestions pendant le sommeil, mais ne réalise pas les suggestions post-hypnotiques.

Au réveil, la sensibilité tactile et à la douleur est revenue; la malade plie les deux genoux encore difficilement à angle obtus. *La douleur fronto-pariétale a disparu.*

Cette douleur revient dans l'après-midi, pour redisparaître spontanément le soir. De plus, à une heure, elle est prise d'une douleur à l'épaule gauche, dans la fosse sus-épineuse, empêchant l'élévation des bras au-dessus de l'horizontale. La malade essaie de se lever, mais ne peut se tenir sur ses jambes.

Le 20, la sensibilité est restée intacte. A bien dormi la nuit. La douleur à l'épaule persiste; elle peut fléchir les jambes à angle droit.

Hypnotisation : sommeil rapide et profond. Suggestion. Réveil lent.

Après le réveil, la douleur à l'épaule a complètement disparu; elle peut lever le bras complètement; elle fléchit les jambes plus vite et à angle droit.

21. — Même état : elle plie les jambes à angle aigu, mais conserve toujours une certaine raideur.

Après une première *suggestion*, *la malade fléchit mieux les jambes*, mais toujours avec raideur.

Une seconde suggestion est faite, la malade étant assise sur une chaise; des mouvements sont imprimés aux articulations pour aider la suggestion vocale à dissiper la raideur. *Immédiatement après le réveil, elle marchait bien,* mais sentait encore ses jambes raides. Trois minutes après, elle ne sentait plus ni douleur, ni raideur et marchait très facilement.

22. — La malade marche très bien, se plaint seulement de fléchir sur ses jambes qui sont faibles. — *Suggestion hypnotique;* à son réveil *elle se sent plus forte* et plus solide sur ses jambes.

Le 23, elle se sent de nouveau faible sur ses jambes dans l'après-midi. La sensibilité restaurée se maintient. — *Nouvelle suggestion.*

Le 25, la malade se sent tout à fait bien. Ne se ressent plus d'aucune fatigue depuis hier.

Le 23, je lui avais suggéré pendant son sommeil du dégoût pour le vin; cette suggestion n'a pas réussi; elle a néanmoins bu sa ration de vin.

Elle continue à bien aller et quitte l'hôpital le 27, complètement guérie.

OBSERVATION XVIII. — *Symptômes d'hystérie depuis deux mois. — Crises. — Hémianesthésie sensitivo-sensorielle avec dyschromatopsie. — Céphalalgie et douleur abdominale. — Guérison de l'hémianesthésie dès la première suggestion. — Guérison totale en quatre ou cinq jours.*

Marie G..., âgée de seize ans, ouvrière en chaussures, entre à l'hôpital le 29 juillet 1887. Sa maladie aurait commencé, il y a deux mois, à la suite de contrariétés, par des maux de tête et des faiblesses. Ces faiblesses, dit-elle, commencent par des *vertiges, des envies de vomir, une sensation de pression épigastrique et de boule;* puis elle *perd connaissance*, sans convulsions, ni raideur, ni cris; elle ne sait combien de temps durent ces accès; elle dit en avoir eu quatre le 25, trois le 26, un le 27; aucun le 28. Souvent dans la journée elle a une sensation de boule sans crise. Depuis le début, elle accuse tous les matins une *céphalalgie frontale, temporale droite et syncipitale;* depuis deux mois, *elle ne mange pas ou peu,* vomit quelquefois; cependant ses digestions sont bonnes. Elle est réglée depuis un mois, exactement, la dernière fois, il y a trois jours, sans douleur. Le soir de son entrée, la température est à 38,2, le pouls à 112; le lendemain la température est 37,4 le matin, 37,8 le soir; puis elle redevient normale.

Je constate le 29 juillet : tempérament nerveux. — Constitution bonne. — N'accuse pas d'affection antérieure. — *Douleur très vive à la pression dans tout le côté gauche de l'abdomen;* cette douleur n'est pas spécialement limitée à la région ovarienne; elle est aussi accentuée à la partie supérieure qu'à la partie inférieure de la région abdominale gauche. *Hémianesthésie avec hémianalgésie droite* complète exactement limitée à la ligne médiane; le sens musculaire est conservé. Les sensibilités sensorielles, olfaltive, gustative, auditive, visuelle existent. Mais on constate une *dyschro-*

matopsie; une pelote de laine rouge est vue noire; le bleu est vu jaune; le vert, bleu; le jaune, rouge. Les mêmes résultats sont obtenus à un second examen. On s'assure facilement que *cette dyschromatopsie est purement psychique.* Je lui montre un peloton de laine jaune; elle le voit rouge. Or en plaçant devant l'œil dyschromatope un prisme, elle voit deux pelotons jaunes; en enlevant le prisme, elle en voit un seul rouge. Le prisme, en troublant le jeu de l'imagination malade, a restitué au peloton sa vraie couleur. L'expérience réussit chaque fois.

Après avoir constaté ces faits, en présence de M. le Dr de Smeth, professeur à la faculté de Bruxelles, je veux montrer à mon collègue avec quelle facilité on enlève souvent l'hémianesthésie des hystériques. J'endors la malade en deux secondes par occlusion des yeux et par la parole : « Dormez. » Je suggère qu'elle va sentir partout et qu'elle verra les couleurs réelles; j'explore la sensibilité pendant son sommeil, j'affirme qu'elle va sentir. *En deux minutes la sensibilité est restaurée.* Au réveil, je constate qu'elle se maintient et que *la dyschromatopsie a disparu.*

Le lendemain 30 juillet, la sensibilité restaurée et la vision des couleurs s'est maintenue. La malade n'a pris hier que du bouillon et du lait; elle a peu dormi. Elle accuse encore des douleurs vives à la région temporale droite et dans tout le côté gauche du ventre depuis le rebord costal jusqu'au pubis. *Je suggère la disparition de la douleur de tête. Après le réveil, elle a disparu.*

31 juillet. — La douleur de tête n'est pas revenue. A bien dormi; accuse encore la douleur abdominale. Je suggère sa disparition.

1er août. — La douleur abdominale a beaucoup diminué. La pression la réveille encore. Suggestion.

2. — *N'a plus de douleurs abdominales.* La pression ne la réveille plus. L'appétit est bon. Accuse des douleurs de dents dues à une carie. Je les enlève par suggestion.

3. — Se plaint encore de ses dents. Suggestion. La douleur disparaît.

4. — La douleur dentaire est revenue au bout d'une heure. Elle veut se faire enlever la dent. Je l'endors et lui suggère que la douleur est complètement partie. Au réveil plus rien.

La douleur ne revient plus. Le 6 août, elle accuse des maux de tête frontaux. Ils sont enlevés par suggestion, mais reparaissent dans la journée.

Le 7 août, après suggestion, elle est définitivement débarrassée ; elle reste encore sans le moindre trouble jusqu'au 14 août et rentre chez elle guérie.

Observation XIX. — *Symptômes hystériques depuis cinq mois : crises de pleurs avec convulsions. — Douleurs, inappétence, tristesse. — Guérison complète par deux suggestions.*

Jeanne G..., âgée de vingt-sept ans, cigarière, mariée, vient à l'hôpital le 7 décembre 1887, pour la sixième fois en deux ans. Elle y a été pour des *crises hystériques*, de l'embarras gastrique, de l'ictère, etc.

Il y a deux ans, elle aurait été pendant six semaines dans notre service pour de l'*anémie* avec symptômes de *névropathie* sans crise.

Actuellement elle serait de nouveau malade depuis le 2 juillet ; l'affection aurait commencé par une *crise de pleurs* qui dura dix minutes à la suite de l'enterrement de sa fille ; puis elle aurait eu pendant deux jours des symptômes dysentériformes, selles sanguinolentes avec ténesme rectal. Elle continua à rester faible, nerveuse, sans appétit, lorsqu'au mois d'août elle fut prise d'un ictère catarrhal sans coliques avec selles décolorées; elle fut traitée au service de M. Parisot. Rentrée chez elle, elle dut travailler toute la journée et veiller sa mère malade. Elle eût toutes sortes de contrariétés. Abandonnée par son mari, elle dut vendre son ménage. Pendant qu'elle nous raconte péniblement et, sans souvenirs précis, sa triste histoire, la malheureuse dont l'aspect anémique et souffreteux en dit plus que ses paroles, est prise d'une *crise de larmes* avec *mouvements convulsifs*, respiration haletante, soif ardente ; elle demande à boire.

Je profite d'un moment de répit pour *endormir la malade*.

La simple occlusion des yeux et la parole : « Dormez » suffisent. La malade tombe en somnambulisme ; elle se voit à la manufacture de tabac. Je lui suggère la gaîté ; elle rit, chante, boit du vin fictif ; à son réveil elle se trouve très bien et à souvenir d'avoir rêvé qu'elle était à la manufacture, qu'elle a bu et chanté.

Dans la journée elle est bien ; le soir elle se plaint de douleurs *dorsale* et *épigastrique* qui l'empêchent de dormir la nuit.

Le 9 décembre, la malade est assez bien. Elle est pâle, anémique, maigre; souffle carotidien. On ne constate aucune lésion organique; bruits du cœur réguliers, respiration normale. La sensibilité est normale partout. *Douleur vive rachidienne à la pression de la deuxième à la septième dorsale.* Douleur vive aussi *au niveau des deuxième, troisième et quatrième espaces intercostaux gauches.* Douleur à l'*épigastre;* les fosses iliaques ne sont pas sensibles; de plus sensation générale de froid. *Suggestion.*

10. — A été bien hier après la suggestion; elle a bien dormi, mangé avec *appétit,* et n'a ressenti *aucune douleur.* Suggestion.

11. — A continué à bien aller. Appétit, sommeil; aucune douleur.

13. — A été très bien hier. Dans l'après-midi, elle a eu une crise sur laquelle elle ne peut donner de renseignements, à la suite d'une altercation avec sa belle-sœur. Elle n'a d'ailleurs plus de douleurs; mais se sent encore faible.

14. — Va bien et se sent plus forte. La malade continue à bien aller, ne se plaint plus, a bon appétit; elle reste encore au service jusqu'au 1er janvier; depuis, je l'ai rencontrée plusieurs fois en ville, allant à son travail.

Les manifestations hystériques ont cédé rapidement à la suggestion. Au milieu d'une scène de pleurs convulsives, le tableau a été brusquement changé et un rêve gai s'est substitué à la tristesse noire.

J'ai réussi cinq ou six fois à arrêter de grandes crises d'hystérie *dans leur plein,* par la suggestion. Une fois, je me trouvai au poste de police où l'on venait de transporter un jeune homme tombé d'une attaque dans la rue. Il était là depuis plus d'une demi-heure, les yeux clos, les mâchoires serrées, les quatre membres contracturés. Ce n'étaient pas les caractères de l'épilepsie, mais ceux de l'hystérie. Je lui dis : « Allons, mon garçon, réveillez-vous. Ouvrez la bouche. Tenez, vous pouvez le faire. Vos membres vont se déraidir et vous allez ouvrir les yeux. Ce sera fini. » En même temps je fis quelques frictions et des manipulations sur les membres tout en continuant la suggestion. En moins de cinq minutes, il ouvrit les yeux, fort étonné de se trouver là et de voir quelqu'un qu'il ne connaissait pas, sans souvenir de rien. Je l'engageai à venir me voir le lendemain, ce qu'il fit. Je réussis facilement à le mettre en somnambulisme.

Une autre fois, je fus appelé pour une jeune fille qui m'avait déjà consulté plusieurs fois; elle était depuis une demi-heure en proie à une crise hystérique; de fortes convulsions l'agitaient, la tête renversée en arrière, la face injectée, avec trismus et occlusion des paupières, la respiration haletante avec strangulation et apparence asphyxique. Je lui dis : « Je vais vous endormir, mon enfant, et tout va se calmer. Vous respirez bien ; vous êtes bien à votre aise, vos membres ne sont plus raides. » En moins de trois minutes la résolution s'opère et la malade tombe en sommeil hypnotique avec catalepsie suggestive, etc., telle que je l'avais plusieurs fois produit chez elle. Je la laisse dormir calme pendant dix minutes et je suggère qu'elle se réveillera sans malaise et sans fatigue. A son réveil, elle n'a plus souvenir de rien, est surprise de me voir et se sent très bien.

Dans mon service d'hôpital je réussis en général à arrêter les crises d'hystérie auxquelles j'assiste.

Observation XX. — *Accès de grande hystérie datant de un an. — Guérison complète dès la première suggestion.*

Mme X... est une jeune femme, âgée de vingt-six ans, mère

d'un enfant de quatre ans, d'une santé habituellement florissante, forte, bien constituée, nature vive, expansive, gaie. Elle n'a jamais eu d'accidents nerveux, lorsqu'en octobre 1885, elle fut prise d'un accès caractérisé par un sommeil durant dix minutes, d'où il fut impossible de la réveiller.

Au bout de dix minutes, elle se réveilla spontanément avec une secousse nerveuse. Une seconde crise pareille survint une quinzaine de jours après; peu à peu ces crises se rapprochèrent et s'accompagnèrent de mouvements nerveux. Puis aux crises suivantes, son mari s'aperçut qu'elle parlait à voix basse, comme si elle s'adressait à une autre personne, mais faisant elle-même les questions et les réponses. Le développement de *ces accès hystériques* coïncida avec une vive contrariété due à une brouille survenue avec une amie intime. Dans l'intervalle des accès, Mme X... ne présentait aucune manifestation nerveuse, mais la moindre contrariété suffisait à les provoquer. Ces crises continuèrent ainsi à peu près quinze jours, sans rapport avec les périodes menstruelles.

Vers le mois de juillet 1886, elles revêtirent le caractère de la *grande hystérie*. L'attaque était annoncée par une sensation de lourdeur générale qui précédait de plusieurs heures, quelquefois d'un jour, son explosion; à un moment donné, elle sentait comme les pieds rivés au sol, puis une lourdeur constrictive des poignets, quelquefois un serrement de gorge, et immédiatement après, elle tombait en sommeil; ce sommeil durait dix à vingt minutes habituellement, quelquefois plus longtemps, jusqu'à une heure; les mâchoires étaient serrées, mais les membres restaient souples pendant cette première phase. Bientôt survenaient des secousses convulsives dans les membres supérieurs, puis inférieurs, se répétant à des intervalles variables d'une demi-minute à une minute. Enfin, les convulsions se généralisaient, dégénérant en grands mouvements, avec raideur générale, extension du corps en arc-de-cercle, etc., et ces grandes convulsions duraient trois à quatre minutes.

Souvent vers la fin de la première période, avant le développement des grandes convulsions, Mme X... parlait à voix basse, répondait à une personne, gesticulant, faisant des mouvements avec la main comme pour repousser certaines choses; une fois, c'était une scène joyeuse; la malade riait aux éclats, et ce rire sonore contrastait avec sa conversation toujours à voix basse. En général, sa figure n'exprimait aucune passion, ni frayeur, ni colère, ni gaîté.

Puis cette scène hallucinatoire au bout de une à deux minutes se calmait, puis reprenait à plusieurs reprises, alternant avec les convulsions.

Enfin la malade se réveillait, abattue, sans souvenir de ce qui s'était passé. Tout l'accès avait duré une demi-heure à une heure; une fois elle dura deux heures.

Dans les mois d'août et de septembre, les crises étaient plus fréquentes, tous les dix jours environ; dans la seconde quinzaine d'août, elle en eut trois dans une semaine. La dernière avant qu'elle vint me consulter eut lieu le 11 octobre.

Elle me consulte le 19 octobre; je ne constate aucun trouble actuel ni psychique, ni organique; pas d'anesthésie, pas d'ovarialgie, pas de sensation de boule.

Je l'endors séance tenante par suggestion en lui faisant fixer deux de mes doigts. Au bout de trente secondes, ses yeux se ferment; elle est *en sommeil profond.* Je ne constate aucune hyperexcitabilité musculaire. Les bras levés en l'air y restent. Je lui *suggère* le calme, la tranquillité d'esprit, je lui dis qu'elle dort du sommeil naturel, qu'elle est bien à son aise, sans aucune préoccupation. J'affirme qu'elle n'aura plus aucune crise. Je lui suggère de revenir le surlendemain 21, recommandant à son mari de ne pas lui dire, pour voir si l'idée lui viendrait spontanément de revenir. Au bout d'un quart d'heure, je lui suggère de se réveiller au bout d'une minute, ce qu'elle fait avec une légère secousse nerveuse.

Elle revient le 21; l'idée lui était venue à une heure de revenir à ma consultation. *Nouvelle séance.*

Le 23, nouvelle séance. Son mari me dit qu'elle n'a plus eu aucune crise; elle a eu quelques mouvements nerveux, avec un regard un peu vague pendant une seconde, comme si une crise allait venir, mais rien n'est venu. Il est convaincu que, sans la suggestion, la crise eût éclaté. Mme X... me parle de *douleurs dans le bas-ventre* qui lui surviennent régulièrement chaque fois qu'elle a marché un peu beaucoup; ces douleurs existent depuis l'origine de sa maladie. Je lui suggère pendant son sommeil la disparition complète de ces douleurs; elle pourra marcher toute la journée et se fatiguer, sans aucune douleur; je suggère aussi qu'elle n'aura plus la moindre manifestation nerveuse, pas même d'ébauche de crise.

Elle revient encore le 25, le 27 et le 29; elle *est totalement guérie;* elle a fait une excursion pendant quatre heures, sans ressentir aucune douleur; elle n'a plus rien qui rappelle une ébauche de crises; elle ne s'impressionne plus; quand elle passait devant la maison de son amie avec laquelle elle s'est brouillée, elle éprouvait une pénible impression; aujourd'hui elle reste indifférente.

Mme X... est fort suggestible. Le réveil s'obtient depuis la seconde séance sans secousse nerveuse. Je lui dis simplement: « Dans une minute, vous vous réveillerez tout doucement, comme du sommeil naturel, sans la moindre secousse et vous éprouverez un grand bien-être. »

Un jour, à la demande de son mari, je lui suggère de faire le lendemain une tarte aux pommes pour le soir. Le lendemain elle fit la tarte; d'habitude, quand elle en faisait une, c'était pour le déjeuner. Cette fois-ci, ce fut pour le soir. Dans la journée, elle dit à son mari: « Je ne sais pas quelle idée m'a prise de faire une tarte aux pommes ce matin. Est-ce que tu ne m'avais pas demandé de t'en faire une? »

La guérison s'est maintenue depuis la première séance, c'est-à-dire depuis le 19 octobre.

Dans ce cas, la guérison définitive eut lieu après la première séance. Ce n'est pas le cas habituel, comme on le voit dans les autres observations; souvent il faut poursuivre la maladie pendant des semaines, quelquefois pendant des mois, pour déraciner les symptômes et prévenir les rechutes.

Observation XXI. — *Hystérie datant de quatorze mois; crises convulsives, vomissements, hémianesthésie sensitivo-sensorielle claudication par douleur. — Guérison de l'anesthésie et de la claudication douloureuse en quelques jours. — Gucrison totale en sept ou huit semaines.*

Henriette W..., âgée de vingt et un ans, entre à la clinique le 23 juin 1886. L'affection a commencé il y a quatorze mois, à Paris, où elle était en condition, par des *crampes d'estomac* qui ont continué depuis lors à revenir tous les jours, avec une sensation de gonflement à l'épigastre et à l'hypochondre gauche, avec nausées et *vomissements* glaireux et bilieux. Ces crampes durent en général de quatre à huit heures du soir, puis sont suivis de *maux de tête* qui se prolongent toute la nuit; les maux de tête, après avoir disparu il y a quatre mois ont reparu depuis deux mois.

Deux ou trois jours après le début des crampes d'estomac, Henriette W... fut prise d'une *hémiplégie complète* droite avec anesthésie et contracture à la jambe. Entrée à l'hôpital Rothschild, elle y fut électrisée pendant six mois. L'hémiplégie disparaît graduellement au bout de ce temps. Mais alors survient une *paralysie* de la *langue avec aphonie* et impossibilité d'avaler. Cela dura trois mois.

Trois mois après le début de la maladie, survient une *première attaque d'hystérie*, en avril 1885, avec grandes convulsions, perte de connaissance, quelquefois avec morsure de la langue. Pendant neuf à dix semaines, elle en eut trois à six par jour; depuis onze mois, elle n'en a plus qu'une en moyenne par jour; parfois aussi elle reste deux jours sans en avoir.

Les règles ont reparu il y a un mois, après avoir été absentes depuis le début de la maladie. Enfin la malade est constipée et resterait quelquefois huit ou quinze jours sans selles.

A l'hôpital Rothschild où la malade a été traitée pendant quatorze mois, elle reçut une douche tous les jours, un bain sulfureux tous les deux jours; on pratique le lavage de l'estomac avec alimentation par la sonde cinq à six mois jusqu'il y a quatre mois; elle continua à rendre les aliments après le cathétérisme. Enfin on l'aurait hypnotisée pendant longtemps jusqu'il y a quatre mois, sans résultat.

Depuis quatre mois, l'état est stationnaire. Henriette W... ne prend que du lait et du bouillon; elle vomit aussitôt qu'elle a bu; et ces *vomisssements* s'accompagnent de douleurs thoraciques et de respiration haletante. Elle a des crampes d'estomac tous les soirs de quatre à huit heures.

On constate à son entrée une *hémianesthésie complète*

sensitive à droite, sensorielle à gauche; vision, audition, gustation, olfaction sont abolies de ce côté. Je constate à plusieurs reprises, par le prisme et l'appareil de Stœber, que *l'amblyopie gauche est purement psychique.*

Henriette accuse de plus une *douleur avec constriction, continue et intense dans la jambe droite et le pied,* douleur qui existe depuis le début de la maladie. *La plante du pied est en outre très douloureuse à la pression.* Aussi la malade marche en boitant horriblement de la jambe droite, et a soin de *n'appuyer le pied que sur le talon.* Quand elle est debout, elle dit ressentir une douleur dans le rebord axillaire droit. Henriette W... est assez forte de complexion, sans maladie antérieure; mais d'un tempérament lymphatique, frisant la scrofule. Antécédents nerveux héréditaires dans sa famille.

Avant que le traitement ne soit institué, elle a deux crises hystériques le 26, une le 27 au soir; une le 29 au matin, une le 30; crises intenses avec opistothonos et perte de connaissance. Elle présente de plus des *maux de tête,* des battements de cœur, *une douleur à la pression de la partie inférieure de l'aisselle droite, des vomissements.* L'anesthésie se modifie spontanément; la cuisse droite redevient sensible, tandis que le tronc, la face, l'abdomen, la jambe restent insensibles de ce côté. De plus, l'anesthésie auditive se trouve déplacée à droite, le 1er juillet; la malade ne perçoit pas le tic tac d'une montre de ce côté, tandis que les autres anesthésies sensorielles se maintiennent à gauche. Deux petites crises hystériques le matin du 2 juillet.

Ce jour, le 2 juillet, *suggestion hypnotique;* la malade est mise facilement en *somnambulisme léger* (5e degré).

L'anesthésie visuelle de l'œil gauche a disparu par suggestion au réveil, ainsi que celle de l'ouïe droite. La vision reste bonne, la surdité reparaît. Les autres symptômes, l'anesthésie sensitive, les douleurs de tête, les vomissements persistent. On continue les *suggestions* chaque jour.

Le 4, petite crise hystérique. Depuis la suggestion de la veille, la seconde, la malade marche mieux, *elle peut appuyer toute la plante du pied,* ce qu'elle n'avait pu faire depuis le début de la maladie; cependant elle boite encore.

Après la quatrième séance, le 5 juillet, *disparition de l'anesthésie sensitive et de la surdité droite.* La malade marche beaucoup mieux, *n'accuse plus de douleurs dans les jambes;* les vomissements persistent. Petite crise hystérique après le réveil hypnotique.

Le 6, même état; l'ouïe est presque égale des deux côtés; après la suggestion hypnotique, la malade ressent un malaise; sa respiration est haletante; au bout de dix minutes, elle ébauche une crise hystérique qui est arrêtée par suggestion.

Le 7, on constate de nouveau de l'anesthésie sur le côté droit de la face et de la jambe du même côté. Cependant la malade marche bien, presque sans boiter; elle descend seul au jardin. La sensibilité est restaurée par suggestion.

Petite crise d'hystérie le 8 et le 9. *Les vomissements ont diminué;* elle dit ne vomir que la moitié de ce qu'elle prend, tandis qu'autrefois c'était tout. Fortes crises le 10, le 11, le 14, le 15, le 18. La malade continue à bien marcher; elle mange aussi convenablement.

A partir du 12, elle ne vomit plus que son café du matin; à partir du 20, *elle ne vomit plus rien.*

Le sommeil est plus long à restaurer. *Elle commence à dormir deux heures* dans la nuit du 17 au 18 juillet; trois heures la nuit suivante; toute la nuit le 22. Ce jour, elle a une petite crise. Elle continue à digérer sans douleur et sans vomissements.

Le 27, au matin, crise avec maux d'estomac; *elle dort quatre à cinq heures par nuit.* Le 31, elle a ses règles qui sont précédées de crampes d'estomac; le 1er août, nausées qui cèdent à la suggestion. Le 2, *crampes d'estomac réprimées par la suggestion.* Le 3, petite crise de trois minutes. Le 5 août, la malade vomit; le 6, elle a des *crampes qui résistent à la suggestion* et de l'insomnie passagère. Le 7 et le 8 août, les vomissements continuent, avec des douleurs épigastriques et thoraciques, assez rebelles à la suggestion. Le 9, ces douleurs se dissipent; mais la malade vomit encore sa viande. Le 10, elle ne vomit que son café. Les jours suivants, elle accuse encore de la céphalalgie.

Enfin, le 20 août, elle a une crise légère d'hystérie, caractérisée par des tremblements convulsifs; on constate encore de l'*hémianesthésie droite et de la céphalalgie. Tout disparait par la suggestion.*

A partir de ce jour, la malade n'a plus de crise; elle ne vomit plus, elle *marche bien sans boiter*, l'anesthésie ne se reproduit plus; elle n'accuse que quelques troubles gastriques entretenus par une dilatation d'estomac.

Elle reste au service, sans que nous ayons à nous occuper d'elle; elle est devenue bonne somnambule, très hallucinable à l'état de sommeil et de veille.

Le 13 septembre, elle est prise d'une fièvre typhoïde contractée au service, qui évolue régulièrement sans symptômes nerveux et achève sa défervescence, le 1er octobre. La convalescence est parfaite; la malade quitte l'hôpital le 14 octobre 1886. Elle eut une rechute chez elle vers le 13 novembre; cette rechute avait été précédée, huit jours après sa sortie de l'hôpital, de diarrhée avec anorexie, mais sans symptômes hystériques. La rechute continue jusqu'au 25 novembre; des mouvements fébriles le soir se manifestent encore jusqu'au 6 décembre; la diarrhée n'est arrêtée définitivement que le 30 décembre. Depuis, Henriette W... va bien; elle vient me consulter de temps en temps pour un état gastrique, crampes d'estomac, nausées, liées à un catarrhe chronique de l'estomac qui a survécu à l'hystérie. Mais celle-ci est définitivement guérie ou du moins ne détermine plus de manifestation.

En résumé les phénomènes d'anesthésie ont cédé à la suggestion après quatre à cinq jours; la douleur plantaire après trois jours; les autres manifestations, vomissements, insomnie, crises hystériques, etc., ont résisté plus longtemps; la guérison totale a eu lieu après sept à huit semaines de suggestion.

OBSERVATION XXII. — *Hystérie datant de quatorze mois. — Accès convulsifs, vomissements, douleurs, vertiges, insomnie. — Guérison par suggestion en trente-cinq jours.*

R... (Emilie), vingt et un ans, domestique, entre à l'hôpital le 7 décembre 1886, pour des manifestations hystériques. Celles-ci commencèrent à se manifester pendant la convalescence d'une fièvre typhoïde grave qu'elle eut en juillet 1885 et qui dura trois mois. Depuis, elle a continué à avoir des vertiges fréquents, de l'insomnie, des maux de tête, des troubles digestifs.

Elle eut une *première attaque d'hystérie* en décembre 1885, avec étouffement, strangulation, perte de connaissance, convulsions. Ces attaques se sont répétées souvent depuis; elle ne peut dire leur fréquence; la dernière eut lieu il y a deux mois.

En avril 1886, elle entra à la clinique du professeur Kussmaul à Strasbourg et y resta jusqu'en juin 1886. Pendant ce temps, elle avait des crises hystériques, et, entre autres symptômes, des *vomissements incoercibles;* pendant quatre semaines, elle vomissait tout ce qu'elle prenait; puis arriva à tolérer le lait, mais pas les aliments solides. On essaya pendant huit semaines la faradisation, pendant quatre semaines, le lavage de l'estomac avec alimentation par la sonde; elle continua à vomir les aliments introduits par la sonde. On fit cinq ou six tentatives d'hypnotisation, sans réussir. A sa sortie de l'hôpital, elle ne vomissait plus que le repas du soir. Elle continua jusqu'en septembre à aller à la clinique pour se faire de nouveau électriser et laver l'estomac, sans grand résultat.

Elle n'a plus eu que deux attaques depuis le mois de juin; mais les autres symptômes ont persisté, tels qu'ils existent encore aujourd'hui : anorexie, vomissements, *vertiges fréquents, maux de tête*, surtout sous forme de céphalalgie bi-temporale non continue, mais par accès de dix minutes, survenant deux ou trois fois par jour. On constate *une douleur dorsale, sous-claviculaire gauche*, et dans la fosse sus-épineuse du même côté, douleur continue avec exacerbations. Depuis sa fièvre typhoïde, *insomnie* presque constante. D'ailleurs, pas d'ovarialgie ni de strangulation; en dehors des crises, Emilie R... est d'une forte constitution, bien organisée, sans maladies antérieures, d'une conduite assez régulière, nature impressionnable.

Le 7 décembre au matin, je propose à la malade de l'endormir. Elle affirme qu'elle ne peut pas; et au premier essai, elle ne fixe pas son attention et se met à rire. Je fais mine de me fâcher, je lui administre une admonestation vigoureuse, et lui tenant les yeux fermés, j'affirme qu'elle dort. Elle entre en effet en *sommeil profond*, *sans souvenir au réveil;* mais elle n'est pas hallucinable. *Je suggère* la disparition des douleurs, des vomissements et des autres symptômes. Au réveil, *les douleurs ont disparu;* mais la douleur sous-claviculaire reparaît le soir. L'insomnie, les vomissements, l'anorexie persistent aux premières suggestions. Les douleurs reparaissent chaque fois après quelques heures.

Le 9, après la troisième séance, *les douleurs ont peu à peu disparu*, la malade n'accuse plus que quelques légères douleurs dorsales.

Après la quatrième séance, elle a dormi une heure la nuit. Elle continue à tout vomir, excepté le pain sec; elle accuse aussi une douleur stomacale. La malade se prête parfois de mauvaise grâce à la suggestion; elle oppose une certaine résistance; on arrive cependant par persuasion à en triompher. Elle semble d'ailleurs peu confiante.

Dans la nuit du 11 au 12, la malade est prise de coliques avec diarrhée, treize selles. La diarrhée continue le lendemain, les *coliques disparaissent par suggestion.* Le 14, elle mange un œuf, le 15, elle *mange des choux sans vomir*, ce qui ne lui était pas arrivé depuis sa fièvre typhoïde. Dans la nuit du 13 au 14, elle dort assez bien; mais la nuit suivante, l'insomnie reparaît. Les règles apparaissent sans trop fortes douleurs.

Le 16, réapparaît la diarrhée, moins intense (cinq selles par jour), sans coliques; elle disparaît le 21. Cependant, depuis le 14, Emilie R... *ne vomit plus*, ou presque plus; une seule fois le 22; elle *dort un peu* à partir du 16.

Du 25 au 28, elle accuse quelques battements de cœur, elle a de nouveau quelques vomissements. A partir du 28, ceux-ci disparaissent de nouveau. Mais l'insomnie reparaît; de temps en temps encore, battements de cœur et maux de tête; *les vertiges ont disparu.*

Les séances de suggestion sont suspendues du 30 décembre au 7 janvier; la malade a, le 2 et le 3 janvier, deux petites crises hystériques de 2 à 3 minutes, à la suite d'une altercation avec la sœur. Elle a aussi recommencé à vomir depuis.

Nouvelles suggestions à partir du 7 janvier. Depuis ce jour, la malade *ne vomit plus, elle dort* la nuit. Le 9 janvier, elle accuse des nausées et des maux de tête. *Nouvelle suggestion.* Depuis le 10, elle ne vomit plus, n'a plus de maux de tête, dort bien et continue à se porter très bien.

Elle quitte l'hôpital le 12 janvier. Je la revois le 21 janvier : elle continue à bien aller, dors, mange *sans vomir*, travaille ; n'a plus aucune douleur ; elle n'accuse que quelques battements de cœur.

La durée du traitement suggestif a été de *trente-cinq jours*, jusqu'à guérison complète.

Je revois la malade de temps en temps. Depuis, elle n'a plus eu que des troubles légers, tels que céphalalgie, inappétence, douleur abdominale au moment de ses époques. Mais elle ne vomit plus et n'a plus d'insomnie. Tous ces troubles cèdent presque instantanément à la suggestion.

En mai, elle me fit appeler, ayant depuis huit jours une douleur excessive vers l'hypochondre droit, l'empêchant de dormir et de manger ; je l'enlève en trois minutes par suggestion.

Depuis, elle se porte bien et travaille pour gagner sa vie, n'ayant plus que quelques troubles passagers, tels qu'inappétence, légère céphalalgie qu'elle attribue aux préoccupations morales causées par les conditions précaires de son existence.

Observation XXIII. — *Hystérie datant de sept à huit mois. — Crises convulsives ; vomissements ; insomnie. — Guérison dès la première séance. — Rechute au bout de trois semaines ; crises ; hémianesthésie sensitivo-sensorielle ; douleurs. — Résistance des symptômes à la suggestion. — Guérison en trois semaines.*

Elisa S..., âgée de dix-huit ans, cartonnière, demeurant chez ses parents, vient me consulter le 22 décembre 1886 pour des *crises hystériques*. Elle a toujours eu des pertes blanches depuis l'âge de onze ans. Réglée à l'âge de quinze ans, elle le fut d'abord tous les mois ; mais depuis un an, elle l'est tous les quinze jours, assez abondamment, et pendant six à huit jours. A l'âge de onze ans, elle a eu des vomissements incoercibles qui ont duré neuf mois ; elle rejetait même l'eau qu'elle buvait ; malgré cela, elle ne se sentait pas malade :

et ces vomissements disparurent spontanément. Elle est sujette aussi aux crampes d'estomac, en moyenne deux fois par semaine. Sa mère est morte d'une affection du foie; son père est vif, impressionnable, emporté, accusant souvent des douleurs partout; son plus jeune frère est très nerveux.

Le 17 mai dernier, sa mère mourait à l'hôpital. Quand elle apprit sa mort, elle eut une *crise nerveuse* avec pleurs et perte de connaissance, qui dura cinq minutes; une seconde crise eut lieu pendant l'enterrement, au cimetière; une troisième, la même semaine à l'atelier. Depuis, elle a continué à en avoir une à deux par semaine; et depuis quatre semaines, elles sont encore plus fréquentes. De plus, elles sont devenues plus longues; elles s'annoncent par la sensation d'un corps étranger à l'épigastre, qui remonte vers le cou, avec sensation de brûlure et de constriction à la région thoracique supérieure; en même temps, elle éprouve dans le nez une sensation de chatouillement, comme si des bêtes y étaient, dit-elle; puis, au bout de quelques secondes, elle tombe sans connaissance, pleure, a de grandes convulsions. Au réveil, elle ne se souvient de rien. La dernière crise a duré deux minutes et demie; elle a eu lieu le 22. Avant celle-ci, elle en avait eu deux dans la même semaine, chacune durant deux heures. Deux à trois heures avant la crise, elle sent un malaise dans les jambes, un agacement nerveux général. Du reste, la moindre contrariété provoquait les accès. Depuis le 22, la malade *vomissait tout ce qu'elle prenait*, même l'eau. Enfin, *insomnie* depuis la première crise.

La malade est lymphatique, bien constituée. On ne constate aucun trouble organique, la sensibilité est normale; pas de douleur abdominale.

Elisa S... vient me voir le 23 décembre 1886. *Je l'endors facilement en sommeil profond.* Elle revient les jours suivants; le 29, cinquième séance. *Elle n'a pas eu de crises depuis la première hypnotisation;* le sommeil nocturne est revenu aussi depuis ce jour; *les vomissements ont cessé* depuis le 27, par suggestion spéciale faite ce jour.

La malade revient me voir le 24 mars; elle était *restée deux mois sans attaques* ni autres manifestations. Depuis, elle est retombée trois fois; la dernière fois, la veille, l'avant-dernière, le 16 mars, et enfin quinze jours auparavant. Cette rechute aurait été provoquée par des contrariétés. Dans l'intervalle des crises, elle ne se plaint pas; elle dort la nuit, n'a pas de vomissement.

L'accès de hier est venu sans prodromes à huit heures du soir. Le précédent est venu à quatre heures du soir, annoncé dès le matin par de la céphalalgie frontale; le premier avait débuté aussi par la céphalalgie avec chatouillement dans le nez. *Nouvelle suggestion hypnotique.*

La malade *reste guérie pendant trois semaines;* puis est reprise de ses accès; elle dit les avoir tous les quinze jours, le jour qui précède l'irruption menstruelle qui dure huit jours; elle n'en a pas pendant les règles. Il y a dix jours, elle en a eu trois pendant la même semaine.

Elle entre à l'hôpital le 17 mai 1887. On constate une *hémianesthésie gauche complète sensitivo-sensorielle.* L'amblyopie gauche est presque complète; les couleurs cependant sont reconnues: un doigt placé devant l'œil est reconnu comme une ombre; un crayon n'est pas reconnu. On constate que *cette amblyopie est purement psychique.* En faisant regarder ce crayon à travers un prisme placé devant l'œil droit, la malade voit *très distinctement deux crayons*, l'un aussi net que l'autre; elle ne sait pas que le prisme doit dédoubler. Donc, l'œil gauche voit en réalité. En faisant ensuite regarder ce crayon à travers le prisme par l'œil gauche, elle continue à voir très nettement les deux crayons; en enlevant le prisme, elle ne reconnaît plus rien. Dans cette dernière expérience, il s'agit d'un phénomène d'*autosuggestion.*

Par *suggestion hypnotique* le 17, l'*hémianesthésie* disparaît complètement, à l'exclusion de celle de l'œil et de l'oreille pour lesquelles je ne fais pas la suggestion. L'olfaction et le goût sont restaurés à gauche.

Le 19, cet état se maintient: sensibilité restaurée, sauf œil et oreille. La malade se plaint d'une *douleur au synciput* et à la *base du sternum.* Elle a une crise hystérique, le 17, le 18, le 19, malgré la suggestion quotidienne... Le 20, à la suite d'une *suggestion vigoureuse* avec admonestation, il n'y a pas de crise. La douleur syncipitale et sus-orbitaire, ainsi que celle de la base du sternum persistent. La sensibilité restaurée se maintient. L'œil gauche ne voit absolument rien, même pas les couleurs. L'oreille gauche entend à quatre ou cinq centimètres de distance.

Le 21, *je restaure par suggestion la vision gauche* qui redevient parfaite.

Dans la nuit du 22 au 23 mai, *crise assez forte*, pendant laquelle la malade s'arrache les cheveux ; une autre le matin vers six heures, caractérisée seulement par de l'immobilité avec mutisme et perte de connaissance les yeux entr'ouverts, sans convulsion.

La sensibilité persiste ; la vision est nette. La céphalalgie a disparu. *Suggestion.*

Le 24, n'a plus eu de crise. Va bien. Sensibilités restaurées, sauf l'oreille gauche, qui, aujourd'hui, ne perçoit le tic tac de la montre que si elle est appliquée contre elle. *Après suggestion, elle l'entend à quatre centimètres de distance.*

Le 25, plus de douleurs ni de crises. Va bien. Après suggestion, *l'oreille entend la montre à douze centimètres.*

Dans la nuit du 26 au 27, trois crises, sans cause avouée, la malade continue à bien aller ; la sensibilité reste définitiment restaurée. Elle n'accuse qu'une *douleur abdominale* assez vive à la pression.

Le 5 juin, se plaint de mal de tête dans l'après-midi, et a le soir une violente crise d'hystérie.

Depuis, va bien, mais se plaint toujours de mal de ventre.

Le 8 juin, à la suite de de suggestion, *la douleur de ventre a disparu* en partie ; elle est beaucoup moindre les jours suivants.

Le 10 juin, elle accuse une douleur au-dessous du sein gauche. Elisa L... semble avoir une tendance à évoquer sans cesse des manifestations douloureuses ou autres ; je cesse de l'hypnotiser de ce jour, et passe devant son lit sans m'arrêter, me contentant de dire en passant : « Cela va bien ; guérie ! » Elle n'a plus de crises, ne se plaint plus, reste encore une dizaine de jours à l'hôpital et sort en bonne santé.

En résumé, une première série de manifestations hystériques, *datant de six à sept mois*, a cédé *presque à une seule suggestion.*

Une nouvelle série, constituant une rechute, a été plus tenace. L'hémianesthésie a cédé rapidement à *deux ou trois suggestions; les crises et les douleurs* ont résisté *pendant trois semaines.*

Insistons sur un détail important en thérapeutique suggestive. La suggestion doit être variée et modifiée suivant chaque individualité. Son efficacité est variable selon les sujets et les circonstances. Quelquefois, comme dans certaines observations précédentes, l'impression produite par la première suggestion est assez profonde et persistante pour annihiler tous les symptômes.

Plus souvent, ces troubles ou une partie d'entre eux se régénèrent pour ne céder qu'à l'influence de suggestions répétées.

Mais il arrive aussi, chez un certain nombre de sujets, que la suggestion s'use. Les malades, notamment les hystériques, finissent par s'endurcir contre elle; on dirait qu'ils ont éventé la mèche; ils se laissent hypnotiser, écoutent ce qu'on leur dit, mais sans l'accepter; ils se font consciemment ou inconsciemment une *sorte de contre-suggestion*; quelques-uns éprouvent même une maligne satisfaction à contrecarrer ainsi les efforts du médecin et à entretenir leur maladie; ils se complaisent, malgré leurs souffrances, dans cet état nerveux et ne se laissent plus impressionner par la suggestion. Cette résistance plus ou moins volontaire est parfois aussi déterminée par l'entourage des malades; on rit, on gouaille, on se moque du magnétisme, on proclame que cela ne fait rien ou que cela n'agit que sur les simples d'esprit; on se suggère en chœur qu'on n'est pas influencé, qu'on y met de la complaisance; on s'apprend mutuellement à ne plus croire, à ne plus écouter.

Le médecin expérimenté se rendra un compte exact de la situation; il reprendra possession du sujet.

Quelquefois, surtout chez les hystériques, quand on a bien constaté qu'on n'obtient plus rien, et que le sujet continue à évoquer tous les jours quelques nouvelles manifestations, il est bon de laisser là la suggestion. Celle-ci, inutile, concentre l'attention des sujets sur eux-mêmes, et fait appel indirectement à l'auto-suggestion. Dans ces cas, comme chez le sujet de l'observation qui précède, il m'est arrivé de réussir en ne m'occupant plus du malade; j'ai l'air de le considérer comme guéri. L'attention détournée de lui, et voyant qu'on ne s'acharne plus après lui, n'ayant plus de lutte à soutenir ni de manifestation à évoquer, le sujet quelquefois cesse de se plaindre; il continue à guérir spontanément; le combat finit faute de combattants. Ajoutons d'ailleurs que cette résistance, cet esprit de contrariété et de contradiction, luttant contre la suggestion, peuvent avoir quelque chose d'inconscient et d'involontaire.

Observation XXIV. — *Hystérie datant de six semaines. — Crises convulsives. — Hémianesthésie sensitivo-sensorielle gauche. — Vomissements. — Douleurs. — Effets immédiats de la suggestion. — Retour des symptômes. — Guérison en sept à huit semaines. — Rechute au bout de huit mois. — Guérison par suggestion en trois semaines.*

G... (Marie), âgée de seize ans, ouvrière en chaussures, entre à l'hôpital le 17 juin. Il y a quatre ans, elle a été au service pour des symptômes nerveux consistant surtout en douleurs abdominales et points de côté variables.

Depuis six semaines, elle est sujette à des *crises hystériques;* elle s'en rappelle six ou huit; elle en a eu deux il y a cinq jours; la dernière avant-hier. Elle accuse de plus un *point vers le rebord axillaire droit* qui s'irradie vers l'épigastre et revient fréquemment, souvent aussi une douleur vers le flanc droit.

C'est un jeune fille lymphatique, bien developpée, moyennement intelligente. On constate : un *point douloureux au synciput, douleur à l'émergence des nerfs sus et sous-orbitaire gauche. Sensibilité vive dans tout l'abdomen à la pression;* en pressant l'épigastre la respiration devient habitante, la face se congestionne, le malade se renverse sur le ventre, les yeux ouverts largement; au bout de vingt secondes survient de la roideur dans les bras; la crise est imminente. Si on cesse de presser, tout s'arrête.

Douleur vive au quart inférieur de la cuisse gauche jusqu'au-dessous de la rotule.

Hémianesthésie complète sensitivo-sensorielle gauche avec hémianalgésie et abolition du sens musculaire.

On s'assure avec le prisme et l'échelle de Stœber que la vision rétinienne existe, *que l'amblyopie est purement psychique.*

Mouvements choréiformes depuis six semaines dans les mains; mouvements de flexion et d'extension des doigts; elle fléchit par exemple, les doigts de la main droite et les frotte contre le pouce; d'autres fois elle ouvre et ferme alternativement la main; enfin mouvements de pronation et de supination.

Les autres fonctions sont normales; on constate une *dilatation d'estomac* avec clapotement.

La malade est laissée sans traitement jusqu'au 2 juillet. Tous les symptômes persistent. Crise hystérique le 19, pendant 5 minutes, douleurs épigastriques vives l'empêchant souvent de dormir. Nouvelle crise le 25, le 26 et le 27. De plus, à partir du 21, la malade *vomit tout ce qu'elle prend.* Elle quitte l'hôpital le 28, mais rentre le 1er juillet dans le même état, ayant eu tous les jours une crise d'hystérie, une hier soir à six heures, une ce matin 1er juillet à huit heures.

Le lendemain 2 juillet, crise légère de 5 minutes. La malade est *mise en somnambulisme léger* (5e degré) ce jour : *suggestion.* La *vision est restaurée* les autres symptômes persistent les mêmes.

Nouvelle suggestion le 4. L'œil gauche lit à 9 centimètres des caractères de 2 millimètres comme l'œil droit. L'oreille gauche entend à 5 centimètres, l'oreille droite à 7 centimètres. L'*anesthésie sensitive avait disparu hier par suggestion; elle a reparu ce matin.* La sensibilité épigastrique existe encore, mais moindre.

Crise légère ce matin. La *céphalalgie et la douleur épigastrique ont cessé après la suggestion d'hier;* actuellement cette dernière existe, faible. L'hémianesthésie avait disparu, mais est revenue ; la malade voit bien des deux yeux et entend à 4 centimètres 5 des deux côtés. — *Nouvelle suggestion : retour de la sensibilité.*

L'audition se fait à 9 centimètres à droite, 11 centimètres à gauche. Les fonctions sensorielles persistent, mais l'*anesthésie sensitive ne se maintient pas.* Crise hystérique le 7 juillet, pendant dix minutes.

Le 9, on constate une *contracture du membre inférieur gauche en extension* datant de la veille au soir. Une même contracture existait dans la main et l'avant-bras; elle s'est résolue spontanément ce matin. J'endors la malade et je cherche par suggestion à décontracturer le membre; elle résiste beaucoup et je n'obtiens dans ce premier essai qu'un résultat incomplet. Je l'endors de nouveau au bout d'une heure et *par une suggestion vigoureuse, j'obtiens la flexion avec décontracture du membre, en même temps que la disparition de l'hémianesthésie.*

10. — A eu hier une forte crise qui a duré dix minutes. Se plaignait de douleurs de ventre. Actuellement, accuse surtout des maux de tête, des douleurs sternales et un point vers le rebord axillaire droit. L'anesthésie n'existe que dans le membre supérieur gauche.

Par *suggestion à l'état de veille,* sans sommeil, j'obtiens le *retour de la sensibilité dans la main* d'abord, puis dans l'avant-bras, puis dans le bras. Ceci fait, j'endors la malade et *j'enlève par suggestion la douleur de tête, la douleur sternale et le point axillaire.*

Le 12. — Hier, la malade a eu deux crises successives après la visite de sa mère. L'*hémianesthésie a reparu,* sauf dans le tronc et le dos. Nouvelle contracture en extension du membre inférieur. Douleur de tête et à l'épigastre. Par *suggestion hypnotique, je fais disparaître la contracture* en imprimant des mouvements au membre. Ensuite, en quelques minutes, *je restaure la sensibilité* et je fais disparaître les douleurs.

Je résume la suite de l'observation. Crise d'hystérie le 14; deux le 15, une le 17.

La *sensibilité restaurée se maintient;* douleurs épigastriques fréquentes.

Le 19 une crise imminente est arrêtée par la sœur qui lui fait peur de M. Bernheim; car je l'admoneste vivement à chaque crise.

Jusqu'au 3 août, il n'y a plus de nouvelles crises. La malade va assez bien ; l'hémianesthésie reste définitivement guérie; ne restent plus que des douleurs de tête ou thoraciques, qui cèdent à la suggestion, mais reviennent facilement ; et des troubles digestifs, liés à la dilatation d'estomac.

Le 20 et le 21 juillet, *nouvelle contracture de la jambe qui cède chaque fois à la suggestion.*

Le 3 août, à huit heures elle a de nouveau une forte crise convulsive qui dure une demi-heure. Cette crise au dire des malades serait provoquée par l'agitation de la malade qui se livre à des jeux bruyants dans la salle, se cachant sous les lits, etc. Je lui suggère le calme.

Depuis, G... (Marie) n'a plus de crise et va bien; elle reste au service jusqu'en fin septembre, ne se plaint de rien que de quelques troubles digestifs. Je constate encore une ou deux fois un retour d'hémianesthésie qui cède à la suggestion.

Elle s'engage comme domestique à Malzéville et fait très bien son service.

La *guérison, à peu près totale, a mis sept à huit semaines environ à se faire.*

G... (Marie) revient à l'hôpital le 28 avril 1887. Elle dit avoir été très bien portante jusqu'il y a quinze jours. Sans cause connue, elle fut prise pendant son travail d'un accès d'hysterie convulsive qui dura une heure, sans souvenir au réveil. Après elle se sentit fatiguée, avec céphalalgie, bourdonnements d'oreilles et insensibilité du côté gauche; l'*oreille gauche resta sourde* et l'*œil de ce côté voyait moins distinctement*. Depuis la *céphalalgie* a continué, frontale, gravative ; en outre *douleurs abdominales continues,* souvent crampes d'estomac, sans nausées, ni vomissements ; enfin elle accuse des sensations de chaleur vers la tête, des sueurs abondantes et de fréquents battements de cœur.

Après cette première crise, la malade resta huit jours sans en avoir, puis en eut trois dans la semaine, moins fortes et durant une demi-heure.

Les règles, suspendues depuis cinq mois, ont apparu le jour de son entrée, abondantes.

Le 2 mai, on constate une *douleur vive à la pression* de la région *épigastrique* et *dans le côté droit du ventre*, une *céphalalgie frontale* et *syncipitale;* une *hémianesthésie sensitivo-sensorielle gauche* : l'oreille est absolument sourde, l'œil gauche reconnaît les couleurs, voit un peu, mais trouble.

L'*hémianesthésie est enlevée instantanément par suggestion;* nous ne laissons subsister à dessein que l'anesthésie olfactive, et gustative; crise d'hystérie à six heures du soir.

Le 3, va bien ; la sensibilité se maintient. N'accuse qu'un point douloureux vers la partie inférieure droite du ventre.

Le 11 mai : la malade va bien, n'a plus eu de crise. Les crampes d'estomac et le mal de tête ont cessé. L'*anesthésie sensitive existe de nouveau;* l'œil et l'oreille ont leur sensibilité, les sens gustatif et olfactif gauche sont absents. *Suggestion;* l'*hémianesthésie disparaît.*

Le 17 mai, on la constate de nouveau. Plus de crises. N'accuse qu'une douleur à la partie inférieure droite de l'abdomen. Continuation de la suggestion : les *sens gustatif et olfactif sont restaurés.*

Le 21 mai, va bien. Plus de crise. La sensibilité se maintient. On note encore une digestion un peu lourde et une douleur à la partie inférieure du ventre qui disparaît par suggestion, mais revient au bout de quelques heures.

Le 25 mai, cette douleur a totalement disparu; le malade reste encore une dizaine de jours au service, sans accuser aucun symptôme.

Ainsi cette rechute ou seconde série de manifestations hystériques a cédé à la suggestion *en trois semaines.* Il n'y a plus de nouvelles crises d'hystérie après deux jours de suggestion.

Observation XXV. — *Hystérie ancienne reparue depuis huit mois à la suite d'une fausse couche avec pelvi-péritonite. — Hémianesthésie sensitivo-sensorielle, douleur, boule, battements de cœur. — Effets d'abord passagers de la suggestion. — Guérison totale en douze jours.*

Catherine V..., âgée de vingt-deux ans, journalière, entre

à l'hôpital le 12 mars 1887 dans mon service; elle est sortie le 3 mars du service de mon collège M. Spillmann où elle était restée quatre mois.

A l'âge de dix-huit ans, à l'occasion de l'apparition des menstrues, elle fut atteinte de *paraplégie complète* pour laquelle on l'envoya du Luxembourg à Paris; elle fut traitée à l'Hôtel-Dieu par Hérard; les jambes étaient raides; il n'y avait aucune douleur. Elle fut traitée par des frictions, par l'électrisation, par l'application d'aimants pendant huit mois. La paraplégie aurait duré un an, puis *guérit brusquement sans cause;* mais elle continua toujours à traîner la jambe gauche.

Depuis deux ans, le malade accuse des battements de cœur, tousse et crache un peu, n'a pas eu d'hémoptisite.

Il y a huit mois, elle fit une fausse couche à six mois et demi, à la suite d'une chute dans la cave. Trois jours après elle accouchait. Elle continua à avoir des pertes abondantes pendant deux mois, sang liquide et caillots, avec douleurs abdominales et vomissement. Elle fut traitée à l'hôpital de Longwy pour une péritonite pelvienne; on lui appliqua deux vésicatoires et des pointes de feu. Elle aurait en aussi à l'hôpital de *grandes crises d'hystérie,* mais elle ne se rappelle pas combien.

La péritonite finit par guérir; les règles revinrent, mais peu abondantes et toujours en retard.

Elle entra au service de M. Spillmann pour sa bronchite et une *forte douleur dans la jambe gauche* occupant surtout le jarret; pendant quelque temps, dit-elle, les *deux jambes* furent prises; *elle ne les sentait pas* et ne pouvait les remuer. De plus, *il fallut la sonder* pendant trois semaines. Elle fut traitée par l'électrisation et les enveloppements froids.

Le 14 mars, on note : tempérament lymphatico-nerveux, constitution débilitée. Température 37,2. Pouls 120 régulier, égal. Respiration 46, assez haletante. A l'examen de la poitrine, on constate une respiration nette, sans râles; la pointe du cœur bat normalement; les battements réguliers, sans souffle, deviennent tumultueux quand le malade marche.

Léger tremblement dans les doigts. Accuse une *douleur dans les tempes,* souvent des *étouffements;* à la moindre contrariété, *sensation d'un corps étranger qui monte de l'épigastre* au larynx.

Hémianesthésie du côté gauche à la face, au *membre supérieur* à l'exclusion de la main qui sent et de *tout le membre inférieur gauche*. La poitrine, le dos, l'abdomen restent sensibles à gauche. — *Douleur très vive dans la région sus-ombilicale gauche*. — *Anesthésies sensorielles gauche;* l'œil voit indistinctement, ne peut pas lire, ni reconnaître les couleurs : le rouge est signalé comme jaune; le bleu et le vert comme noir; le jaune rouge jaune, le noir gris, le blanc est blanc. De plus la malade accuse de ce côté une sensation de vertige et d'obnubilation. L'autre œil voit bien. L'oreille ne perçoit la montre que si elle est appliquée contre elle. Les sensations gustatives et olfactives sont abolies du même côté. On s'assure par l'expérience du prisme, que l'*amblyopie et la dyschromatopsie* sont purement *psychiques*. La malade dit qu'elle voyait peu de l'œil gauche depuis trois ans.

La malade est facilement *mise en somnambulisme* le 14. L'*hémianesthésie sensitive est enlevée, mais elle a reparu le lendemain*. La malade se trouve mieux, n'a plus de battements de cœur au repos, respire mieux.

Le 16, on constate la même répartition de l'anesthésie sensitive et sensorielle, douleurs à la pression du creux épigastrique, dans la région sus-ombilicale gauche et à la pression profonde au-dessus de l'aine droite. *Continuation des suggestions*.

17. Dans la nuit a eu un *mal de tête sus-orbitaire* intense qui l'a empêchée de dormir et persiste encore ce matin, *Il est enlevé et la sensibilité restaurée par suggestion*. La *vision est aussi restaurée*.

18. Va bien; a moins de battements de cœur. L'*anesthésie a reparu;* ainsi que l'amblyopie; la *dyschromatopsie a définitivement cédé;* les couleurs sont vues telles qu'elles sont, sauf le noir qui est vu gris. *Suggestion*.

Le 19, ne se plaint de rien; a bien mangé et bien dormi; les douleurs à la pression sont très légères. Elle peut lire de l'œil gauche, mais l'acuité visuelle est encore faible. L'*anesthésie sensitive revient*.

Le 22, la sensibilité restaurée s'est maintenue depuis hier. La malade lit mieux de l'œil gauche; la *pression profonde de l'abdomen n'est plus du tout douloureuse*. Un peu de sensibilité dans le jarret droit. Les battements de cœur n'existent plus que pendant la marche.

Le 23. Va très bien, *Restauration parfaite de la sensibilité du corps et de l'œil;* les autres sens auditif, gustatif et olfactif restent abolis.

Le 24. La malade dit avoir eu sa jambe droite endormie toute la nuit et ne pas la sentir. On constate ce matin une *hémianesthésie avec hémianalgésie droite complète;* le sens musculaire persiste.

La sensibilité sensorielle ne s'est pas modifiée.

Le 25 même état. La *sensibilité est restaurée par suggestion.*

Le 26, cette restauration persiste, sauf à la face qui est insensible à droite. L'oreille droite perçoit la montre très loin; la gauche seulement à 3 centimètres et demie *Restauration de la sensibilité à la face par suggestion.*

Le 26 au soir, à cinq heures la malade est prise d'un frisson d'une heure, suivi d'un point de côté à l'aisselle gauche; la température est à 39,8 le 27 au matin, à 40° le soir, le pouls à 128; le 28 au matin, température 38,4; pouls 124.

Toux, expectoration visqueuse jaunâtre; à l'examen de la poitrine, submatité et respiration obscure dans les trois derniers espaces gauches. Le point disparaît le 28; la température le soir est à 39°, le pouls à 128. Le lendemain 29, température 28°, pouls 108 le matin; 38°,8 pouls, 116 le soir. — Le 30 au matin la température est à 37°, la pneumonie a fait sa défervescence. Le 30 et le 31 au soir la température s'élève encore à 38,6, puis elle redevient normale matin et soir. Pendant ce temps, aucun symptôme nerveux; la *sensibilité restaurée se maintient.*

Le 2 avril, la montre est entendue à droite à 4 centimètres; *suggestion quotidienne pour augmenter l'acuité de l'ouïe :* le 5 avril, *la malade entend jusqu'à 16 centimètres de distance;* le 18 à 18 *centimètres de distance. L'olfaction et la gustation sont aussi restaurées par suggestion.*

La malade continue à très bien se porter, et, sauf quelques battements de cœur provoqués par la marche, ne ressent pas le moindre malaise. Elle reste à l'hôpital jusqu'au 14 mai et sort guérie.

La *guérison à peu près totale par suggestion a été obtenue dans l'espace de douze jours environ.*

Observation XXVI. — *Hystérie masculine depuis l'âge de douze ans, chez un jeune homme de vingt et un ans. — Guérison au moins passagère par la suggestion hypnotique avec isolement.*

Le 30 janvier 1887, mon maître et collègue M. Herrgott, me prie de voir le jeune Léon X..., âgé de vingt et un ans, et qui depuis l'âge de douze ans était affecté d'une *maladie hystérique*. C'est un garçon vigoureux, bien constitué, dont la famille ne paraît pas entachée de diathèse nerveuse.

Depuis la fin de décembre, l'affection s'est aggravée; elle se traduit par un malaise continu, avec *pleurs, gémissements* et *sensation de constriction* à la gorge. Sur ce malaise continu, se greffent des *crises aiguës*. Il en a eu au moins six dans le courant du mois; ces crises commencent par un serrement plus intense à la gorge; c'est une véritable strangulation; la sensation d'oppression et d'essoufflement devient excessive; la face se congestionne, devient vultueuse; il y a un tremblement généralisé, sans convulsions ni contracture; le malade pousse des cris plaintifs, aigus, épouvantables, qui mettent toute la maison en émoi; et cet état dure plusieurs heures. Les cris, dit-il, sont déterminés par la sensation de constriction laryngée; quand il a bien crié, cette constriction se dissipe, la détente se fait; il reste une grande fatigue qui se répare dans un sommeil profond.

Pendant toute cette période de malaise, il est impuissant à travailler physiquement ou intellectuellement; il ne peut ni lire ni écrire, il se sent *incapable d'une attention soutenue;* quelquefois, il reste une à deux minutes avant de répondre aux questions, soit impuissance de parler, soit absence de mémoire. S'il doit se lever de son siège, il demeure parfois aussi deux ou trois minutes sans pouvoir le faire; il ne peut saisir un objet. De même dans ses promenades, il lui est arrivé plusieurs fois de rester dix minutes sans pouvoir continuer à marcher, comme enchaîné par une inertie irrésistible. Mais, d'autres fois, il est libre de ses mouvements et de ses paroles; il n'a que l'inaptitude au travail physique et psychique.

Il n'a d'ailleurs ni frayeur, ni hallucinations; il se rend

compte de tout; il paraît subir des impulsions dont il ne peut triompher.

Souvent, il est *irritable* sans motifs ; plus sa famille essaie de le calmer, plus son état nerveux s'exaspère; le moindre mot, le moindre geste est interprété à rebours et détermine des cris violents avec pleurs et colère.

Il est très impressionnable dans ces périodes; un accident léger, le récit d'un événement un peu triste l'émotionne au plus haut point, fait battre son cœur et réveille la strangulation; il est d'une sensibilité excessive aux bonnes paroles et très violemment ému par la moindre admonestation.

Les autres fonctions d'ailleurs s'exécutent bien; aucun trouble de sensibilité ; aucun point douloureux ; pas de boule épigastrique ; la digestion est toujours bonne. Pendant les fortes crises, la strangulation l'empêche de manger.

C'est, d'ailleurs, un garçon très intelligent qui rend très bien compte de son état dans l'intervalle de ses crises.

Voici la note qu'il m'a remise sur la marche de son affection, après sa guérison :

« Elle a commencé vers la fin de juillet 1878, à l'âge de douze ans, à Rocroy, sans cause, par des tourments d'esprit violents, des idées noires et un peu de fatigue, mais sans impossibilité de travailler.

Pendant l'année scolaire 1878-1879, classe de cinquième, faite à la maison, les tourments d'esprit sont moins fréquents, mais il suffisait d'une lecture pour les réveiller.

Pendant l'année scolaire 1879-1880 faite au collège de Reims, comme interne, les tourments d'esprit deviennent aussi violents qu'en sixième, et pour la première fois cette année, apparurent des pleurs sans motifs, pleurs qui duraient quelquefois deux heures, sans interruption; je pleurais bien le quart du temps et dans l'intervalle j'éprouvais une tristesse profonde; je pouvais néanmoins travailler.

Pendant l'année scolaire 1880-1881, la maladie a commencé à prendre une forme intermittente ; des périodes de calme alternaient généralement avec des périodes d'agitation, de trois mois en trois mois. Ainsi, d'octobre à fin janvier, calme. En février, mars, avril, nouveaux tourments d'esprit avec pleurs et sanglots, moindres que l'année précédente. Mais absence complète de mémoire, qui ne me permettrait pas de travailler; et de plus, sensation de lourdeur avec engourdissement dans les doigts, surtout le matin : pas encore de crises.

De mai jusqu'à la fin de l'année, calme ; j'ai recommencé à travailler. Pourtant, cette interruption n'était pas complète. En juillet, à un moment où j'étudiais très bien, j'ai eu ma première crise ; elle était moins forte que ne le furent les suivantes. (Les crises sont analogues à celles que j'ai décrites plus haut.)

Année 1881-1882 ; classe de seconde. Les mois d'octobre, novembre, décembre sont de nouveau, comme les mois de février, mars et avril ; agitation morale, pleurs ; lourdeur dans les doigts plus forte, absence complète de mémoire ; elle renait un peu pendant le cours de décembre.

En janvier, calme : je puis travailler jusqu'à la fin de l'année sans interruption ; au printemps, j'ai deux ou trois crises, pas encore complètes, à un moment où j'étudiais.

Année 1882-1883. Je suis ma rhétorique, péniblement, jusqu'au commencement de mai, non sans quelques absences occasionnées par des douleurs qui m'avaient empêché de me lever le matin ou par des pertes momentanées de mémoire qui avaient entravé mes études.

A la fin de mars et au commencement d'avril, pour la première fois, j'ai des crises violentes, complètes et se succédant presque sans interruption ; elles diminuent de nombre et d'intensité graduellement pendant le mois de mai.

Le 1er juin, je vais assez bien pour reprendre les cours du lycée que je suis jusque vers l'époque du baccalauréat ; je suis refusé à cause de mes interruptions forcées pendant l'année.

En août, les crises deviennent aussi violentes qu'avant. Vers la fin d'août jusqu'au commencement de novembre, je fais de l'hydrothérapie à Benfeld ; les crises disparaissent, mais font place à une inertie de corps et d'esprit, impossibilité de m'occuper ni de me distraire d'aucune façon, lourdeur dans les doigts, pleurs sans motifs, idées noires.

Cela s'améliora graduellement après que j'eus quitté l'établissement, année 1884. Je reprends le cours de rhétorique au lycée ; je le suis avec une grande [facilité jusqu'au mois de juin.

A ce moment arrive une des périodes les plus mauvaises : pas de crises, mais impossibilité de me lever, de remuer, de répondre à qui me parlait; j'étais comme paralysé de corps et d'esprit. En septembre, octobre et novembre, je vais bien; je puis travailler. J'essaie de nouveau de me présenter au baccalauréat, à la session de novembre; je suis refusé pour une composition inachevée.

En novembre, le malaise recommence, je manque de nouveau les classes. Le 1er janvier 1885, je quitte définitivement le lycée et je cesse mes études; je passe tout le printemps en Alsace, à la campagne : malaise continuel, crises peu violentes, mais impossibilité complète de travailler.

Au mois de mai, je me rétablis; le 24 juin, je m'engage pour cinq ans au 8e bataillon de chasseurs à pied, à Amiens. Pour la première fois, l'interruption de ma maladie est parfaite; je prends goût pour les exercices du corps et je fais seize jours de manœuvre. Cela dure quatre grands mois.

Au mois de novembre, le service commence à me fatiguer; pendant ce mois, je suis exempté par le major pendant dix jours.

Au mois de décembre, retour des malaises et des lourdeurs dans les doigts; le major m'envoie dix-huit jours en congé de maladie.

A mon retour, comme mon état ne faisait qu'empirer, le major m'envoie à l'hôpital militaire où je suis en observation jusqu'au 5 février 1886 et l'on me renvoie dans mes foyers à titre de congé de réforme.

Depuis février jusqu'à Pâques, je suis paralysé de corps et d'esprit, ne pouvant m'occuper de rien et comme au printemps précédent j'ai quelques crises légères au mois d'avril.

De mai jusqu'en novembre, je vais de nouveau très bien.

Cela se gâte en décembre et vers la fin de ce mois, crises violentes, malaise continu; les crises se continuent en janvier 1887 ».

C'est alors que je fus appelé à voir le malade.

J'essayai de l'*hypnotiser* en présence de mon collègue M. Herrgott; le malade arrive facilement au second degré. Après suggestion, pendant dix minutes, *il se trouve calme*, ne ressent plus de malaise. Je continue les *suggestions tous les jours* pendant le mois de février; pendant une huitaine de jours, il n'a plus de grande crise, mais reste toujours impressionnable, avec une sensation de serrement à la gorge. Puis les crises réapparaissent; la suggestion n'a qu'un effet passager. Le malade est irrité par son entourage; le moindre mot l'énerve et l'agite.

Je juge utile de le soustraire à l'influence du milieu et de l'isoler; je le fais entrer au pensionnat de l'hôpital, où il couche et prend ses repas, restant libre d'ailleurs toute la journée de se promener, mais avec défense de rentrer chez lui. Depuis son entrée à l'hôpital, il n'a plus de crises; la lourdeur des doigts, le malaise disparaissent graduellement; il devient susceptible d'application, sans pouvoir cependant reprendre son travail.

Dans les premiers jours d'avril je le trouve assez bien pour l'autoriser à rentrer chez lui. Il revient tous les jours se faire hypnotiser. Le mois d'avril est bon; la guérison semble se consolider.

Mais en mai le malaise reparaît peu intense; il accuse de la lourdeur dans les doigts, de l'obnubilation dans les idées, cela se dissipe momentanément par la suggestion. Vers le milieu du mois il est pris d'une crise violente, pendant une promenade dans les bois. Quelques jours après, on m' appela pour une nouvelle crise avec strangulation, cris épouvantables; il se roule à terre sans pouvoir se relever; la figure se tord exprimant l'angoisse; cela dure une heure.

J'engage ses parents à le réintégrer au pensionnat de l'hôpital; il y reste pendant les mois de juin, juillet et août.

Je l'*hypnotise tous les jours;* il arrive au troisième degré; je le laisse dormir pendant une demi-heure chaque jour, lui suggérant le calme et la guérison.

Trois jours après sa rentrée à l'hôpital, tous les malaises, engourdissement, obnubilation, serrement de gorge, avaient totalement disparu. Il n'a plus eu depuis le plus léger trouble. « Pendant tout le courant du mois de juin, dit-il, je puis m'occuper à ce que je veux; à partir du mois de juillet, je puis même m'adonner à un travail intellectuel très soutenu, sans fatigue, ce qui ne m'était jamais arrivé depuis le commencement de ma maladie, même dans les meilleurs moments. »

Actuellement, 20 octobre, Léon H... a quitté l'hôpital, et se sent plus sain de corps et d'esprit qu'il ne l'avait jamais été.

La guérison se maintiendra-t-elle? Je l'espère, la suggestion aidant.

OBSERVATION XXVII. — *Aphonie hystérique datant de deux mois. — Guérison rapide par suggestion hypnotique.*

Mme C. L..., âgée de trente ans, est hystérique depuis une douzaine d'années. Elle a souvent des accès de sommeil hystérique, durant de une demi-heure à deux heures et plus, quelquefois plusieurs par jour; elle a rarement des attaques convulsives : mais strangulation, sensation de boule, ovarialgie gauche, hémianesthésie gauche, rien n'y manque. C'est une jeune femme pâle, lymphatique, intelligente, sans exaltation. Tous les traitements divers, bromure, hydrothérapie, ont été essayés sans grand succès. Après avoir habité Nancy pendant quelques années, la jeune femme est allée habiter Strasbourg. Je l'avais perdue de vue depuis quelques années, quand, en janvier 1884, je rencontre son mari : il m'apprend que mon ancienne cliente est atteinte depuis deux mois d'une aphonie complète qui a été réfractaire à toutes les médications. Je l'engage à me l'envoyer à Nancy, où je pense pouvoir la guérir par suggestion hypnotique.

Elle arrive vers le 15 *janvier* 1884. Elle a une extinction de voix complète, sans douleur, ni spasme. L'hémianesthésie gauche sensitive non sensorielle, existe. La santé générale est assez bonne; les crises de sommeil hystérique sont assez fréquentes, plusieurs par semaine.

J'essaie en vain de la faire parler; elle ne peut articuler. J'électrise en vain la partie extérieure du larynx, en affirmant que la voix va revenir, rien. J'essaie alors de l'hypnotiser; mais elle est impressionnée, a des spasmes, de l'angoisse nerveuse : je crains une crise; je suspends. Le lendemain j'essaie de nouveau, avec douceur, en lui suggérant qu'elle n'a aucune angoisse et qu'elle est calme, qu'elle respire bien. *Elle s'endort en sommeil profond*, sans souvenir au réveil. Mais pendant son sommeil, elle ressent du malaise, une sensation de pesanteur épigastrique et thoracique; puis elle ne répond plus aux questions; la catalepsie suggestive n'existe plus ; elle n'est plus en rapport avec moi. Ce n'est plus le sommeil hypnotique, c'est une crise de sommeil hystérique. Je ne parviens pas à la réveiller. Au bout d'une demi-heure, elle se réveille spontanément.

Le troisième jour, je l'hypnotise facilement ; elle tombe en somnambulisme; je calme l'angoisse par suggestion, et la crise de la veille ne se reproduit pas. Je suggère la disparition de l'hémianesthésie et de l'aphonie. Au réveil, la première a complètement disparu, l'aphonie persiste.

Le quatrième jour, hypnotisation facile; *somnambulisme*. Je cherche à lui donner des idées gaies, à éloigner toute tristesse. Comme elle tend à retomber dans son anxiété, à évoquer sa strangulation laryngée, je lui fais entendre de la musique; elle réalise très bien les hallucinations; et comme elle adore la musique, sa figure s'épanouit; elle suit du geste, de la main et du pied, et, grâce à cette *diversion musicale, l'anxiété, précurseur d'une crise, disparaît*. Alors, profitant de cette détente, je lui dis : « Vous savez, vous allez être guérie bientôt, dans quelques jours. Votre voix va revenir. Et tenez, vous allez savoir quel jour vous serez guérie, vous pourrez parler ; c'est bientôt. Dans combien de jours ? » Elle me dit : « Dans huit jours. » — « C'est bien, dis-je, dans huit jours, ce sera jeudi prochain. » — « Oui, dit-elle, jeudi prochain. » — « Alors, c'est entendu, jeudi prochain, quand je vous aurai endormie à votre réveil, vous parlerez. » — « Oui, dit-elle. » A son réveil, elle ne se souvient de rien.

Je continue à l'endormir tous les jours ; c'est une somnambule parfaite; les hallucinations post-hypnotiques réussissent très bien chez elle. Quand l'anxiété veut se manifester pendant son sommeil, je réussis toujours à la dissiper par diversion musicale. A chaque séance, je lui fais répéter qu'elle parlera jeudi prochain.

Le jeudi arrive. Elle n'a aucune prévision qu'elle doit parler; j'essaie en vain de la faire parler avant la séance; rien. Elle se plaint d'une sensation de constriction laryngée. « Je crois que cela va plus mal », dit-elle. Je l'endors : elle promet qu'elle parlera. Au réveil, elle sent une vive angoisse laryngée ; je crains qu'elle n'ait une crise nerveuse ; je la rendors une seconde fois et lui suggère que le spasme se dissipe, qu'elle n'a plus aucun malaise et qu'elle parlera sans aucune difficulté. Au réveil, elle dit d'abord d'une voix faible : « Je crois que je puis parler. » Je lui fais prononcer son nom à haute voix; elle le prononce, essayant, n'osant pas, comme une personne qui, après un long séjour au lit, essaie de marcher pour la première fois et n'ose pas s'aventurer. Mais la voix est revenue claire, limpide; le soir, elle parle comme avant l'aphonie et celle-ci ne s'est pas reproduite.

Je veux essayer du même procédé pour la guérir de ses crises hystériques. Je la rendors les jours suivants et je suggère qu'elle sera bientôt débarrassée de ses crises; je l'amène à me fixer une date. Elle me dit que les crises vont continuer pendant quelques jours, mais que, après son retour à Strasbourg, quelque temps après son époque menstruelle, elles disparaîtront. Je lui suggère de rêver pendant trois nuits de suite que ses crises vont disparaître, comme elle vient de me le dire : ces rêves ont, en effet, lieu.

La malade retourne à Strasbourg. Pendant une quinzaine de jours, elle a encore des crises nerveuses ; puis, au bout de ce temps, elles disparaissent à peu près totalement. L'aphonie est restée guérie jusque dans ces derniers temps. Voici ce qu'elle m'écrit le 13 janvier 1886 : « J'ai eu une pleurésie qui m'a tenue pendant deux mois. Quant aux crises, j'en ai très rarement. Même pendant ma maladie, aux moments où je souffrais le plus, je n'en ai presque pas eu. Mais ce que j'ai de nouveau depuis six semaines et ce qui résiste à tous les traitements, c'est une extinction de voix semblable à celle que j'ai eue au moment où vous m'avez traitée par l'hypnotisme. Elle m'est venue pendant la convalescence, à la suite d'un spasme à la gorge qui m'a empêché d'avaler quoi que ce soit. Le Dr L... m'électrise depuis une quinzaine de jours. Si, d'ici à quelque temps, je ne vois pas d'amélioration, j'irai vous voir à Nancy, si vous le jugez utile. »

Observation XXVIII. — *Aphonie datant de huit jours chez une dame nerveuse. — Guérison immédiate par suggestion hypnotique.*

Mme O..., âgée de cinquante-cinq ans, habituellement bien portante, a tous les ans, dit-elle, en hiver, un *enroue-*

ment qui dure six semaines. Actuellement, 23 janvier 1887, elle a cet *enrouement complet depuis huit jours,* sans toux ni expectoration; elle a une glande au-dessous de l'oreille droite avec douleur au côté droit du cou, depuis quinze jours à trois semaines.

Mme O... n'a jamais eu de vraie crise de nerfs; mais elle a eu assez souvent, tous les six semaines ou deux mois en moyenne, ce qu'elle appelle des *crispations,* avec douleur de poitrine, *sensation de boule, étouffement,* malaise dans les membres; jamais de perte de connaissance; cela dure quelquefois trois ou quatre heures. Mme O... a huit enfants tous nerveux; une fille est sujette à des crises d'hystérie; elle est très hypnotisable en sommeil profond, et j'ai deux fois réussi à l'hypnotiser en pleine crise et à dissiper l'accès, sans qu'au réveil elle se rappelât que j'aie été là.

Un autre de ses petits garçons a eu des crises nerveuses d'apparence syncopale dont je l'ai débarrassé par suggestion hypnotique; il était aussi susceptible d'être mis en sommeil profond.

Je pensai donc que la mère était suggestible et que son *aphonie* était sinon d'origine nerveuse, au moins aggravée et entretenue par la diathèse nerveuse.

Je l'endors; en quelques secondes elle est en *somnambulisme.* Je lui *suggère* la disparition totale de l'aphonie; je la fais parler à haute voix. Au bout de quelques minutes, je la réveille. A son grand étonnement, *sa voix est revenue;* elle est restée guérie de son aphonie.

III

AFFECTIONS NÉVROPATHIQUES

Observation XXIX. — *Symptômes hystériformes. — Sensation de vide dans la tête et bourdonnements d'oreille, inertie morale. — Disparition presque totale, rapide de ces symptômes, par suggestion hypnotique.*

S. N..., vingt et un ans, employé de commerce à Paris, vint me voir le 12 avril 1886.

Le 2 *janvier*, dit-il, l'affection commença; il se trouvait à Paris, un peu triste et ennuyé d'avoir quitté la place qu'il occupait, depuis trois semaines. A neuf heures et demie du soir, il eut une sensation de frisson, dit-il, dans tout le thorax et à la tête au-dessus de l'œil gauche, cela dura cinq minutes. Déjà couché dans son lit, il se leva et passa la nuit sur son fauteuil à grelotter et à trembler. Le lendemain, il garda la chambre, se purgea : au bout de cinq à six jours, son malaise avait à peu près disparu. Vers le 8 janvier, dans la nuit, il eut une crise violente avec convulsions, inconscience, délire, agitation ; le médecin resta cinq heures avec lui; la crise dura jusqu'à six heures du matin (crise hystérique).

Quelques jours après, il était de nouveau bien; mais huit jours après la précédente crise, une nouvelle crise survint qui dura trois à quatre heures. Il revint dans sa famille à Châtenois (Vosges), puis consulta un médecin à Nancy, qui prescrivit des bains; le second amena une syncope (?) qui dura un quart d'heure. Depuis, il n'a pas eu de nouvelles crises. Mais vers le commencement de février, il fut en proie à une agitation nocturne qui dura trois semaines, il lui fut impossible de rester couché; il dut se relever et rester levé sans sommeil toutes les nuits. A ce moment, il accusait dans la tête une sensation de lourdeur survenant par accès durant un quart d'heure, cinq à six fois par jour. Cette lourdeur se dissipa au bout de quinze jours et fit place à une sensation de vide dans la tête qui persista depuis avec ténacité. Depuis ce moment aussi, il accuse un bourdonnement continu dans l'oreille droite; ce bourdonnement a existé aussi dans l'oreille gauche, mais l'a quittée au bout de quelques jours. Enfin, il a fréquemment depuis six semaines une sensation de constriction à la gorge qui, très intense et presque continue pendant quinze jours, l'a empêché de manger.

C'est un garçon bien constitué, bien que lymphatique; il est habituellement triste et morose. Nous ne découvrons aucun antécédent dans sa famille. Le 12 avril, à ma consultation, il accuse deux phénomènes principaux : une sensation continue de vide dans la tête qu'il localise surtout aux deux régions temporales, et un bourdonnement persistant dans l'oreille droite. Depuis deux mois, il ne lit plus, n'écrit plus, se sent incapable de travailler, n'a de goût pour rien, ne veut pas se promener; il reste la tête appuyée sur ses mains, se plaignant toujours; il craint que son cerveau ne soit dérangé, cette idée fixe l'obsède; il est triste et démoralisé. Cependant l'appétit est bon et il dort bien.

Je le mets en *somnambulisme avec une facilité singulière*, par simple affirmation qu'il va dormir. Je suggère la disparition du vide dans la tête et du bourdonnement dans l'oreille, la gaîté, la confiance. Au réveil, *il sentait la tête mieux;* mais la sensation de vide persistait encore un peu, *le bourdonnement avait disparu.*

13. — Le malade dit que la tête était un peu plus lourde hier soir, mais la sensation de vide est revenue. Le bourdonnement, qui avait cessé pendant plusieurs heures, a reparu, mais moins intense. Il dit que sa vue se fatigue tout de suite quand il lit un peu; cependant son acuité visuelle est normale. Je le mets *en somnambulisme trois fois de suite;* je lui réitère chaque fois la suggestion que tous les phénomènes morbides ont disparu. Les deux premières fois, on le voyait, après chaque réveil, chercher immédiatement avec ses mains sur la tête à évoquer ses sensations: « Là, là; c'est toujours le vide; c'est toujours le bourdonnement. » A la troisième suggestion seulement, il convient, au réveil, *que le bourdonnement a disparu*, *que la tête est plus lourde*, c'est-à-dire moins vide.

14. — Dans la journée d'hier, il n'a presque pas eu de bourdonnement d'oreille, le vide dans la tête était moins fort. Dans la soirée, il a eu des moments de gaîté, convenant qu'il allait bien. Depuis ce matin, il accuse de nouveau le vide dans la tête et un léger bourdonnement; de plus, un mal de gorge. Au réveil, il ne sent plus rien après une suggestion vigoureuse et répétée.

15. — Le bourdonnement d'oreille disparu hier n'a reparu que ce matin, à huit heures, très léger; le vide dans la tête est beaucoup moindre. Son parent qui est avec lui me dit qu'il allait réellement mieux, mais qu'il hésite à en convenir, qu'il cherche toujours quelque chose. *Nouvelle suggestion*, je suggère la gaîté, la confiance. *Au réveil, il avoue qu'il va bien.*

16. — Le bourdonnement d'oreille n'a pas reparu. X... accuse un peu de vide dans la tête. Il était hier plus gai, s'est promené avec plus de goût qu'auparavant. *Suggestion.*

17. — L'amélioration a continué : *le bourdonnement d'oreille a définitivement disparu ; la sensation de vide n'est que très légère.* Il se sent *plus confiant, plus sûr de lui.* — La physionomie est plus sereine. Le malade est reparti à Châtenois ; il m'écrit à la date du 21 avril qu'il continue à aller bien et qu'il verra après les fêtes de Pâques s'il est nécessaire de venir encore me voir. Il n'est pas revenu.

Observation XXX. — *Aphonie nerveuse depuis un mois. — Guérison par simple affirmation.*

M. B..., jeune fille de seize ans, domestique, entre dans mon service clinique le 3 *mars* 1885. Petite, délicate, lymphatique, elle tousse sans expectorer depuis vingt-cinq jours; depuis dix jours, elle a eu des points de côté, de l'inappétence depuis quinze jours ; de l'enrouement depuis un mois; l'aphonie est complète depuis trois semaines. Aménorrhée depuis six mois. On constate en avant de la submatité au quatrième espace intercostal droit, et des râles sous-crépitants à partir du troisième ; en arrière submatité légère à droite, depuis la fosse sous-épineuse jusqu'en bas, de l'expiration légèrement soufflée dans les deux sommets avec râles sous-crépitants fins : d'ailleurs pas de fièvre. *Diagnostic : tuberculose pulmonaire à évolution lente.*

Le 7, l'état reste le même, l'aphonie persiste complète. Pas de toux ni d'expectoration ; le malade n'ayant ni dysphagie ni douleur laryngée spontanée ou provoquée, ni fièvre, la tuberculose étant stationnaire, je me demande si *l'aphonie n'est pas nerveuse.* Je dis aux élèves que l'aphonie nerveuse cède quelquefois instantanément à l'électrisation qui peut agir par son influence simplement suggestive. J'envoie chercher l'appareil à induction. Avant de m'en servir, je veux essayer la *simple suggestion à l'état de veille, l'affirmation.* Je dis à la malade : « Je vais vous rendre votre voix » ; et pendant que j'applique la main sur le larynx et que j'imprime quelques mouvements à l'organe, j'ajoute : « Maintenant, vous pouvez parler à haute voix. Dites A ». Elle dit d'une voix aphone : A. J'insiste à haute voix : « Vous pouvez parler. Dites : A, A ». Elle prononce d'une voix nette : A ; puis B. » Maintenant, dites : « Marie. » Elle dit : « Marie », et continue à parler très distinctement. L'aphonie était bien nerveuse, *elle était guérie par simple affirmation.*

Je dis alors aux élèves : « Cette malade, si impressionnable par simple affirmation, doit être facilement hypnotisable. » En effet, je lui ferme simplement les yeux et je lui dis : « Vous dormez. » Elle est en sommeil profond ; les bras restent en catalepsie suggestive ; l'anesthésie suggestive est complète ; on peut lui donner des hallucinations pendant son sommeil ; mais les suggestions post-hypnotiques ne réussissent pas. L'aphonie reste définitivement guérie.

L'insomnie dont elle se plaignait disparaît aussi par suggestion au bout de deux jours. Le 10, la malade se plaint de céphalalgie. Sommeil provoqué et *suggestion le matin.* La céphalalgie disparaît peu à peu dans l'après-midi.

La malade quitte l'hôpital le 26 *mai*, parlant bien, dormant bien, ne se plaignant de rien ; l'inappétence seule a résisté jusqu'à ce jour à la suggestion.

Observation XXXI. — *Epilepsie : tremblement des mains, insomnie, céphalalgie consécutifs, guéris par suggestion. Augmentation de la force dynamométrique.*

Alphonse L..., tisserand, âgé de quarante ans, entré le 21 octobre 1884, est un épileptique. Pas d'antécédents héréditaires directs. Pendant l'âge de six à treize ans, il a eu des abcès ganglionnaires suppurés dans la région sous-maxillaire. A huit ans, première attaque sans aura ; quatre ans après, si ses souvenirs sont précis, ce qui est toujours douteux pour les épileptiques, il aurait eu la seconde précédée d'une sensation de feu qui lui traversait la tête, d'un coup sur le crâne, de pesanteur épigastrique, de frayeur, de flexion et d'extension alternatives du pouce. Il aurait été assez bien portant, sauf de petites attaques jusqu'à vingt ans. Depuis, les attaques sont plus fréquentes ; il y a quatre ans, il se cassa le bras en tombant. Sa femme raconte qu'il a quelquefois trois ou quatre attaques par semaine. Depuis douze ans, il est resté tout au plus deux mois sans avoir d'attaque ; il y a dix-sept jours, il a eu trois attaques dans la journée, après être resté huit jours sans en avoir; la semaine qui a précédé son entrée à l'hôpital, il a eu trois attaques. Il a souvent, d'ailleurs, trois ou quatre attaques dans la journée avec coma intermédiaire; il s'est quelquefois mordu la langue, mais n'a jamais d'urine involontaire. Il a eu une attaque le 18 à huit heures du soir, deux dans la journée du lendemain 19, et une dans la soirée; le lendemain, il se trouva trop faible pour aller travailler. Chaque attaque est suivie de tremblements pendant plusieurs jours. De plus, depuis deux ans, il aurait des secousses convulsives presque toutes les nuits. Souvent, avant les attaques ou après, quelquefois à huit jours de distance, il a des divagations et des hallucinations passagères.

On constate une intelligence un peu obtuse, un tempérament lymphatique, la constitution est délicate. Léger tremblement généralisé dans les deux mains, qui existe depuis le 18. Au dynamomètre, la main droite donne 22, la gauche 37.

Le 23, le tremblement continue; il dit avoir eu de la raideur dans les membres supérieurs pendant la journée.

Le 24, même état. Céphalalgie. *Hypnotisation; somnambulisme leger. Suggestion. Au réveil, la céphalalgie a disparu.* La nuit suivante, *le malade dort bien, ce qu'il n'avait pas fait depuis huit jours. Le tremblement disparait aussi.*

Le 26, *nouvelle suggestion;* le malade continue à se trouver mieux; le tremblement qui était très accentué avant la première séance, n'a pas reparu; et le malade dort bien toutes les nuits sans aucune secousse.

Le 31, *la main droite donne au dynamomètre* 30, *et, après une suggestion hypnotique,* 47. *La main gauche donne* 27 *avant et* 37 *après.*

Le 1er *novembre, la main droite donne* 40 *avant et* 51 *après; la gauche reste à* 37.

Le 2, le malade continue à bien aller; il n'a eu ni crise, ni tremblement. La main droite donne 37 avant et 43 après; la main gauche 39 à 46. Le malade reste encore jusqu'au 9 novembre; il ne se plaint plus de rien et demande son *exeat.*

Il ne s'agit que de troubles nerveux consécutifs à des

attaques d'épilepsie : céphalalgie, tremblement, affaiblissement musculaire, que la suggession hypnotique a amendés.

OBSERVATION XXXII. — *Troubles gastriques nerveux. Douleur épigastrique. Anesthésie des membres. Disparition rapide de l'anesthésie par suggestion ; amélioration passagère des troubles gastriques.*

F. C..., quarante-neuf ans, journalière, célibataire, sans enfants, entre à l'hôpital, le 29 *avril* 1884, elle serait malade depuis trois mois. L'affection aurait commencé par de fortes douleurs à l'épigastre et dans les hypochondres. Après les repas, elle a une sensation de constriction sus-ombilicale et laryngée, qui dure environ une heure, des éructations et des vomissements très fréquents ; en dehors des repas, elle éprouve aussi une sensation de brûlure épigastrique ; elle n'a pas de régurgitations aqueuses ; constipation habituelle : elle va à la selle tous les trois jours seulement. Depuis trois mois, elle a des secousses nerveuses fréquentes, surtout à la suite de colères, avec des fourmillements dans les doigts durant deux minutes, et suivis de pleurs ; depuis deux ans, elle a des vertiges. *Névropathie.*

Les vomissements cessent depuis son entrée à l'hôpital; mais les autres symptômes persistent. On ne constate qu'une légère voussure avec sensibilité épigastrique ; l'estomac n'est pas dilaté, le foie n'est pas gonflé.

Le 7 *mai*, on constate en outre de l'*analgésie avec anesthésie du tronc et des membres supérieurs ; le sens musculaire est aboli.* Dans les membres inférieurs, la sensibilité n'existe qu'à la plante des pieds.

La *malade est hypnotisée* (sommeil profond) : suggestion. Dans la journée, *elle digère bien ce qu'elle mange, a peu de brûlure épigastrique. La nuit, elle dort pendant six heures;* elle dit n'avoir pas tant dormi depuis six mois.

Le 8, on constate que l'*anesthésie a disparu;* la malade sent quand on la touche, mais la piqûre, bien que ressentie, n'est pas douloureuse; le sens musculaire est aussi revenu.

La restauration de la sensibilité se maintient.

Les autres troubles gastriques et psychiques sont influencés favorablement par les suggestions répétées, mais ils se reproduisent en général au bout d'un temps variable.

OBSERVATION XXXIII. — *Douleurs névropathiques supprimées par la suggestion. Dégoût pour la viande résistant à la suggestion simple, ne disparaissant que par le changement fictif de personnalité. Insuccès de la suggestion moralisatrice.*

M..., dix-sept ans, travaillant dans les chiffons, entre à l'hôpital le 25 mars 1884; elle se plaint depuis trois semaines de douleurs dans les membres et de battements de cœur; depuis huit jours de céphalalgie frontale et de vertiges; depuis quinze jours, de toux sans expectoration.

La menstruation est irrégulière, peu abondante, non douloureuse.

C'est une grosse fille, bien constituée, sans maladies antérieures. Actuellement, elle se plaint d'inappétence, de tiraillements d'estomac, même à jeun; de régurgitations glaireuses, peu abondantes le matin, d'une sensation de corps étranger dans la gorge quand elle a mangé; d'ailleurs, pas d'éructations, pas de nausées ni de coliques.

Elle a de fréquents battements de cœur depuis deux mois; on ne constate rien d'anormal à l'examen de l'organe. Elle tousse et crache peu; à l'examen du thorax, on constate une respiration normale.

Elle a de la céphalalgie frontale depuis huit jours, revenant deux fois par jour, durant cinq minutes chaque fois; cette douleur ne l'empêche pas de dormir. Elle a quitté sa famille il y a deux mois, à la suite de discussions; elle pleure souvent.

Elle n'a jamais eu de crises hystériques; la sensation de strangulation n'existe que quand elle a mangé. Pas d'ovarialgie. Au dynamomètre, la main droite donne 26, la main gauche 24.

Anesthésie avec analgésie et abolition du sens musculaire dans le membre supérieur gauche; vers la tête de l'humérus, la sensibilité reparaît; elle existe partout ailleurs. Depuis quinze jours, fourmillements dans la main. Les organes des sens fonctionnent normalement. *Diagnostic: névropathie.*

Une *pièce d'or appliquée sur le bras fait réapparaître la*

sensibilité sans transfert, en trois minutes; et, depuis, cette sensibilité restaurée se maintient.

Le 27, elle se plaint de douleurs dans les épaules, et la pression réveille une sensibilité très vive dans les deux fosses sus-épineuses et au niveau de la deuxième apophyse épineuse dorsale. *Suggestion hypnotique;* la malade entre facilement en *somnambulisme. La douleur a disparu complètement au réveil;* et on peut presser la région qui était hyperesthésiée, sans que la malade manifeste la moindre réaction. La douleur reparaît de nouveau dans l'après-midi et *cède encore le soir à la suggestion hypnotique.*

Elle ne réapparaît que le 28, à six heures du soir, empêchant la malade de dormir.

On la constate le lendemain 29. *La suggestion hypnotique la fait disparaître;* la malade mange avec appétit. A huit heures du soir, la douleur revient dans l'épaule droite; de plus, elle est prise de battements de cœur, de fourmillements dans les mains; elle ne dort qu'une heure pendant la nuit.

Le 30 au matin, elle vomit son café. On constate que la fosse sus-épineuse droite est sensible à la pression. A dix heures, la malade accuse une douleur avec fourmillements dans les mains. *Suggestion hypnotique.* Pendant le sommeil je fais marcher et travailler la malade; j'ai constaté que le somnambulisme actif, lorsqu'il est possible, opère une diversion salutaire et agit souvent plus efficacement que le somnambulisme passif pour supprimer les malaises nerveux. *Au réveil, elle ne se plaint de rien.*

Dans la journée, elle a encore des *fourmillements dans les mains qui cèdent à la suggestion hypnotique.*

A partir du 1er avril, la malade n'accuse presque plus aucun malaise ni trouble nerveux.

La suggestion hypnotique réprime rapidement toute douleur qui se manifeste.

Au mois de mai, nous constatons chez elle une éruption de syphilide papuleuse et eczémateuse : traitée par les frictions mercurielles, cette éruption disparaît.

Nous la gardons quelque temps au service, parce qu'elle est excellente somnambule. Pendant son sommeil, nous la faisons travailler; elle va, elle vient, balaye la salle, va à la cuisine chercher les fers à repasser, et repasse du vieux linge, conformément aux suggestions données, le tout, les yeux fermés; elle travaille ainsi pendant une heure sans se souvenir de rien au réveil.

Quelquefois cependant la suggestion a besoin d'être modifiée pour avoir prise sur son imagination. Elle a pendant quelque temps du dégoût pour la viande et refuse obstinément d'en manger. J'ai beau lui suggérer tous les jours avec opiniâtreté qu'elle a du goût pour la viande et qu'elle en mangera avec bonheur; elle me promet, les promesses ne lui coûtent guère, d'en manger à son réveil. Elle n'en mange pas davantage. C'est une répugnance invincible. Un jour, l'ayant hypnotisée, j'essaie le subterfuge suivant: « Comment vous appelez-vous? — M. M... — Mais non, vous n'êtes pas M. M...! vous êtes Joséphine D..., sa tante! Vous êtes sa tante! » Au bout de quelques instants, elle dit: « — C'est vrai. Je suis Joséphine D... — Et maintenant, lui dis-je, la voici votre nièce, M. M..., faites lui un peu la leçon! Elle ne veut pas manger de la viande, trouvant qu'elle est trop mauvaise. Montrez-lui comment on la mange, dites-lui comme elle est excellente! » Et la voilà qui se met dans son rôle de tante, qui fait un sermon en règle à sa nièce fictive; et comme j'avais fait apporter un gros morceau de bouilli, elle l'avale avec plaisir et en réclame encore, pour démontrer à sa nièce combien il est bon.

J'essaie encore chez elle, pendant qu'elle est au service, la suggestion dans un but moralisateur; je lui fais promettre qu'elle restera infirmière dans la salle, honnête fille, qu'elle n'aura plus d'amants, qu'elle conservera des sentiments religieux, etc. Elle promet tout, et, pendant son séjour à l'hôpital, son caractère fantasque, capricieux, grossier, se modifie passagèrement; elle devient docile, plus réservée. Mais un beau jour, elle quitte l'hôpital et on la rencontre le même jour en ville avec des individus de profession inavouable; elle redevint plus que jamais fille publique. Elle était suggestible pour tous et par tous.

Observation XXXIV. — *Névropathie. — Douleurs à l'épigastre et dans les membres inférieurs qui disparaissent rapidement par suggestion.*

D... M..., vingt et un ans, couturière, entre à l'hôpital le

8 *janvier* 1885; elle a accouché le 4 *novembre*, d'un enfant de sept mois qui est mort après quinze jours, à la Maternité; elle sortait de prison. Elle ne serait tombée malade qu'un mois après, ressentant une douleur au-dessus de l'aine droite, qui persiste encore, douleur qu'elle compare aux crampes utérines, avec fièvre et ardeur en urinant. Pendant quinze jours elle a vomi; depuis elle ne vomit plus; depuis une quinzaine aussi elle perd un peu en rouge.

C'est une fille lymphatique, assez pâle. Apyrexie. On trouve le ventre augmenté de volume, assez ballonné, sonore et sensible partout, sans empâtement; le toucher ne montre rien d'anormal. Elle est habituellement constipée; elle a été purgée, il y a trois jours; les urines sont normales. Elle aurait de plus, depuis deux mois, des douleurs dans les jambes et les cuisses, surtout à la face postérieure, douleurs l'empêchant souvent de marcher; elle aurait déjà eu, trois semaines avant son accouchement, des douleurs dans les reins et les jarrets, douleurs sans crampes, ni raideur, rendant la marche difficile; mais elles ne l'empêchent pas de dormir. — *Névropathie*. — Le 12, la malade qui était restée constipée depuis huit jours malgré quatre pilules écossaises et de l'eau de Sedlitz, a une selle; le ventre est un peu moins ballonné; elle se plaint d'une sensation de brûlure vers l'estomac: la nuit elle a eu deux fois une sensation d'étouffement. Elle plie lentement et difficilement ses jambes à angle obtus; elle accuse une douleur vive à la pression, vers les deux malléoles, au niveau du mollet, du jarret, dans la distribution du nerf crural des deux côtés, vers la quatrième apophyse dorsale, vers les dernières vertèbres dorsales, au sacrum, à l'émergence des sciatiques et à celle de tous les nerfs de la face. — Insomnie.

Le 14, hypéresthésie presque générale. Accuse surtout une douleur épigastrique et dans les jambes. — *Hypnotisation*, à dix heures : la malade entre en somnambulisme. *Au réveil, après suggestion, la douleur épigastrique a disparu;* elle reparaît à cinq heures du soir. *Les autres douleurs ont notablement diminué.*

Le 15, va mieux : les nerfs de la face ne sont plus douloureux; *la douleur de l'épigastre revenue, disparaît de nouveau par suggestion.*

Le 16, n'accuse plus de douleurs que dans les membres intérieurs qui l'empêchent de se tenir debout. L'attouchement des cuisses et des jambes réveille une sensibilité très vive.

Je l'*hypnotise* et je lui suggère la disparition des douleurs et la possibilité de marcher ; j'affirme qu'elle peut marcher : à son réveil *l'hyperesthésie a en effet presque complètement disparu* et Marie *peut faire quelques pas*, en traînant les pieds sur le sol.

Les jours suivants, elle continue à marcher très bien ; la leucorrhée disparaît graduellement. Elle reste encore au service jusqu'au 28 février ; de temps en temps, elle accuse de nouveau quelques douleurs dans les membres ; elles sont chaque fois reprimées par la suggestion.

Observation XXXV. — *Nervo-arthritisme. — Douleur lombaire. — Insomnie. — Répugnance pour la viande. — Guérison rapide par suggestion.*

S... A..., âgé de quatorze ans et demi, ouvrier en chaussures, est entré à l'hôpital le 25 mars 1886. Il y a seize mois, il a déjà fait un séjour de six semaines à l'hôpital pour des douleurs dans les pieds. Actuellement, il se plaint de douleurs dans les reins, les coudes, les genoux, les mollets. Depuis avant-hier, il ne pouvait presque plus marcher. — Depuis cinq ou six jours, il est enroué, a de l'inappétence, des sueurs abondantes. De plus, depuis deux ans il ne dort presque pas la nuit ; il éprouve le besoin de changer constamment de place, est très agité. Son père est mort de tuberculose alcoolique

État actuel, le 26 mars. — Température 38,4, le 25 au soir ; 37,6 le 26 au matin. Pouls régulier. Constitution délicate ; tempérament lymphatico-nerveux. A l'examen de la poitrine, on constate que la pointe du cœur bat sur la ligne mamillaire, au sixième espace intercostal : les bruits sont réguliers ; l'expiration est légèrement soufflée à la région interscapulaire.

Douleur assez vive à la pression des dernières vertèbres lombaires ; cette douleur serait survenue à la suite d'efforts nécessités par son travail. Les douleurs articulaires ont disparu depuis ce matin, il a encore eu avant-hier des douleurs s'irradiant des genoux aux chevilles; les réflexes tendineux du pied sont un peu exagérés.

Diagnostic : Nervosisme. — Arthritisme. — Irritation spinale.

Le malade est *hypnotisé, sommeil profond*. Au réveil, les *douleurs lombaires ont disparu.*

27. — Les douleurs ont reparu le soir. L'enfant n'a pas dormi cette nuit; toujours besoin de déplacement. Ce matin épistaxis assez abondant. *Nouvelle suggestion hypnotique.*

28. — *La douleur a disparu.* A dormi cette nuit, mais le sommeil a été entrecoupé par de fréquents réveils. — Suggestion.

29. — *A mieux dormi;* a été calme cette nuit. — Léger épistaxis.

30. — A eu des douleurs dans les reins cette nuit, pendant deux heures, a cependant dormi; s'est réveillé cinq ou six fois. — Léger épistaxis. — Mange un peu. — Suggestion.

31. — S'est réveillé trois ou quatre fois seulement : a bien dormi; son voisin de lit dit qu'il *est beaucoup plus calme et ne s'agite plus.*

Il n'a plus eu de douleur. Il mange assez bien, mais dit n'avoir pas de goût pour le bœuf.

1er avril. — Va bien. A bien dormi. Accuse encore quelques légères douleurs de reins. — Suggestion pour lui faire manger du bœuf.

2. — Continue à bien aller; dort bien. A mangé du bœuf avec appétit. N'a plus de douleur. — Quitte l'hôpital.

8. — Le petit malade, qui vend des journaux dans la rue, vient depuis trois jours le matin à l'hôpital; il va bien, dort la nuit, continue à manger de la viande; il est debout toute la journée et se plaint encore d'une certaine fatigue dans les genoux; nous l'enlevons par suggestion.

Observation XXXVI. — *Faiblesse avec engourdissement de la jambe droite, névropathique. — Guérison rapide par suggestion.*

Veuve D..., cinquante-trois ans, entre à l'hôpital le 25 avril 1884. Elle accuse, depuis plusieurs années, des troubles divers dyspeptiques et nerveux, parmi lesquels je n'en relève que quelques-uns. Depuis un an, elle a de la faiblesse dans les membres inférieurs, elle marchait en chancelant, sans avoir de vertiges. Depuis le mois de décembre, elle est obligée de s'appuyer sur une canne. Depuis quatre ans, elle serait sujette à des élancements douloureux dans le membre inférieur gauche, s'exaspérant sous l'influence du mauvais temps; actuellement la douleur occupe ou le genou ou la face antérieure de la cuisse gauche; sensibilité en avant de la malléole externe avec sensation d'engourdissement. Elle remue bien la jambe droite, elle soulève assez bien aussi la jambe gauche, étant couchée dans son lit; mais elle ne peut maintenir cette dernière immobile en l'air. Depuis trois semaines seulement, elle peut se tenir debout, dit-elle, sur cette jambe. La malade marche à petits pas, avec une certaine raideur dans la jambe gauche qu'elle traîne un peu; cette sensation de raideur avec engourdissement dans la cheville, plus marquée à gauche, existe depuis le pied jusqu'aux genoux et remonte quelquefois aux aines. — Elle se tient et marche d'ailleurs les yeux fermés. — La sensibilité est normale; les réflexes tendineux ne sont pas accrus.

Le 26, *suggestion hypnotique* (sommeil assez profond). — Immédiatement après la malade marche beaucoup mieux, plus vite, et traînant moins la jambe. La *sensation de raideur et d'engourdissement dans la cheville a diminué et disparait complètement le soir, à la suite d'une nouvelle suggestion.*

Le 28, la malade a de nouveau de l'engourdissement dans la cheville, elle accuse aussi de la douleur dans l'épaule et le bras droits. *Tous ces symptômes disparaissent par suggestion.* La malade reste encore une dizaine de jours au service pour une angine contractée par refroidissement. Pendant ce temps, elle continue à bien marcher et n'éprouve plus ni douleur, ni raideur, ni engourdissement.

OBSERVATION XXXVII. — *Douleurs dans la jambe droite, l'empêchant de marcher depuis six semaines. — Amélioration après une séance; guérison en quatre.*

B... (Pauline), vingt et un ans, tailleuse de limes, entrée à l'hôpital le 11 septembre 1884.

Mariée depuis deux ans et demi, veuve depuis le mois de janvier : en 1880, accouchement à sept mois, d'un enfant qui vit. En mars 1882, nouvel accouchement heureux. En juin 1882, reçut de son mari, ivre, un coup de pied dans la région sus-pubienne, et depuis ce moment, douleurs dans le bas-ventre avec dysménorrhée ; règles douloureuses : elle restait parfois trois mois sans en avoir.

En décembre 1883, fausse couche à trois mois, précédée, pendant huit jours, de métrorrhagie avec fortes douleurs qui continuèrent après la fausse couche; les pertes ne disparurent définitivement qu'au bout de six semaines; resta alitée quinze jours, — puis, les règles redevinrent régulières, mais les douleurs persistèrent avec une grande intensité jusqu'en mars, au point de l'empêcher souvent de marcher. — En mars et avril 1884, elle n'éprouvait plus rien. Les douleurs reparurent en mai, surtout dans le côté droit ; en même temps, douleurs dans les reins, les fesses, la cuisse droite s'irradiant au pli de l'aine et jusqu'au pied.

Depuis le mois d'août, la malade ne peut ni marcher, ni travailler, à cause des douleurs de la jambe droite.

La malade a un tempérament névropathique ; elle accuse des sensations d'étouffement, de constriction à la gorge, des fourmillements dans les bras et les mains, une céphalalgie presque continuelle, souvent des névralgies dentaires et frontales. Elle a des colères fréquentes.

L'examen des organes ne démontre rien d'anormal.

Diagnostic : métrite, névropathie.

La malade est traitée par suggestion hypnotique ; on obtient un sommeil profond. La première séance, le 24 septembre, donne lieu à une crise *nerveuse qui dure peu; les douleurs persistent au réveil. Après la seconde séance*, le 25, *la malade peut marcher*, *ce qu'elle* ne pouvait faire depuis le mois d'août, et *n'accuse plus que des douleurs légères.*

Après la troisième séance, *la malade n'accuse plus aucune douleur* et marche très bien. Le 6 octobre, après douze séances, elle continue à bien aller, et n'accuse plus qu'un peu de faiblesse.

Le 11, elle se plaint de quelques douleurs à la jambe droite : elles cèdent à la suggestion.

Elle sort, se disant guérie, le 12.

Observation XXXVIII. — *Douleurs rhumatismales et nerveuses en ceinture et dans le membre inférieur droit depuis vingt mois. — Impossibilité de marcher. — Inappétence. — Guérison rapide par suggestion à l'état de veille.*

E. B..., âgée de quarante-six ans, vient à la consultation de l'hôpital le 25 mars 1886. Mère de sept enfants, dont le dernier a trois ans, qu'elle a tous nourris, elle s'est bien portée jusqu'en août 1884. A cette époque, elle fut prise d'une sensation de froid dans le pied droit, telle que la chaleur du poêle ne parvenait pas à le rechauffer; cette sensation s'accompagnait d'engourdissement et de raideur dans le pied qui l'obligea, depuis ce moment, à traîner la jambe. En même temps, se développa une douleur lombaire et en ceinture, qui augmenta surtout en décembre 1884, l'empêchant, à partir de cette époque, de travailler. En février 1885, survint de plus une douleur vive s'étendant de l'aine le long de la face antérieure de la cuisse et de la jambe jusqu'au pied, douleur lancinante existant au repos et s'exaspérant par la marche.

En décembre 1885, cet état s'aggrava au point qu'elle ne pouvait presque plus marcher. Elle se traîne péniblement dans sa chambre, boitant horriblement, et se cramponnant aux meubles. Impossible de descendre seule ou de monter un escalier. Au lit, elle ne peut se tourner ni s'asseoir sans pousser des cris arrachés par les douleurs, à l'aine et autour du tronc, surtout aux reins. Elle n'arrivait à se coucher que péniblement et lentement. Dans les membres supérieurs, elle n'accuse aucune douleur, mais est dépourvue de force; elle se sent incapable du moindre effort, elle ne peut soulever une bouteille pleine d'eau. Enfin, depuis tout l'hiver, l'appétit est absolument perdu; elle ne peut manger ni pain ni viande; du café et du bouillon constituent toute sa nourriture.

Elle est réglée tous les quatre mois seulement, mais sans douleur, ni abondance exagérée; elle n'a jamais eu de maladie sérieuse ni de manifestations nerveuses.

C'est une femme assez bien constituée, mais détériorée, déprimée, d'une intelligence médiocre. Je ne constate aucune lésion organique. La pression de la région thoracique inférieure, surtout au niveau des aisselles et du dos, détermine une vive douleur; de même celle de l'aine droite; la malade exécute bien tous les mouvements, les réflexes tendineux ne sont pas exagérés, la sensibilité est normale. Elle se tient bien debout, mais marche péniblement en boitant et accusant surtout une douleur à l'aine qui paralyse ses mouvements. Je pense qu'il ne s'agit que de douleurs rhumatismales ou nerveuses. Elle a habité il y a deux ans un logement humide.

Je l'endors le 25 mars; elle n'arrive qu'au *second degré du sommeil*. Je suggère la disparition des douleurs et la possibilité de marcher très bien. A son réveil, au bout de dix minutes, je la fais se lever et marcher; je continue la suggestion au réveil. Elle traverse plusieurs fois la salle, presque sans douleur et presque sans boiter; son mari est émerveillé de ce résultat. Je lui dis de revenir le 3 mai, étant obligé de m'absenter jusqu'à ce jour.

Elle revient le 3 mai. Le résultat ne s'est pas maintenu. Elle accuse du nouveau les douleurs habituelles, bien que moins intenses; elle boite de nouveau, mais à un degré moindre.

Je réitère la suggestion à l'état de veille et de sommeil; les douleurs diminuent notablement, et elle marche très bien presque sans boiter.

A partir du 5 mai, je continue la suggestion tous les jours. Le sommeil n'est pas profond. A partir du 7 mai, je me contente de faire la suggestion à l'état de veille. J'affirme qu'elle n'a plus mal, qu'elle peut marcher sans boiter, que tout rentre dans l'ordre; je frictionne les régions douloureuses, la ceinture et les aines. Puis je lui enjoins vivement de se lever et de marcher, vite, sans douleurs, sans boiter; je la fais circuler activement dans la salle.

Cette *affirmation vigoureuse avec entraînement actif* réussit mieux que la suggestion passive.

Depuis le 6 mai, la malade continue à marcher très bien sans s'appuyer, sans canne. Le 6 mai, elle accusait encore de la lassitude et de la douleur à l'aine. Le 7, elle a marché toute l'après-midi sans fatigue; elle se couche seule, se tourne et se retourne dans son lit, s'assied sans aucune douleur. De plus, depuis la première séance, l'appétit perdu depuis tout l'hiver est redevenu parfait et ne s'est pas démenti à partir de ce jour. Le 9 mai, elle a pu se promener en ville pendant trois heures sans fatigue; elle monte et descend seule les escaliers. Le 10 mai, elle a marché très bien toute la journée; elle sent aussi plus de force dans les bras et tient mieux les objets. Il n'existe plus qu'une sensibité douloureuse à la partie latérale des dernières côtes et à l'aine droite.

Quand elle a été assise pendant quelque temps et qu'elle se lève pour marcher, elle ressent encore un sentiment douloureux à l'aine qui détermine une certaine hésitation avec claudication pour se mettre en mouvement; mais, une fois qu'elle a fait une dizaine de pas, elle continue sans douleur et presque sans boiter.

Tel est son état le 12 mai. Pour corriger ce dernier reste de son mal, je continue la suggestion; je la fais rester assise pendant quelques minutes; et, après quelques frictions avec affirmation qu'elle va se mettre en mouvement sans douleur aucune, je la fais se lever et marcher. Elle se met chaque fois un peu mieux en marche et j'espère arriver à dissiper ce dernier vestige de sa maladie, en continuant cet entraînement suggestif.

Le 31 mai, l'amélioration a fait de notables progrès; la guérison est complète.

Observation XXXIX. — *Névropathie, insomnie, inappétence, tremblement, tristesse : guérison par suggestion en deux séances.*

Mlle X..., âgée de vingt-sept ans, jouit habituellement d'une bonne santé. Intelligente, nullement névropathe jusque-là, elle eut, au mois d'août 1885, deux crises nerveuses à la suite d'une contrariété : la première dura deux heures, la seconde quatre jours après la première, caractérisée ainsi que la précédente, par de grands mouvements convulsifs avec strangulation, sans perte de connaissance, dura de 9 heures du matin à 4 heures du soir.

Les crises ne sont pas répétées; Mlle X... resta quelque temps nerveuse, impressionnable, sans appétit, puis un séjour à la campagne la remit assez bien.

Depuis le mois de novembre, elle sent de nouveau du malaise : inappétence complète, idées tristes, démoralisation, insomnie; souvent elle ne s'endort un peu qu'à la pointe du jour; si elle dort, elle a des cauchemars et, depuis une dizaine de jours, des vertiges surtout dans son lit; enfin un tremblement léger mais continuel agite ses membres, si bien qu'elle éprouve quelque peine à se verser à boire. Cet état nerveux a résisté à toutes les médications : bromure, éther et autres antispasmodiques. Mlle X..., qui est très courageuse et ne s'en fait pas accroire, cherche en vain à se remonter.

De guerre lasse, elle vient me consulter le 15 février avec l'idée d'essayer la suggestion hypnotique, malgré son septicisme.

Je l'endors facilement; elle entre *en sommeil profond :* on peut déterminer chez elle des hallucinations post-hypnotiques.

Je suggère la disparition de tous les symptômes morbides et le sommeil nocturne.

Après deux séances, le 15 et le 16, *elle ne ressent plus le moindre malaise; plus de tremblement; elle dort jusqu'à 6 heures du matin* sans désemparer, l'appétit est meilleur que jamais, la tristesse s'est envolée. La guérison s'est maintenue jusqu'à ce jour.

OBSERVATION XL. — *Idées noires, insomnie, inappétence. — Guérison rapide par suggestion hypnotique.* — (Observation communiquée par le Dr Emile Lévy, de Nancy, ancien chef de clinique.)

Mlle W..., âgée de vingt-quatre ans, demeurant à Malzéville près Nancy, est blonde, un peu délicate de constitution. Je l'avais soignée à plusieurs reprises pour une otite moyenne suppurée compliquée de polypes, que je dus extraire.

Après deux opérations et un traitement local approprié, elle me quitta complètement guérie de son affection de l'oreille. Sous l'influence d'une médication reconstituante, de vin de quinquina et de pilules d'iodure de fer, les couleurs étaient revenues.

Cette jeune personne vint me retrouver au mois de novembre 1885, me priant de lui donner un médicament pour dormir. Pressée de questions sur la cause de cette insomnie, elle m'avoua que, depuis trois semaines, elle mourait d'ennui et de tristesse; pleurant la nuit et le jour, elle avait perdu l'appétit et le sommeil : des idées de suicide la prenaient par moments. Elle ne savait trop à quoi attribuer cette profonde tristesse; pourtant elle avait eu quelque temps auparavant quelques chagrins et déceptions; elle me signala surtout la fréquentation d'une parente qui, pendant quelques mois de sa grossesse, était en visite chez elle et était atteinte d'idées noires, à laquelle j'avais aussi donné des soins. Il faut dire aussi que, sans présenter elle-même de troubles hystériques, Mlle W... appartient à une famille où il y a eu des affections nerveuses.

Je proposai à Mlle W... le traitement par l'hypnotisme, qu'elle accepta. Séance tenante, je tentai de l'endormir. Quoiqu'elle n'atteignît qu'un léger degré de sommeil, je lui suggérai par une affirmation énergique que j'allais la guérir. Je répétai huit jours de suite le même traitement. Le troisième jour, elle tomba dans une sommeil plus profond, quoiqu'elle n'entrât jamais en somnambulisme.. L'état général s'améliora de plus en plus, le sommeil revint et avec lui l'appétit et la gaité. Sa jeune sœur, qui l'accompagnait, me remercia tous les jours des effets heureux de la médication hypnotique.

Elle revint encore me voir à divers intervalles. Après avoir chassé successivement de son cerveau les idées de tristesse et de suicide et y avoir fait éclore des idées riantes et agréables, je parvins aussi à rétablir l'équilibre mental. Une dernière idée, la plus tenace, me fut signalée par Mlle W... : elle ne pouvait comprendre comment elle était ainsi exposée à des idées noires et se demandait si une influence héréditaire quelconque la menaçait du retour de semblables accidents. Je parvins, au bout de quelques séances et non sans peine, à faire cesser cette inquiétude. Je suggérai à Mlle W..., qui est d'ailleurs fort intelligente, d'oublier complètement cette maladie passagère et de se figurer qu'elle n'avait été jamais malade. En trois semaines de son traitement, Mlle W... fut totalement guérie et la guérison s'est maintenue jusqu'à ce jour.

M. le Dr Lévy ajoute les réflexions suivantes:

« L'état lypémaniaque qui s'était développé chez notre

sujet et qui menaçait d'atteindre un haut degré de gravité a été si rapidement et si heureusement dissipé que je n'hésite pas à affirmer qu'aucune médication n'eût pu arriver à un tel résultat. Cet heureux effet s'est produit dès le début et avant que la malade ne fût tombée dans un sommeil profond. Le Dr Liébeault nous a certifié que cet effet s'observe souvent chez des sujets à peine endormis.

« J'attribue en partie l'autorité et l'influence que j'ai obtenue sur cette personne à l'affirmation énergique de la guérison à la première séance. En effet, je lui dis: « Je vais vous endormir et vous serez bientôt guérie complètement. » La malade me dit aussitôt avec un gros soupir: « Ah! mon Dieu! si c'était vrai! » Cette expression montre aussi l'influence émotive profonde que mon affirmation avait exercée sur la malade. »

Observation XLI. — *Insomnie par habitude contractée. — Effet favorable, sans succès complet, de la suggestion.*

G..., âgé de cinquante-six ans, farinier, entre à l'hôpital de 26 octobre 1884, pour une bronchite chronique avec emphysème et pneumonie interstitielle chronique, due à la respiration de poussière de farine et de silice auxquelles il est exposé en taillant les meules. C'est un homme de constitution moyenne, lymphatique, nullement nerveux. Je n'insiste pas sur les détails de son affection thoracique qui ne nous intéresse pas. Il a cessé de travailler depuis un mois; comme meunier, il avait l'habitude de se lever à deux heures du matin, et, depuis qu'il ne travaille plus, il continue à se réveiller à cette heure et ne peut se rendormir.

C'est pour corriger cette insomnie que j'essaie la suggestion hypnotique. Un premier essai le 28 ne produit que de l'engourdissement; un second essai, immédiatement après, le met en *sommeil profond* sans souvenir au réveil. Je lui suggère de ne pas se réveiller la nuit.

29. — *Malgré la suggestion, il s'est encore réveillé sans pouvoir se rendormir*, à deux heures du matin. — Nouvelle suggestion.

30. — Cette nuit le malade s'est réveillé à une heure du matin et s'est *rendormi entre trois et quatre heures, pendant une heure*, ce qui ne lui était encore jamais arrivé. — On continue la suggestion tous les jours.

31. — A dormi de six heures à onze heures et demie, et s'est rendormi de onze heures et demie à quatre heures.

1er novembre, s'est éveillé à minuit et s'est rendormi une heure après, jusqu'à quatre heures du matin. — La force dynamométrique mesurée à la main droite donne deux fois 45, une fois 51. Après la *suggestion hypnotique, que cette force augmente*, nous obtenons au réveil 56, 53, 52.

2. — S'est réveillé à minuit; s'est rendormi pour se réveiller de nouveau à deux heures du matin. — *Continuation de la suggestion quotidienne.*

3. — Ne s'est pas réveillé à minuit, mais à deux heures; au bout d'une demi-heure, s'est rendormi jusqu'à quatre heures.

4. — S'est réveillé à onze heures, et, après une quinte de toux, s'est rendormi jusqu'à cinq heures. Suggestion lui avait été faite de dormir toute la nuit jusqu'à cinq heures.

5. — Malgré la suggestion, n'a dormi que de onze heures à une heure et demie.

6. — S'est réveillé à minuit et rendormi jusqu'à cinq heures.

8. — S'est réveillé à minuit, et rendormi à minuit et demi jusqu'à quatre heures.

9. — S'est réveillé à minuit et rendormi de une heure à quatre heures.

10. — S'est réveillé à minuit, puis rendormi de minuit et demi à quatre heures.

Sorti de l'hôpital, il a repris son service le 2 décembre, et a pu travailler pendant trois semaines; puis, à la suite d'un refroidissement, il fut pris d'étouffement, et dut cesser de nouveau son travail le 20 décembre.

Il rentre le 3 février, avec son emphysème habituel.

Depuis trois semaines, il se réveille de nouveau à minuit et ne peut se rendormir avant quatre heures; il a des étouffements pendant deux heures.

Le 5, il a dormi à la suite de suggestion, de sept heures

et demie jusqu'à minuit; puis ne s'est rendormi qu'à trois heures du matin jusqu'à cinq heures.

Le 6, il a dormi spontanément de sept heures à deux heures; puis de deux heures et demie à quatre heures. — Suggestion.

Le 7, il a dormi de huit heures à deux heures du matin, puis de quatre à cinq heures.

Il quitte l'hôpital.

Malgre la suggestion répétée, dans ce sens, le malade n'a pu avoir un sommeil non interrompu jusqu'au matin.

OBSERVATION XLII. — *Céphalée depuis trois ans. — Impressionnabilité; obnubilation. — Difficulté d'étudier; faiblesse du genou, sueurs par la marche. — Amélioration notable après une seule suggestion. — Guérison complète en trois séances.*

Léon G..., âgé de dix-huit ans, est un jeune homme lymphatique, nerveux, assez intelligent. En 1879 ou 1880, il a eu un rhumatisme articulaire, surtout dans les membres inférieurs qui le tint alité pendant trois ou quatre semaines, puis des rechutes, si bien qu'il resta deux mois sans rien faire. Il y a trois ans, je l'ai traité pour une fièvre typhoïde à forme ataxique qui le tint pendant un mois. Depuis, il lui est resté une *douleur de tête variable*, *tantôt occipitale, tantôt frontale*, toujours plus forte à droite; cette douleur est continue; c'est une sensation de *lourdeur* avec une sorte de *brouillard dans la tête*.

De temps en temps, surtout après un travail astreignant, tous les huit ou quinze jours en moyenne, cette sensation dégénère en douleur excessivement vive, névralgie sus-orbitaire droite qui dure une heure à une heure et demie.

Depuis trois ans aussi, au bout d'une demi-heure, trois quarts d'heure tout au plus de travail, sa vue se trouble; il est obligé de s'arrêter. Après cinq à dix minutes, il se remet au travail; puis cela le reprend de nouveau et ainsi de suite. Les douleurs de tête ont augmenté surtout depuis le mois de juillet 1885, par suite de sa préparation au baccalauréat. *Impressionnable à l'excès*, il tremble quand il récite une leçon, se sent rougir et a des sueurs quand un professeur l'interroge. De plus, quand il marche, *le genou droit plie facilement;* quand il a marché un peu longtemps ou quand il a froid, il ressent un élancement douloureux dans le genou et l'épaule droite; depuis le mois de mars ou avril, *il sue facilement* quand il a fait une course un peu longue.

Sauf cela, G... se porte bien, a bon appétit, digère bien.

Le malade vient un consulter le 5 octobre. Je le mets facilement en *somnambulisme* et je *suggère* la disparition de tous ces troubles fonctionnels. Après cette première séance, la *douleur de tête a disparu,* à deux heures de l'après-midi. Elle revient vers sept heures et demie du soir, bien moins vive.

Après la deuxième séance le 6 octobre, *il n'a plus de douleur de tête; il travaille le lendemain de neuf heures à midi,* sans rien *ressentir, ce qu'il n'aurait pu faire auparavant.*

Le 7 octobre, troisième séance. Le malade peut travailler toute la soirée et le lendemain matin sans douleur. Depuis trois ans, dit-il, il aurait été incapable de travailler comme ce soir trois heures de suite. Il *n'a plus sué* après une assez longue promenade, comme cela lui arrive d'ordinaire.

Le 8, quatrième séance; va bien; se sent plus fort sur ses jambes.

Le 9, cinquième séance. Continue à aller bien; la tête est très calme; *il dort très bien; n'a plus de tremblement;* a fait hier 6 kilomètres à pied, marchant très vite, sans sueur.

G... revient le 12. Il a été très bien jusque hier soir, à cinq heures.

A ce moment, après une heure de travail, il a ressenti une *lourdeur de tête* avec douleur un peu vive au côté droit du front, qui a duré pendant une demi-heure et a disparu par le repos. Il aurait pu continuer d'ailleurs; sa tête était lucide; il n'a plus eu ni tremblement, ni sueur. Il était étonné hier de la facilité avec laquelle il a pu faire une version grecque; il l'a faite en deux heures, tandis qu'auparavant il y consacrait quatre à cinq heures et n'arrivait pas au résultat. — Sixième suggestion.

G..., vient me voir pour la dernière fois le 14. Il n'a plus aucune douleur et continue à travailler plus facilement. Je ne l'ai pas revu depuis.

Observation XLIII. — *Vertiges, défaillance, dépression d'origine psychique réprimés rapidement par la suggestion.*

H..., âgé de trente-quatre ans, commerçant, fort et bien

constitué, a depuis son enfance probablement, un souffle d'insuffisance aortique, et un pouls assez bondissant. Il n'a jamais eu de rhumatisme articulaire. Malgré le souffle que j'avais constaté sur lui il y a une douzaine d'années, X... s'est toujours bien porté, n'a ni oppression, ni battements de cœur. Cet organe n'est pas hypertrophié. Il s'agit d'une insuffisance légère parfaitement compensée et parfaitement compatible avec un fonctionnement normal du cœur.

En 1880, il contracta une syphilis, eut des accidents secondaires des syphilides et continua depuis à prendre presque en permanence de l'iodure de potassium.

En octobre 1886, il eut un fort saignement de nez. Son médecin, attribuant sans doute ce saignement à l'insuffisance aortique et redoutant des manifestations de congestion cérébrale, le soumit à une diète complète, avec purgatifs pendant trois jours.

Il tomba, dit-il, dans une faiblesse extrême. Quinze jours après, il fut pris de *vertiges continus, avec obnubilation;* il chancelait, dit-il, en marchant. De plus de temps en temps, comme un coup de foudre, une faiblesse le prenait, les jambes lui manquaient, il pensait *défaillir*. Il n'a cependant jamais eu de syncopes. Depuis ce moment, H... est déprimé, inquiet, obsédé d'*idées tristes;* sa mémoire s'affaiblit. Il sent ses battements de cœur, il se croit atteint d'une affection grave du cœur.

Il vient me consulter en décembre 1886, un mois après l'invasion de ces troubles.

A l'inspection, je ne constate rien d'anormal, si ce n'est le souffle diastolique aortique signalé. La motilité et la sensibilite sont normales. Le sommeil est bon.

Je me demande si ces troubles cérébraux, vertiges, titubation, affaiblissement de la mémoire ne se rattachent pas à une syphilis cérébrale et, dans le doute, je prescris un traitement par les frictions mercurielles.

Après trois frictions d'onguent napolitain à 4 grammes chacune, aucune amélioration n'est survenue; le malade est toujours inquiet et nourrit l'idée d'une affection cardiaque, son médecin lui ayant dit que les symptômes qu'il éprouvait dans la tête venaient du cœur. Je me demande alors si ces troubles ne sont pas d'origine psychique ou au moins aggravés par l'état psychique. H... est impressionable;

il écoute son cœur, sachant qu'il y a un souffle; il sent quelquefois les artères de la tête battre avec plus de force; on lui a dit que l'épistaxis était une congestion liée au cœur; il a craint de la congestion cérébrale. Un vertige peut-être anémique ayant succédé à l'épistaxis, son imagination a entretenu le vertige, a suggéré de la faiblesse avec titubation dans les jambes, de l'obnubilation, des idées noires, etc. J'exprime cette idée à M. H..., et je lui propose de l'*hypnotiser*.

Il arrive facilement au troisième degré et, bien qu'il prétende ne pas dormir, il ne peut modifier l'attitude imprimée à ses membres. Je suggère la disparition de tous les troubles.

Dès la première séance, amélioration sensible; après quatre ou cinq séances, au bout de quatre à cinq jours, H... se sentait très bien; *plus de vertiges; plus de titubation;* les conceptions sont redevenues nettes, la tête est lucide.

Un mois plus tard, en janvier 1887, H..., revient me voir. Il a de nouveau du vertige, une sensation de malaise précordial, la tête obnubilée depuis quelques jours. J'appris qu'ayant rencontré son médecin, il avait eu la malencontreuse idée de lui raconter que je l'avais guéri par suggestion. Son médecin lui répondit : « Oui, mais ces troubles reviendront forcément parce qu'ils tiennent à votre maladie de cœur. » Là-dessus son imagination est frappée et les troubles se reconstituent,

Je l'hypnotise de nouveau et lui suggère vigoureusement que son cœur fonctionne bien, que les troubles qu'il a sont purement nerveux, et dus à son attention concentrée sur son cœur. La preuve, c'est que tout va disparaître par suggestion.

Au réveil, il se trouve de nouveau bien, et, après deux séances, il est complètement débarrassé.

Il n'a plus rien ressenti jusqu'en juillet 1887. Alors probablement à la suite de préoccupations d'affaires, les vertiges le reprennent, avec craintes et sensation de malaise au cœur; le travail lui redevient pénible. Dans le cours de juillet, je l'*hypnotise* deux ou trois fois à des intervalles de cinq ou six jours avec résultat passager, mais non durable. Alors je l'invite à venir huit jours de suite, et dès la première séance, la guérison se maintient. H... a repris sa gaieté et sa confiance; il n'accuse plus de vertige, sa tête est lucide.

Je l'engage à venir tous les mois se faire *remonter* son système nerveux.

Observation XLIV. — *Inappétence; indocilité, paresse chez un enfant. Amélioration physique et morale rapide par la suggestion.*

Henri H..., âgé de dix ans, est amené par sa mère que je traite par suggestion, le 20 décembre 1887. Cet enfant, bien constitué, un peu lymphatique, souffrant souvent de la gorge par suite d'hypertrophie des amygdales, a de plus de l'*inappétence*. Depuis qu'il est au monde, il ne mange presque pas de viande. Il y a deux ans dans un séjour qu'il a fait en Alsace pendant deux mois, l'appétit était bon, il mangeait de la viande; mais depuis son retour la répugnance s'est manifestée de nouveau. En outre, l'enfant est souvent *colère*, méchant; quand sa mère essaye de le corriger, il la bat, jette tout ce qui est à sa portée. Toujours de mauvaise humeur, *indocile*, il ne va à l'école que trois ou quatre fois par semaine; il a en moyenne 30 absences par mois. Sa mère me l'amène pour que je le corrige par suggestion.

Dès la première séance, l'enfant est facilement, comme sa mère, mis en *sommeil profond :* une amélioration physique et morale s'établit. Il vient une ou deux fois par semaine seulement. Le 20 janvier 1887, j'ai noté, après six séances : « L'enfant a bien meilleure mine : il *mange de la viande* sans répugnance, est *très docile*, va régulièrement à l'école, travaille bien, a fait des progrès. »

Je ne le revois que le 10 février. Il continue à aller bien, mange bien avec appétit, va avec plaisir à l'école, n'a plus manqué de classe. Il a gagné dix places depuis le traitement, étant avant cela le dernier de sa classe.

L'enfant revient le 17 février, le 25, le 3 mars ; l'amélioration si remarquable se confirme, il ne se plaint plus de sa gorge, bien que les amygdales restent grosses ; il n'a plus eu de colère depuis la suggestion.

Le 23 mars, sa mère me dit qu'il continue à bien manger, il n'a pas manqué d'école; en rentrant de classe, il ne s'amuse plus avant d'avoir fait ses devoirs. Cependant depuis une huitaine de jours, il est *énervé*, de mauvaise humeur, pleure aussitôt que son frère lui dit quelque chose. — *Suggestion.* A son réveil, il se trouve gai et dispos.

Le 21 avril, l'enfant revient. Il mange bien et travaille bien, mais a encore, depuis un mois environ, quelques accès de colère, tous les huit ou quinze jours une fois; ces accès sont bien moins forts qu'auparavant et s'arrêtent tout de suite. Il y a huit jours, rentré de l'école, le déjeuner n'étant pas prês, et son père n'étant pas rentré, il n'a pas voulu attendre et a dit des sottises à sa mère. — *Suggestion.*

3 mai. — L'enfant à été docile depuis la dernière séance, mais ce matin, sa mère ayant voulu le débarbouiller, il s'est mis en colère, pleurant et trépignant des pieds. — *Suggestion.*

Je le revois le 23 juin; il n'a plus eu de colère, est fort gentil, travaille bien. Sa mère trouve que depuis quinze jours il s'exalte facilement, pleure, crie et chante sans motifs. — *Suggestion.*

Je vais revoir l'enfant le 21 août pour savoir ce qu'il est devenu. Sa mère me dit que cette exaltation était calmée depuis la dernière séance; que l'enfant n'a cessé d'être sage et docile depuis lors; elle trouve qu'il est tout à fait changé.

Ce fait d'amélioration morale rapide, de transformation de caractère obtenu par la suggestion montre que l'application de l'hypnotisme à la pédagogie n'est pas une illusion. Avons-nous attenté à la liberté de cet enfant parce que nous avons réprimé ses mauvais instincts ?

Observation XLV. — *Pseudo-paraplégie intermittente par tremblement convulsif des membres inférieurs datant de près de quatre ans. — Guérison par une seule suggestion.*

Le 16 mai 1887, je reçus de Paris la lettre suivante : « Je viens faire appel à votre grande expérience pour m'aider à sortir ma chère femme d'une situation de santé absolument extraordinaire que je vais me permettre d'esquisser à grands traits.

« J'ai soumis le cas aux Drs Charcot, Jaccoud, Lancereaux, Tarnier et bien d'autres; je me suis trouvé chaque fois en présence d'un étonnement profond et de médications plus ou moins compliquées qui, aucune, n'a donné le moindre résultat. Il s'agit de ma jeune femme, de vingt-six ans, jouissant jusqu'à vingt-deux ans de la santé la plus florissante, ayant eu deux couches excellentes. Dans la période de 1881 à 1884, Mme S... a été beaucoup affectée par plusieurs douloureux événements : la mort de sa mère, puis celle de notre fille et une maladie terrible de son père que sans ses soins nous aurions perdu.

« Enfin une fausse couche horriblement pénible (il y a près de 4 ans) s'est produite, à la suite de laquelle, au moment de se relever, il a été constaté qu'elle était atteinte d'une *paraplégie réflexe des membres inférieurs*.

« Cette affection est d'une bizarrerie qui l'a fait classer dans l'ordre des névroses. Elle paraît sans raison apparente pendant plusieurs semaines, disparaît de même pendant deux ou trois mois, laissant au départ une femme vaillante comme autrefois, et la resaisissant du jour au lendemain, lui occasionnant une faiblesse extrême, provoquant des bâillements suivis de syncopes, ébranlant en un mot tout son système nerveux.

« Après avoir essayé ensemble ou séparément l'électricité, la valériane, l'hydrothérapie, la métallothérapie, la quinine, j'en suis arrivé à laisser agir la nature qui opère au moins aussi énergiquement et efficacement que tous les remèdes employés jusqu'ici. »

Je vois la jeune femme à Paris, le 29 mai 1887, jour de la Pentecôte. Elle avait sa paralysie depuis 5 à 6 semaines de nouveau. Mme S..., d'une bonne constitution, obèse pour son âge, d'un tempérament mixte, n'a jamais eu, avant cette affection, d'antécédents nerveux; jamais de crise; sa menstruation, régulière, n'a pas d'influence sur sa paralysie. Son oncle, qui est son médecin, m'a confirmé ces données. Son imagination ne paraît pas s'exalter. « Je me demande, quelquefois, me dit-elle, si ma paralysie n'est pas un effet de l'imagination, puisque il y a des époques où je marche bien. Alors je fais des efforts, j'essaie et je suis bien obligé de constater que malgré toute ma bonne volonté, je ne peux pas. »

Mme S... n'a aucun trouble de sensibilité; pas de douleurs abdominales, pas de névralgie. Elle accuse toutefois des battements de cœur, une sensation de faiblesse et de vide dans la tête qu'elle ne peut définir.

Je constate que la malade étant couchée exécute tous les mouvements; flexion et extension des cuisses, des jambes, des orteils, mais quand elle soulève ses jambes ou l'une d'elle, le *membre est pris d'un tremblement irrégulier à petites oscillations*. Si elle essaie de se mettre debout, ses *jambes sont prises aussitôt de tremblement à grandes oscillations*, les cuisses fléchissent sur les jambes, le tronc sur les cuisses et la *malade tombe* au bout de quelques secondes. Elle ne peut ni se tenir debout, ni faire un seul pas. Il ne s'agit pas d'une paralysie réelle, mais d'un tremblement désordonné qui l'empêche de se soutenir, provoqué par le moindre effort. Les jambes d'ailleurs sont souples ; il n'y a pas d'exagération des réflexes tendineux; aucun trouble de sensibilité. Les mains soutenues horizontalement présentent aussi un tremblement léger et continu. La malade peut serrer mes deux mains dans les siennes, mais avec très peu de force.

Les autres fonctions sont normales.

Après avoir dit au mari que j'allais essayer la suggestion, mais que je doutais de la réussite en une seule séance, j'affirme à la jeune femme que son affection est purement nerveuse et que je vais la guérir par la suggestion. Je l'hypnotise en mettant deux doigts devant ses yeux et affirmant le sommeil, elle ferme les yeux en deux secondes; je lui dis de les maintenir fermés. Voyant sa respiration devenir haletante et anxieuse, je la calme en lui disant : « Vous allez être très bien, très calme, bien à votre aise; votre respiration est parfaite comme dans le sommeil naturel, etc. » L'émotion disparaît sous l'effet de cette suggestion calmante et la respiration redevient régulière. J'affirme la guérison, je lui soulève les bras en lui disant : « Voyons, vos mains ne tremblent plus ; la force est revenue; vous allez serrer très fort. » Je constate en effet que le tremblement disparaît. Je soulève ensuite les jambes, j'affirme la disparition de tout tremblement; « la malade pourra se lever, se tenir debout, marcher, solide et sans peur, etc. ». Je continue cette suggestion énergique pendant un quart d'heure, en frictionnant et manipulant les membres. Je constate que la malade est au commencement du second degré de sommeil ; les avant-bras seuls restent en catalepsie, les bras tout entiers retombent.

Quand je réveille Mme S... elle se demande si elle a dormi, puisqu'elle a tout entendu et qu'elle m'a même parlé. Je lui dis : « Que vous ayez dormi ou non, vous êtes guérie. Donnez-moi votre main. Serrez la mienne avec force. Vous voyez que vous ne tremblez plus. » Elle serre en effet avec beaucoup plus de force et sans trembler. Je lui dis ensuite : « Maintenant levez-vous et marchez. N'ayez pas peur. Vous pouvez. » Elle hésite, puis se lève, et à son grand étonnement se tient debout. Puis elle marche, tout interloquée, se demandant si c'était bien elle, d'un pas régulier et solide; elle fait plusieurs fois le tour de sa chambre.

Je la vois le lendemain et le surlendemain. Le résultat s'est maintenu; la première nuit, la malade n'a pas dormi, agitée par l'émotion de la guérison. Je lui suggère le calme et le sommeil : la seconde nuit, elle dort très bien. Dès la seconde séance, Mme S..., entre au troisième degré : catalepsie franche irrésistible et mouvements automatiques.

J'ai revu Mme S... à Nancy en juillet; elle y a passé trois jours; je l'ai hypnotisée, chaque fois, en troisième degré, trois fois encore. La guérison s'est maintenue dès la première séance : elle fait plusieurs kilomètres à pied; ses jambes sont devenues plus fortes. Les autres troubles nerveux, battements de cœur, vertiges, etc., se sont dissipés aussi.

IV

NÉVROSES

Observation XLVI. — *Secousses choréiques localisées dans un bras. — Guérison en trois séances. — Rechute au bout de quelques mois. — Guérison nouvelle en trois séances; chaque suggestion arrête les secousses.*

W... (Marie), seize ans, travaille dans une fabrique de limes, vient à la consultation le 17 juillet 1884, avec des secousses choréiques.

Au commencement d'octobre dernier, un dimanche, après avoir été grondée, elle alla aux vêpres; et là, eut des secousses dans le bras gauche pendant deux heures; le lendemain lundi à quatre heures du soir, mêmes secousses dans les deux bras pendant une demi-heure.

Le mardi et le mercredi, elle n'en n'aurait plus eu; mais elles revinrent le jeudi à six heures du soir dans les bras et les jambes; et depuis, la chorée dura, avec plus ou moins d'exacerbations, mais continue, pendant trois mois. A sa suite, dans l'atelier où elle travaille, quatre ouvrières prirent les secousses choréiques par imitation.

Elle alla pendant deux mois chez M. Liebeault, qui fit de la suggestion hypnotique; une amélioration réelle se produisit : elle restait quelquefois deux ou trois jours sans secousses, puis celles-ci se reproduisaient. D'ailleurs depuis le mois de janvier, la chorée n'est plus généralisée, mais elle affecte presque exclusivement les bras; les secousses sont identiques à celles que présente une autre jeune fille qui habite la même maison et vient avec elle.

Au mois de juin dernier, elle fut à peu près débarrassée pendant huit jours, conservant cependant encore le soir des mouvements dans les bras et les jambes. Depuis, ces secousses ne l'ont plus quittée, plus ou moins fortes; depuis quatre semaines elles prédominent dans les bras. Quelquefois ces mouvements choréiques se généralisent; il y a une quinzaine de jours, elle a eu des mouvements désordonnés dans les yeux et des vertiges.

Le 17 juillet, elle ne présente plus que des secousses dans les mains, secousses brusques, spasmodiques, soulevant la main et l'avant-bras comme par une forte commotion électrique, mais sans douleur : ces secousses se répètent avec opiniâtreté toutes les quatre ou cinq secondes.

Iutelligence nette; sensibilité normale; toutes les fonctions s'exécutent bien. La jeune fille n'a jamais eu d'autre maladie nerveuse. — *Suggestion hypnotique*, le 17 : *sommeil assez profond, sans résultats immédiats.*

Le 19, nouvelle séance; *les secousses persistent pendant le sommeil hypnotique, mais disparaissent après le réveil.* Elles ne reparaissent plus dans la journée, mais dans la nuit suivante.

Nouvelle suggestion le 20.

Elle revient le 22 et dit n'avoir plus eu, depuis le 20, que cinq à six secousses cette nuit, en tout. Actuellement, les mouvements sont tout à fait libres et normaux.

24. — Marie a repris son travail, ce qu'elle n'avait pu faire depuis quatre semaines. Avant cette époque, elle avait travaillé pendant huit jours. Dit n'avoir pas été aussi bien depuis le mois d'octobre. Elle accuse seulement depuis quelques jours des douleurs dans le poignet, quand elle est fatiguée, durant quelquefois dix minutes, s'irradiant quelquefois jusqu'aux épaules, surtout le soir. — Suggestion hypnotique.

Le 26, elle dit qu'elle n'a plus eu de douleur depuis deux jours; seulement dans le bras droit, le soir de six à sept heures, un léger tremblement qui disparaît seul.

Elle continue à travailler et à bien aller, dit-elle, jusqu'en septembre. A cette époque elle eut de nouvelles secousses pendant huit jours, qui s'arrêtèrent spontanément. Le 30, elle revient à la consultation. Elle présente de violentes secousses comme électriques occupant tout le bras et un peu le tronc, se renouvelant deux fois par seconde; elles existent depuis huit jours sans trêve.

La malade est hypnotisée; les secousses deviennent d'abord moins fréquentes, mais plus intenses, puis au bout de quelques minutes cessent. Le sommeil est assez profond. Au réveil elle ne se rappelle qu'en partie ce que je lui ai dit. Elle a encore deux secousses; puis, plus rien. Je la rendors une seconde fois; à son réveil elle se sent très bien. Dans la journée, elle n'a plus une seule secousse.

Le 31, sortant de chez elle, elle fut saisie par le froid et les secousses recommencèrent. Elle vient à la consultation; elle a une secousse à peu près par seconde. *Par suggestion à l'état de veille, les secousses s'arrêtent en trois minutes.* Je l'hypnotise ensuite pour rendre la suggestion plus efficace.

Elle va très bien jusqu'au 3 novembre; ce jour, en se réveillant, de nouvelles secousses apparaissent, environ une par minute. Elles *cèdent de nouveau à la suggestion hypnotique;* le lendemain, cette jeune fille vient pour la dernière fois dire qu'elle va tout à fait bien et n'a plus eu la moindre secousse.

OBSERVATION XLVII. — *Secousses choréiques datant de quinze jours, revenues plusieurs mois après une chorée généralisée. Guérison en trois séances.*

Caroline V..., dix-huit ans, travaillant dans la même usine, et habitant la même maison que Marie W..., fut prise par imitation en novembre. Elle avait eu une altercation le samedi; le lundi, elle eut des secousses dans la ceinture, puis dans les bras, comme son amie. La chorée se généralisa par moments. Elle alla pendant cinq semaines chez le Dr Liébeault, et fut complètement guérie. Elle reprit son travail jusqu'au 12 mars; ce jour, une frayeur déterminée par un incendie voisin de l'usine où elle travaille amena le retour de la chorée qui dura encore six semaines; elle ne retourna pas chez M. Liébeault pendant cette seconde attaque.

Au bout de six semaines, elle reprit son travail. Il y a quinze jours, elle fut reprise plus légèrement, et, depuis ce moment, elle a des secousses brusques localisées dans les bras et les épaules, continues.

Le 17 juillet, elle vint avec Marie W... Les secousses convulsives sont semblables à celles de sa camarade; elles se répètent toutes les deux secondes. De plus, insomnie. — Le 17, *suggestion hypnotique; sommeil profond sans résultat* immédiat.

Le 19, deuxième séance : les secousses continuent d'abord pendant le sommeil; puis, au bout de six à dix minutes, elles deviennent de plus en plus rares et disparaissent. *Elles ne reparaissent plus au réveil.* Dans la journée, elle a encore quelques secousses, mais bien moindres comme intensité et comme fréquence. A bien dormi ces deux nuits. Nous recommandons, en outre, de séparer les deux jeunes filles, afin d'éviter l'influence réciproque suggestive par imitation.

Le 21, nouvelle suggestion. Depuis, elle n'a eu aucune secousse.

Le 23, *idem*. Elle reste complètement guérie.

Observation XLVIII. — *Secousses choréiques datant de onze jours. Guérison par suggestion en trois séances. Rechute au bout de six semaines. Guérison en quelques seances.*

Mlle J..., institutrice, âgée de trente-deux ans, vient me voir le 17 février 1887 pour des *secousses choréiques* dans la jambe et le bras droit. Le 4 février, elle fut assez grossièrement, paraît-il, admonestée par l'inspecteur d'Académie, venu dans sa classe. Vivement impressionnée, elle ressentit, dans la journée et le lendemain, des maux de cœur, avec envies de vomir; elle ne put presque rien manger; en même temps, picotements d'aiguilles dans les deux bras pendant toute la journée. Dans la nuit du 5 au 6, elle fut comme perdue pendant une heure, ne sachant pas où elle était. Le 6 février, elle fut prise de secousses choréiques dans le bras et la jambe droits, secousses qui augmentèrent les jours suivants, le 7, le 8 et surtout le 9, continues; la malade ne dort presque pas; ces secousses ont continué jusqu'à ce jour. Les maux de cœur ont diminué depuis le 13; elle y est d'ailleurs sujette depuis des années. Mais Mlle J..., quoique très impressionnable, n'a jamais eu antérieurement ni chorée, ni autre affection nerveuse.

Actuellement, 17 février, elle présente des *secousses incessantes* dans la jambe, soit mouvements de latéralité, soit flexion du pied; mêmes secousses dans la main droite se propageant à tout le membre; elle a une à deux secousses par seconde : elle écrit difficilement et son écriture est irrégulière. En même temps, sensation de picotements douloureux dans le même bras du côté droit. Je l'endors séance tenante; elle entre facilement en *somnambulisme*. Après trois ou quatre minutes, *par suggestion*, *les secousses ont cessé*. Au réveil, elles reparaissent, mais en petit nombre, une par minute environ. Une seconde séance les arrête complètement. Elle écrit très facilement et son écriture est bonne, très régulière.

Le 19, elle dit avoir été bien à son aise hier; *les picotements dans les jambes ont cessé*. Les secousses ont cessé jusqu'à ce matin à 9 heures; depuis, nouvelles secousses, environ onze par minutes. La malade reste calme quelquefois pendant un quart d'heure ou une demi-heure, puis recommence. — Nouvelle *suggestion hypnotique pendant laquelle les secousses s'arrêtent;* plus rien au réveil.

21. — Avant-hier a eu quelques aiguillettes, dit-elle, dans le cou-de-pied, pendant une heure, sans secousses. Hier 22 a eu trois secousses dans toute la journée. Ce matin, une seule ; n'éprouve pas de douleur, la jambe est seulement un peu lourde.

25. — Va bien. Plus de secousses. Se dit guérie.

Mlle J... revient me voir le 8 avril. Il y a une dizaine de jours, à la suite d'émotions vives, elle a eu de nouveau, à 6 heures du soir, *les secousses du bras et de la jambe* pendant une demi-heure à une heure. Depuis trois jours, elle a une dizaine de secousses dans la journée. Depuis huit jours, des *élancements douloureux* dans l'épaule droite jusqu'aux doigts durant un quart d'heure à une heure, se répétant cinq ou six fois par jour. Cependant, elle dort fort bien la nuit, a été agitée pendant une nuit la semaine dernière. — *Suggestion.*

21 avril. — Après la dernière séance, elle n'a plus rien ressenti jusqu'au 13. *La douleur de l'épaule a complètement disparu.* Mais, ce jour-là, elle a été reprise de son tremblement nerveux qui, depuis, revient tous les soirs, une seule fois par jour, durant de cinq minutes à une demi-heure. Ce matin, épouvantée par une personne qui entra brusquement dans la salle sans qu'elle s'y attendît, elle fut prise de tremblement qui est constant depuis.

Par suggestion, ce tremblement disparaît.

Dans la suite, Mlle J... revient encore cinq ou six fois, tous les cinq ou six jours, me voir; elle a encore, de temps en temps, des secousses qui ne l'empêchent pas de faire sa classe. Elle en est chaque fois délivrée par la suggestion, et après trois ou quatre séances, elle en est totalement débarrassée. J'ai eu de ses nouvelles le 20 octobre; elle n'a plus eu la moindre secousse.

Observation XLIX. — *Tremblement de la main gauche consécutif à une chorée, et impossibilité d'écrire de cette main. Guérison en deux séances hypnotiques.*

Claudine D..., âgée de quinze ans, m'a été amenée, le

21 juillet 1884, par deux de ses amies, ouvrières du même atelier, et que je venais de débarrasser en quelques séances par suggestion hypnotique de secousses choréiques.

Habituellement bien portante, Claudine D..., qui ne paraît pas nerveuse outre mesure, fut prise, en février 1884, de chorée par imitation, la quatrième de l'atelier. Cette chorée généralisée occupait la tête, le tronc et les membres; la malade se mordait la langue. Au bout de six semaines, après avoir pris quinze bains sulfureux, elle fut complètement guérie.

Il y a quinze jours, elle fut reprise de chorée généralisée. Depuis huit jours, elle n'a plus qu'un tremblement incessant latéral rythmique, occupant la main, le bras et l'épaule gauches. Plus on veut arrêter ce tremblement, plus il s'exagère. Sauf cela, santé parfaite. Elle écrit très bien de la main droite :

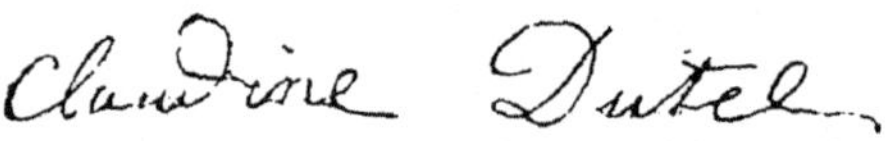

De la main gauche, si elle veut écrire son nom, elle ne fait qu'un enchevêtrement de traits inextricable.

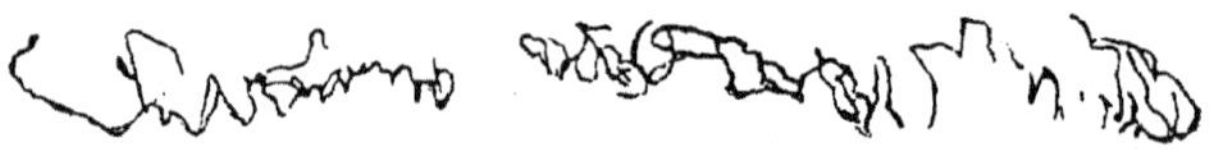

Le tracé d'une ligne fait de cette main enregistre son tremblement.

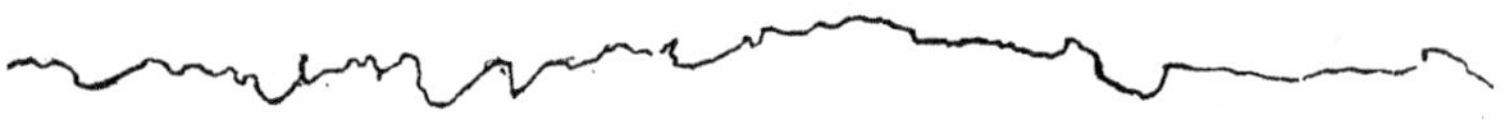

Je l'hypnotise, après avoir endormi ses deux amies devant elle; elle n'arrive qu'au second degré du sommeil hypnotique (c'est-à-dire résolution, catalepsie suggestive incomplète, pas de mouvements automatiques; souvenir parfait, au réveil). J'affirme que le tremblement va disparaître, que la main gauche fonctionne comme la droite ; je fais quelques frictions sur la main.

Le tremblement persiste d'abord, et je ne pense pas obtenir un résultat immédiat ; mais au bout de quelques minutes le tremblement commence à diminuer ; il est remplacé successivement par des secousses de plus en plus éloignées, puis disparaît. Je fais écrire à la malade son nom et je lui fais tracer une ligne pendant son sommeil, les yeux fermés et elle y réussit très bien.

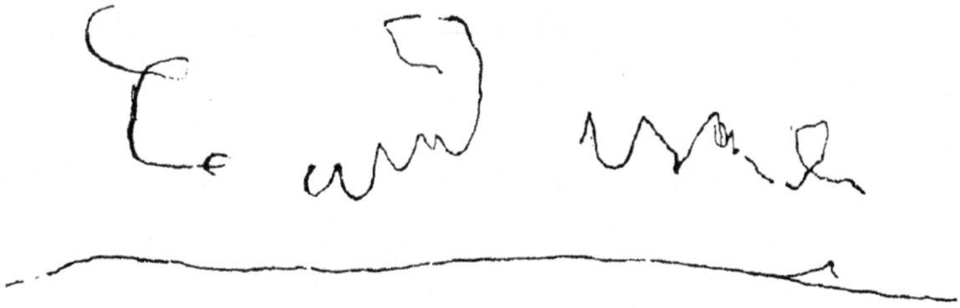

Je la réveille au bout de douze minutes environ. Elle écrit très bien son nom de la main gauche et trace bien une ligne après son réveil.

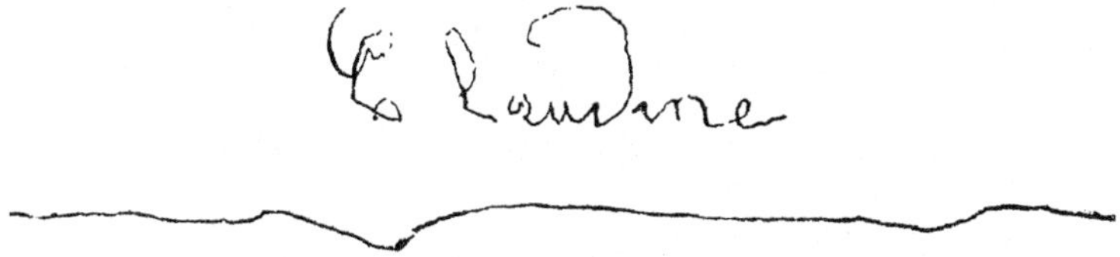

Au bout de trois minutes, une nouvelle ligne tracée commence déjà un peu à trembler.

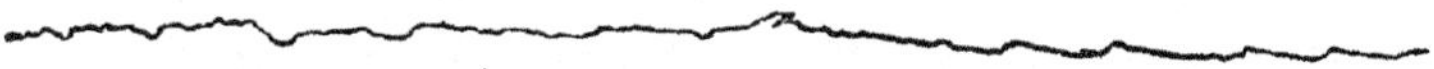

Aussitôt après le réveil, le tremblement avait disparu; mais, à peine dans la rue, nous dit-elle le lendemain, le tremblement a reparu comme avant.

Le 22, lendemain, Claudine revient. Le tremblement existait de nouveau aussi marqué qu'avant. Elle ne peut plus écrire de la main gauche. Voici le nom écrit de la main gauche et une ligne tracée avant la seconde séance :

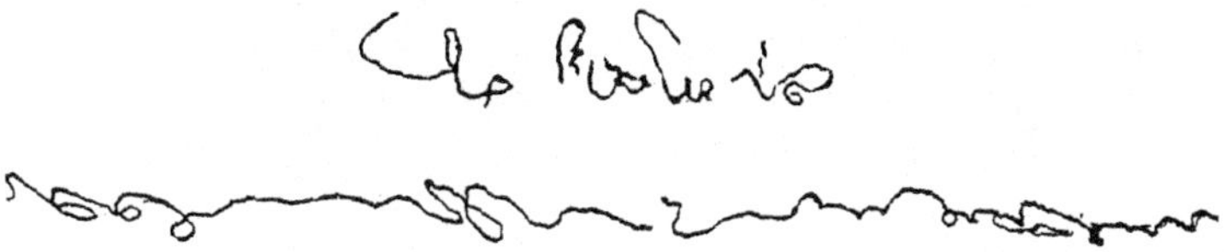

Je l'hypnotise de nouveau, en présence des élèves ; je lui suggère énergiquement que le tremblement va s'arrêter et qu'elle va écrire très bien.

En quelques minutes, le tremblement disparaît de nouveau comme la veille ; et je la fais écrire pendant son sommeil, les yeux fermés. Voici l'écriture de la main gauche pendant le sommeil et une ligne tracée pendant le sommeil :

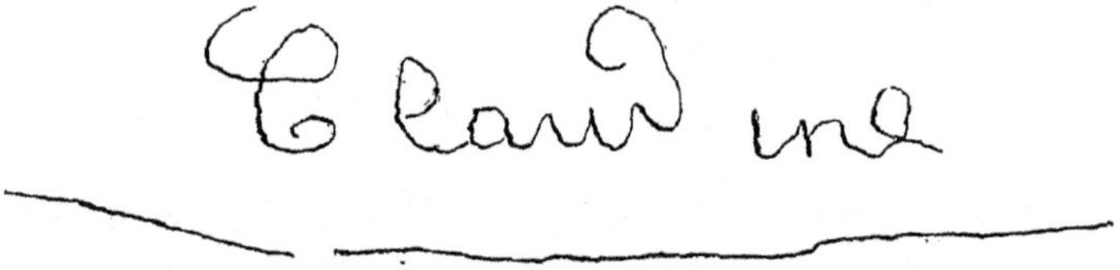

On voit sur ce tracé que le tremblement a totalement disparu ; je la laisse dormir un quart d'heure, lui affirmant que le tremblement ne reviendra pas, que sa main est sûre d'elle-même, etc.

A son réveil, pas le moindre tremblement : écriture et ligne tracées nettement. Voici l'écriture de la main gauche et une ligne tracée après le réveil :

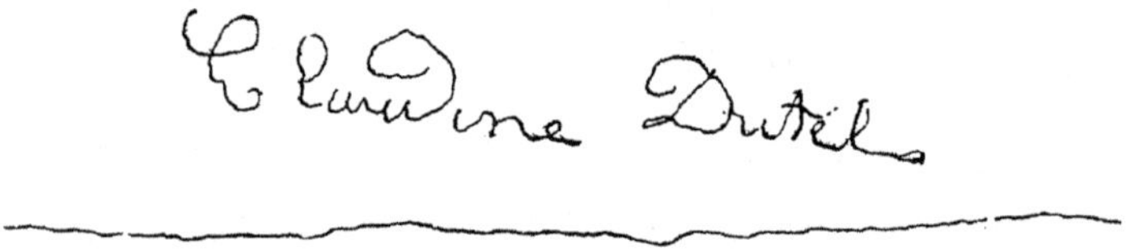

La guérison s'est maintenue après cette seconde séance. Voici encore, le 23, le spécimen de son écriture de la main gauche :

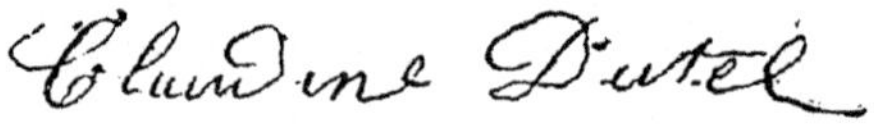

Cette jeune fille est encore venue trois fois, sur notre demande, à l'hôpital, se faire hypnotiser ; la guérison ne s'est pas démentie.

OBSERVATION L. — *Troubles des mouvements de l'écriture consécutifs à une chorée. Guérison par une seule séance de suggestion hypnotique.*

Henri Grosse, âgé de seize ans, de Hayange (Alsace-Lorraine), vient avec sa mère me voir le 5 juin 1884. Voici son histoire : à l'âge de dix ans, il eut une première atteinte de chorée qui le tint pendant quatre mois. A douze ans et demi, il en eut une seconde qui dura trois mois, généralisée, violente, agitant les membres, le tronc, la face, la langue, avec impossibilité de parler. Cette atteinte avait été précédée pendant un mois d'un rhumatisme articulaire aigu. A quatorze ans, nouveau rhumatisme poly-articulaire fébrile occupant toutes les jointures pendant six mois, y comprises celles du cou, qui est resté un peu raide depuis lors; il eut en même temps de l'oppression avec battements de cœur.

En février dernier, il fut repris de chorée ; pendant un mois, agitation désordonnée très grande, limitée aux membres supérieurs. Depuis le mois de mars, ces mouvements diminuèrent graduellement d'intensité et disparurent depuis; mais il ne peut plus écrire, il a été obligé d'interrompre ses études, et c'est pour cela qu'il vient me consulter. Il a subi divers traitements ; pendant le mois de février, il prit du bromure pendant trois semaines, puis du sirop de chloral qui a calmé l'agitation. Durant le mois de mars, il prit du tartre stibié, puis de l'arsenic pendant trois semaines. Pendant les mois d'avril et de mai; des pulvérisations d'éther furent faites consciencieusement sur le rachis deux fois par jour. L'agitation choréique avait cessé, mais les mains restèrent maladroites pour les choses un peu délicates ; il ne peut ni écrire ni arranger son nœud de cravate.

Actuellement, 5 juin, c'est un garçon lymphatique, assez grand, timide, parlant peu ; l'intelligence est cependant nette ; il mange bien et dort bien ; on ne surprend aucun mouvement choréique, à peine de légers soubresauts dans la main. Les mouvements de rotation de la nuque sont un peu douloureux; souffle doux à la pointe du cœur qui fonctionne bien et n'est pas hypertrophié. Je fais écrire au crayon, après l'avoir mis à son aise. Voici le décalque de son écriture :

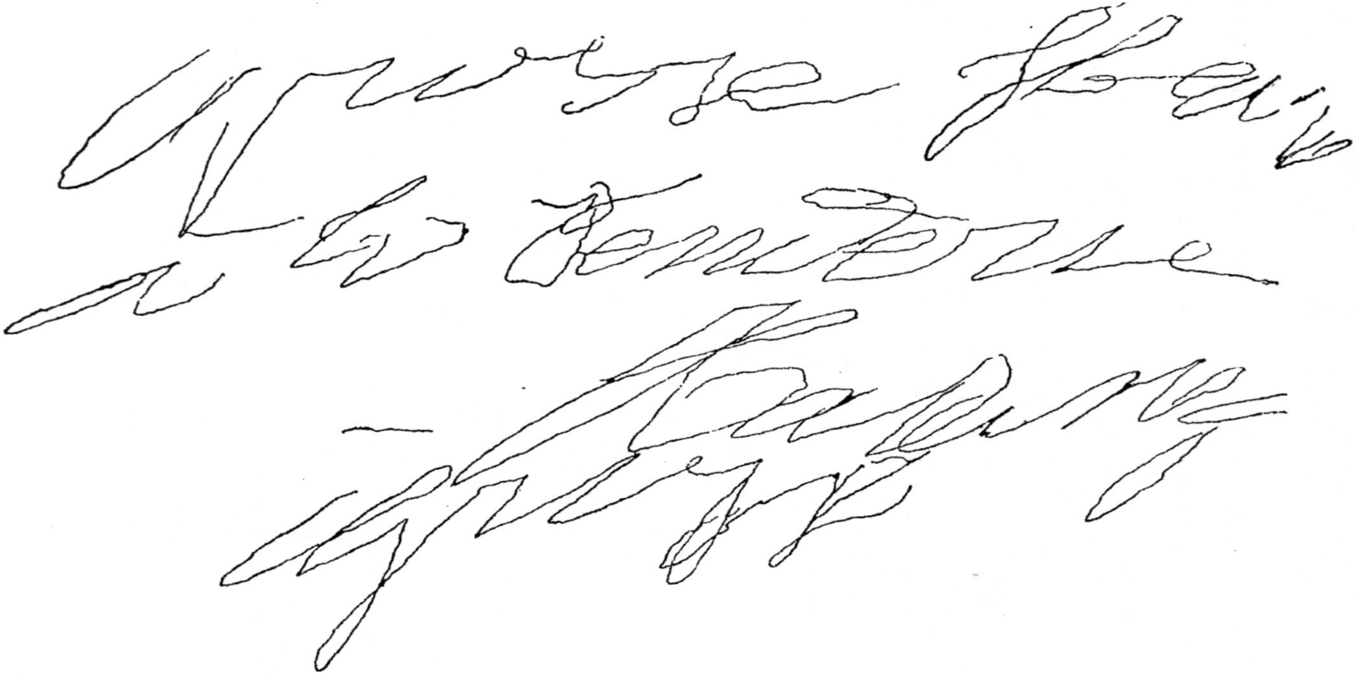

Aloïse
Henri à la
Vendrie

Je propose à sa mère d'endormir son enfant ; elle y consent. Le premier essai ne réussit pas : il fronce les sourcils, cligne des paupières, prétend qu'il ne peut dormir. Alors j'endors sa mère qui s'y prête facilement devant lui. La voyant dormir d'un sommeil calme, il se laisse aller facilement, et en trois minutes est en résolution ; ses membres restent en résolution, si je les soulève. Je lui suggère alors verbalement qu'il est guéri, que sa main ne tremble plus, qu'il va très bien ; je repète cette suggestion à plusieurs reprises. Au bout de dix minutes, je le réveille et le fais écrire.

Voici le résultat (page 471); il n'est pas encore brillant.

Je constatai que l'enfant avait été en sommeil profond ou somnambulisme, c'est-à-dire sans souvenir au réveil. Sachant que dans ce sommeil profond on obtient quelquefois des résultats immédiats, je lui propose de l'endormir une seconde fois et je le remets en moins d'une minute en somnambulisme. Alors je répète et j'accentue davantage l'affirmation qu'il va écrire très bien ; et pour rendre cette suggestion plus efficace, je lui donne un crayon en main, je lui dis : « Voici un crayon ; tu le tiens très bien, d'une main sûre et solide. » Je place un papier devant son crayon, et je le fais écrire son nom pendant le sommeil. Il écrit d'abord son nom Grosse.

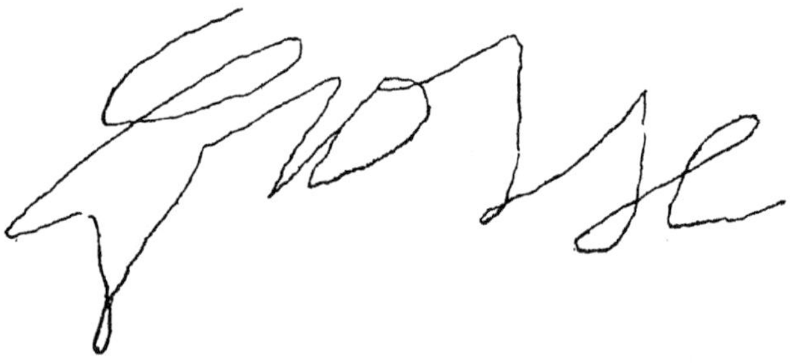

Je dis : « Tu écris mieux ton prénom »; il écrit Henri.

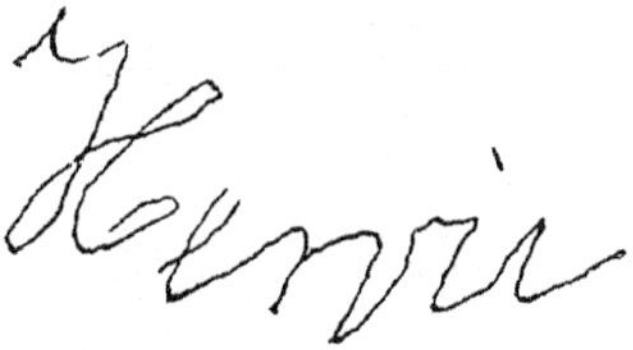

Je dis : « Encore mieux »; il écrit Hayange.

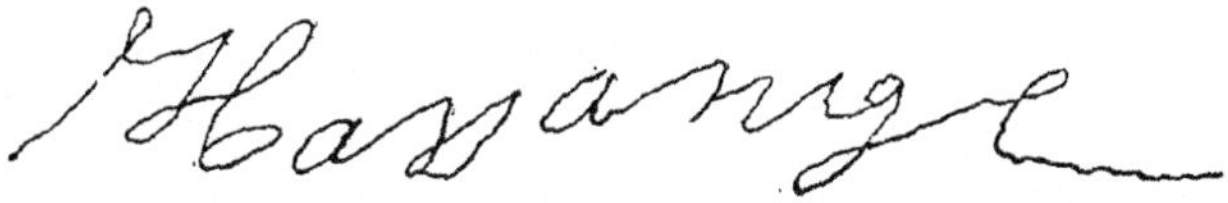

Je dis : « Encore mieux, calligraphie »; il écrit Grosse.

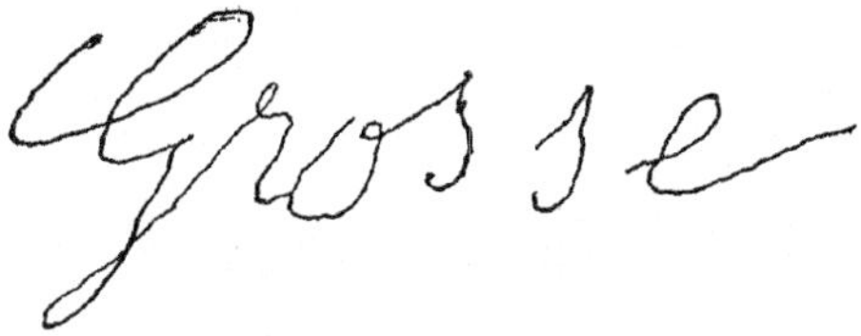

Tout cela est écrit les yeux fermés. Je lui affirme qu'à son réveil il écrira mieux ; je lui fais dire à lui-même qu'il est et restera guéri : que sa main conduira la plume sans hésitation. Au bout de douze minutes environ, je le réveille; il ne se souvient de rien. Et voici ce qu'il a écrit à son réveil (page 474).

Le soir même, il écrit, d'une main assurée, une longue lettre à son père. Je le reçois le lendemain, 6 juin. La guérison s'est maintenue.

Voici son écriture avant toute nouvelle hypnotisation (page 475).

Je l'endors une dernière fois, la guérison ne s'est pas démentie. Le 9 juillet, je reçois une lettre de lui, où il me

Grosse Henri
à la Tenderie
près Hayange
Monsieur je vous
remercie beaucoup je suis
guéri
Le 5 Juin 1884

Le mieux persiste et je peux très bien
écrire j'ai très bien dormi cette nuit et
j'espère que cela continuera, j'ai ecrit une
longue lettre hier à papa et je me réjouis
de rentrer à la maison et faire voir à
tout mes camarades que je suis aussi bien
qu'auparavant

Le 6 Juin 1884

Grosse

remercie de sa plus belle écriture, digne d'un professeur de calligraphie.

OBSERVATION LI (recueillie et relatée par M. Beaunis, *Gaz. médicale de Paris*, 1884). — *Mouvements choréiques des mains. — Troubles de l'écriture. — Guérison par suggestion hypnotique.*

Victorine L..., âgée de douze ans et demi, d'un tempérament lymphatique, mais forte et bien constituée, est atteinte d'une *hémichorée droite* sur laquelle sa mère me donne les renseignements suivants :

Première atteinte. — A quatre ans et demi, à la suite d'une frayeur, elle fut prise d'une chorée généralisée très intense. L'enfant ne pouvait ni marcher, ni articuler les mots, ni presque manger. En outre, le mal s'aggravait à certains moments de la journée ; ces crises ou ces accès duraient dix à quinze minutes et se répétaient six à sept fois par jour. La durée de cette première atteinte fut de trois mois. Les douches d'eau froide furent le seul traitement employé.

Entre six et sept ans, douleurs articulaires.

Deuxième atteinte, à sept ans et demi. — Elle fut aussi forte que la première et offrit les mêmes caractères ; mais elle ne dura que six semaines. Même traitement.

Troisième atteinte, à neuf ans et demi. — Le côté droit seul fut pris ; six à sept accès par jour ; durée : six semaines. Pas de traitement.

Quatrième atteinte, à onze ans et demi. — Même forme hémi-choréique ; même durée ; toujours six à sept accès par jour, pas de traitement.

Cinquième atteinte, à douze ans et demi. — Le premier accès eut lieu le 27 mai et fut suivi dans la même journée de six accès très violents. Le 28 et le 29, même nombre d'accès et aussi violents. Le 20, dans la matinée, elle a eu deux accès violents ; sa mère l'amène ce jour-là chez M. le Dr Liébeault, qui l'endort pour la première fois. Elle a encore deux accès dans l'après-midi, mais moins forts.

Le 31, elle est soumise au sommeil provoqué ; un seul accès léger qui fut le dernier.

Le 9 juin, à la suite d'une frayeur, les mouvements choréiques reparaissent, avec moins d'intensité cependant. Mais les mouvements sont très désordonnés, surtout dans la main et dans le bras. Sa mère la ramène pour la faire endormir.

Je me trouvais ce jour-là chez M. Liébeault. M. le professeur Bernheim m'avait précisément communiqué quelques jours auparavant un cas de chorée dans lequel l'hypnotisme avait réussi, en une séance, à faire cesser le désordre des mouvements de la main et à permettre l'écriture, impossible auparavant. J'en fis part à M. le Dr Liébeault et je le priai d'essayer la même épreuve sur la petite malade. Il y consentit immédiatement.

Je dis à Victorine L... d'écrire son nom. Malgré toutes ses tentatives, l'enfant très intelligente et très docile, du reste, n'arrive qu'à faire un gribouillage informe dans lequel on distingue à peine une L, première lettre de son nom, dont voici le *fac-simile* :

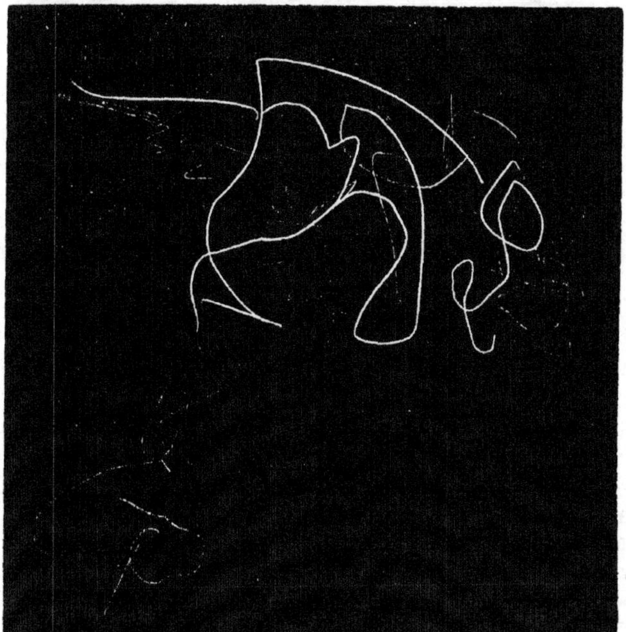

Alors M. Liébeault l'endort, et, une fois endormie, il lui dit d'écrire son nom. Voici ce qu'elle écrivit d'emblée, sans hésitation, les yeux fermés :

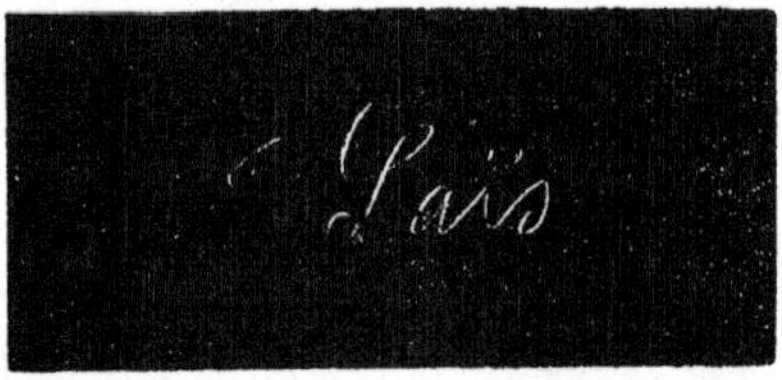

Tous les mouvements choréiques avaient du reste disparu pendant le sommeil.

A son réveil, nous lui faisons de nouveau écrire son nom, les yeux ouverts, cette fois. Le *fac-simile* suivant montre le résultat obtenu :

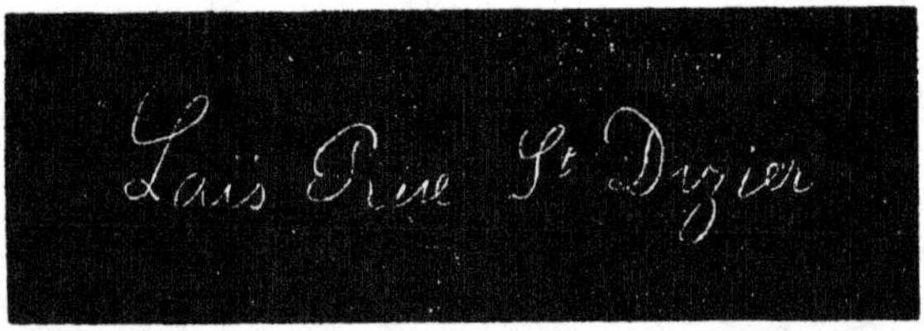

Les jours suivants, on continua les séances d'hypnotisme et l'amélioration se maintint. Au bout de quelques jours, l'enfant n'avait plus de mouvements désordonnés et pouvait écrire, coudre et se livrer à toutes les occupations manuelles comme auparavant.

OBSERVATION LII. — *Hémichorée, suite de frayeur. — Guérison graduelle par suggestion hypnotique en six à sept semaines.*

C. K..., enfant de huit ans, m'est amenée le 23 février. Elle a été mordue par un chien à la joue gauche, il y a vingt-six jours. Deux jours après, elle avait des mouvements choréiques dans le bras et la jambe gauches, et, depuis, cette hémichorée persiste. Elle accuse aussi une douleur dans le menton gauche, à la cicatrice de la morsure, vive à la pression : sa mère ne peut la laver en cet endroit. Sa main et tout le membre présentent des mouvements désordonnés de flexion et d'extension des doigts, d'adduction et d'abduction du pouce, de pronation et de supination ; elle ne peut écrire de cette main. Elle traîne la jambe et tombe souvent. Ses nuits sont agitées.

Elle est mise en somnambulisme très facilement, par simple occlusion des yeux. *La douleur à la cicatrice disparaît à la première séance*, et sa mère peut la laver sans qu'elle accuse la moindre sensibilité.

Les mouvements diminuent d'intensité après chaque séance. Après quatre séances ils restent manifestement moindres; le second sommeil à partir de minuit est encore agité. Avant les séances, elle ne pouvait pas dormir du tout; la petite malade est moins triste. Dans la nuit du 26 au 27, elle est encore très agitée. Elle remue la nuit, en dormant; sa mère dit qu'elle est méchante et bat son petit frère. Tous ces symptômes disparaissent graduellement, mais ne disparaissent à peu près définitivement que dans les premiers jours d'avril; de ce moment elle ne remue plus et écrit bien de la main gauche.

A partir du 4 avril, l'hypnotisation est suspendue. L'enfant revient le 15, l'amélioration s'est maintenue; je l'hypnotise encore quelquefois, et, huit jours plus tard, toute trace de chorée a disparu.

Ainsi les troubles *localisés* survivant à la chorée, secousses dans un membre, tremblement, trouble dans les mouvements de l'écriture, peuvent céder rapidement à la suggestion.

La chorée *généralisée*, prise dès son début, m'a paru plus difficile à influencer. Outre l'observation que je rapporte, j'ai essayé dans d'autres cas. En général, il m'a semblé que tant que la chorée est générale, intense, furieuse, avec participation des yeux et de la face, avec troubles psychiques, la suggestion n'a pas prise. Quand la maladie est entrée dans une période d'agitation moindre, l'hypnotisation réussit souvent très vite à diminuer l'intensité des mouvements désordonnés; mais il faut la continuer pendant des semaines avant d'arriver à leur cessation complète.

OBSERVATION LIII. — *Chorée généralisée datant de huit jours. — Amélioration après deux séances. — Guérison presque totale par suggestion, quatre à cinq semaines après le début.*

Jean A..., âgé de sept ans, m'est amené par sa mère le 9 décembre 1886 pour une *chorée.*

A l'âge de neuf ans, il a eu pour la première fois une chorée violente qui a duré trois mois. Il y a dix-huit mois, il fut pris d'un rhumatisme articulaire qui dura quinze jours et fut suivi de chorée intense, généralisée pendant trois mois. Depuis une quinzaine de jours il se réveille la nuit avec coliques et a une selle diarrhéique.

Il y a huit jours, il a recommencé à *trembler de la main droite*, les jours suivants les *autres membres* se sont pris. La nuit, il a des *cauchemars*, il accuse des douleurs. Il a toujours faim et mange beaucoup depuis lors. Il est devenu indocile; en temps ordinaire d'ailleurs, il est exigeant et gourmand.

C'est un enfant bien constitué. Actuellement il répond bien aux questions. Il a des secousses incessantes dans les deux mains et les jambes, surtout la droite ; il marche d'une façon assez désordonnée, traînant la jambe droite. Il ne peut pas écrire, ni rien faire de ses mains ; ce sont des mouvements irréguliers de flexion, d'extension, de pronation, de supination. On constate aussi des mouvements de la face, surtout de l'orbiculaire des lèvres. Les nuits sont très agitées. Santé générale assez bonne. Le cœur et les poumons fonctionnent normalement.

J'arrive facilement à l'endormir du sommeil profond ; les mouvements continuent pendant le sommeil.

Dans la nuit du 10 au 11, le petit malade est tombé de son lit sans se faire du mal.

Dans la nuit du 11 au 12, *après la seconde suggestion*, il a été *plus calme; les mouvements choréiques ont été moins intenses*. La peau est chaude la nuit. N'écrit pas encore mieux le 12. *Suggestion* le 12 décembre.

14. — Hier, dans la journée, le malade a été très indocile, a voulu s'en aller, a menacé de se pendre, de se jeter au canal; il est allé dans la rue, a fait un bout de chemin seul, puis est rentré chez lui, s'est mis à rire et à pleurer. La

nuit, il a eu un cauchemar et a pleuré pendant cinq minutes. Les mouvements choréiques sont moindres. — *Suggestion.*

16. — Va mieux depuis avant-hier. Est plus calme. — *Suggestion.*

17. — Le *mieux continue.* Dort bien, a moins de mouvements. Entre encore un peu colère. — *Suggestion.*

18. — Va bien. N'*a plus eu de colère.* — *Suggestion.*

20. — Va bien. A moins de mouvements choréiques; *il écrit mieux;* les lettres sont mieux formées. Dort bien; s'est réveillé dans la nuit, ayant peur. — *Suggestion.*

21. — A eu un cauchemar cette nuit; a pleuré pendant une demi-heure, puis a eu des coliques, sans diarrhée. On ne constate plus de secousses dans les mains. — *Suggestion.*

Même état les jours suivants.

Le 24. — A bien dormi cette nuit, sans cauchemar ni peur. Le petit malade est tranquille le jour, a beaucoup moins de colère. — *Suggestion.*

25. — *Idem.* Nuits calmes. A encore quelques mouvements surtout dans le bras et la jambe droite; a eu ce matin quelque peine à causer. Nuits calmes. — *Suggestion.*

27. — Va bien. N'a plus de cauchemars. Moins de mouvements. Cause bien. Sa mère se plaint seulement qu'il se dispute encore volontiers avec sa sœur. — *Suggestion.*

28. — *Idem.* — *Suggestion.*

29. — Va bien. Peu de mouvements. Dort bien sans se réveiller, sans *cauchemars.* — Ne peut pas encore écrire facilement. — *Suggestion.*

30 et 31. — Dort bien, et va presque tout à fait bien. — *Suggestion.*

7 janvier. — Bien que les suggestions aient été suspendues depuis le 31, le mieux a persisté. L'enfant est assez calme, va bien. Il reste encore quelques mouvements; il a eu un seul cauchemar dans la nuit du 3 au 4 janvier. — *Suggestion.*

10. — L'enfant va tout à fait bien. Sa mère le considère comme presque complètement guéri. La maladie a été bien plus bénigne et bien moins longue que les autres fois.

12. — Il vient pour la dernière fois à ma consultation; continue à bien aller. Encore quelques légers mouvements

parfois dans les muscles frontaux et faciaux ; presque rien dans les membres.

En résumé, l'affection paraît avoir été enrayée dès les premières séances; l'agitation choréique a diminué après deux séances, l'agitation cérébrale a diminué les jours suivants ; la maladie a été presque complètement terminée au bout de quatre à cinq semaines ; les deux chorées précédentes avaient duré trois mois.

OBSERVATION LIV. — *Chorée intense généralisée. — Amélioration dès les premières séances de suggestion. — Guérison à peu près complète, après trois à quatre semaines, sept à huit semaines après le début.*

Jules G..., âgé de treize ans, travaillant dans une imprimerie, entre à l'hôpital le 6 décembre 1886, pour une chorée.

Il y a un an, il dut subir l'amputation d'un orteil à la suite d'un coup de couteau tombé sur le pied. Huit jours avant la Toussaint, il contracte une fièvre typhoïde qui le tint alité pendant quinze jours. Pendant la convalescence, il y a un mois, *son caractère changea;* il devint maussade, raisonneur; *colère* pour le plus léger motif. Vers la même époque, il y a quatre semaines, il eut une *crise hystériforme* avec grands mouvements, convulsion des globes oculaires, un peu d'écume à la bouche; il ne paraît pas y avoir eu de perte de connaissance. Elle dura dix minutes. Il y a quinze jours, il eut une seconde crise; le lendemain, une troisième.

Les *mouvements choréiques* commencèrent il y a trois ou quatre semaines, après la première crise; ce fut d'abord la main droite, puis la main gauche, puis la jambe gauche qui furent pris de mouvements désordonnés. Le côté gauche est pris depuis quinze jours et la face est devenue grimaçante depuis quelques jours. Cette affection est survenue sans cause; pas de frayeur.

Etat actuel. Constitution bonne; tempérament lymphathique. La *face est grimaçante;* le front se plisse et se déplisse, les sourcils s'écartent et se rapprochent, les yeux tournent dans l'orbite, les commissures labiales sont tirées par moment au dehors; la langue claque contre le palais; il ne peut la tenir hors la bouche; la tête entière s'incline irrégulièrement sur le cou. Les *bras sont agités de mouvements bizarres*, limités aux doigts ou s'étendant à tout le membre. Quand on lui met, par exemple, une plume dans la main, l'enfant la saisit difficilement, la tourne entre ses doigts, est obligé de se servir de ses deux mains pour la fixer convenablement et lorsqu'il s'apprête à écrire, ne le peut pas; sa plume ne peut toucher le papier, l'annullaire et l'index fléchis la maintenant élevée; quelquefois il lâche brusquement la plume et agite ses doigts, comme si on lui avait appliqué un fer rouge. Les jambes présentent les mêmes phénomènes. Si on ordonne à l'enfant de sortir du lit, il déploie un luxe de mouvements inutiles; le bras, les jambes sont projetés dans tous les sens; il parvient cependant assez facilement à se tenir debout et sa *marche est assez régulière;* toutefois on remarque qu'il *projette légèrement sa jambe en dehors* et frappe fortement le parquet du talon. *Il ne peut se tenir debout sur une seule jambe;* ses bras et ses jambes sont alors follement projetés dans toutes les directions, le tronc s'incline de côté et d'autre et le malade tomberait si on ne le soutenait.

Les autres fonctions sont normales; la digestion se fait bien. La parole est *difficile, saccadée;* le malade ne prononce que quelques syllabes à la fois ou ne répond pas immédiatement, mais attend un moment d'accalmie. L'intelligence est nette; l'enfant est assez calme et moins colère qu'il n'était chez lui.

J'endors l'enfant le 7 décembre, en lui tenant les yeux clos pendant quelques minutes. Il reste assez calme pendant son sommeil; ses mains sont encore agitées; la face est tranquille. Avant la suggestion, je n'ai pas réussi ce jour à lui faire tracer un seul trait. Pendant le sommeil je le fais écrire son nom; c'est encore un gribouillage assez informe dans lequel cependant on reconnaît son nom. *Au réveil il l'écrit très correctement;* mais après cet effort, ses mains sont comme épuisées et il ne pourrait écrire davantage. La nuit est calme ainsi que la suivante. — *Suggestion.*

9. — L'enfant est docile; *il se lève et marche assez bien;* il

ne peut manger seul; on est obligé de lui donner à manger; il parvient cependant à porter assez bien un verre à sa bouche. Il ne peut pas écrire; le crayon se retourne dans sa main; les doigts s'agitent en tous sens; il ne peut encore faire une seule lettre. Il ramasse une épingle sans difficulté. Il ne peut pas tenir les mains immobiles en l'air; les bras se fléchissent, les mains se rapprochent, etc. Il y a de la tendance à des mouvements des lèvres, mais la *face est moins grimaçante*. Il se lève en faisant de grands mouvements avec ses bras, il marche bien; la jambe droite est quelquefois encore brusquement lancée en avant. Le malade va d'ailleurs mieux, il est moins agité que chez lui. — *Suggestion.*

10. — L'enfant, qui ne pouvait pas écrire hier, *arrive aujourd'hui assez facilement à écrire son nom.* — *Suggestion.*

11. — *Idem.* A été calme. Il trouve lui-même que cela va un peu mieux. Cependant il écrit encore avec beaucoup de difficultés son nom et n'arrive après beaucoup de mouvements désordonnés qu'en appuyant les trois derniers doigts sur le papier. — *Suggestion quotidienne.*

13. — Tient beaucoup mieux le crayon et écrit assez rapidement son nom. Il *a pu descendre hier les escaliers* et aller dans la cour, ce qu'il ne pouvait faire avant. — Depuis hier aussi, le sommeil provoqué devient plus profond et l'agitation qui s'exagérait dans les premiers temps de ce sommeil, se calme tout de suite. Les bras peuvent rester en catalepsie, presque sans mouvements, les doigts restent presque immobiles. Au réveil, le malade écrit son nom, mais ne peut écrire plus.

14. — A plus remué hier; ce matin la face est grimaçante; il ne peut tenir ses bras immobiles en l'air, il écrit Gross Ju... et s'arrête après avoir écrit ces lettres, tourne le crayon dans la main sans pouvoir aller plus loin.

Cet état continue les jours suivants; les nuits sont calmes; mais il n'y a pas grande amélioration; le 18 on note encore des mouvements choréiques dans la bouche et la langue.

Le 24, il est plus calme et arrive de nouveau assez péniblement à écrire son nom. Le 28, il *arrive à manger seul.* Le 29, il *écrit plus vite et mieux ;* on constate encore un petit mouvement préparatoire des lèvres pour parler; mais c'est tout, à la face. Il marche très bien, a peu de mouvements dans les mains; les mouvements sont seulement brusques et manquent de mesure. L'amélioration continue, si bien que le 10 janvier, il quitte l'hôpital, à peu près complètement guéri.

Il revient à la consultation le 17 janvier. L'enfant n'a que très peu de mouvements choréiques; il mange seul. On constate encore un peu de gêne dans l'articulation des mots. Sa mère l'amène, parce qu'il est redevenu chez lui colère, exigeant, méchant. — *Suggestion.*

19. — A été plus calme; très peu de mouvements; encore un peu de maladresse dans la main droite. — *Suggestion.*

22. — Va bien; se sert bien de ses mains; n'*a plus de colère;* parle très bien. — *Suggestion.*

L'enfant n'est pas revenu.

En résumé, une chorée très intense datant de quatre semaines est promptement améliorée dès les premières séances de suggestion et à peu près complètement guérie après trois à quatre semaines de suggestion, sept à huit semaines après le début de l'affection.

Observation LV. — *Crampe des écrivains datant de trois ans. — Amélioration rapide dès les premières séances. — Rechutes passagères — Guérison totale après deux mois de suggestions.*

H. C..., quarante-sept ans, est comptable depuis vingt-cinq ans; il vient me voir le 18 novembre 1885, pour une crampe des écrivains. C'est un homme bien constitué, intelligent, nullement nerveux, qui n'a jamais eu de maladie. Il raconte qu'il y a environ trois ans, il a ressenti les premiers phénomènes de sa crampe, se traduisant d'abord par une flexion des cinq doigts, quand il avait écrit cinq ou six lignes; après un certain temps d'arrêt, il écrivait de nouveau quelques lignes et la crampe reprenait. Ces phénomènes allèrent en augmentant; il y a deux ans, la crampe se manifestait après trois lignes d'écriture; il y a un an, il pouvait tout au plus écrire une demi-ligne, et la crampe en flexion survenait. Il attacha alors la plume tout de son long à l'index, et grâce à cet expédient, il put écrire encore assez bien pendant trois à quatre mois; mais bientôt les autres doigts s'infléchissaient au point de s'incruster dans la chair, dit-il. Depuis six mois, s'il écrivait une adresse, arrivé à *Mons.*, la crampe se produisait, les cinq doigts se fermaient; la crampe disparaissait quand il rejetait la plume et reparaissait au bout de deux ou trois lettres, avec une intensité telle que la plume perçait le papier.

La fixation de la plume sur l'index ne réussissant plus, il chercha un autre moyen ; il tint la plume appuyée par son bout contre l'extrémité du pouce et sa tige était tenue horizontalement entre les doigts infléchis, l'extrémité passant entre les deux derniers doigts ; mais bientôt le pouce, dit-il, appuyait tellement fort sur la plume, qu'il lui a fallu arrêter. Depuis deux ans il a dû quitter sa place de comptable pour entrer dans les assurances. Depuis trois mois il a exercé sa main gauche à écrire.

Le 18, je l'endors ; il est au troisième degré. Je suggère la disparition de la crampe. A son réveil, il écrit deux lignes et demie avant que la flexion des doigts ne l'arrête.

Le 19, nouveau sommeil, troisième degré; au réveil, il écrit bien huit lignes sans crampe.

Le 20, je le mets en somnambulisme, sans souvenir à son réveil. Il écrit bien à son réveil : à la neuvième ligne seulement se produit une flexion légère des trois derniers doigts qui disparait par simple affirmation, mais qui reparaît plus légère à la ligne suivante ; il éprouve aussi une certaine raideur dans le poignet.

Le 21, il me montre une lettre de commerce qu'il avait pu écrire la veille; il n'a presque plus de crampe, mais toujours de la raideur dans le poignet. — Continuation de la suggestion.

Le 22, la raideur a disparu ; il écrit bien ; il y a encore quand il écrit, une légère tendance à la flexion, mais qui n'aboutit pas entièrement ; il redresse les doigts immédiatement. De plus, avant la suggestion, il ne pouvait pas écrire un seul chiffre, avec un crayon court, n'appuyant pas sur la commissure interdigitale entre le pouce et l'index. La flexion était immédiate, aussitôt que le crayon était sur le papier; il lui fallait le tenir presque horizontalement. — Depuis hier, il a pu écrire avec un crayon court.

Le 23, ce résultat se maintient; il n'a plus ressenti ni crampe, ni flexion dans les doigts. — Suggestion quotidienne.

Le 24, il dit que cela va bien, sauf le poignet qui reste immobile; les doigts sont plus souples. Je le fais écrire pendant le sommeil, en suggérant de la souplesse dans le poignet. Les jours suivants, même état; il accuse toujours de l'immobilité dans le poignet, qui se manifeste surtout quand il a écrit quelque temps.

Obligé de m'absenter le 30, pendant deux mois, je prie M. Liébeault de continuer les suggestions.

Voici ce que le malade a noté :

« Le 30, j'écris après la séance : le poignet est toujours immobile, il ne fait aucun mouvement, ce qui gêne beaucoup pour écrire; les doigts vont bien.

Le 1er décembre, le poignet a remué un peu, et il me semble en ce moment moins raide.

Le 2, après la séance et avant de quitter M. Liébeault, j'ai très bien écrit au crayon, le poignet étant plus mobile ; mais en ce moment, il redevient moins mobile et le pouce appuie plus fort que les autres doigts.

Le 5, en écrivant très lentement et en pensant toujours qu'il ne faut pas appuyer, cela va mieux; mais c'est toujours le pouce qui presse sur la plume. Après avoir dormi, le pouce exerce bien moins de pression sur la plume; j'écris mieux, surtout en écrivant lentement. Le poignet lui-même est moins raide.

Le 7, il y a certainement du mieux dans le poignet; le pouce n'a plus qu'une petite tendance à presser la plume. »

Le 7, H. C... dit avoir écrit trois lettres, les deux premières allaient bien, la troisième allait moins bien, et il écrivit de nouveau assez mal. Le poignet fonctionne un petit peu; c'est le pouce qui exerce une pression sur la plume.

Le 16, le pouce continue à appuyer toujours davantage; cependant des spécimens d'écriture de chaque jour montrés par le malade indiquent qu'il écrivait très bien.

Mais le sommeil hypnotique est moins profond depuis quelques jours, ce qu'il attribue à ce que M. Liébeault l'endort dans une salle pleine de monde, où il y a beaucoup de bruit, tandis que chez moi, il dormait seul et sans bruit dans mon cabinet. Il ne retourne plus chez M. Liébeault et discontinue le traitement jusqu'au 29 janvier après mon retour à Nancy. La flexion du pouce appuyant sur la plume avait augmenté, et entravé l'amélioration.

Le 29, cette flexion avec un moment d'arrêt dans d'écriture se produit assez souvent, tous les trois mots; les autres doigts ne s'infléchissent plus, mais le poignet est immobile.

Après une nouvelle séance le 29, le pouce ne fléchit plus immédiatement après la séance, dans mon cabinet; mais, chez lui, la flexion se reproduit.

Le 30, il écrit quatre lignes chez lui et ne peut plus continuer, le pouce et l'index fléchissant tous deux; la plume lui échappe de la main. Il essaya en vain de continuer : les lettres n'avaient plus de forme.

1er février, il écrit assez bien avant la suggestion et très bien après.

Le 2, il dit qu'il écrit bien à de certains moments, d'autres fois le pouce et l'index fléchissent, et alors il est obligé de s'arrêter; une fois que ses doigts commencent à fléchir, il sent un picotement dans l'avant-bras; ce picotement, il l'éprouve aussi, surtout le soir, quand il est tranquille et sans écrire.

Je le mets en somnambulisme et je le fais écrire dans cet état, les yeux ouverts : il écrit très bien; je lui suggère la disparition du picotement.

Le 3, il dit n'avoir plus ni douleur, ni picotement; il écrit bien. Mais quand il écrit chez lui, en dehors de ma présence, au bout d'un certain temps, le pouce et l'index fléchissent; les picotements douloureux ont cessé.

Le 4, il écrit très bien chez moi. Toujours un peu de flexion dans le pouce chez lui, et la main devient lourde au bout d'un certain temps.

Le 5, il a pu écrire chez lui une lettre d'une page et demie; l'écriture se maintenait bonne jusqu'à la fin; mais il sentait une fatigue dans la main. — Il continue à très bien écrire les jours suivants.

Le 8, il accuse encore une flexion du pouce et de l'immobilité dans le poignet. — Après chaque suggestion dans mon cabinet, il écrit très bien sans flexion et sans raideur. Celles-ci ne se produisent que chez lui.

Le 11 février, il a pu écrire pendant une heure de suite. A ce moment seulement, le pouce commençait à fléchir; il reposa sa main pendant vingt minutes et put recommencer sans nouvelle flexion ni raideur.

Je lui suggère que plus il écrit, mieux il écrira, que la main s'assouplit par l'exercice et ne se fatiguera plus.

Cet état continue les jours suivants en s'améliorant graduellement. Le 18, il écrit une heure et demie à deux heures. Au bout de ce temps-là seulement, le pouce commençait à fléchir et il sentait une lourdeur dans la main.

Le 19, il sent la main très légère et dit écrire comme s'il n'avait jamais rien eu.

Le 20, en écrivant le matin, le pouce fléchit encore deux fois, et la plume lui échappe des doigts ; cependant son écriture se maintient toujours bonne. — Je le fais écrire vite, *currente calamo*, en somnambulisme, les yeux ouverts.

Le 20, dans l'après-midi, il lui fut presque impossible d'écrire, il dut même de nouveau attacher la plume à l'index.

Le lendemain, sans suggestion nouvelle, cela allait beaucoup mieux; mais il ne put écrire longtemps; après une demi-heure d'écriture, il ne put continuer, il lui fut presque impossible de faire les adresses de ses lettres.

Le 23, il travaille toute la matinée à faire des comptes; après un certain temps, il ressentait des tiraillements dans le dos du poignet qui l'empêchaient de continuer. Voulant poursuivre, la plume lui échappe de la main ; mais il put recommencer, et ce matin il ne sent plus aucun tiraillement.

Le 25, il constate encore que, chez moi, il écrit très bien; mais, arrivé à la maison, sa main est plus raide et il n'écrit plus avec la même facilité. Je suggère qu'il écrive chez lui comme chez moi.

A partir du 27, il n'accuse plus aucune sensation de raideur, ni de flexion; il écrit beaucoup le 26 et le 27, et tout va parfaitement. Il fait des lettres, des comptes, comme avant sa crampe.

Il revient le 2 mars, puis les séances, quotidiennes jusque-là, sont suspendues jusqu'au 8. Il écrit toute la journée pennant cet intervalle, et ne sent plus absolument aucun phénomène de sa crampe. « J'écris, dit-il, comme je veux. » Le 8, nouvelle séance. Celles-ci sont plus espacées; il revient le 11, le 13, le 16, le 22, le 27, et la guérison complète s'est maintenue depuis le 27 février. Je continue pendant un mois encore à l'endormir deux fois par semaine pour réprimer toute tendance à la rechute. Il a repris son état de comptable, il écrit toute la journée absolument comme avant sa maladie. La guérison s'est maintenue.

On sait combien la crampe des écrivains est souvent réfractaire à toutes les médications. Un professeur de calligraphie de Francfort-sur-le-Mein, M. Wolff, réussit souvent empiriquement là où les médecins avaient échoué.

La méthode de Wolff est exposée par M. Romain Vigouroux dans le *Progrès médical* (1882, n° 3) dans les termes suivants. Elle peut se résumer en deux points : gymnastique et massage :

« 1° La gymnastique est à la fois active et passive. Les malades doivent, trois fois par jour, exécuter une série de mouvements des membres supérieurs, successivement dans toutes les directions. Ces mouvements sont en général brusques, avec les mains tantôt ouvertes, tantôt fermées. Le nombre des mouvements de chaque série et, par suite, la durée des séances est augmentée progressivement et varie suivant les cas.

« Les mouvements passifs consistent dans la distension plus ou moins forcée, nous dirions presque l'élongation des muscles qui sont spécialement affectés. C'est la partie la plus délicate du traitement, attendu qu'il est dangereux, suivant M. Wolff, de dépasser un certain degré. En outre, le malade répète sur lui-même cette manœuvre trois ou quatre cents fois par jour.

« Les exercices d'écriture commencent dès que l'état spasmodique est notablement diminué, c'est-à-dire dès les premiers jours.

« 2° Le massage et les frictions sont aussi pratiqués très

soigneusement par M. Wolf, tous les jours. Il insiste sur l'importance de ce que nous appellerons le tapotement des muscles.

« La durée de la partie du traitement qui se fait sous la direction immédiate de M. Wolf, est d'environ quinze jours. Un traitement qui, en quatre ou cinq séances, n'a pas produit une amélioration, doit, suivant lui, être abandonné. »

On peut se demander si la suggestion n'a pas sa part à revendiquer dans les guérisons obtenues. Les malades viennent chez un spécialiste réputé pour guérir le mal dont ils sont affectés ; le spécialiste affirme la guérison ; la manipulation pratiquée pendant une demi-heure, le massage, les frictions, les mouvements passifs imprimés 3 ou 400 fois par jour, tout cela concentre l'attention sur l'idée curative, tout cela incite le cerveau à faire l'acte d'inhibition nécessaire à la cessation du spasme.

Quand on voit d'autre part d'ignorants rebouteurs, de grossiers masseurs, réussir à guérir rapidement certaines entorses, certaines douleurs par des pratiques qui n'ont rien de raisonné, quelquefois rien de rationnel, n'est-ce pas aussi, dans une certaine mesure, le patient lui-même qui, par auto-suggestion, réalise ou facilite sa guérison?

Observation. LVI. — *Tétanie des membres supérieurs. — Accès de somnambulisme avec cauchemars nocturnes. — Guérison de la tétanie en deux séances, du somnambulisme en une séance.*

A... (Paul), vingt ans, cordonnier, vient à la consultation le 28 janvier 1886 pour une tétanie des membres supérieurs. Comme antécédents morbides, sa mère dit qu'il a eu dans sa première enfance, de deux mois et demi à dix-sept mois, très souvent, plus de deux cents fois, des convulsions. Il a depuis son enfance un pied-bot varus équin double. De complexion délicate, lymphatique, il n'a cependant pas fait de maladies graves. Depuis quatre ans, tous les hivers. six à dix fois pendant l'hiver, il est pris de crampes dans les mains qui durent chaque fois de deux à huit jours. Une seule fois les jambes ont été affectées en même temps.

Actuellement, il accuse depuis hier, à quatre heures du soir, une crampe dans les mains et une douleur s'irradiant de l'épaule dans les doigts. Les trois derniers doigts des deux mains sont fléchis. On peut les étendre péniblement, mais la flexion se reproduit immédiatement. L'index et le pouce restent étendus. Les autres mouvements s'exécutent bien. Il peut plier les coudes, porter les bras sur la tête. Le bras et l'avant-bras sont douloureux à la pression, surtout au niveau des biceps. Lorsqu'on presse ce muscle, on produit la flexion de l'avant-bras.

Je le mets en *somnambulisme* par une suggestion douce et prolongée, et je suggère la disparition des douleurs et de la contracture, en imprimant pendant la suggestion des mouvements aux articulations des doigts. Ces mouvements continuent à être douloureux pendant l'hypnose, et l'extension des doigts ne persiste pas.

Au réveil, après vingt minutes, la *crampe et les douleurs avaient notablement diminué*, mais non disparu.

Quatre heures plus tard, le crampe disparut dans les membres supérieurs, mais était remplacée par une crampe dans la jambe droite et le cou-de-pied qui persista trois heures, jusqu'à dix heures du soir. Depuis, il ne ressentit plus rien jusqu'au 8 février au soir, à quatre heures.

Alors il fut pris sans cause de douleurs dans le cou et les épaules. Le 10, à quatre heures du soir, flexion des deux mains qui persiste depuis; on a été obligé de lui donner à manger; il a bien dormi cependant la nuit.

Le 11 février, sa mère le ramène à la consultation; les doigts sont infléchis dans la paume de la main; on arrive à les étendre, mais l'extension complète est très douloureuse, et la flexion se reproduit instantanément. Douleur sans raideur dans le cou et les épaules.

Sa mère nous raconte de plus que depuis quatre ou cinq ans, il rêve haut la nuit, a des cauchemars, se lève, vient près de son lit en pleurant.

Je l'*hypnotise*, il vient au sommeil assez profond, mais avec conservation du souvenir au réveil. Je suggère la disparition de la douleur et de la raideur. Pendant l'hypnose, *la contracture disparaît;* il étend les doigts spontanément et exécute tous les mouvements. A son réveil, la décontracture se maintient; il n'accuse plus qu'une douleur au côté droit de la nuque.

Je l'*endors une seconde fois;* il tombe en sommeil profond, avec amnésie au réveil. Je suggère la disparition de la douleur, en même temps j'affirme qu'il dormira tranquille dans son lit, n'ayant plus de mauvais rêves, ne songeant plus à se relever, ne songeant qu'à se chauffer dans son lit. — *Au réveil, la douleur a disparu.*

Le 14 février, sa mère vient apporter de ses nouvelles. Les membres supérieurs vont très bien; la crampe n'est pas revenue. De plus, pendant quatre nuits, il a dormi tranquillement, tandis qu'auparavant il n'était jamais resté deux nuits sans causer en rêve.

Il revient à la consultation le 23 mars; ce matin, à trois heures, il a été repris de la crampe dans les pieds et les mains. Il n'en avait plus eu depuis six semaines; sa mère dit qu'aucun hiver il n'est resté aussi longtemps sans en avoir. — Depuis ce temps-là aussi, il a rêvé deux ou trois fois la nuit, en causant à haute voix, mais ne s'est plus relevé.

Les trois derniers doigts des deux mains sont infléchis; on arrive à les étendre, mais la flexion se reproduit; les deux autres doigts sont en extension; le malade ne peut pas spontanément ouvrir les mains. De plus, il marche en fauchant, il accuse une douleur vive dans les gastrocnémiens.

Hypnotisation : sommeil profond pendant près d'une demi-heure avec mouvements imprimés aux doigts, de flexion et d'extension. Au réveil, *il ouvre et ferme les mains;* mais les doigts ont encore une *tendance à s'incurver en flexion;* les mouvements d'adduction et l'abduction du pouce sont toujours difficiles. Il marche mieux, mais se plaint encore de la douleur dans les mollets.

Après une *nouvelle hypnotisation* faite immédiatement après la première (sommeil moins profond), *les douleurs dans le mollet ont disparu.*

Le malade n'est pas revenu.

Observation LVII. — *Accès de somnambulisme nocturne. Guérison passagère par suggestion hypnotique.*

H..., garçon épicier, âgé de quinze ans, vient à la consultation en novembre 1885, envoyé par son patron. Depuis trois mois qu'il est à Nancy, il a des accès de somnambulisme spontané toutes les nuits, sans exception. Il se lève, va et vient, souvent renverse ou brise des objets, et on a toutes les peines du monde à le faire rentrer dans son lit. Le matin il ne se souvient plus de rien. Avant d'être à Nancy, il avait des accès semblables, mais moins fréquents qu'ici, environ deux ou trois fois par semaine, croit-il.

Je l'*endors* séance tenante; il tombe en sommeil profond. Je lui suggère qu'il restera tranquille dans son lit, qu'il ne pensera plus durant son sommeil qu'à se chauffer en restant couché. Je lui suggère de venir se montrer au bout de quatre jours. Il revient en effet annoncer *qu'il est guéri;* qu'il ne s'est plus relevé de quatre nuits.

La guérison s'est maintenue trois semaines, au dire du malade, qui vient quelques mois plus tard se faire hypnotiser par M. Liébeault. Après quatre séances nouvelles, du 16 au 31 février 1886, le somnambulisme avait cessé. Le malade discontinua le traitement par insouciance. Les accès reparurent au bout d'un certain temps. Je ne doute pas que la suggestion continuée n'amène leur disparition totale.

Observation LVIII. — *Incontinence nocturne d'urine guérie par suggestion dans une seule séance.*

M..., enfant de treize ans, lymphatique, assez délicat, est à Nancy, en pension chez un instituteur. Ce garçon, d'une intelligence rare, urine au lit deux ou trois fois par semaine; depuis son enfance il n'a pu être déshabitué de cette infirmité.

L'enfant vient me voir le 16 octobre. Dans les dix jours qui ont précédé cette date, l'enfant a uriné quatre fois au lit.

Je l'*endors* le 16 octobre; il n'arrive qu'au second degré : catalepsie suggestive, souvenir au réveil. Je lui suggère qu'il n'urinera plus au lit, qu'il ne pourra plus uriner étant couché, mais seulement étant debout, dans la position verticale.

Il revient encore me voir, le 17, le 18 et le 23 octobre; depuis la première suggestion, il n'a plus jamais perdu ses urines.

Observation LIX. — *Incontinence nocturne d'urines datant de l'enfance enlevée par une seule suggestion.*

S... (Jacob), âgé de dix-sept ans, bien conformé, grand, d'intelligence obtuse, vient consulter pour de l'*incontinence d'urines* qu'il aurait depuis son enfance. En été, il *urine trois ou quatre fois par semaine* au lit; en hiver, *toutes les nuits*. Dans la journée, il ne perd jamais ses urines; il dit uriner environ six fois dans la journée. Il ne se réveille habituellement qu'une fois la nuit. Aucun traitement n'a été essayé.

Il vient le 28 décembre. Je l'endors facilement en *sommeil profond;* je lui suggère de se réveiller chaque fois qu'il a envie d'uriner et de ne pas uriner au lit.

Il vient régulièrement jusqu'au 31. Dès la première suggestion *il n'a plus uriné au lit;* il s'est réveillé quatre fois la nuit. La seconde nuit et la troisième il s'est réveille trois fois. Il revient encore le 7 janvier et le 10. Il n'a plus uriné au lit et ne se réveille plus que deux fois la nuit.

Il n'est plus revenu et je ne sais si le résultat obtenu s'est maintenu.

Observation LX. — *Aphonie consécutive à une pneumonie guérie par affirmation énergique. — Incontinence nocturne d'urines en voie de guérison par suggestion.*

G. C..., âgée de quinze ans, demeurant chez ses parents, entre à l'hôpital dans mon service clinique, le 13 avril 1886, atteinte d'une pneumonie franche du lobe inférieur droit au sixième jour. Cette pneumonie fait sa défervescence le 16 au matin neuvième jour.

Le troisième jour de sa pneumonie était survenu un mal de gorge avec enrouement et aphonie complète, qui persiste depuis. Cette aphonie restant la même, malgré la défervescence, et l'absence de douleur laryngée, je pense qu'une laryngite légère qui a accompagné la pneumonie ne justifie pas une extinction de voix aussi complète, et que l'inhibition nerveuse doit y jouer un rôle.

J'essaie la suggestion hypnotique, le 17, le 18, le 19 avril, sans résultat thérapeutique. G. C... entre facilement en somnanbulisme, mais ne réalise pas les hallucinations hypnotiques, ni les suggestions post-hypnotiques.

Le 21, après une dernière hypnotisation infructueuse, je fais la suggestion a l'état de veille. Inutilement d'abord : la petite malade riant facilement et recevant mes assertions légèrement, sans se laisser impressionner, je fais mine de me fâcher, je lui ordonne impérieusement de parler à haute voix, de dire *a*, *b*: j'affirme qu'elle le peut et je lui enjoins de le faire; ellè fait un effort et articule nettement : *a*, *b*, puis son nom. La voix encore aphone sans effort, devient sonore, si elle fait un effort. Dans la journée, la voix encore enrouée se perfectionne, le lendemain elle continue à être articulée, et à partir du 23 au soir elle est à peu près redevenue ce qu'elle était avant.

Ce n'est pas tout. Cette jeune fille a depuis son enfance une infirmité : de l'incontinence d'urine. La nuit, elle urine au lit, l'inonde : il faut la réveiller trois fois dans la nuit pour empêcher ce résultat. Le jour elle ne peut rester plus d'une heure et demie sans uriner. Aussi, en raison de cette infirmité, n'a-t-on pu l'envoyer à l'école; elle ne sait ni lire ni écrire. Il y a deux ans, elle a été deux mois à l'hôpital pour être débarrassée de cette infirmité. Elle a été traitée sans résultat par des compresses d'eau fraîche appliquées sur la région hypogastrique.

Jusque vers le 20, la malade a inondé son lit toutes les nuits; à partir du 21, je fais la suggestion hypnotique qu'elle garde les urines, qu'elle ne peut plus uriner au lit, qu'elle reste longtemps sans avoir besoin d'uriner.

Depuis ce jour elle peut rester trois heures sans uriner dans la journée. La nuit du 22 au 23, elle n'urine pas au lit. Mais la nuit du 23 au 24, elle urine de nouveau au lit.

Le 24, elle reste toute la journée sans uriner, et depuis ce moment elle n'urine plus que deux fois par jour.

Continuation de la suggestion. — Dans la nuit, elle urine *un peu* au lit encore, bien qu'elle se lève trois fois pour uriner.

Je m'absente de Nancy pour quelques jours. On cesse la suggestion. L'incontinence d'urine reste guérie le jour; la nuit elle urine encore au lit, mais très peu; on la réveille une fois chaque nuit.

La thérapeutique suggestive est reprise le 6 mai.

Dans la nuit elle n'urine pas au lit. — On l'a réveillée une fois dans la nuit.

8 mai. — N'a pas uriné au lit. — On l'a réveillée une fois. — Je recommande de ne pas la réveiller; je lui suggère de se réveiller spontanément pour uriner.

9. — Elle ne s'est pas réveillée cette nuit, et n'a pas uriné au lit.

10. — Elle a de nouveau uriné au lit; elle attribue cet oubli à la frayeur; sa voisine de lit est morte dans la nuit. — *Suggestion quotidienne.*

11. — A uriné quelques gouttes au lit.

12. — La malade a été chloroformée hier au service d'ophtalmologie (elle a un pannus dû à un entropion); elle s'est endormie dans l'après-midi et a uriné un peu au lit; dans la nuit, idem.

13 et 14. — Elle n'a pas uriné au lit. — Ne se réveille qu'une fois la nuit; je lui suggère de se réveiller deux fois.

15. — Elle a uriné quelques gouttes encore au lit. Elle ne se réveille qu'une fois.

16 et 17. — Elle n'a plus uriné au lit. Elle s'est réveillée deux fois la nuit pour uriner. Je réitère vivement cette dernière suggestion et j'insiste pour qu'elle ne l'oublie pas au réveil. — Le jour elle n'urine plus que deux fois volontairement.

Le 1er juin la guérison peut être considérée comme définitive. Depuis une dizaine de jours, la malade, que je cesse d'hypnotiser, ne s'est plus oubliée une seule fois.

M. Liébeault a traité un grand nombre d'enfants atteints de cette infirmité et avec un succès fréquent. Il suffit habituellement de une à trois séances pour assurer la guérison. Quelquefois il y a rechute après un certain nombre de jours; mais une nouvelle suggestion confirme la guérison.

Voici d'ailleurs les résultats qui me sont indiqués par

M. Liébeault : « Sur 77 incontinences d'urine, j'ai eu 23 guérisons rapides certaines, dont j'ai eu plus tard des nouvelles, guérisons certainement persistantes; 23 guérisons rapides après le traitement, sans nouvelles ultérieures; 10 guérisons lentes, certaines, avec nouvelles; 9 améliorations; 8 non guéries; 4 sujets ont été endormis une fois et ne sont pas revenus; je n'en ai pas eu de nouvelles.

V

PARÉSIES ET PARALYSIES DYNAMIQUES

OBSERVATION. LXI. — *Engourdissement avec faiblesse musculaire du membre supérieur gauche. — Amélioration notable en une seule séance.*

J... (Joseph), dix-huit ans, serrurier, vient à la consultation le 25 février 1885. Il y a dix à douze jours, il a ressenti un engourdissement de la main gauche qui persiste depuis et l'empêche de travailler de cette main. Il peut la fermer, mais assez difficilement, il l'ouvre lentement; il fléchit le bras et l'avant-bras avec une certaine raideur; il accuse une sensation de caoutchouc dans les doigts; *il n'arrive que difficilement à ramasser une feuille de papier;* il n'y a d'ailleurs aucune douleur ni spontanée ni à la pression; la sensibilité tactile est conservée; de plus, vers le deltoïde, sensation de bourrelet pesant. — Dans le genou gauche existe une certaine gêne; à la marche, le mouvement de flexion est plus brusque et imprime au pied une allure qui rappelle celle de l'ataxie.

Au dynamomètre, la main gauche donne 15 à 16; la main droite 37.

Le malade est hypnotisé et arrive au sommeil profond. *Après suggestion et réveil, le dynamomètre donne pour la main gauche* 22, *pour la main droite* 32; *il ramasse très bien une feuille de papier de la main gauche.*

Une nouvelle hypnotisation est faite immédiatement après la première, avec nouvelle suggestion. Au réveil, la main gauche *donne* 26 *au dynamomètre, la main droite* 31. J... ne sent plus qu'une légère raideur à la main ; il marche un peu mieux.

Il n'est plus revenu à la consultation.

OBSERVATION LXII. — *Paraplégie dynamique psychique datant de deux mois. — Amélioration notable après une séance. — Guérison complète en trois séances.*

L... (Odile), âgée de soixante-sept ans, entre au service le 12 avril 1884 pour une pneumonie du lobe inférieur droit, datant de neuf jours qui a fait sa défervescence. La température fait encore quelques exacerbations le soir à 38°, jusqu'au 24 avril ; puis elle se maintient définitivement apyrétique matin et soir. La toux et l'expectoration ont disparu, l'appétit est bon, toutes les fonctions semblent normales. La constitution est un peu débilitée par l'âge et les privations ; mais la maladie est terminée depuis longtemps et la convalescente reste toujours alitée.

Le 8 mai, je lui demande pourquoi elle ne se lève pas ; elle me dit alors qu'elle ne peut se tenir debout. Il y a deux mois, ajoute-t-elle (donc près d'un mois avant sa pneumonie), sa marche est devenue plus difficile, elle se traînait péniblement et, depuis sa pneumonie, elle ne peut plus se tenir debout. Elle n'accuse ni fourmillements, ni engourdissement ; la sensibilité est parfaite, les réflexes tendineux sont normaux, les muscles ne sont pas atrophiés. Dans son lit, elle fait tous les mouvements. Je la fais se lever ; elle ne peut se tenir sans s'appuyer sur son lit, sinon ses jambes fléchissent et elle tombe. Comme antécédents, elle dit avoir eu des attaques d'épilepsie à l'âge adulte, assez fréquemment. Depuis deux ans, elle n'en a plus eu.

Je ne constate aucun signe de myélite, et je pense qu'il s'agit d'une *faiblesse dynamique*, que l'impressionnabilité de la malade a transformée en *paralysie psychique*.

Séance tenante, le 8 mai, *je l'hypnotise* et elle tombe en sommeil profond; je lui suggère qu'elle peut marcher. *A son réveil, elle se tient debout sans s'appuyer, pendant trois secondes*, manifestant une tendance marquée au recul.

Le 9, *après une seconde séance, elle se tient bien mieux debout et fait quelques pas*, tout étonnée de pouvoir le faire

Le 10, après la troisième séance, *elle marche à pas lents, sans tomber*, et sans présenter aucune tendance au recul. Quand elle se tient debout, elle écarte les jambes pour établir sa base de sustentation.

Le 11, *elle marche toute la journée, sans appui*, ce qu'elle n'avait pu faire depuis plus de deux mois.

Je l'hypnotise encore de temps en temps ; elle continue à bien marcher ; le 24, elle monte et descend seule les escaliers.

Elle reste guérie.

OBSERVATION LXIII. — *Douleurs de croissance et affaiblissement musculaire des membres inférieurs. — Amélioration notable dès la première séance. — Guérison complète en cinq séances.*

S... (Eugène), quinze ans et demi, garçon bien constitué, sans maladie antérieure, accuse depuis six mois une faiblesse dans les jambes, qui s'accompagne depuis trois semaines de douleur dans les jarrets, quand il marche et surtout quand il monte un escalier ; il ressent alors comme un coup de canif dans les jarrets descendant dans les mollets et dans les rotules. Quand il marche sur un terrain peu uni, à chaque instant il fait des faux pas ; son pied tourne en dedans. Il ne peut courir. Il marche comme les marins, en ballottant ; les locataires de sa maison, le voyant passer, lui disent : « On dirait que vous conduisez la charrue. »

Il vient me voir le 30 mai 1885. Je ne constate aucune lésion, aucun trouble fonctionnel autre que la douleur dans les jarrets et la difficulté dans la démarche ; la force musculaire est normale. Je pense qu'il s'agit d'un trouble musculaire dynamique lié peut-être à la croissance. L'enfant dit avoir grandi d'une tête depuis six mois.

Je l'*hypnotise :* il arrive au troisième degré, le souvenir est conservé au réveil. *Il n'a presque plus mal du tout en marchant* et se tient beaucoup mieux.

31. — Il continue à aller mieux ; il n'a fait que deux ou

trois faux pas en descendant une côte; *il a pu marcher de une heure et demie à cinq heures, sans fatigue, tandis qu'auparavant il était fatigué après un quart d'heure de marche;* il a encore de la douleur en montant les escaliers. — *Deuxième séance.*

3 juin, troisième séance. — 4, quatrième séance. Accuse encore de la douleur en pliant le jarret et se relevant.

Le 9, dit avoir marché hier pendant trois heures sans aucune fatigue ni douleur; il n'aurait pu faire le quart depuis deux mois.

Continuation de la suggestion.

Le 11, dit ne plus rien sentir; *aucune douleur* en montant les escaliers; il marche depuis la première suggestion, sans ballotter.

Le 13, dernière séance; il court, il saute, ne fait plus de faux pas, ne sent plus aucune gêne.

Je continue à voir ce jeune homme souvent; la guérison a persisté jusqu'à ce jour.

VI

AFFECTIONS GASTRO-INTESTINALES

Observation LXIV. — *Alcoolisme chronique. Gastrite. Insomnie; faiblesse des jambes. Amélioration rapide par la suggestion.*

T... (Louis), terrassier, cinquante-deux ans, entre à l'hôpital le 9 février 1884. Il a des habitudes alcooliques contractées en Afrique, où il a passé dix ans; il se vante d'avoir été capable de boire un litre d'absinthe en trois heures.

Il y a un mois et demi, il aurait été pris de douleur à l'aisselle droite, avec toux et expectoration. Cette douleur a disparu depuis quatre ou cinq jours. Depuis trois semaines il accuse parfois une sensation d'arrêt des aliments vers la fourchette sternale, sans vomissements ni régurgitations. Après avoir mangé, il sent un gonflement épigastrique qui dure environ deux heures, souvent des renvois aigres pendant une demi-heure, parfois des crampes d'estomac. Les selles sont régulières. Sa vue serait trouble depuis quinze jours. Il a des cauchemars nocturnes, dort très peu, et dort agité.

Depuis trois mois, il raconte avoir eu il y a deux ans une sciatique gauche qui dura un an, et l'obligea de marcher avec un bâton ; *il fut guéri en huit à quinze jours par suggestion hypnotique* faite par M. le Dr Liébeault.

C'est un homme de bonne constitution ; on ne constate aucun trouble cardiaque ni respiratoire. La région épigastrique est sensible ; l'estomac ne paraît pas dilaté, le foie n'est pas augmenté de volume. Il présente un léger tremblement dans les mains, de l'analgésie (sans anesthésie) limitée aux membres supérieurs. Il se plaint surtout de douleurs épigastriques, de renvois aigres, de cauchemars nocturnes, et de faiblesse dans les jambes.

(Diagnostic : *alcoolisme chronique; gastrite alcoolique.*)

Le 10, il est *hypnotisé : sommeil profond;* suggestion. Le lendemain, il dit *avoir mieux mangé* et digéré. *L'analgésie persiste; a encore eu des cauchemars nocturnes. — Suggestion.*

Le 12, dit avoir été bien dans la journée d'hier, mais *n'a pas encore dormi dans la nuit.* Il se plaint de nouveau ce matin de céphalalgie frontale et d'élancements épigastriques qui *disparaissent par suggestion.* Il quitte l'hôpital ce jour, mais revient trois fois jusqu'au 16 se faire hypnotiser.

Le 16, il dit avoir, pour la première fois depuis trois mois, *dormi tranquille* « comme un pair de France », Il *n'a plus d'aigreur ni de douleur épigastrique*, il se sent plus fort, a cherché de l'ouvrage hier, et s'est engagé comme fossoyeur. Il promet qu'il ne boira plus d'eau-de-vie ; cependant, bien que nous lui ayons suggéré du dégoût pour l'alcool, il n'en éprouve pas. Il accuse seulement encore un manque d'assurance dans les pieds ; il ne sent pas très bien le sol, il lui semble que ses pieds s'y enfoncent. Après une suggestion hypnotique faite dans ce but, il se sent plus solide.

Il revient l'année suivante le 31 janvier 1885 ; dit avoir été bien portant jusqu'à il y a quinze jours. Accuse depuis cette époque des accès de fièvre intermittente, d'abord à deux heures, puis à trois et à quatre heures du matin : le dernier, le quatrième, aurait eu lieu dans la nuit du 30 au 31, à quatre heures du matin. Il avait eu, il a vingt-deux ans, en Afrique, où il était soldat, de fréquents accès de fièvre, et depuis son retour, il aurait tous les printemps trois ou quatre accès qui disparaissent par le sulfate de quinine. Depuis cette fièvre, il sent un brisement dans les membres, de l'inappétence, avec dégoût pour les aliments ; de plus, une sonnerie dans la tête et l'oreille gauche.

Le 2 février, nous le trouvons anémique, sa constitution est détériorée, sa température normale. Respiration nette, sauf quelques sibilances à l'inspiration.

Bruits du cœur normaux ; souffle doux mitral systolique. Il dit s'être bien porté et avoir bien digéré jusqu'à il y a quinze jours.

S'il faut l'en croire, il n'aurait pas renouvelé ses excès alcooliques depuis l'année dernière et il se serait contenté d'une goutte le matin.

Quoi qu'il en soit, depuis quinze jours, il a de nouveau des renvois après avoir mangé, et de l'inappétence; il ne vomit pas et a des selles régulières. Enfin, depuis le même temps aussi, il a de nouveau de l'insomnie avec cauchemars.

La fièvre ne reparaît plus depuis son entrée à l'hôpital.

Hypnotisé le 2 au soir, *il dort très bien la nuit*, sans rêves, se réveillant trois ou quatre fois la nuit. Il se plaint d'une sensation de feu dans la poitrine. Suggestion.

Le 4, *l'appétit et les digestions sont meilleurs*. La sensation de feu dans la poitrine et la sonnerie dans la tête et l'oreille gauche persistent. Continuation de la suggestion.

Le 5, va mieux. Il a dormi, mais seulement jusqu'à une heure du matin. La sensation de feu dans la poitrine a beaucoup diminué à la suite de la suggestion. Le bruit de sonnerie persiste. Il n'a plus de renvois. — Demande son exeat.

OBSERVATION LXV. — *Gastrite chronique. Dilatation de l'estomac. Vomissements. Amélioration notable et cessation des vomissements par suggestion, sans guérison complète.*

H... (Charles), vingt-trois ans, entré le 20 janvier 1885, sortant de la maison des aveugles; il a perdu la vue à quatorze ans. Aurait eu déjà à cette époque une gastrite qui dura deux mois; il vomissait tous les aliments et même en dehors des repas.

Actuellement il serait de nouveau malade depuis quatre ans; l'affection aurait commencé par une constipation opiniâtre qui persista huit à dix jours; après une purge, survint une diarrhée qui dura trois mois, accompagnée de coliques avec un peu de ténesme.

Après un mois de diarrhée, apparurent des vomissements qui persistent encore avec des intermittences de dix jours à six semaines; et pendant ce temps subsiste de la lourdeur d'estomac. Il a été souvent arrêté dans son ouvrage; exceptionnellement, il a pu travailler du 8 octobre au 6 décembre d'une façon continue. Depuis il n'a cessé de vomir. Il y a quatre ans, a été au service de M. Parisot où il fut soumis à des lavages d'estomac.

On constate : constitution délicate, lymphatisme, amaigrissement; apyrexie. Appétit ordinairement irrégulier, quelquefois très bon, actuellement perdu, sans dégoût. Accuse une sensation de douleur stomacale qui se prolonge cinq à six heures après les repas. Vomissements parfois immédiats, d'autres fois une à deux heures après les repas; quelquefois il vomit au repas du soir ce qu'il a mangé le matin.

Souvent il a des renvois qui durent toute la journée, fréquemment aigres, avec pyrosis, même en dehors des repas, surtout après les vomissements. Eructations fréquentes; parfois hoquet. Les vomissements sont toujours alimentaires. Douleurs fréquentes au creux épigastrique, sensation de tiraillement et de faim après les vomissements. Crampes le matin jusqu'à ce qu'il ait mangé. Tendance à la constipation depuis trois mois; ne va à la selle que tous les quatre jours; a parfois des coliques sèches. Urines rares. — Accuse quelquefois des battements de cœur, de la céphalalgie intense. Actuellement, le nerf facial gauche est sensible à la pression. Insomnie provoquée par la douleur. Le clapotement stomacal se perçoit jusqu'à deux travers de doigts au-dessous de l'ombilic; la région n'est pas sensible. A la poitrine, respiration légèrement soufflée au sommet droit, le malade tousse et crache un peu depuis six semaines. *Diagnostic : Gastrite chronique. Dilatation de l'estomac. Tuberculose au début.*

Traitement. Régime : Craie lavée et magnésie calcinée, une demi-cuillerée à café avant chaque repas. Acide chlorhydrique, huit gouttes après le repas.

Ce traitement, en y ajoutant le lavage d'estomac, reste inefficace. Le malade, mou et lymphatique, continue à vomir tout ce qu'il prend.

Le 28 au matin, *hypnotisation et suggestion énergique*. Il n'arrive qu'au premier degré : engourdissement sans catalepsie. Avant d'être endormi, il avait vomi son bouillon.

Le 29, on note : le malade *n'a plus vomi depuis la suggestion*, il n'était pas resté aussi longtemps sans vomir depuis le 6 décembre.

Il a mieux dormi cette nuit. — Suggestion.

30. — N'a presque plus vomi hier. — Régime lacté. Dort mieux la nuit.

Les jours suivants, il *ne vomit presque plus*. Le 6 février, il mange de la viande saignante, sans vomir. Il dort assez bien, mais a encore quelques cauchemars. Le 7, il a quelques vomissements aqueux. Le 10, il se plaint encore de mauvaises digestions, mais ne vomit plus. Le sommeil provoqué ne dépasse pas le premier degré. — Demande sa sortie.

Observation LXVI. — *Troubles gastriques. — Sensation de brûlure sternale. — Insomnie. — Guérison en quatre séances.*

Veuve C..., âgée de quarante-sept ans, journalière, entrée le 13 mars 1886, au service, mère de treize enfants, dont cinq vivants ; sa dernière couche remonte à douze ans ; depuis cette époque elle est restée veuve avec six enfants ; son mari est mort tuberculeux.

Elle est malade depuis sept jours. Le soir, en se couchant, elle a eu un étourdissement, comme des étincelles de feu devant les yeux, avec nausées, sueurs froides, tendance lipothimique ; elle s'alita et grelotta toute la nuit ; la sensation de froid persista le lendemain avec une grande faiblesse dans les jambes. La toux qu'elle avait depuis quelque temps devint plus forte. Depuis trois ou quatre nuits, elle ressent de temps en temps des élancements dans les tempes.

La digestion est pénible depuis douze ans ; l'appétit, habituellement bon, n'est diminué que depuis trois semaines; pesanteur épigastrique, renvois aigres, régurgitations glaireuses; selle tous les deux ou trois jours. Réglée normalement.

16. — *Etat actuel* : constitution affaiblie; tempérament lymphatique. Pouls régulier. Apyrexie. A l'examen de la poitrine, on trouve l'inspiration rude au sommet droit, l'expiration légèrement soufflée au sommet gauche. Dilatation de l'estomac : clapotement jusqu'à l'ombilic. Depuis quatre ou cinq jours, se plaint d'une sensation de brûlure, qu'elle indique le long du sternum; elle a eu un point à la partie antérieure de l'aisselle droite, qui n'a duré que dix minutes. Pendant la nuit, elle a eu à trois ou quatre reprises, pendant une demi-heure chaque fois, des douleurs dans les tempes. Elle a toujours des renvois, a vomi une fois hier soir; dans toute l'après-midi de hier, elle a eu des crampes d'estomac. N'a pas dormi un instant depuis son entrée à l'hôpital (13 mars).

Le 16 au soir, je fais une *tentative de suggestion;* je n'obtiens que l'*engourdissement simple*; je suggère la disparition des troubles existants, et je la quitte en lui disant de continuer à dormir.

Le 17, elle dit avoir dormi de six heures et demie à sept heures et demie du soir et s'être rendormie pendant une heure. La tête serait plus libre, les autres troubles persistent.

Nouvelle suggestion: la malade entre en *somnambulisme* (sans souvenir au réveil). A son réveil, la *sensation de brûlure sternale a beaucoup diminué*. Je la rendors et lui suggère de dormir une heure.

18. — *Elle a dormi deux heures cette nuit*. Même état qu'hier; la *brûlure sternale existe encore;* elle a vomi une fois; de plus, douleurs interscapulaires qu'elle compare à une morsure de chien, quand elle s'assied. Suggestion et sommeil prolongé pendant une heure.

19. — *A dormi quatre heures cette nuit; les douleurs ont beaucoup diminué; moins de brûlure;* n'a pas vomi; plus de douleurs dorsales, n'a pas eu d'élancement dans les tempes, n'accuse plus qu'une légère sensibilité à la tempe droite. Presque pas de renvois.

Nouvelle suggestion : elle dort une heure et demie.

20. — *A dormi toute la nuit*; *n'accuse plus la moindre dou-*

leur sternale ni ailleurs. Elle mange le matin de très bon appétit, se sent tout à fait rétablie et demande son exeat.

OBSERVATION LXVII. — *Métrite parenchymateuse. Catarrhe gastro-intestinal. Douleurs névropathiques Amélioration. passagère par suggestion.*

A... (Louise), trente et un ans, entre à la clinique le 25 avril 1885. Mariée, mère de quatre enfants qu'elle a tous nourris, elle est souffrante depuis sa dernière couche. Le troisième jour, s'étant levée, elle eut une métrorrhagie qui la retint au lit trois semaines, sans douleurs abdominales. Depuis ce moment, elle a de la leucorrhée et des règles peu abondantes, irrégulières (tous les deux mois, en moyenne). En décembre dernier, elle eut un abcès à la marge de l'anus qui dura assez longtemps et une adénite suppurée inguinale gauche qui suppura peu de temps.

Il y a cinq à six mois, avant ces abcès, elle avait, dit-elle, la sensation de bosses abdominales; à la suite d'une purgation, diarrhée pendant un mois, suivie de constipation jusqu'à ce jour.

Depuis deux ou trois mois. pertes rougeâtres non fétides, avec lambeaux charnus, dit-elle, douleurs abdominales l'empêchant de dormir, et coliques vives quand elle veut aller à la selle. Elle a peu d'appétit depuis six mois, des envies de vomir après le repas. En six mois, elle aurait maigri de trente-six livres. Elle accuse aussi des contrariétés conjugales.

Le 28 avril, pendant que j'interroge la malade, elle est prise d'un accès de pleurs avec tremblement; c'est un tempérament lymphatico-nerveux. Apyrexie. — Muqueuses assez colorées. Perte d'appétit avec un peu de dégoût pour la viande. Sensation de gonflement après le repas, se continuant jusqu'au repas suivant, nausées, sans renvois ni régurgitations, mais avec sensation de constriction épigastrique et sueurs froides. Pyrosis prolongé pendant deux à trois heures et se répétant souvent. Coliques fréquentes; elle aurait souvent des selles sanguinolentes avec ténesme et gargouillement; constipée depuis quelque jours, elle a eu hier trois selles avec une pilule de podophylline de trois centigrammes. Le ventre est plat, souple, dépressible partout sans douleur;

sensibilité épigastrique; clapotement stomacal jusqu'au niveau de l'ombilic. — Au toucher, col utérin assez bas, entr'ouvert, regardant en avant, lèvre postérieure indurée, tuméfiée, légère rétroversion — Elle n'a jamais eu de crises convulsives, mais éprouve la sensation d'une grosse noix remontant de l'épigastre jusqu'au cou; des douleurs à la pression de la région rénale droite et au rebord costal inférieur; au moment des règles, sensation de tiraillements et de constriction au-dessus des clavicules. Elle a quelquefois des vertiges. *Diagnostic : métrite parenchymateuse. — Catarrhe chronique gastro-intestinal. — Névropathie.*

Le 28 avril, la malade est *hypnotisée;* elle arrive au sommeil profond ou somnambulisme. — *Suggestion.*

Le 29, *elle dit avoir mieux dormi la nuit;* mais *accuse encore des douleurs dans l'hypogastre et vers le sacrum. Suggestion.*

Le 30, *elle accuse moins de douleurs, n'en a plus au sacrum, mais toujours à l'épigastre;* la pression est douloureuse aussi à l'hypogastre. N'a pas eu de selles depuis le 27. Leucorrhée. Insomnie. — *Suggestion.*

Le 2 mai, on constate un petit abcès à la fesse gauche qu'on ouvre pendant le sommeil hypnotique, sans que la malade se rappelle rien au réveil. La constipation n'a pas cédé aux suggestions. Lavement purgatif.

Le 3, va mieux. Elle a bien dormi cette nuit; un peu d'appétit.

Le 5, l'abcès va bien. Nuit bonne. *Hier soir, douleur dans le côté droit de l'abdomen qui a disparu par suggestion.* Ce matin, sensibilité très vive dans toute la région hypogastrique jusqu'à l'ombilic. *Elle diminue à la suite de la suggestion.*

Le 7, la malade a, depuis hier soir, des points douloureux vers le sein gauche qui l'ont empêché de dormir; elle se plaint encore de douleur vers l'appendice xiphoïde quand elle a mangé; elle n'a plus de nausées, pas de leucorrhée; sensibilité à la pression de la région interscapulaire gauche. On *continue la suggestion,* mais assez irrégulièrement.

Le 10, elle se plaint encore de douleurs sus-ombilicales après avoir mangé. — *Suggestion.* Le soir elle mange sans grand appétit, mais sans douleur.

Le 13, se plaint de nouveau d'une sensation douloureuse,

comme du plomb, dit-elle à l'épigastre; elle n'a pas dormi la nuit. — *Suggestion.*

Le 14, hier elle a peu mangé à midi, après la suggestion; elle a mieux mangé le soir et assez bien dormi la nuit. L'appétit est encore faible. — *Suggestion.*

Le 15, elle va bien; *a mangé sans douleurs.*

Le 16, elle continue à bien aller. Demande à sortir.

VII

DOULEURS DIVERSES

Observation LXVIII. — *Epigastralgie enlevée par une seule suggestion.*

M..., quarante ans, facteur-aiguilleur à la gare de Rosières, vient à ma consultation, le 28 mai 1884. De bonne constitution, mais très nerveux, habituellement bien portant, il est déjà venu, il y a deux mois, me voir pour une douleur épigastrique qui a disparu par suggestion hypnotique.

Depuis deux jours, cette douleur est revenue; elle n'existe plus spontanément : mais, surtout quand il est de service de nuit, il est pris par moment, d'une douleur vive avec oppression épigastrique, pendant un quart d'heure à une demi-heure, puis elle disparaît et fait place à une douleur rénale qui dure le même temps. Elle revient deux fois dans les vingt-quatre heures. L'appétit est conservé, la digestion assez bonne. La pression de la région épigastrique détermine des douleurs très vives.

Par *suggestion, il entre en sommeil profond,* sans souvenir au réveil. *Apres le reveil, il ne ressent plus rien.*

Quelques mois plus tard, il revient avec la même douleur. Elle *cède de nouveau entierement à une suggestion hypnotique.*

Observation LXIX. — *Néphrite catarrhale légère. — Douleurs épigastrique et ombilicale qui cèdent rapidement à la suggestion.*

G... (Théophile), quatorze ans, apprenti cordonnier, entré à la clinique le 12 juin 1883.

Le 9 juin, à onze heures, il a eu un frisson suivi de chaleur et de sueur. Le lendemain il se sentait faible, accusait de la céphalalgie temporale droite qui persiste encore, de l'inappétence et des douleurs abdominales. — Cet enfant a eu il y a deux ans, une chorée, l'année dernière une fièvre typhoïde.

Il est délicat, lymphatique, sa température est normale, son pouls est régulier, sa respiration est nette, sa langue est sèche, un peu blanche; il n'a pas d'appétit, quelques renvois sans nausées, pas de selles depuis quatre jours : il accuse une douleur à l'épigastre et à la région rénale droite, dit avoir de la xanthopsie; les urines sont rougeâtres, contiennent des traces d'albumine, des globules blancs et rouges; densité 1012. (Hémoglobinurie? Néphrite catarrhale légère ?)

Le 14, *suggestion hypnotique : il arrive en somnambulisme. Les douleurs rénale et épigastrique disparaissent*, mais reviennent au bout d'une demi-heure.

Le 15, il éprouve une douleur vive depuis l'appendice xiphoïde jusqu'à l'ombilic et vers les rebords costaux; *elle disparaît instantanément par suggestion hypnotique.*

Le 19, on constate encore des urines rouges, troubles densité 1,014, avec traces d'albumine. Les douleurs n'ont pas reparu.

Le soir, il accuse de nouveau une douleur vers le rebord costal des deux côtés. *Elle disparaît immédiatement par suggestion hypnotique.*

Il continue à bien aller, sent encore un peu de lassitude, mais plus de douleur; les urines redeviennent normales.

Le 8 juillet, il revient de nouveau, se plaignant depuis l'avant-veille d'une douleur à l'ombilic, surtout pendant la miction, et des battements de cœur; on constate un souffle doux systolique à la base. — La *suggestion fait disparaître la douleur* ombilicale qui ne revient plus et le malade retourne bien portant, le 14 juillet.

Observation LXX. — *Douleur vive interscapulaire guérie en une seule séance hypnotique.*

J... (Auguste), vingt-sept ans, marié, de complexion délicate, de tempérament nerveux, vient à la consultation, le 6 mars 1836. Depuis hier, à dix heures, il ressent un point douloureux dans la région interscapulaire gauche vers le tiers inférieur, avec une sensation de barre de fer quand il veut se baisser. Au repos il n'éprouve presque rien, mais pour peu qu'il veuille soulever seulement un paquet de chaussures (il est employé dans une fabrique de chaussures), il le laisse tomber à cause de la douleur. Hier soir, elle était tellement intense qu'on fut obligé de le ramener chez lui. Il a bien dormi la nuit, mais ce matin il ne pouvait ni se baisser, ni mettre ses bottines.

Comme maladies antérieures, il accuse une fluxion de poitrine l'an dernier, qui dura deux mois. Il n'a pas de névralgies habituelles et n'a pas eu d'autre affection nerveuse.

On détermine une douleur très vive à la pression de la région interscapulaire et vers l'angle de l'omoplate.

Je propose de l'endormir par occlusion des yeux : il s'y prête mal; très impressionnable, il craint qu'on ne veuille lui faire une opération. Je le rassure et je continue la *suggestion*, en tenant ses yeux clos; son anxiété nerveuse ne se dissipe que difficilement : il a du tremblement dans les mains. Il arrive cependant en *sommeil profond;* résolution sans catalepsie, mais sans souvenir au réveil. Je suggère vivement le calme d'esprit; j'affirme que la douleur a disparu.

Au bout de six minutes environ, l'ayant laissé dormir seul, il a quelques secousses nerveuses et dit : « Je tombe », puis se réveille comme sortant d'un cauchemar : il se rappelle avoir rêvé qu'il tombait dans un trou. — La *douleur a presque complètement disparu;* il est tout étonné de pouvoir se baisser, tâte son dos pour chercher le point et ne trouve presque plus rien : il soulève facilement une chaise, ce qu'il ne pouvait pas faire avant.

Je le *rendors une seconde fois*, il s'y prête facilement. Son sommeil est plus calme; à peine quelques petits mouvements nerveux dans les mains. — Je suggère la disparition complète de la douleur. A son réveil, il se rappelle m'avoir entendu causer, mais sans savoir ce que je lui ai dit ; il se rappelle cependant m'avoir entendu dire que la musique militaire jouait ! mais cette suggestion n'a pas réussi ; il ne l'a pas entendue.

Il n'accuse qu'un certain engourdissement général ; *plus la moindre douleur;* il peut se baisser, ramasser un objet par terre, faire des efforts musculaires, sans rien sentir du tout.

Il n'en croit pas ses propres sensations et cherche, sans rien sentir. Il n'y comprend rien; sa stupéfaction a quelque chose de comique.

Observation LXXI. — *Diathèse tuberculeuse. Restauration du sommeil et disparition des douleurs thoraciques par suggestion.*

B... (Eugène), seize ans, apprenti coupeur en chaussures, entré à l'hôpital, le 15 février 1885.

Il y a six mois, point à l'aisselle gauche qui a cédé au bout de six jours à l'application d'un vésicatoire; en même temps oppression sans toux, ni expectoration; il a toujours pu travailler. Depuis six jours, battements du cœur et toux sans expectoration ; l'appétit est médiocre depuis trois semaines; il a sué depuis trois nuits. Ses parents sont morts tuberculeux.

Il est lymphatique, mais bien constitué. Apyrexie, pouls 80, régulier, égal. Fonctions digestives normales, thorax bien conformé. Le cœur bat normalement, un souffle doux systolique est à la base et dans les carotides. La sonorité thoracique est normale; on ne constate que de la rudesse respiratoire, avec légère respiration soufflée, au sommet droit.

(Diagnostic : *diathèse tuberculeuse.*)

Le soir de son entrée, *suggestion hypnotique;* il entre en *somnambulisme.*

Il *dort bien la nuit;* n'avait pas dormi du tout la nuit précédente et très peu depuis deux mois.

Le 17, le malade a encore très bien dormi cette nuit, après suggestion, comme il n'avait pas dormi, dit-il, depuis deux mois. Il ne se plaint plus d'oppression.

Le 18, il accuse *une douleur à l'épaule droite qui disparait immédiatement par suggestion hypnotique.*

La douleur thoracique ne reparaît pas. Il reste encore au service jusqu'au 24, n'ayant plus que de légers battements de cœur.

Observation LXXII. — *Douleurs hypogastrique et sus-inguinale gauche liées à une ancienne pelvi-péritonite. Elles disparaissent en quelques séances.*

B... (Yvonne), vingt et un ans, lingère, entrée au service le 24 janvier 1885. Il y a un an, elle accoucha; l'extraction du placenta dut être pratiquée; une partie serait restée. Huit jours après, elle eut de la fièvre qui dura quinze jours avec douleurs dans le côté gauche du ventre. Elle nourrit l'enfant pendant huit jours, puis eut un abcès au sein.

Au bout d'un mois, elle reprit son service de domestique; les règles revinrent normales jusqu'en avril. En mai, sans cause, pertes répétées pendant deux à trois mois, sans douleurs; elle entra à l'hôpital, fut traitée par les injections d'ergotine; les pertes s'arrêtèrent, elle sortit bien portante en juin

En juillet, elle fut reprise de douleurs dans le flanc gauche, vers la partie inférieure de l'aisselle gauche et dans le dos. Ces *douleurs disparurent après un vésicatoire et par hypnotisation.*

Elle sortit vers la fin de juillet, guérie; ses règles redevinrent normales et peu abondantes, la dernière fois le 1er janvier.

Depuis neuf jours, nouvelles douleurs au-dessus de l'aine et dans l'hypogastre; la malade est couchée depuis huit jours; les douleurs reviennent surtout le soir et le matin pendant une heure. — Insomnie depuis huit jours.

Le 27 janvier, on constate : tempérament lymphatique, constitution délicate. Pouls régulier, 96. Apyrexie. — Ventre sonore, souple. Douleur à la pression profonde dans une étendue de deux travers de doigt au-dessus de l'arcade crurale gauche et à l'hypogastre, parfois spontanée. — La malade mange peu depuis huit jours, mais n'accuse ni dégoût pour les aliments, ni autre trouble digestif : selles normales depuis qu'elle est à l'hôpital; auparavant, depuis deux mois, constipation (selle tous les trois jours) avec coliques. — En urinant, douleur hypogastrique. — Au toucher, col volumineux entr'ouvert, un peu sensible à gauche. Antéflexion de l'utérus assez accentuée. — Culs-de-sac libres. — Leucorrhée abondante non fétide, depuis trois mois. — Douleurs dans les reins coexistant avec les douleurs abdominales. — Pas de boule ni autre manifestation hystérique. Respiration normale. *Diagnostic : antéflexion de l'utérus ; ancienne pelvi-péritonite.*

La nuit précédente, du 26 au 27, la *malade a un peu dormi, à la suite de suggestion hypnotique.*

Le 27 au matin, *hypnotisation* : la malade entre en sommeil profond : on suggère la disparition de la douleur abdominale. *Au réveil, la douleur a complètement disparu à la pression. — Elle est revenue une heure après.*

Le 28, douleur à la pression de l'hypogastre et au-dessus de l'aine gauche. Elle accuse de plus une douleur à l'oreille droite et la pression à l'émergence du nerf facial détermine une très vive sensibilité. — *Hypnotisation*, le matin, à dix heures : sommeil profond avec automatisme, anesthésie suggestive et amnésie au réveil. Je suggère la disparition des douleurs. *Au réveil, les douleurs ont disparu, la pression de l'hypogastre et du facial ne les provoque plus.*

29. — La douleur abdominale est revenue vers trois heures dans la journée, celle du facial n'est pas revenue. La malade a un peu dormi cette nuit. Ce matin, à huit heures, douleur plus forte pendant un quart d'heure. Actuellement, à dix heures, elle n'existe qu'à la pression. — *Suggestion : disparition de la douleur.*

30. — La douleur n'a pas reparu hier dans la journée. Ce matin, légère douleur pendant dix minutes. — *Continuation de la suggestion.*

31. — Elle n'a plus eu de douleur hier : ce matin, seulement, de cinq à six heures, elle est revenue, intense. — *Continuation de la suggestion* sans autre traitement.

3 février. — La malade n'a plus de douleurs : la leucorrhée persiste seule encore. Elle dort bien la nuit.

Observation LXXIII. — *Douleur névralgique intercostale datant de quinze jours, disparue par suggestion.*

Eugénie G..., dix-sept ans, est sortie de l'hôpital le 22 juin, après un séjour de cinq semaines pour un érythème noueux des jambes. Elle vient à la consultation, le 14 septembre 1883, pour une douleur névralgique intercostale existant au septième espace gauche, quelquefois aussi, mais rarement, à droite, et datant de quinze jours, se manifestant surtout quand elle tousse, l'empêchant de dormir. La pression de l'espace intercostal est douloureuse. Elle est hypnotisée séance tenante et arrive au second degré. A son réveil, *elle ne ressent plus de douleur ni spontanée ni à la pression.* La malade n'est pas revenue.

Observation LXXIV. — *Douleurs thoraciques opiniâtres consécutives à une pneumonie. — Leur disparition passagère par suggestion. — Elles ne disparaissent définitivement qu'après dix jours de suggestion.*

L... (Joseph), de Saverne, trente-trois ans, entre à l'hôpita le 20 septembre 1883 pour une fluxion de poitrine avec bronchite. Il est convalescent depuis quinze jours (7 octobre) et se promène dans la salle; il conserve seulement une douleur lancinante allant depuis le rebord costal gauche jusqu'à la hauteur de l'ombilic d'une part, jusqu'à la clavicule de l'autre, suivant la ligne mamillaire : douleur très vive, continue, lancinante, l'obligeant à se reprendre trois ou quatre fois avant de continuer sa respiration. Cette nuit, après être sorti le jour et s'être fatigué, il a été réveillé à minuit par une exacerbation très douloureuse qui l'a tenu toute la nuit. A la pression, cette douleur se manifeste dans une étendue transversale de deux à trois travers de doigts.

Hypnotisé le 7 octobre; sommeil léger; suggestion. Au réveil, *la douleur a diminué manifestement; reste un point limité au rebord costal qui remonte seulement jusqu'au neuvième espace, au lieu de remonter jusqu'à la clavicule.*

8. — A été réveillée, cette nuit, à une heure ; la douleur a augmenté et gêné la respiration depuis ce moment. Aujourd'hui, elle va de la ligne ombilicale au sixième espace.

Nouvelle séance d'hypnotisme. — Un premier essai ne produit qu'un engourdissement sans résultat; un deuxième détermine un sommeil profond. Au réveil, *la douleur a beaucoup diminué* (des trois quarts, au dire du malade) : elle s'étend de la région ombilicale au neuvième espace ; la respiration se fait sans effort.

9. — La douleur est revenue hier à trois heures : deux points douloureux : ombilic et région sous-mamillaire avec irradiations. *Troisième séance : disparition totale des douleurs.*

10. — La douleur est revenue à midi et demi ; le malade n'a pu dormir depuis dix heures du soir (on a appliqué deux vésicatoires).

11. — Douleur vers le huitième espace intercostal antérieur, en avant de la ligne mamillaire très intense, déchirante, avec sensation de poids sur le sternum. — Au-dessous du rebord costal, elle a disparu. — Elle l'a réveillé hier soir à dix heures et l'a empêché de dormir. — A l'auscultation, toujours quelques râles fins à la base droite ; en le faisant asseoir, il se plaint de vertige dû à la gêne respiratoire ; céphalalgie.

Après suggestion hypnotique, le point douloureux persiste à la pression ; mais le poids sur le sternum est moindre. — Une seconde séance, immédiatement après la première, fait disparaître le point ainsi que la céphalalgie.

Ce point revient moins fort, sans sensation de pesanteur sternale, à une heure et demie. *Une nouvelle suggestion hypnotique à quatre heures et demie le fait disparaître totalement.*

12. — Nuit bonne, sans douleur. C'est la première fois qu'il a bien dormi. Depuis hier soir, sensation de poids le long du sternum et brûlure légère. Point très léger vers le rebord axillaire. — *Suggestion hypnotique.* Au réveil, *le point a disparu, ainsi que la sensation de brulure* : il ne reste qu'une légère sensation de gêne sur le sternum.

Sorti le 12, il rentre le 14 au service ; le point n'a pas reparu. A bien dormi la nuit du 12. Depuis hier matin, il ressent de nouveau un poids sur le sternum et une sensation de brûlure vers le milieu du sternum ; envies de vomir et régurgitations amères ce matin. — *Après suggestion hypnotique, il ne ressent plus rien.*

15. — Le point est revenu à onze heures et demie du matin, mais moins intense. Il a dormi la nuit et a pris, ce matin, un vomitif (émétique, 0gr.,10 ; ipéca, 1 gramme) ; il a eu deux vomissements et une selle. — Actuellement, la brûlure existe tout le long du sternum. — *Après suggestion hypnotique, le malade se sent mieux, mais la sensation de brulure existe encore un peu :* il se plaint d'avoir encore un peu de constriction thoracique.

16. — Le sentiment de brûlure a disparu depuis hier matin. Il ne se plaint que d'un sentiment léger de constriction thoracique. — *Suggestion.*

17. — *Il n'a plus de brulure;* quand il respire, il sent encore de la pression vers la partie inférieure du sternum et le mamelon. Hier, douleur pongitive de cinq à sept heures du soir. Le sentiment de constriction thoracique a recommencé à deux heures et demie. — *Suggestion apres laquelle il se sent dégagé à peu pres;* quand il respire, il sent encore deux points en dehors du mamelon.

18. — Il ne sent plus ni douleur ni brûlure; rien qu'une sensation de pression qui disparaît par suggestion.

19. — *Il est completement débarrassé. — Suggestion.*

20. — Il continue à *bien aller* et ne sent plus qu'une légère pression. Demande à sortir.

22. — Il revient se montrer; va bien et ne sent presque plus rien.

Observation LXXV. — *Contusion douloureuse du deltoïde. = Impossibilité de lever le bras. — Guérison presque complète en deux séances.*

Sch..., soixante-trois ans, manœuvre, à Nancy, portant des madriers, le 3 septembre, à neuf heures du matin, tomba sur l'épaule gauche qui heurta contre un mur.

Le 4 septembre, je constate une contusion simple. Le patient ne peut lever le bras, ni le détacher du tronc sans se servir de l'autre main ; la douleur existe vers la partie antéro-interne du deltoïde. Je l'*hypnotise* séance tenante; il arrive au deuxième degré ; je lui suggère la disparition de la douleur et la possibilité de lever son bras. A son réveil, *il l'éleve* à 45° sans se servir de l'autre main et jusqu'au sommet de la tête à l'aide de celle-ci. *La douleur a beaucoup diminué.*

Le 5 septembre, deuxième séance, troisième degré. Après la séance, *il porte son bras jusqu'au sommet de la tête et le tient verticalement en l'air.* Avant la séance, le bras étant soulevé, il ne pouvait le baisser progressivement; le bras retombait brusquement. Actuellement, il peut le maintenir en l'air. Il ne reste qu'un peu de gêne douloureuse dans le deltoïde.

OBSERVATION LXXVI. — *Douleur musculaire au flanc datant de un mois, enlevée par deux séances hypnotiques.*

M... (Emile), vingt-neuf ans, d'une bonne santé, poseur à la gare de Bouxières, accuse, depuis un mois environ, une douleur entre le rebord costal et l'épine iliaque antérieure à droite. Au repos, il ne ressent rien qu'un certain picotement. La douleur se manifeste quand il lève le bras en l'air; quand il a travaillé le jour, il la sent jusqu'à minuit. Actuellement, il ne peut lever le bras ni faire le moindre effort sans ressentir une vive douleur. Je l'*hypnotise;* il arrive *en sommeil assez profond;* se rappelle, au réveil, avoir entendu parler, mais sans savoir ce que j'ai dit. Au réveil, *il n'accuse plus aucune douleur* et peut soulever une chaise à bras tendu sans aucune douleur.

Il revient me voir le 9 octobre. La douleur, disparue à deux heures, a reparu à six heures du soir, avec élancements. Actuellement, la pression détermine une douleur au-dessus de l'épine iliaque; les efforts déterminent des élancements intermittents. Vers le rebord costal gauche, il aurait aussi, par moments, des points douloureux. Après une *nouvelle suggestion hypnotique, la douleur a disparu complètement*, le malade n'est pas revenu et a repris son service.

OBSERVATION LXXVII. — *Point douloureux au côté, presque disparu après suggestion.*

M... (J.), garde-poseur à la gare d'Agincourt, vient me consulter le 4 octobre 1884. Il y a huit jours, il s'est fait, à la suite d'une chute, une contusion au côté droit. Il a cependant continué son travail. Je constate un point douloureux à la pression, au rebord costal droit axillaire; il se manifeste surtout quand il remue, quand il travaille, quand il se lève, après avoir été couché.

Après *sommeil* (troisième degré) et suggestion, *le point a presque complètement disparu.*

OBSERVATION LXXVIII. — *Douleur dans les muscles épitrochléens datant de deux mois. — Guérison en deux séances.*

T... (François), âgé de vingt ans, ouvrier aux forges de Pompey, vient à la consultation le 8 mars 1885. Depuis deux mois, il accuse de la douleur vers l'épitrochlée, le tiers inférieur du bras, le bord interne du biceps et dans le groupe musculaire de l'épitrochlée. La pression de cette région détermina une sensibilité vive; s'il veut enlever une grosse charge, c'est une douleur intense. Le mois dernier, il a dû arrêter son travail pendant seize jours; ce mois, il a travaillé.

Hypnotisé séance tenante, il entre en somnambulisme. Au réveil, *plus de douleur spontanée*. Il serre avec assez de force et sans douleur.

Il revient le 14. N'a plus eu de douleurs; seulement, de temps en temps encore, des picotements douloureux vers l'épitrochlée, trois à quatre fois par jour, en tout pendant une à deux heures. La pression ne détermine de la sensibilité que vers l'épitrochlée; le bras n'est plus sensible; les muscles épitrochléens le deviennent un peu quand il serre. *Deuxième suggestion.* Au réveil, *ne sent plus* rien.

Revient le 23. — Il a pu travailler sans aucune douleur; rien qu'une sensation de picotement, quand il remue vivement son membre. *Troisieme suggestion. Guerison complate.*

Observation LXXIX. — *Douleurs à l'épaule et au membre supérieur droit, avec tremblement et faiblesse, par suite d'effort. — Guérison par suggestion en deux séances.*

V... (Claude), ouvrier satineur, vient à la consultation le 11 février 1887. Il y a six mois, en soulevant un chariot, il a senti une *douleur vive dans le bras et l'avant-bras droit.* Au bout de deux jours et demi, il put de nouveau travailler; mais cette douleur a persisté jusqu'aujourd'hui malgré l'application de pointes de feu répétée. Il peut soulever le bras, fléchir et étendre l'avant-bras. Mais les mouvements de ce dernier, sa pronation, sa supination s'accompagnent de *tremblement.* A la pression, on constate de la *sensibilité vers la moitié postérieure du deltoïde. sur le triceps, l'olécr ne, sur la moitié inférieure du bord externe du radius;* il n'y a pas de fourmillements.

Au dynamomètre, la main droite donne 23; la main gauche 30. Je l'hypnotise *facilement*, il arrive au troisième degré. *Suggestions répétées pendant une demi-heure* avec mouvements imprimés au bras. Au réveil *la main droite donne* 52 (moyenne de six expériences; la main gauche 45. N'accuse plus de *douleurs dans le deltoide*. Sensibilité légère vers le bord postéro-externe de l'olécrâne); le *tremblement a disparu*, les mouvements sont plus faciles et plus rapides.

Après une seconde suggestion, la *douleur a presque complètement disparu*; elle est légèrement perçue à la pression. La main droite donne 56.

12 février. — V... a mieux travaillé hier, a senti plus de force dans le bras. Il a bien dormi cette nuit sans douleur, tandis que les autres nuits, il avait souvent mal au bras. On constate encore une *légère douleur au deltoïde* et au coude. Le dynamomètre donne 56 à droite. Après suggestion, il *n'y a plus de sensibilité au deltoide*, mais seulement au coude.

13. — Continue à bien aller. N'accuse plus de douleur spontanée. La pression la réveille encore un peu vers le coude. — *Suggestion.*

Le malade n'est pas revenu.

VIII

AFFECTIONS RHUMATISMALES

OBSERVATION LXXX. — *Paralysie rhumatismale de l'avant-bras et de la main droite. — Restauration totale de la sensibilité et partielle de la motilité en une séance. Guérison totale en quatre séances.*

G... (Jean-Baptiste), quarante-neuf ans, terrassier, se trouvait au café le 21 juin 1884, à six heures du soir, quand il sentit tout à coup qu'il ne pouvait plus soulever la main droite : les doigts et le tiers inférieur de l'avant-bras étaient anesthésiés et présentaient une sensation d'engourdissement et de pesanteur. Il y a sept ans, il avait eu un rhumatisme articulaire localisé aux membres supérieurs; la douleur et le gonflement durèrent quatre jours, puis disparurent; mais les bras restèrent parésiés pendant six semaines. G... n'accuse aucun antécédent, ni syphilitique, ni alcoolique; il travaille dans l'humidité. Diagnostic: *paralysie rhumatismale.*

Il vint à la consultation de l'hôpital pendant quatre jours son bras fut électrisé sans résultat.

Il vint alors consulter mon ancien chef de clinique, le Dr Emile Levy, qui constata une *paralysie complète avec anesthésie du membre;* le malade ne pouvait faire le moindre mouvement.

Il l'hypnotisa (sommeil profond). A son réveil, la *sensibilité était restaurée, et le malade pouvait relever la main.*

Après une seconde séance, les mouvements étaient plus prononcés encore.

Il l'envoya à notre consultation le 30 juin. Nous trouvons la main droite légèrement tuméfiée : le médius, l'annulaire, le petit doigt sont encore infléchis dans la paume de la main sous un angle de 120°. Le malade serre assez bien avec la main, il redresse le poignet, mais avec une certaine difficulté. Pas d'anesthésie.

Après deux nouvelles séances d'hypnotisme, le malade ouvre la main très facilement, redresse parfaitement le poignet : *la guérison est complète.*

Observation LXXXI. — *Arthrite rhumatismale ancienne scapulo-humérale. — Amélioration notable dès les premières séances hypnotiques. — Puis état stationnaire, malgré la continuation de la suggestion.*

C... (Anne), trente-quatre ans, entre à l'hôpital le 2 mai 1885. Mariée, mère de deux enfants, elle a, depuis quatre à cinq ans, des douleurs dans le bras et l'épaule droits, avec faiblesse de ce membre qui augmenta progressivement; depuis ce moment, elle ne peut plus lever le bras.

Presqu'en même temps elle sentit une fatigue douloureuse dans le bras gauche dont elle continua cependant à se servir jusqu'au mois de décembre 1884. A partir de cette époque, elle ne put plus le soulever.

Depuis quatre semaines enfin, elle accuse des douleurs dans le genou gauche quand elle marche. Elle est régulièrement menstruée, n'a pas de leucorrhée, digère bien, sauf quelques aigreurs par intervalles ; elle transpire beaucoup, et a quelquefois de l'ardeur en urinant. Elle a habité une maison humide jusqu'il y a deux ans.

Le 4, on constate : constitution un peu délicate. Tempérament lymphatique. Apyrexie. Respiration et bruits du cœur normaux.

Membre supérieur droit : la malade exécute tous les mouvements de l'avant-bras. Le bras peut faire quelques mouvements légers en avant et en arrière, mais la malade ne peut pas l'éloigner sensiblement du tronc auquel il reste accolé. On peut passivement lui imprimer quelques mouvements et l'amener jusqu'à l'horizontale. L'omoplate tend à suivre. Il existe une douleur vive limitée à l'articulation acromio-claviculaire droite et un peu au-dessous. Le biceps n'est pas douloureux à la pression.

Membre supérieur gauche : même état quant à la motilité. Douleur vive à la pression au-dessous de l'articulation acromio-claviculaire : celle-ci est un peu sensible. La pression de la tête humérale est douloureuse. Les mouvements du genou gauche sont libres ; il n'est pas douloureux à la pression. Les doigts ne sont pas douloureux, les jointures n'y sont pas déformées, mais ont une mobilité anormale. *Diagnostic : arthrite rhumatismale des articulations scapulo-humérales et acromio-claviculaires.*

La malade est *hypnotisée* : elle entre en sommeil profond, presque sans souvenir au réveil. *Après la snggestion pour le bras droit, la patiente peut, en inclinant la tête de ce côté, porter la main droite sur la tête et la douleur de l'épaule a diminué.*

Le 4 au soir, *suggestion en sommeil profond.* J'aide la suggestion en imprimant des mouvements au bras et affirmant que la douleur disparaît et que la malade pourra exécuter sans douleur tous les mouvements. Je continue énergiquement la suggestion pendant vingt minutes.

Au réveil, *les douleurs ont presque disparu à droite;* celle de l'humérus gauche persiste encore. La malade peut atteindre spontanément le bâton suspendu au-dessus de son lit, elle peut faire de légers mouvements d'abduction. On porte les bras facilement jusqu'à l'horizontale, mais elle ne peut les y soutenir et les laisse retomber.

Le 7, elle accuse de nouveau une douleur vive à l'articulation acromio-claviculaire droite et sur la tête de l'humérus gauche; elle peut écarter ses deux bras du corps à angle droit.

Le 9, *après suggestion faite hier, elle n'a plus eu d'élancements douloureux spontanés;* la douleur à la pression a diminué à droite. Elle soulève son bras à angle droit. — *Suggestion.*

Le 11, *suggestion; la douleur acromio-claviculaire droite et de l'humérus gauche a presque disparu;* mais elle se plaint encore d'engourdissement dans les bras, l'empêchant de dormir; elle tient bien ses bras à 45° du corps. Même état les jours suivants.

Dans la journée du 12 (elle n'a pas été hypnotisée), nouvelles douleurs dans le bras et l'avant-bras gauche; pendant toute la nuit fourmillements dans la main gauche.

Elle est endormie le 13. La nuit suivante est assez bonne; elle a mieux dormi; mais, le 14, elle se plaint toujours de douleurs dans le bras gauche, tout l'humérus est sensible à la pression. Elle écarte bien son bras gauche; mais ne peut le maintenir. — *Suggestion.*

Le 15, la douleur dans l'humérus gauche a disparu depuis la suggestion d'hier; la malade a pu de nouveau maintenir pendant quelques instants le bras gauche à 45°. Dans la nuit, elle a eu des élancements douloureux dans la gaîne du triceps gauche. — *Suggestion le soir*; *elle n'a plus de douleur dans la nuit.*

Le 19, la malade n'a plus été endormie depuis trois jours. La douleur est revenue surtout dans l'épaulè et le bras gauche; elle dort peu la nuit. *Suggestion énergique* et prolongée avec mouvements imprimés aux articulations de l'épaule. On arrive à lui faire tenir le bras presque verticalement pendant le sommeil. Je laisse la malade dormir et se réveiller spontanément.

Le 20, elle a encore quelques douleurs à gauche; elle soulève assez bien les deux bras, mais n'arrive plus à l'horizontale. Elle a assez bien dormi la nuit. Le soir, *suggestion prolongée* avec mouvements imprimés; *on lui porte presque verticalement les bras en l'air.*

Le 21, elle n'a plus de douleur et arrive presque à l'horizontale. Cet état se maintient jusqu'au 26. *Suggestion quotidienne.*

Le 26, elle n'a presque plus de douleur au niveau des épaules, mais se plaint quand elle veut lever le bras gauche, d'une sensation douloureuse dans l'avant-bras; elle lève cependant ce bras jusqu'à 90°; le droit presque horizontalement. — L'appétit est bon.

Dans la nuit, les douleurs se manifestent de nouveau dans les épaules. La malade n'a pas dormi; le lendemain elle ne mange pas et paraît déprimée; depuis quelques jours, elle se prête de fort mauvaise grâce à l'hypnotisation. Elle manifeste le désir de rentrer dans son village, dans les Vosges.

Le 28, la malade se plaint toujours; le bras droit va bien; il est peu douloureux; elle le relève bien à angle droit; mais elle se plaint et accuse toujours, malgré la suggestion, des douleurs à l'épaule et au bras gauche; elle ne mange plus; son caractère est aigri. Nous apprenons que son mari est venu la voir et qu'il ne voulait plus qu'elle fût hypnotisée. Elle-même dit qu'elle préfère garder ses bras tels qu'ils sont et ne veut plus continuer ce traitement. Nous pensons qu'elle a dû subir quelque influence contre-suggestive qui a peut-être paralysé l'efficacité du traitement. Elle quitte l'hôpital le 29.

Observation LXXXII. — *Rhumatisme musculaire avec crampes dans les membres; guérison rapide par la suggestion.*

C... (Jean-Claude), soixante-douze ans, jardinier, entre à l'hôpital le 6 novembre 1883; il se plaint, depuis quatre semaines, de douleurs diffuses dans tout le corps, surtout dans les membres, survenant deux ou trois fois par jour, durant jusqu'à trois quarts d'heure; de plus, deux ou trois fois par jour, il a des crampes dans le jarret avec flexion des genoux durant plusieurs minutes. Souvent exposé à la pluie, il a été fortement mouillé il y a quatre semaines, et tousse depuis cette époque; quelques crachats opaques muqueux avec de la sérosité spumeuse; un peu d'oppression quand il marche; il n'a pas d'étouffements habituels. L'appétit a toujours été bon.

C'est un homme bien conservé, de forte constitution; le

thorax légèrement bombé, sonore; la respiration est rude en avant, l'expiration nette; la respiration est rude et rugueuse dans le sommet gauche postérieur, un peu soufflée dans la fosse sus-épineuse droite; quelques râles sous-crépitants fins à la base gauche. Bruits du cœur normaux. (*Emphysème sénile peu avancé, bronchite, induration sénile des sommets.*) Les articulations des doigts sont un peu déformées (*rhumatisme noueux*) et craquent un peu par les mouvements imprimés. En pressant sur les muscles de la fesse et de la cuisse gauche, on y détermine de la douleur et des contractures (*rhumatisme musculaire*). Laissé quelques jours sans traitement, son état reste le même; tous les jours des crampes; le 7, trois crises de crampes dans les jambes et les poignets; le 8, quatre crampes dans les deux bras.

Le 11, on a noté : le malade se plaint de douleurs dans le tendon d'Achille et dans la partie interne des cuisses; il a souvent des crampes qui ont lieu simultanément ou alternativement dans tous les membres, avec sensation de fourmillements, les doigts et les genoux étant contracturés en demi-flexion.

A partir du 12, *le malade est hypnotisé tous les jours* (sommeil profond) avec suggestion. *Depuis la première séance, il n'a plus eu de crampes;* les douleurs diffuses diminuent; elles n'existent plus quand le malade est tranquille, elles se manifestent encore quand le malade marche.

A partir du 21, il va tout à fait bien et n'accuse plus de douleur pendant la marche.

Observation LXXXIII. — *Névralgie iléo-lombaire rhumatismale. — Amélioration rapide en une séance. Guérison totale graduelle en dix-huit jours.*

T... (Marie), journalière, âgée de cinquante-cinq ans, entre à l'hôpital le 27 novembre 1884, veuve et mère de douze enfants, qui sont tous morts, comme leur père, de la poitrine.

Il y a quelques jours, cette femme, qui se porte habituellement bien, faisait une lessive, les reins couchés sur la pierre. Tout à coup elle dut interrompre son travail à cause d'une douleur siégeant dans le côté droit et s'irradiant vers l'épine iliaque antérieure. Elle dut rentrer chez elle et y fut prise de frissons. La douleur était tellement vive qu'elle ne put remonter sur son lit. Cette douleur lombaire a persisté depuis, avec irradiations douloureuses, parfois dans les deux jambes. Bien portante d'ailleurs, elle a bon appétit.

Le 29, on note : constitution bonne; apyrexie; hygroma prérotulien gauche. *Douleur excessivement vive au niveau de la region vertébrale lombaire*, au-dessous du rebord costal droit et à l'origine du sciatique droit. La douleur est moins intense du côté gauche. Ces douleurs s'irradient souvent à la partie inférieure droite de l'abdomen et dans les membres. (*Névralgie iléo-lombaire rhumatismale.*)

Hypnotisation. — La malade tombe en *somnambulisme*; pendant le sommeil elle a un rêve spontané actif; elle parle de laver un plancher. Je dissipe ce rêve et affirme la disparition des douleurs. A son réveil, elle reste profondément engourdie et se rendort spontanément jusqu'à trois heures de l'après-midi (depuis onze heures du matin).

Le 30, *elle se trouve beaucoup mieux, a bien dormi la nuit. La région lombaire n'est presque plus douloureuse.* Seule la région sacrée l'est encore à la pression sur la ligne médiane; il n'y a plus eu d'irradiations. La patiente peut se retourner dans son lit, ce qu'elle ne pouvait faire auparavant.

Le 1er décembre, elle a eu encore une douleur très vive à la pression du sacrum; mais la douleur reste localisée à cette région; les lombes, le rebord costal, l'origine du sciatique ne sont plus douloureux; plus d'irradiations. *Suggestion presque tous les jours. La douleur sacro-coccygienne est tenace.*

Le 3, elle diminue; la malade a pu marcher un peu; le 9, elle a toujours quelques douleurs en se levant et en marchant. A partir du 18 seulement, elle va tout à fait bien. N'ayant plus rien ressenti et la dernière trace de sensibilité ayant disparu le 20, la malade demande son exeat.

Cette femme, qui n'a jamais eu d'accidents nerveux, est une excellente somnambule. Pendant son sommeil, je lui dis : « Vous voilà bien guérie. Levez-vous. Vous êtes à faire le ménage de Mme X... » Elle se lève les yeux fermés, s'habille, cherche une chaise, monte sur l'appui de la fenêtre, l'ouvre et se met à laver la fenêtre avec la tisane contenue dans la cruche, qu'elle prend pour l'eau destinée à cet usage. Puis, docile aux suggestions, elle fait son lit ou balaie le parquet de la salle avec un balai qu'on lui apporte. Elle travaillerait pendant plusieurs heures. Réveillée brusquement, elle ne se rappelle rien et croit avoir paisiblement dormi dans son lit ou sur une chaise.

Observation LXXXIV. — *Arthralgie consécutive à une arthrite. — Guérison immédiate par suggestion.*

D... (Louis), vingt et un ans, vient à la consultation le 2 avril 1884. Il y a trois mois il aurait eu, après avoir roulé une brouette, une gonflement du cou-de-pied gauche, avec impossibilité de fléchir l'articulation. Le médecin lui aurait appliqué, il y a six semaines, une bande amidonnée pendant trois semaines et deux jours. Le bandage fut enlevé il y a quinze jours, sans résultat.

D... marche en boitant et en pliant le genou. Il ne peut plier le cou-de-pied gauche, qui est douloureux à la pression; le gonflement a disparu.

Le 2, *je l'hypnotise :* sommeil assez profond; souvenir imparfait au réveil. Suggestion avec mouvements imprimés à l'articulation pendant le sommeil.

Au réveil, il fléchit très bien et spontanément, sans douleur, l'articulation tibio-tarsienne. Il marche bien, n'accusant plus que de la sensibilité vers la malléole interne, pendant la marche.

Il n'est pas revenu à la consultation. J'ai appris, par un autre ouvrier de son usine, que la guérison s'est maintenue.

Observation LXXV. — *Pleurodynie enlevée par suggestion.*

P... (Théophile), employé au chemin de fer de l'Est, à Varangeville, quarante-huit ans, accuse depuis quatre jours une douleur vive sous le sein droit (pleurodynie).

Le 18 mai 1885, à ma consultation, je l'endors en sommeil profond. *Au réveil la douleur a presque disparu complètement*, au grand étonnement du malade.

P... revient le 6 mai 1886, accusant de nouveau depuis six jours un point douloureux à la région lombaire gauche, qui l'empêche de travailler; bien que ce point ait diminué depuis le 2, le malade peut encore difficilement se baisser pour ramasser un objet. Je le mets en *somnambulisme et au réveil, le point a disparu;* P... se baisse très facilement.

OBSERVATION LXVI. — *Rhumatisme articulaire apyrétique. Cessation passagère des douleurs par la suggestion. — Guérison graduelle.*

D... (Albert), dix-huit ans, garçon de restaurant, entre le 13 avril 1883 à l'hôpital. Il vient de passer sept semaines au service de M. Parisot pour un rhumatisme articulaire subaigu dont il eu deux atteintes successives. Sorti une première fois après deux semaines de séjour, il eut une récidive au bout de deux jours et rentra dans la même salle.

Sorti le 11, sans douleur, il ressentit de nouveau le lendemain quelques douleurs et rentra dans notre salle le 13.

Le soir, il présente des douleurs assez intenses spontanées et à la pression *dans les cous-de-pied et les mollets;* il marche en boîtant et avec une certaine difficulté.

Je l'*hypnotise* séance tenante : il est au troisième degré. Suggestion. *Au réveil, il n'accuse plus aucune douleur et marche très bien sans boiter.*

Le lendemain 14, il dit n'avoir plus eu de douleurs spontanées et marche sans boiter. La pression des articulations tibio-tarsiennes détermine cependant encore de la douleur.

Dans l'après-midi, il accuse une douleur vive à l'aine se propageant dans le plexus crural. Sensibilité dans le mollet.

A 6 heures du soir *je l'hypnotise; les douleurs disparaissent instantanément pour ne plus reparaître.*

Le 16 au soir, il accuse de nouveau de fortes douleurs au niveau des malléoles et marche difficilement en boitant. Les *douleurs sont enlevées par suggestion hypnotique* : il peut marcher et courir instantanément.

Le 17. Depuis cette nuit, nouvelle douleur dans la fosse sus-épineuse droite, vers le bord antérieur du trapèze, à la partie inférieure du biceps des deux côtés et aux cous-de-pied. Cependant le malade marche sans que les mouvements soient trop douloureux. Le soir, *suggestion hypnotique* : *toutes les douleurs disparaissent.*

Le 18 au matin, il ne signale plus que de la sensibilité vers le trapèze qui disparait par suggestion.

Le 20, le malade ressent de nouveau une douleur dans le cou-de-pied; il ne peut se tenir que trois secondes sur le pied gauche. *Cette douleur est de nouveau enlevée le 21 par suggestion.*

Cette douleur, chaque fois enlevée totalement par la suggestion, reparaît avec tenacité. Nous la retrouvons le 23 au soir; *enlevée par suggestion, elle reparaît au bout de quelques heures* pendant la nuit, surtout derrière la malléole externe et est de nouveau enlevée le 24 par suggestion.

Cela se passe ainsi encore une huitaine de jours, puis la guérison devient définitive.

Observation LXXXVII. — *Rhumatisme articulaire chronique datant de trois ans, localisé aux poignets et aux cous-de-pied. Guérison rapide en six séances.*

R... (Charles), trente ans, journalier, entre à l'hôpital le 13 décembre 1883, venant de la maison de secours, hôpital affecté aux maladies chroniques, où il est depuis le 13 septembre. Il est affecté de *rhumatisme articulaire depuis trois ans.* La maladie débuta par une douleur dans les genoux, sans gonflement notable, qui ne l'empêche pas de continuer son travail. Après quinze jours à trois semaines, cette douleur disparut et fut remplacée par une autre douleur dans les talons au-dessous des malléoles et qui dura deux mois. Puis une douleur vers le milieu du bras, ensuite aux deux poignets, qui restèrent pris, douloureux et gênés dans leurs mouvements depuis deux à trois ans, sans gonflement notable; le poignet droit a été tuméfié l'année dernière en juillet pendant trois jours; le poignet gauche, il y a un mois et demi fut tuméfié pendant deux jours. Enfin les pieds sont gonflés et douloureux, le gauche depuis deux ans, le droit depuis un mois et demi. Les douleurs rhumatismales se sont développées sans fièvre ni réaction; au moment où elles ont commencé, il couchait dans une chambre fraîchement plâtrée. Il a toujours pu travailler à Frouard, malgré ces arthropathies, jusqu'au 25 juin; depuis ce jour les douleurs étaient trop vives, et les mouvements trop gênés pour qu'il pût continuer à travailler.

Etat actuel : Constitution bonne, tempérament lymphatique. Santé générale bonne. A la main droite, douleur à l'articulation du poignet, surtout au niveau de la cubito-carpienne; les mouvements d'adduction et d'abduction sont impossibles : passivement imprimés, ils sont très limités, et déterminent une douleur vive au niveau du ligament cubito-carpien. Les articulations carpiennes et carpo-métacarpiennes au dos de la main sont sensiblement gonflées et douloureuses. Les muscles interosseux et ceux du pouce (éminence thénar) sont notablement atrophiés. Les phalanges sont libres.

Même état de la main gauche; douleur surtout dans l'articulation cubito et radio-carpienne. Donc dans les deux mains, ce sont surtout les mouvements du poignet qui sont presque totalement entravés.

Le pied droit est gonflé au niveau de l'articulation du cou-de-pied, il est douloureux surtout au cou de-pied et au niveau de la malléole externe.

Le pied gauche est plus gonflé au niveau du cou-de-pied; la douleur existe surtout autour et en avant de la malléole externe. Les mouvements d'adduction et d'abduction sont possibles, mais douloureux. La douleur est accusée à la malléole à la pression et pendant la marche. Celle-ci est pénible : le malade écarte la jambe gauche, et ne peut se tenir sur elle seule.

Le 14, *suggestion hypnotique*. Sommeil assez profond. *Après la séance, le malade se tient un peu sur la jambe gauche seule, ce qu'il ne pouvait faire avant.* La journée est assez bonne. Dans la nuit il a encore des douleurs.

Le 16, on constate exactement le même état qu'à son entrée; même état des poignets et des cous-de-pied. Le malade marche toujours en écartant la jambe gauche; il ne peut se tenir sur la plante du pied sans s'appuyer avec la main.

Seconde séance : *suggestion hypnotique, le sommeil est profond avec absence de souvenir au réveil*. Immédiatement après, la *douleur est beaucoup diminuée ; il se tient deux à trois secondes sur la jambe gauche* sans s'appuyer avec la main. Dans la journée, il a éprouvé un grand soulagemeut comparativement aux autres jours; dans la nuit, il n'a pas de douleur. La main droite reste encore douloureuse vers la tête du cubitus. Il trouve que les mouvements du poignet se font mieux.

17. — Les poignets sont encore douloureux; à droite, ce sont les articulations carpiennes et carpo-métacarpiennes. La flexion et l'extension des poignets sont faciles, l'abduction est très limitée, l'adduction impossible. Le pied gauche est encore sensible. *Après sommeil et suggestion, ces douleurs ont presque disparu. Pendant le sommeil, on a imprimé aux mains des mouvements d'adduction et d'abduction aisément et sans douleur, ce qui était impossible avant. Au réveil, ces mêmes mouvements sont possibles; et il se tient quatre secondes sur le pied gauche.* Nuit bonne. Sueurs: il a dû changer de chemise.

18. — Les mouvements d'adduction et d'abduction restent faciles dans la main gauche; ils étaient impossibles depuis un mois et demi; ils sont faciles aussi dans la main droite: il fait l'abduction sans aucune gêne, *ce qu'il ne pouvait faire*, dit-il, *depuis trois ans*. La douleur a presque disparu. — On ne détermine non plus aucune douleur à la pression du cou-de-pied et des malléoles. Le malade marche très bien, sans écarter les jambes, sans douleur. Le pied gauche, qui autrefois tournait facilement en dehors, ne se renverse plus. Il dit que depuis deux ans il ne marchait pas comme maintenant. *Il se tient d'abord quatre secondes. puis sept secondes sur ce pied seul, ce qu'il était dans l'impossibilité absolue de faire depuis deux ans.*

Le 19 et le 20, cet *état s'améliore encore par suggestion hypnotique*. Le 20, il se tient vingt secondes sur le pied gauche; il sort ce jour en ville et fait une assez longue course sans raideur ni la moindre douleur.

Nous étions réellement surpris de ce grand changement: le malade était très étonné de pouvoir marcher aussi bien.

Le 21, nous apprenons, par la sœur, qu'il disait aux autres malades du service qu'il ne dormait pas. Je l'interroge; il dit qu'il dormait; il ne se souvient absolument de rien, ni des paroles prononcées, ni des mouvements imprimés pendant le sommeil. Mais il refuse de se laisser endormir de nouveau. Il prétend avoir été guéri trop vite (*sic*), que ce n'est pas naturel, que cela reviendra. C'était au commencement de nos expériences hypnotiques; elles étaient alors mal vues par quelques personnes peu éclairées sur ce sujet. Nous ne doutâmes pas qu'une *influence contre-suggestive* n'eût été exercée sur le malade qui prit peur et quitta l'hôpital, guéri et peu reconnaissant.

Observation LXXXVIII. — *Rhumatisme musculaire, articulaire et nerveux. — Amélioration par chaque suggestion. — Retour des douleurs. — Guérison graduelle en une douzaine de jours.*

J..., employé au chemin de fer, âgé d'environ cinquante ans, de forte constitution, vient me consulter le 11 octobre 1884. La semaine dernière, il a eu des douleurs rhumatismales dans les membres, qui l'ont obligé de prendre un congé de cinq jours. Il a repris son service le 9 mars et a dû suspendre de nouveau le 11.

Je le vois chez lui; il accuse une douleur vive à la région lombaire gauche qui l'empêche de se lever.

Je l'endors; *sommeil profond.* Souvenir confus au réveil. *La douleur est moindre.* — Dans la nuit, douleurs vives; il s'agite beaucoup dans son lit.

Le 12, je constate une douleur vive à l'articulation acromio-claviculaire gauche, dans le scalène et à la région lombaire; il ne peut s'asseoir sans douleur. — *Hypnotisation à 5 heures du soir; sommeil profond et suggestion. — Au réveil, la douleur est moindre, celle de l'épaule et du scalène a disparu;* le malade peut prendre un mouchoir et se moucher de la main gauche, sans s'asseoir, ce que la douleur de l'épaule l'empêchait de faire avant la suggestion.

La nuit, toutefois, il dort mal. Les douleurs reviennent, moins intenses dans les reins, mais assez vives au cou, au bras.

Le 13, à quatre heures, température 38°,5; douleur à l'articulation métacarpo-phalangienne de l'index droit et au sterno-mastoïdien droit qui est très sensible. Douleur encore, mais légère au rein.

Après suggestion, douleurs beaucoup moindres; on peut presser le sterno-mastoïdien en ne déterminant qu'une légère sensibilité. La douleur métacarpo-phalangienne a presque disparu.

18 octobre. — L'amélioration s'est maintenue jusque hier.

Depuis, il a de nouveau des douleurs sur le trajet des sciatiques, aux deux fesses, aux échancrures, au jarret gauche et le long de la face postéro-externe de la jambe. Ces parties sont très douloureuses à la pression. De plus, endolorissement du sterno-mastoïdien droit. La région lombaire est dégagée. La température axillaire est 38°,6. — *Hypnotisme et suggestion. Douleur beaucoup moindre au réveil. Apres une seconde suggestion hypnotique*, consécutive à la première, avec frictions sur les régions douloureuses, *les douleurs ont presque disparu.*

19. — A bien dormi la nuit. Les douleurs ont reparu, mais légères. Il lève bien la jambe; au cou aussi, sensibilité moindre. Le jarret est encore sensible à la pression. Température 38°. *Après deux séances consecutives, la douleur a presque disparu.*

Depuis, le malade continue à bien aller. Sa femme vient me dire le 23 qu'il n'a plus qu'une fatigue lombaire.

Le 29, il vient me voir. La guérison s'est maintenue. Il n'accuse plus qu'une gêne dans le genou gauche *qui disparait par une derniere suggestion hypnotique.*

Observation LXXXIX.—*Rhumatisme poly-articulaire guéri par l'antipyrine. — Persistance de douleurs acromio-claviculaires et xiphoïdienne. — Guérison définitive par suggestion en deux séances.*

M. C..., trente-trois ans, tonnelier, entre le 16 mars 1886, affecté depuis huit jours d'un rhumatisme articulaire subaigu.

C'est un homme fort bien constitué, adonné aux habitudes alcooliques. A son entrée, la température est fébrile à 38°,2, le pouls est à 112; les douleurs existent dans les articulations acromio-claviculaires, dans les genoux, aux cous-de-pied et vers les malléoles gauches, au niveau des dernières apophyses épineuses lombaires et du sacrum. Le malade prend 6 grammes d'antipyrine le 16, 8 grammes le 17; les articulations se dégagent rapidement dès le premier jour de l'administration du médicament; seule la *douleur acromio-claviculaire persiste.*

Le 21, la température, normale depuis le 19 au matin, est

remontée à 38°. On constate encore de la douleur à la pression des articulations acromio-claviculaires et de la tête humérale gauche; les mouvements articulaires sont libres. De plus, depuis la nuit, un point douloureux vers l'appendice xiphoïde qui l'a réveillé à trois heures du matin et l'a empêché de se rendormir; un autre point au niveau du rebord costal axillaire des deux côtés. La pression de ces régions détermine une vive douleur.

J'endors le malade : il tombe rapidement en *sommeil profond* sans souvenir au réveil; je suggère la disparition des douleurs. Au bout de cinq minutes je le réveille; *la douleur xiphoidienne spontanée et à la pression a totalement disparu, ainsi que la douleur aux articulations acromio-claviculaires et à la tête humérale gauche.*

22. — La douleur xiphoïdienne n'est pas revenue ; les douleurs acromio-claviculaires ont reparu dans la nuit, plus vives à gauche. Nouvelle suggestion hypnotique : *au réveil, il n'y a plus aucune douleur* spontanée ni à la pression.

23. — Les douleurs ne sont pas revenues. Le malade marche, mais assez péniblement; les articulations sont un peu raides dit-il. *Après suggestion hypnotique, la démarche est plus rapide et plus aisée.*

Le 24, il marche une demi-heure, ne sent plus aucune douleur ni spontanée, ni à la pression.

La guérison se maintient: M. C... quitte l'hôpital le 26.

Observation XC. — *Rhumatisme musculaire lombo-crural avec névralgie sacro-sciatique opiniâtre, datant de six mois. — Amélioration notable en quelques séances hypnotiques; guérison presque totale après cinq semaines de suggestions répétées.*

H. C..., trente-deux ans, plâtrier, entre à l'hôpital le 30 janvier 1886. Il accuse depuis six mois (mois d'août dernier) une sciatique caractérisée par des douleurs s'irradiant de la fesse au pied gauche. Au début, la douleur était limitée vers l'épine iliaque postérieure. Il a pu marcher jusqu'en décembre, mais une douleur permanente dans les reins l'empêchait de se plier. Depuis huit jours, il ne peut se lever, ni se tenir debout: la douleur l'empêche de dormir. Il y a sept semaines, il est entré à l'hôpital dans un autre service et y a passé un mois, inutilement traité par un vésicatoire et des pointes de feu.

On constate le 31 janvier : C'est un homme fort bien constitué, sans antécédents morbides ni alcooliques. On constate à la pression une douleur au niveau des apophyses épineuses lombaires, et du sacrum jusqu'au coccyx ; cette douleur existe aussi au niveau des apophyses transverses, à la hauteur de la crête iliaque, au niveau de l'articulation sacro-iliaque, du trochanter, au bord inférieur du fessier; on la détermine encore vive, à la pression des muscles postéro-internes de la cuisse, au creux poplité, à la tête du péroné, et à la face antérieure de la cuisse dans le triangle de Scarpa; enfin, il accuse une sensation de fourmillements dans le talon lorsqu'il se lève; il ne peut d'ailleurs se tenir debout à cause de la douleur. Il peut plier sans douleur le pied, le genou et la cuisse.

Il reçoit successivement six grammes d'antipyrine le 1er février; un gramme de sulfate de quinine les 3, 4 et 5; cinq grammes de salicylate de soude chaque jour du 6 au 10, sans résultat notable; le sommeil cependant est meilleur; quand il est au repos, les douleurs n'existent pas, mais elles se manifestent au moindre mouvement. Il reste couché sur le côté droit, la cuisse et le genou fléchis et ne pouvant étendre le membre.

Du 11 au 15, le malade est *hypnotisé;* bien qu'il soit au troisième degré avec catalepsie suggestive et automatisme, rotatoire, il prétend ne pas dormir, parce qu'il se rappelle tout au réveil. Cependant la *douleur a diminué notablement*, dès la seconde séance; les muscles de la cuisse et le jarret ne sont plus douloureux; mais toute la fesse est encore très sensible, et il ne peut se coucher sur le dos, ni étendre le membre.

Le 15 au soir, je le mets en *sommeil profond*, somnambulique, sans souvenir au réveil. Dès lors, il est convaincu qu'il dort. Après suggestion, il est tout étonné de *pouvoir étendre son membre et rester couché sur le dos*. Mais la douleur à la pression subsiste encore à l'articulation sacro-iliaque, s'irradiant vers le sacrum. Le lendemain, il se traîne péniblement en boitant avec une canne; pendant la marche, il accuse une douleur au niveau du rebord costal gauche. Cette douleur disparaît instantanément par suggestion.

Continuation du somnambulisme provoqué. La douleur sacro-fessière diminue chaque fois, mais revient après un temps variable, quand il se meut et veut marcher.

Le 19 au soir, je lui suggère pendant son sommeil qu'il pourra marcher sans canne. Après son réveil, en effet, il marche dans la salle sans canne, assez bien, n'accusant plus qu'une légère douleur au sacrum. A six heures, frisson; sueurs dans la nuit.

Le lendemain, température normale. Il va bien. Il marche et couche sur le dos. *Continuation de la suggestion.*

Le 23, il n'accuse plus qu'une légère sensibilité dans le coccyx, et une faiblesse générale dans le membre.

Le 28, il se plaint de nouvelles douleurs lorsqu'il appuie le pied à terre, et de douleurs lombaires. *Elles disparaissent par suggestion*, et il marche assez bien la journée.

Le 4 mars, *l'articulation temporo-maxillaire sensible à la pression depuis la veille est instantanément dégagée par suggestion hypnotique.*

Le malade marche bien, se plaignant toutefois d'une sensibilité dans le jarret.

Le 5, il marche assez bien, mais sent une gêne lombaire qui l'empêche de se redresser complètement. *Après suggestion, il se redresse mieux et marche mieux.*

Le 6, il accuse une sensibilité douloureuse au-dessus du rebord costal gauche, à 8 centimètres en dehors du rachis, et une autre sur la fosse iliaque externe, un peu en avant de l'épine iliaque postérieure, une autre vers l'ischion. *Ces points diminuent par suggestion.*

Le 7, il se plaint toujours d'une certaine gêne douloureuse vers le sacrum, et d'une certaine raideur dans la marche. Quand il a marché un peu, il éprouve un sentiment de fatigue et une douleur dans les reins. Suggestion hypnotique. Je le fais marcher vivement pendant son sommeil et, *par une suggestion prolongée, je détruis la douleur;* il marche sans boiter, et à son réveil ne sent plus rien.

Le 8, il accuse de nouveau une sensation de raideur sacro-lombaire qui l'empêche de se redresser. Nouvelle suggestion et entraînement à marcher pendant le sommeil.

Il marche bien dans la journée ainsi que le lendemain, n'accusant plus qu'une certaine difficulté à se redresser. Le 12 mars, il éprouve une sensibilité dans la fesse, qui remonte jusque vers l'angle de l'omoplate, surtout lorsqu'il marche. *Cette sensibilité à la marche diminue après la suggestion.*

Mais cette sensation légère est très opiniâtre; elle se reproduit constamment quand il a marché quelque temps.

Le 14 et le 15, je faradise la région sensible pendant le sommeil. Il accuse une vive douleur, mais ne se souvient de rien au réveil. La sensation de raideur douloureuse à la fesse est moindre.

Depuis, il ne se plaint plus que d'une légère sensibilité à la fesse quand il marche; cette sensibilité diminue tous les jours. Le 17, il se tient droit en marchant. Il sort le 18, n'accusant plus que cette légère sensibilité qui est très tenace.

Observation XCI. — *Rhumatisme articulaire apyrétique. — Amélioration passagère après chaque suggestion; guérison graduelle. — Augmentation de la force dynamométrique par la suggestion.*

W..., seize ans, maçon, est malade depuis quarante-cinq jours; il a, depuis le début, une douleur au talon droit et à la partie interne postérieure du pied, à la tubérosité interne du calcanéum; il a mal quand il marche sur le talon. Dans le même pied, on constate de la douleur avec gonflement et rougeur à l'articulation métatarso-phalangienne du gros orteil droit. Le pied gauche présente la même douleur au talon et à l'articulation métatarso-phalangienne du gros orteil. Il y a vingt-cinq jours, le poignet gauche était enflé et l'est resté pendant huit jours; cela l'empêchait de soulever les moellons, et, après une ou deux heures de travail, il était obligé de s'arrêter. Il a encore un peu de gonflement du poignet et une douleur au carpe, surtout vers la tête du deuxième métacarpien.

Entré à l'hôpital le 25 octobre 1883, je l'*hypnotise;* il n'arrive qu'à un sommeil léger : engourdissement avec un commencement de catalepsie suggestive. Cette première séance ne détermine *pas de changement.*

Deuxième séance le 26. Il dit que la *douleur est moindre après* et marche un peu mieux toute la journée.

Le 27, les douleurs sont revenues, peut-être un peu moindres à l'articulation du gros orteil droit et au talon droit, certainement moindres à la pression du poignet et du carpe.

Troisième séance. *Amélioration immédiate quant aux douleurs.* Cette amélioration persiste de 11 heures du matin jusqu'à 4 heures; puis les douleurs reparaissent. Il est sorti dans la journée.

Le 28, le poignet va mieux : le malade le plie plus facilement. Mais il ne peut se tenir debout sans douleur. — Une *nouvelle hypnotisation* (engourdissement simple) avec suggestion *diminue un peu les douleurs;* il marche mieux. Dans la nuit il a de nouveau très mal.

29. — *La main gauche amène le dynamomètre à* 31; *après suggestion hypnotique à* 40. Dit avoir moins mal qu'avant; mais la douleur n'est pas complètement disparue.

La suggestion amène chaque fois une *diminution notable des douleurs articulaires;* le malade marche chaque fois mieux, mais le résultat obtenu ne se maintient pas complètement.

Le 31, *la main gauche au dynamomètre donne* 45 *avant la suggestion et* 52 *après.*

1er novembre. Les douleurs deviennent tous les jours moindres, bien que nous fassions marcher le malade pour exclure l'influence curative du repos; il marche mieux. Les deux talons ne sont presque plus douloureux; mais la douleur est plus accusée aux articulations métatarso-phalangiennes. A la main, il n'y a plus qu'une légère sensibilité. *Continuation de la suggestion.*

Le 2, il va bien; n'accuse pas de douleur spontanée et presque rien à la pression. *La main au dynamomètre donne* 50 *avant et* 55 *après la suggestion.*

Le 4, il dit avoir plus mal à la tubérosité du calcanéum; mais n'accuse plus de douleur à l'articulation métatarso-phalangienne, ni à la main. Nouvelle suggestion; la douleur calcanéenne est moindre. Le malade, notablement amélioré, quitte l'hôpital.

Observation XCII. — *Douleurs rhumatismales datant de trois ou quatre mois aux articulations acromio-claviculaires. Guérison totale en deux séances; sommeil léger.*

Emile L..., verrier, âgé de soixante et un ans, vient à la consultation le 31 novembre, pour des douleurs rhumatismales datant de trois à quatre mois. Il n'a jamais eu de rhumatisme articulaire aigu, mais, il y a neuf ans, une sciatique pendant trois ans.

Actuellement les douleurs existent dans les deux épaules, surtout à droite; leur siège est au niveau des articulations acromio-claviculaires; un autre point douloureux existe au-dessus de l'épine iliaque antérieure et supérieure gauche. Il se manifeste surtout quand le malade se baisse, et donne alors lieu à des élancements. De plus douleurs vagues dans les deux genoux.

Le malade est *hypnotisé* le 31; 1er degré, *sommeil léger*. Au réveil, les *douleurs des genoux ont disparu; celle des épaules sont beaucoup moins vives;* le malade qui depuis trois semaines, ne pouvait s'habiller peut le faire maintenant; l'épaule gauche surtout est presque dégagée.

Revient le 3 novembre. *Nouvelle hypnotisation, sommeil léger. Au réveil il ne sent plus aucune douleur aux épaules*, mais toujours une *sensation douloureuse vers l'épine iliaque antérieure gauche*. Après *une seconde hypnotisation* immédiate (sommeil au 2e degré), *toutes les douleurs ont disparu*, tous les mouvements sont libres.

Observation XCIII. — *Douleurs rhumatismales musculaires dans le bras gauche, puis dans la jambe droite. — Guérison chaque fois en une seule séance hypnotique.*

Marie X..., âgée de dix ans, vient me voir le 20 février 1826. Cette enfant, bien portante d'habitude, sans maladies antérieures, accuse depuis quatre à cinq jours une douleur dans le bras droit. Le bras est sensible à la pression; l'enfant ne peut le porter sur la tête. Je *l'endors* par simple occlusion des paupières; je suggère la disparition de la douleur; je fais quelques frictions sur le bras. Au réveil, l'enfant n'a souvenir de rien. *La douleur est presque complètement dis-*

parue, et elle peut porter facilement le bras sur la tête. Dans la journée, toute sensation douloureuse s'efface sans retour.

Le 14 avril, l'enfant revient. Depuis la veille, à quatre heures du soir, elle a une douleur dans la jambe et la cuisse droites. La pression est douloureuse à la face antérieure des deux membres. Elle marche en traînant la jambe, le genou et le cou-de-pied presque raides.

Je la remets en *somnambulisme*, je suggère la disparition de la douleur. *Au réveil, elle n'a presque plus de douleur*, mais traîne encore la jambe, quoique moins. *Je la rendors* une seconde fois, je réitère la suggestion; je la fais marcher pendant son sommeil, en l'entraînant rapidement. *Au réveil, elle marche très bien*, et ne traîne plus que très légèrement la jambe; n'accuse plus aucune douleur. Le père me dit le lendemain qu'elle est rentrée à la maison, en sautant et qu'elle est totalement guérie.

Observation XCIV. — *Rhumatisme blennorrhagique datant de plus de trois mois. — Douleurs à la plante des pieds, guéries en quelques séances de suggestion. —Douleurs malléolaires et lombo-dorsales, très tenaces. — Guérison presque complète en cinq semaines.*

D... (Eugène), âgé de trente-sept ans, voyageur de commerce, ancien cuirassier de Reichshoffen, entre à la clinique le 19 mars 1887. Il a contracté en septembre dernier une *blennorrhagie* dont la période aiguë a duré trois semaines et dont il conserve une goutte militaire. Deux blennorrhagies antérieures, il y a dix-huit et onze ans.

En décembre, il fut pris de *douleurs vives dans les chevilles et les cous-de-pied* sans rougeur, sans fièvre. Le gonflement augmentait surtout par la marche; il continua à marcher, mais très difficilement et avec un bâton. *Depuis quatorze jours il ne peut plus marcher;* les douleurs n'existent plus au repos, mais par la station debout. Depuis deux mois aussi, fortes douleurs dans les reins qui sont continues et l'empêchent de dormir.

Il eut aussi une conjonctivite aiguë qui dura huit jours; au début douleur au niveau de la clavicule gauche qui a disparu. Dans les premiers jours de janvier douleurs dans les articulations temporo-maxillaires qui ont persisté quinze jours. — N'a pas eu de maladie antérieure.

C'est un homme de forte constitution, bien charpenté, d'un tempérament mixte. Il a les pieds plats; on ne constate à l'examen du 21 mars, ni gonflement, ni douleur à la face dorsale des pieds; gonflement notable au-dessous des deux malléoles internes, surtout à la droite. Il les fléchit et les étend, mais le mouvement de flexion dorsale est douloureux; il localise ces douleurs au-dessous de malléoles internes. A la pression, la *douleur est très vive au niveau des deux malléoles* plus à droite qu'à gauche; elle est très vive aussi à la *plante des pieds*, au niveau de l'aponévrose plantaire; les talons sont indolores. Le malade marche difficilement et *n'appuie que sur le talon;* il évite de fléchir les pieds. — De plus douleurs spontanées et à la pression de chaque côté de la colonne vertébrale *depuis l'angle des omoplates jusque vers le sacrum.* — Les autres fonctions sont normales.

Le 21 mars, D... Eugène est très facilement mis en *sommeil profond*, avec amnésie au réveil. *Suggestion.* — Malgré la suggestion, il n'a pas dormi la nuit à cause des douleurs dorsales. Toutefois la pression de cette région, le lendemain 22, provoque moins de douleurs que la veille. La suggestion hypnotique est continuée presque tous les jours.

Le 22, je le fais marcher pendant le sommeil; *il marche bien*, quand par une suggestion vigoureuse un peu prolongée avec quelques frictions, j'ai neutralisé la douleur; alors il *appuie toute la plante du pied sur le sol*, ce qu'il ne pouvait faire avant, et se redresse, tandis qu'il était courbé par la douleur dorsale. — Au réveil il va bien, mais au bout de quelque temps, les douleurs reparaissent.

Le 24, il accuse *moins de douleurs dans le dos et aux plantes des pieds*. Mais il ne dort pas la nuit et a de l'agitation.

25. — N'a pas dormi cette nuit. Douleur dorsale moindre.

26. — *La plante des pieds est beaucoup moins sensible;* les douleurs persistent vers les malléoles internes. Accuse un point vers le rebord costal droit. Toujours pas de sommeil la nuit. — Pendant l'hypnose, le malade marche bien sans douleur. Mais *le résultat ne se maintient pas.* Au bout de une à deux heures, s'il veut marcher, la douleur réapparait.

Cependant le 28 mars, la *plante des pieds n'est presque plus sensible*, il l'appuie sur le sol; la *douleur malléolaire est plus tenace* et persiste. La douleur dorsale est localisée à la région lombaire et diminue.

29. — Les pieds vont bien. La douleur des malléoles est bien moins vive. Le malade a marché beaucoup mieux hier que les jours précédents; mais se plaint toujours des reins. — Il marche très bien dans la matinée après la suggestion; dans l'après-midi les douleurs reparaissent.

30. — Le malade est courbé, ne pouvant pas se tenir debout, il accuse des douleurs plus vives dans le dos; elles existent surtout aujourd'hui au niveau des rebords costaux des deux côtés. La douleur plantaire a disparu; et l'on ne trouve qu'un peu de sensibilité à la malléole interne droite. — *Après suggestion hypnotique, le malade peut se redresser et marcher droit, sans douleur*. Celle-ci revient trois heures plus tard.

Du 30 mars au 3 avril, le malade ne se plaint plus que des reins. Les pieds vont bien. Le 3 avril, il se tient courbé presque en deux par cette douleur lombaire. Après suggestion et friction pendant dix minutes, il ne sent plus rien et marche droit. Il peut se promener pendant deux heures. Puis la fatigue amène une douleur, mais moins intense qu'autrefois, dans le pied droit.

La douleur rénale diminue les jours suivants, mais sans disparaître. La *suggestion la suspend toujours pour deux ou trois heures*, mais ne la supprime pas.

La suggestion est supprimée jusque vers le 18 avril pendant les vacances de Pâques; on lui donne pendant quatre jours du salicylate de soude à la dose de 4 à 5 grammes qui diminue, mais momentanément, la douleur. Vers le 19, je reprends la suggestion. Les douleurs lombaires n'ont plus leur intensité; le malade marche mieux. Il existe encore un peu de gonflement avec sensibilité produite par la marche prolongée au niveau de la malléole interne droite.

A partir du 22 mars, l'amélioration fait des progrès plus rapides; le malade se tient droit et n'accuse plus qu'une gène douloureuse dans les reins. Les pieds sont à peu près dégagés. Le 6 mai, il ne sent presque plus rien et se trouve assez bien pour reprendre ses occupations.

La douleur plantaire blennorrhagique a cédé rapidement à quelques séances de suggestion; les douleurs malléolaires ont résisté plus longtemps. Les douleurs lombaires ont été excessivement tenaces, se reproduisant avec opiniâtreté quand elles avaient disparu par la suggestion. Il a fallu cinq semaines pour en atténuer l'acuité d'une façon persistante, sans qu'elles fussent encore déracinées à coup sûr.

Observation XCV. — *Rhumatisme articulaire datant de dix jours amendé par l'antipyrine. — Persistance de douleur acromio-claviculaire gauche, et vers l'appendice xiphoïde. — Guérison en deux jours par suggestion.*

M... (Charles), trente-trois ans, tonnelier, entre à l'hôpital le 16 mars 1886, atteint depuis dix jours d'un *rhumatisme articulaire*. Douleur aux articulations acromio-claviculaires, douleur et gonflement dans les deux genoux, sensibilité avec gonflement au niveau des malléoles gauches. Douleur très vive à la pression au niveau du sacrum et des apophyses épineuses lombaires. Antécédents alcooliques.

L'antipyrine est administrée pendant trois jours; le 20, toutes les articulations sont à peu près dégagées; la température qui montait à 38° le soir est redevenue normale.

Le 21, on constate encore de la *sensibilité douloureuse dans les articulations acromio-claviculaires et à la tête humérale gauche*. Cette douleur est très tenace, existe depuis le début et a résisté à l'antipyrine. De plus, la nuit il accusait *un point douloureux vers l'appendice xiphoïde*, qui l'a empêché de dormir. *La pression à ce niveau et vers le rebord costal des deux côtés est très douloureuse.*

J'hypnotise le malade, il entre en *sommeil profond*, sans souvenir au réveil. Après *suggestion* et réveil au bout de cinq minutes, les *douleurs précédentes spontanées et à la pression ont complètement disparu.*

22. — La douleur xiphoïdienne n'est pas revenue. Les *douleurs acromio-claviculaires ont reparu dans la nuit*, surtout à gauche où elle s'étend à la tête humérale et à l'apo-

physe épineuse de l'omoplate. *Après suggestion en sommeil profond ne sent plus rien.*

23. — *Les douleurs ne sont pas revenues depuis hier.* Après suggestion, le malade qui avait alors une certaine raideur dans les jointures des membres inférieurs et marchait péniblement, marche beaucoup mieux. Il continue à bien marcher le 24, fait une demi-lieue à pied, n'accuse plus de sensibilité dans les articulations acromio-claviculaires : la pression n'y réveille plus la douleur. M... quitte l'hôpital le 26, parfaitement guéri.

Observation XCVI. — *Douleurs rhumatismales articulaires datant de trois mois. — Guérison par suggestion en deux jours.*

Jeanne M..., âgée de dix-sept ans, demeurant chez ses parents, vient à l'hôpital le 3 août 1877.

Au mois de mai dernier, elle fut prise de *rhumatisme articulaire subaigu,* sans fièvre, dit-elle. Les articulations des doigts, les pieds, les genoux furent pris. Elle continua à marcher péniblement jusqu'au 1er juillet. Elle dut alors rester couchée, et fut traitée par l'antipyrine et l'antifébrine. Elle essaya, allant mieux, de se lever le 14 juillet; mais ne put rester levée jusqu'au soir; ne pouvant plus marcher. Elle a aussi la respiration gênée. Depuis huit jours les douleurs ont augmenté dans les genoux et les pieds et la jeune malade est amenée à l'hôpital en voiture, soutenue péniblement par deux personnes et ne pouvant se tenir debout. Au mois de mars dernier, elle a eu une crise de nerfs, suite de chagrins.

C'est une jeune fille bien constituée, mais lymphatique, délicate, assez maigre et pâle. La température est normale 37,4 le 3 au soir ; 36,8 le 4 au matin; le soir, elle s'élève à 38, le pouls étant à 108; depuis le 5 au matin elle reste normale.

Je constate une *douleur vive à la partie externe des deux poignets,* sans gonflement. Toutes les articulations des premières phalanges sont fortement tuméfiées. La pression détermine une *douleur très vive* au niveau de celles de l'*index et du médius.* Le genou gauche est un peu tuméfié ; douleur vive à la pression des *deux tendons rotuliens*. Douleur en arrière et au-dessous de la *malléole externe droite* et au niveau des *articulations de la première avec la seconde phalange* des trois derniers orteils droits. Sensibilité à la pression des *apophyses épineuses dorsales*.

Bruits du cœur nets. Respiration normale. Digestion bonne. Leucorrhée. Dernière période menstruelle le 15 juillet. Insomnie.

La malade est mise facilement en *sommeil profond;* à son réveil elle ne se rappelle pas qu'elle a dormi.

Le 6 août, après deux séances, Jeanne M... se sent beaucoup mieux. L'appétit est revenu; elle ne mangeait plus depuis un mois. *A bien dormi les deux nuits, ne sent plus de douleurs* dans les jambes qu'elle remue sans le moindre malaise; plus de douleur au niveau du poignet. Les jointures des doigts restent gonflées et l'on perçoit encore de la sensibilité au niveau des articulations des premières avec les secondes phalanges de l'annulaire, du médius et de l'index droit. *Après suggestion, les douleurs disparaissent.*

8. — *N'a plus aucune douleur*. Remue la main, fléchit et étend les doigts sans aucune douleur. L'appétit est bon. La malade se plaint encore de lourdeur dans les jambes; elle est encore triste et pleure facilement. Je l'endors, je lui suggère de la force dans les jambes, et de la gaité. Elle se réveille en riant.

9. — N'a plus de douleur. A été levée hier; a eu seulement quelques nausées; n'accuse plus de tristesse.

10. — Continue à aller très bien; appétit; a été levée tout l'après-midi. Plus de leucorrhée.

La malade reste encore au service jusqu'au 20 août, elle est levée toute la journée, remue bras et jambes sans le moindre malaise, et sort tout à fait guérie.

Observation XCVII. — *Douleur dorsale et métacarpo-phalangienne du médius d'origine rhumatismale. — Guérison en deux jours par suggestion.*

R... (Charles), âgé de neuf ans, vient à l'hôpital le 16 novembre 1885. Il y a trois ans il aurait eu un *rhumatisme articulaire aigu* d'une durée assez longue qui l'empêchait de marcher. Actuellement, il est malade depuis trois mois d'un nouveau rhumatisme. L'affection aurait débuté par une douleur dans une hanche l'empêchant de marcher. Puis les genoux, les cous-de-pied se prirent successivement. Il y a huit jours, le malade qui paraissait guéri, se levait et marchait, lorsqu'il se refroidit et eut des douleurs dans le dos et les genoux. Il tousse un peu depuis un temps indéterminé ; il a des battements de cœur depuis trois mois sans oppression.

C'est un garçon lymphatique, de constitution délicate non détériorée. La température le 16 au soir était de 38,6; le 17 au matin 37,5 ; au soir 37,8 ; à partir du 18, elle est normale. On constate un souffle doux présystolique et systolique à la pointe du cœur et quelques râles secs disséminés. La main gauche est légèrement tuméfiée encore et la pression développe une *sensibilité vive à la première articulation métacarpo-phalangienne du médius*. Les autres jointures sont dégagées. Mais l'enfant accuse une *douleur vive dans la région dorsale, spontanée et à la pression.*

Cette douleur est *immédiatement enlevée par suggestion hypnotique* (sommeil profond) le 16 au soir. Le lendemain matin, j'enlève la *douleur métacarpo-phalangienne*. L'enfant sort guéri le 20; les douleurs n'ont pas reparu.

OBSERVATION XCVIII. — *Douleurs rhumatismales dans les reins, la cuisse droite, le long du sciatique depuis quinze jours. — Guérison par suggestion après une dizaine de jours.*

W... (Jules), trente-cinq ans, machiniste, entré à l'hôpital le 21 mars 1887. Il accuse depuis quinze jours des *élancements douloureux dans les reins, la moitié inférieure du dos, la face postérieure de la cuisse droite et le jarret.* Cette douleur a apparu brusquement à dix heures du soir; il n'a pu dormir, ni travailler le lendemain 8 mars; il est resté alité depuis. La douleur est continue, s'accompagne d'exacerbations lancinantes qui durent cinq ou dix minutes. Il dort mal et est réveillé par cette douleur; elle s'irradie aussi de la fesse au pli de l'aine. Depuis huit jours, le malade accuse aussi des *fourmillements dans les doigts, la main, le bras droits;* et dans le membre inférieur du même côté. Ces fourmillements viennent deux ou trois fois par jour et durent cinq ou six minutes; ils s'accompagnent d'une sensation d'engourdissement. Comme antécédents morbides : dysenterie il y a un an, pour laquelle il fut traité au service pendant un mois

Etat actuel. — 29 mars. Constitution forte. Apyrexie. Les fonctions digestive, circulatoire et respiratoire sont normales. Tous les mouvements s'exécutent normalement dans les membres; la force musculaire est conservée ; il n'y a pas d'exagération des réflexes tendineux. La sensibilité est normale. La douleur existe spontanée et à la pression, *à la face postéro-externe de la cuisse droite et dans toute la fesse.* On la constate aussi *dans la colonne vertébrale depuis la dixième dorsale jusqu'au coccyx et dans toute la gouttière vertébrale du côté droit.* Pas de douleur en ceinture.

Diagnostic : rhumatisme spinal ou nervo-musculaire.

Le 23 mars, le malade est mis *facilement en sommeil profond. Suggestion.*

Au réveil, la *sensibilité douloureuse persiste à la pression.*

Le 24, il dit que la douleur est moins intense; il n'a plus eu d'engourdissement que pendant dix minutes vers deux heures du matin. On constate que les douleurs existent encore à la pression dans la cuisse et la gouttière vertébrale du côté droit. *Suggestion.*

25. — *N'a plus eu de fourmillements ni d'engourdissement dans les membres; a eu moins d'élancements;* souffre encore en marchant. *Suggestion.*

26. — Idem.

28. — Va mieux. Les *douleurs dorsales et de la cuisse sont moins intenses. A pu marcher un peu mieux.* L'engourdissement a disparu. *Suggestion.*

29. — *A pu marcher hier dans l'après-midi sans grande douleur.* Celle-ci à la pression est moindre. *Suggestion quotidienne.*

30. — Continue à aller bien. La *douleur des reins et de la fesse diminue.*

31. — N'accuse plus que de petites douleurs dans les reins.

4 avril. — La *douleur a presque complètement disparu.* Le malade a pu marcher convenablement. J'ai suggéré le rem-

placement de la petite douleur persistante des reins par une démangeaison qu'il sent en effet.

8. — L'amélioration continue ; il ne reste qu'une légère sensation vers les reins. W... marche bien, mais boite encore un peu. Il sort le 12 presque totalement guéri.

IX

NÉVRALGIES

Observation XCIX. — *Sciatique datant de sept semaines. — Douches de chlorure de méthyle sans résultat complet. — Guérison par suggestion en six jours.*

L... (Joseph), quarante-quatre ans, cordonnier, entre le 15 mai 1885 à la clinique. Depuis sept semaines, il accuse des douleurs de *sciatique* le long de la face postérieure de la cuisse et surtout dans le mollet du côté gauche, douleurs qui s'exagèrent quand il est assis. Les douleurs sont continues; ce sont des picotements qui s'arradient de haut en bas; ils augmentent par le repos du lit, et s'accompagnent souvent d'une sensation d'engourdissement dans la jambe, comme si elle était morte. L... a beaucoup maigri depuis qu'il a ses douleurs. De plus, il tousse et crache depuis sept ans; oppression, depuis trois ou quatre ans, quand il fait quelque effort. — C'est un homme débilité, amaigri, lymphatique. Il a les signes d'emphysème pulmonaire avec bronchite.

On constate une *douleur à la pression de l'échancrure sciatique, au creux poplité, vers la tête du péroné, au milieu* du mollet *et derrière la malléole externe*. — Aucun traitement n'a été institué. On fait une douche de chlorure de méthyle le 17, le 18 et le 19; les douleurs spontanées ont diminué, au dire du malade, sans avoir disparu; la douleur à la pression existe toujours aussi vive.

Le 20, la douleur spontanée étant, bien que moindre, assez intense, je fais la *suggestion hypnotique* (3e degré). Dans la journée, les *douleurs sont moins fortes;* à 8 heures du soir, elles augmentent de nouveau et le malade ne peut dormir.

Le 21, *nouvelle suggestion* à 10 heures du matin; les *douleurs se calment* jusqu'à minuit; il se réveille, et les *douleurs réapparaissent.* — Continuation de la *suggestion* tous les jours.

Le 26, la *pression ne détermine presque plus de douleurs;* le malade en accuse encore par moments à la jambe gauche. Il va, en somme, beaucoup mieux, et dormirait bien la nuit s'il n'était réveillé par les quintes de toux.

L'amélioration continue; le 27, on suspend la suggestion pendant deux jours. Plus de douleurs du tout à la pression ni spontanée; il accuse seulement, le 29, des fourmillements dans le cou-de-pied. La guérison se maintient et se consolide; le 14 juin, L... quitte l'hôpital.

Observation C. — *Douleur sciatique datant de trois jours, enlevée par une seule suggestion.*

S... (François), vingt-deux ans, compositeur d'imprimerie, entré à l'hôpital le 17 mars 1887. Le 14 au soir, il fut pris brusquement d'une *douleur dans le genou qu'il signale au-dessous de la rotule, s'irradiant en arrière le long de la cuisse jusqu'à la fesse et le long du mollet jusqu'au tendon d'Achille.* Il a pu continuer à marcher, mais avec une douleur vive et sans pouvoir fléchir la jambe. Cette douleur est presque continue, avec des exacerbations lancinantes. Cette nuit, il a été pris deux fois, pendant une demi-heure la première fois, pendant une heure la seconde. Dans la journée, ces crises de douleurs le prennent cinq ou six fois. Dans l'intervalle, la douleur spontanée est légère. Elle s'accompagne d'une sensation d'engourdissement. L'année dernière, S... a eu une sciatique analogue qui a duré du 1er janvier à la fin de mai. Il n'a pu marcher que pendant un mois. Il n'a jamais eu de maladie antérieure.

S... est d'assez bonne constitution, un peu délicat; il est lymphatique.

Le 18 mars, je constate qu'il plie difficilement la cuisse et la jambe. *Douleur vive à la pression au-dessous du rebord costal gauche, très vive au niveau du bord supérieur du fes-*

sier, de l'échancrure sciatique et sur tout le trajet du sciatique jusqu'au creux poplité. Pas de douleur à la tête du péroné ni à la jambe. Les autres fonctions sont normales.

Je le mets très facilement en *somnambulisme*. S... est très suggestible, *hallucinable* à l'état de veille et de sommeil. — *Après suggestion, la douleur a complètement disparu;* le malade peut fléchir la jambe et la cuisse. Il n'a plus aucune douleur à la pression du sciatique ni au-dessous du rebord costal.

Le lendemain, ce résultat s'est maintenu. La nuit a été très bonne. Après une nouvelle suggestion, je le fais courir dans la salle. La guérison demeure parfaite; il sort le 23 mars.

Observation CI. — *Sciatique datant de quinze jours. — Inefficacité du chlorure de méthyle et du sulfate de quinine. — Guérison par la suggestion en une quinzaine de jours.*

C... (Jean-Baptiste), soixante-trois ans, manœuvre, entre à la clinique le 22 novembre pour une *sciatique* gauche datant de quinze jours, donnant lieu à une douleur lancinante partant de la fesse jusqu'aux orteils avec engourdissement de ceux-ci. Au début, la douleur était intermittente, et durait de 6 heures du matin à 11 heures du soir. Depuis trois jours, la douleur est continue; la marche est devenue difficile. C... ne peut marcher qu'avec un bâton et est obligé de s'arrêter après deux ou trois pas.

C'est un homme bien constitué, d'un tempérament mixte; les articulations des doigts sont, quelques-unes, un peu tuméfiées et présentent des traces de *rhumatisme noueux*. La pression au niveau du sciatique gauche détermine des douleurs très vives avec élancements dans tout le membre. On administre le 23, au malade, une douche de chlorure de chlorure de méthyle sur le trajet du nerf. La douleur est calmée pendant deux heures, puis revient plus forte.

Le lendemain 24, on constate que les points douloureux, fessiers, poplité, malléolaire existent toujours. Nouvelles douches de chlorure de méthyle.

Le 25, les douleurs sont moindres; mais le malade ne peut ni s'asseoir, ni se tenir debout. Rubéfaction avec phlyctènes par places produite par les douches,

Les douleurs étant redevenues aussi intenses qu'avant le 26, j'essaie l'*hypnotisation avec suggestion* (2e degré). La *douleur est moindre* dans la journée, mais de nouveau intense le soir. Elle se propage à la région inguinale.

La suggestion n'est pas renouvelée. L'état reste le même. Le 3 décembre, le malade reçoit 25 centigrammes d'antifébrine; il sue beaucoup, et la douleur diminue momentanément. Le 5 décembre, il prend 1 gramme de sulfate de quinine à 4 heures du soir. La douleur apparaît vive à 10 heures.

Le 6 décembre, il prend 1[gr],50 de sulfate de quinine entre 4 et 5 heures du soir. Il a des vertiges, des bourdonnements d'oreille. La douleur revient vers 11 heures, cependant moindre : elle reste moins intense le lendemain, mais ne disparaît pas.

Le 8, il prend 2 grammes de sulfate à la même heure. — Vertiges, bourdonnements d'oreille. Il sue toute la nuit et n'a pas de douleur.

Le lendemain 9, il n'accuse pas de douleurs spontanées le matin; *mais les points douloureux à la pression persistent* à l'échancrure sciatique, au creux poplité, à la tête du péroné. Mais à midi les douleurs spontanées apparaissent de nouveau très vives et persistent encore le lendemain.

Ainsi, les douches de chlorure de méthyle et de sulfate de quinine ont échoué.

Le 11, je reprends la *suggestion hypnotique*. Aucune douleur dans la journée et très peu dans la nuit.

Le 12, *nouvelle suggestion*. Dans la journée, quelques élancements; dort la nuit, se réveillant plusieurs fois, mais sans douleur. *A mieux marché dans la journée* qu'il ne l'a fait depuis son entrée à l'hôpital.

Le 13, on constate encore les *points douloureux*, *mais moins intenses* au niveau de l'échancrure ischiatique, de la tête du péroné et des malléoles. *Suggestion*. La douleur reprend le soir, mais faible, il dort la nuit.

14. — Même état.

15. — *Continue à aller mieux*. Dort trois ou quatre heures la nuit. Suggestion quotidienne.

16. — *Presque plus de douleurs quand le malade est couché ;* il la sent, mais bien moins intense quand il marche. A la pression, elle est aussi moindre.

17. — Continue à aller mieux. A assez bien dormi. Persistance des points douloureux.

20. — Le malade a mieux marché hier. A bien dormi. Accuse encore une sensation d'engourdissement et de picotement dans le pied.

21. — Va bien. Il marche encore péniblement avec une canne et ressent de l'engourdissement dans le pied et le genou. *Après suggestion hypnotique, il marche beaucoup mieux et sans canne.* La douleur à la fesse et vers le trochanter à la pression a disparu. Il y a encore de la sensibilité à la malléole et au jarret.

Les jours suivants, le malade marche toute la journée avec son bâton; il n'a plus que de légères sensations provoquées par la marche. Le malade reste encore à l'hôpital jusqu'au 5 janvier, sans se plaindre, et sort parfaitement guéri.

OBSERVATION CII. — *Sciatique datant de trois mois. — Suppression des douleurs par chaque suggestion. — Guérison en trois à quatre semaines.*

P... (Fédora), âgée de quarante-huit ans, mariée, entre à l'hôpital le 21 juin 1887 pour une sciatique. Elle n'a jamais eu d'autres maladies qu'une *sciatique* il y a sept ans, moins douloureuse que celle-ci, et qui ne dura que deux mois.

Celle-ci a débuté le 20 mars par une douleur derrière la malléole externe droite; cette douleur se dissipait au bout de un quart d'heure de marche. Cela dura ainsi pendant trois semaines, puis tout d'un coup la douleur s'arradia de bas en haut dans toute la fesse. L'affection est ainsi généralisée dans *tout le sciatique depuis trois mois.* Cette douleur devint continue, avec exacerbation dans le poplité externe durant deux ou trois heures. De plus, fourmillements et par moments engourdissements dans le pied et la jambe, plus rarement dans la cuisse. Depuis trois mois, elle ne marche que très difficilement avec un bâton et en se courbant. Il y a six semaines, pendant huit jours, les accès prenaient tous les soirs à 9 heures, s'accompagnant d'une sensation de roulement, dit-elle, à l'épigastre, se propageant jusqu'à la gorge, avec angoisse, tristesse, étouffement. Ces sensations ont continué à venir tous les jours et dans la nuit durant un quart d'heure à une demi-heure. Au commencement de sa maladie, elle eut une douleur vive au sommet de la tête. Depuis c'est une sensation de constriction frontale avec lourdeur, envie de vomir. Les selles sont régulières. Sept vésicatoires et des pointes de feu ont été appliqués *loco dolenti.*

Mme P... est de constitution assez délicate, d'un tempérament lymphatico-nerveux. On constate une *douleur à la pression au niveau de l'ischion, du trochanter, de l'échancrure sciatique, à la face postérieure de la cuisse*, pas de douleurs malléolaires. Elle peut à peine se tenir debout avec une canne. *Sensibilité à l'épigastre*. Pas de douleurs abdominales. Réglée normalement. La malade *est triste*, déprimée, anxieuse, et pleure facilement. Pas d'anesthésie.

Je *l'endors* dès son entrée, le 21 juin : elle arrive au troisième degré, je lui annonce qu'elle va marcher sans douleur. Après une suggestion vigoureuse, je la réveille; elle croit n'avoir pas dormi. Je lui enjoins de marcher, et au grand étonnement de toutes les malades de la salle, *elle marche sans canne* et traverse la salle d'un bout à l'autre, sans accuser de douleur. *Ce résultat cependant ne s'est pas maintenu*. Le soir, les douleurs réapparaissent.

Le lendemain 22, après une nouvelle *suggestion*, les *douleurs disparaissent de nouveau;* elle marche, n'accusant plus que le point fessier. Les douleurs disparues à 10 heures *se réveillent de nouveau* à 11 heures et durent jusqu'à 11 heures du soir. La nuit est plus calme : dort un peu. Dans la journée, étouffements pendant une demi-heure. Le moral est cependant beaucoup meilleur.

23. — Les règles ont apparu ce matin. *Nouvelle suppression des douleurs par la suggestion ; nouvelle réapparition* au bout d'une heure dans le jarret où elle dure toute la journée.

Dort assez bien la nuit.

25. — Pas de suggestion hier. Douleur très vive jusqu'à 5 heures du soir. La malade s'endort ; la douleur la réveille à 7 heures ; elle dort cependant une partie de la nuit. Le matin pas de forte douleur. Elle accuse encore de la tristesse avec sensation de roulement épigastrique. — *Suggestion.*

Même état le 26 et le 27. A la suite de la suggestion, la *douleur disparait, mais revient le soir*. Elle a mal dormi ces deux nuits.

Le 28, elle prend deux paquets de 0,50 antifébrine. Elle ne sue pas, n'a pas de douleur dans la journée; mais à minuit, douleurs vives pendant une heure; puis elle se rendort.

Le 29, au matin, elle a des élancements douloureux dans la jambe; après suggestion, elle marche mieux.

Le 30, elle n'a presque pas de douleurs.—Le 1er juillet, les douleurs moins fortes reviennent à 7 h. du soir et durent trois quarts d'heure. Elle n'accuse plus de roulement épigastrique, n'a plus de tristesse, est gaie et amuse par ses plaisanteries les malades du service. — Continuation des suggestions.

Le 3 juillet, elle marche toute la journée sans rien ressentir. De 10 à 11 heures du soir, crise douloureuse.

A partir du 4, elle *n'a plus de douleur dans la jambe*. Ce n'est que *quand elle appuie sur le pied* qu'elle ressent un élancement dans la fesse.

Le 5, elle marche beaucoup et se plaint seulement de ne pas pouvoir s'appuyer facilement sur le pied, à cause de la douleur qui en résulte à la fesse. Elle a aussi un peu d'agitation la nuit. — *Suggestion.*

Le 6, elle *marche mieux*. La nuit a été calme, sans agitation Mme P... continue à aller bien; elle n'a plus d'élancements douloureux; elle a de l'appétit et de la gaieté. La sensibilité à la fesse pendant la marche persiste encore assez longtemps, mais tend à diminuer; elle rentre chez elle le 22 juillet à peu près complètement guérie. J'ai appris plus tard que la guérison s'est complétée et maintenue.

Ainsi cessation passagère de la douleur après la première suggestion. Mais la douleur réapparaît avec ténacité; l'état nerveux général s'amende rapidement en quelques séances; il faut cependant trois à quatre semaines pour obtenir une guérison à peu près complète.

Observation CIII. — *Névralgie du trijumeau depuis un an, avec tic douloureux depuis quatre semaines. — Amélioration rapide et guérison presque complète par suggestion en une dizaine de jours.*

C... (Charles), âgé de soixante ans, manœuvre, entre à l'hôpital le 27 juillet 1885, pour un *tic facial douloureux*.

L'affection a commencé il y a un an par des sensations douloureuses dans le nez du côté droit, sensations survenant plusieurs fois par jour et durant de quelques minutes à deux heures. Ces douleurs se sont répandues depuis quatre semaines dans l'œil, le front et toute la face du même côté. L'affection affecte la forme de crises qui commencent généralement le matin vers cinq heures et durent d'habitude une demi-heure à une heure; puis elles se reproduisent très souvent, dans la journée et la nuit, toutes les heures ou toutes les deux heures. Dans l'intervalle de ces crises, C... ne ressent qu'une sensation de brûlure dans le nez et la mâchoire. Pendant la crise, les douleurs s'exagèrent et s'irradient sur tout le côté, s'accompagnent de larmoiements et de secousses convulsives donnant lieu à des grimacements de la face.

C... est bien constitué et assez bien conservé. Il n'accuse pas d'affection antérieure. On constate une sensibilité douloureuse à la pression dans toute la région sus-orbitaire jusque vers le pariétal, dans les paupières supérieure et inférieure, une douleur au-devant de l'oreille et à l'émergence du trijumeau. Toute la joue est sensible, mais à un degré moindre. Pendant les accès, les douleurs sont excessives; il y a un tic convulsif de la face avec raideur de la mâchoire. Ce tic existe aussi prononcé depuis quatre semaines; depuis ce temps-là seulement les douleurs s'irradient vers la mâchoire. Auparavant elles ne s'irradiaient que vers le front et l'œil. Depuis quatre semaines, il ne peut manger que des aliments liquides. Après une première tentative d'hypnotisation, douteuse le 28, à la suite de laquelle le malade s'est trouvé mieux et dit avoir dormi la nuit, je l'*hypnotise* le 30, je lui ferme les yeux, lui suggère le calme, la guérison, etc., et je l'invite à continuer à dormir une demi-heure. Il continue, en effet, à dormir comme d'un sommeil spontané pendant une demi-heure.

30. — *A son réveil, la douleur avait complètement disparu.* Il a été repris une demi-heure après; dans l'après-midi, elle a reparu, moins intense. La nuit a été bonne. C... affirme n'avoir pas aussi bien dormi depuis quatre ou cinq semaines. Il peut de nouveau manger des aliments solides, en les faisant tremper, mais sans les mâcher. Le côté droit de la face est toujours sensible à la pression. — Pas de suggestion ce jour.

31. — A eu beaucoup de douleur hier dans la journée ; n'a pas dormi la nuit. — *Suggestion.*

2 août. — Le malade a été suggestionné depuis deux jours ; on le laisse dormir chaque fois pendant une heure. Il va beaucoup mieux et n'éprouve plus depuis que des *douleurs localisées vers le nez et l'œil droit*, comme au début de son affection, sans tic, comme une brûlure venant toutes les trois ou quatre minutes ; il n'a plus de douleur dans la mâchoire, et a pu manger de la croûte de pain, ce qu'il ne pouvait pas faire depuis quatre semaines. Il a dormi cette nuit de huit heures du soir à une heure, et après une heure d'interruption, a redormi jusqu'au matin. — *Suggestion.*

3. — A eu la douleur dans le front et le nez, à la partie supérieure externe de l'aile droite du nez ; les émergences sus et sous-orbitaires sont peu sensibles ; presque rien dans la mâchoire. La douleur cependant l'a empêché de dormir. — *Suggestion.*

4. — A été très bien hier presque sans douleur et a dormi la nuit. — Pas de suggestion aujourd'hui.

5. — A été bien hier ; n'a senti que quelques picotements dans le nez. A minuit, a été réveillé par quelques éclairs douloureux dans la mâchoire qui ont duré un quart d'heure. Vers trois heures en a eu de nouveau cinq ou six. Ce matin, on constate une sensibilité douloureuse peu intense de l'aile du nez et du front allant transversalement jusque vers la tempe. La pression est peu douloureuse. Le malade peut manger. — Pas de suggestion.

6. — Continue à aller bien ; dort, mange bien ; n'accuse que quelques douleurs obtuses dans le nez. — *Suggestion.*

7. — A senti une douleur peu intense remontant du nez à la partie interne droite du front jusqu'au synciput. Rien dans la mâchoire ; plus de tic. Le sommeil a été entrecoupé par des élancements peu douloureux et sans tic revenant toutes les trois ou quatre minutes. Le malade se trouve assez bien pour prendre son travail et demande son exeat. Je l'engage à venir tous les jours à la consultation.

9. — Il revient se montrer ; dit avoir été bien avant-hier ; hier, il a senti, depuis midi jusqu'à la nuit, des picotements peu douloureux dans le nez et le front. Il a dormi toute la nuit ; ce matin il accuse de nouveau une sensation de pico-

tement frontal et nasal. A la pression, on ne détermine de sensibilité que sur l'aile droite du nez.

C... n'est pas revenu depuis. Un malade qui l'a rencontré en ville un an plus tard m'a rapporté qu'il était resté guéri, et ne ressentait plus rien ou presque rien.

X

TROUBLES MENSTRUELS

Observation CIV. — *Retard menstruel. — Suggestion des règles à jour fixe.*

Mlle C..., âgée de vingt-cinq ans, institutrice, est une névropathe, cliente habituelle du Dr Liébeault.

Elle vient me consulter le 17 novembre pour un *retard menstruel*. Elle avait eu ses règles vers le 7 octobre; elles n'ont pas reparu et elle accuse depuis plusieurs jours une sensation de serrement à la taille, avec gonflement; elle mange plus que d'habitude, ses digestions sont très bonnes; elle affirme n'être pas enceinte.

Je la mets facilement en *somnambulisme;* je lui *suggère que ses règles auront lieu le* 30; elle répète elle-même dans son sommeil qu'elle aura son époque le 30. Je lui suggère de venir m'en faire part.

Le 30, en effet, elle vient m'annoncer que *son époque a eu lieu* le matin sans douleur; la veille, elle en avait senti les symptômes précurseurs : mal aux reins, mal à la tête, mauvaise humeur.

Je *suggère la prochaine époque pour le* 28 *décembre;* elle doit venir m'en rendre compte.

Le 28 décembre, elle vient m'annoncer que les *règles se sont montrées* ce matin, comme la suggestion en avait été faite.

Observation CV. — *Menstrues abondantes tous les onze à quinze jours. — Régularisation par la suggestion à vingt-huit ou vingt-neuf jours.*

Mme H..., âgée de trente-cinq ans, mère de trois enfants dont le plus jeune a neuf ans et demi, est une femme bien constituée, un peu obèse, d'une intelligence moyenne; elle vient me consulter le 20 septembre 1886. Depuis seize ans, dit-elle, elle a tous les ans un rhume qui s'accompagne d'enrouement et dure neuf mois. Il y a quatre ans, je l'ai traitée pour un de ces rhumes par l'électricité et les compresses d'eau froide sur le cou; elle a été guérie en quinze jours. Actuellement elle est prise depuis neuf mois d'*enrouement* et d'oppression surtout nocturne; depuis trois mois elle tousse. Son sommeil est agité; elle a fréquemment des points douloureux de siège variable.

A l'âge de seize ans, elle a eu de *grandes crises d'hystérie* avec agitation et perte de connaissance; ces crises étaient provoquées par la moindre contrariété, émotion, frayeur. Elle en avait au moins tous les huit ou quinze jours. Depuis trois à cinq ans, elles ont diminué de fréquence. Cette année, elle en a eu deux, dont la dernière il y a cinq mois, provoquée par des ennuis avec ses enfants, a duré une demi-heure, avec cris, strangulation, étouffement.

De plus, Mme H..., qui avant son premier accouchement *était réglée tous les vingt et un jours*, l'est depuis deux ans tous les *quinze jours au plus;* quelquefois tous les onze ou treize jours; la dernière période a eu lieu du 11 au 15. Ses règles sont très abondantes, s'accompagnent quelquefois de crampes vives. Deux à trois jours avant chaque époque, elle a du tremblement, devient coléreuse, énervée, ne peut pas sentir ses enfants; ces symptômes disparaissent avec l'apparition des règles. — Les fonctions respiratoire et digestive sont normales.

Mme H... est *mise facilement en somnambulisme* le 20; elle va beaucoup mieux dès la première séance; les points douloureux ont disparu dès la seconde; l'oppression et l'enrouement diminuent le 24, après la quatrième séance l'*enrouement a totalement disparu;* plus d'agitation la nuit, plus d'oppression. J'ai *suggéré* dans cette séance et je continue à le faire pendant les suivantes *que les règles auront lieu le 9 octobre, sans douleur et qu'elles dureront trois jours.*

27. — Cinquième séance. La malade dit sentir les *symptômes précurseurs des règles.* Depuis le 22 (onze jours après l'époque précédente), elle a des tiraillements dans le dos et une sensation de barre de fer sur l'estomac, comme d'habi-

tude à l'approche de ses règles. Le matin seize jours après l'époque précédente, elle a eu un mal de tête qui commence à se passer. D'ailleurs, sa voix est claire; elle ne tousse plus et n'a plus d'oppression. Je suggère que tous ces symptômes précurseurs se dissiperont et que les règles arriveront le 9.

29. S'est bien trouvée depuis la dernière séance. Seulement hier soir, de 4 à 5 heures, a eu des *crampes* comme à l'approche des époques. La nuit a été bonne. Aucune perte. La voix reste bonne; elle raconte qu'autrefois, quand elle avait un peu parlé aux enfants ou marché, la voix faisait tout à fait défaut.

1er octobre. Avait hier quelques pertes blanches. Ce matin dix minutes de *douleurs* comme à l'approche des époques. Va bien d'ailleurs.

3. — Hier soir, un peu d'enrouement et de toux. A assez mal dormi; s'est réveillée à 2 heures. Aucune douleur utérine. A eu ce matin et hier matin de la *céphalalgie* qui se dissipe dans l'après-midi, avec *maux de cœur et envie de vomir* pendant une heure. Actuellement, accuse encore des vertiges et des nausées. Elle dit qu'elle avait ces symptômes habituels pendant ses grossesses. *Suggestion* qu'elle dormira toute la nuit et que tous ces symptômes se dissipent.

5. — A été très bien depuis la dernière séance; a dormi avant-hier jusqu'à 5 heures, cette nuit jusqu'à 6 heures. La voix reste excellente. Un peu de leucorrhée depuis hier. Depuis ce matin vers 9 ou 10 heures, *névralgie sous-orbitaire* gauche. Je l'endors. *Après une première séance, plus de douleur;* accuse seulement de la chaleur autour de l'œil et sur la joue. Après une seconde séance, cette chaleur a disparu aussi.

7. — N'accuse plus de douleurs ; dort bien la nuit. Depuis quelques nuits, elle ne s'endort qu'après une heure de légère agitation. Mais continue à bien dormir. Hier matin, en se levant, elle était de nouveau enrouée jusqu'après le déjeuner; elle a toussé jusqu'à vomissements. Elle attribue cela au fait d'avoir mangé des noix la veille; elle avait senti tout de suite la gorge prise ; et les noix lui produisent d'habitude cet enrouement.

Ce matin a eu, en respirant, une sensibilité douloureuse

depuis le larynx jusqu'au milieu du sternum; elle a duré deux heures et s'est dissipée.

N'a pas de leucorrhée; n'en avait pas d'habitude quand elle était réglée tous les dix-huit jours.

Accusait autrefois du mal de tête, surtout avant les enrouements; n'en a plus actuellement.

Les *règles viennent dans la nuit du 7 au 8 octobre, au bout de 26 jours*, au lieu de la nuit du 8 au 9, comme cela avait été suggéré. Elle dit dans son sommeil que si elles sont venues un jour plus tôt, c'est à cause de la fatigue due à une lessive. *Jamais la malade n'était restée plus de vingt-un jours* entre deux débuts de période et *depuis deux ans, plus de quinze jours*. De plus, ses règles ont apparu sans douleur ; à peine quelques maux de reins. D'habitude elle a de fortes douleurs dans le ventre et les reins la veille pendant une demi-journée ; elles se calment le premier jour, mais augmentent de nouveau le second jour et durent deux à trois jours; cette fois-ci, rien. Elle a été aussi moins énervée qu'habituellement à ses époques; le 8 et le 9 elle est cependant un peu agacée par ses enfants.

Ces règles ont duré trois jours et ont été peu abondantes, comme cela avait été suggéré, tandis que d'habitude elles duraient cinq ou six jours, jamais moins de cinq jours.

Je revois Mme H... le 18 octobre ; elle s'est bien portée depuis; la semaine dernière elle a eu pendant trois jours un peu d'irritation à la gorge provoquant de la toux la nuit ; cela s'est dissipé.

Je lui suggère la prochaine époque dans la nuit du 4 au 5 décembre et en général toutes les quatre semaines, tous les vingt-huit jours.

23. — Va très bien. Par le temps humide, les brouillards, la voix est par moments un peu voilée, mais c'est tout.

30. — Le 26 ayant un peu crié, étant en colère contre son mari, elle s'est trouvée enrouée et a senti une constriction à la gorge. Depuis, sensation de gêne laryngée et toux avec expectoration le matin. Aucun signe précurseur des règles. A chaque séance *suggestion*.

7 novembre. — *Les règles ont apparu le* 31 *octobre* dans la nuit du 31 au 1er, *au bout de vingt-quatre jours*. La malade avait pris des contrevers pendant quatre jours auparavant et

un bain de pieds dans la semaine. Les règles ont duré trois jours, la malade n'a pas été nerveuse, comme d'habitude. Depuis la dernière séance n'a plus eu ni enrouement ni mal de gorge. *Suggestion des règles pour le* 28 *novembre.*

20. — Va très bien.

27. — Les règles sont venues le 25 *au soir*, vers 4 à 5 heures (*au bout de vingt-cinq jours*), sans douleurs ni coliques. En lavant le plancher et frottant vigoureusement, elle les a senti venir. Elle croit que, sans ce travail, elle serait allée jusqu'au 28. Aujourd'hui elles sont presque terminées.

9 décembre. — Va très bien. Ce matin accusait un malaise avec mal de cœur, et expectoration, comme à l'approche de ses époques. Celles-ci doivent venir le 23.

16. — N'a plus eu mal au cœur, ni d'expectoration, depuis la dernière suggestion.

23. — *Les règles ont apparu le* 20, *le vingt-sixième jour*, sans douleur, elles ont duré trois jours à peine, et peu abondantes. Avant-hier au soir elle s'enroua à la fontaine et resta enrouée hier. De plus, hier matin, vers dix heures, céphalalgie, vertiges, a vomi une fois et dû se coucher jusqu'à trois heures; tout s'est dissipé alors.

10 janvier 1887. — La malade s'est très bien portée; n'a plus eu aucun malaise. Les règles ont eu lieu, le 15, *vingt-sixième jour* (ce qui avait été suggéré); sans douleur ni enrouement; elles ont duré trois jours. — *Je les suggère pour le* 10 *février*.

10 février. — Les *règles sont venues le* 8 au lieu du 10; *vingt-quatrième jour* au lieu du vingt-sixième, sans douleur. Depuis le 5, madame G..., s'étant refroidie, est enrouée, tousse et accuse une douleur dans le dos et le côté gauche. *Après suggestion, l'enrouement et les autres symptômes ont disparu.*

Le 15, elle est de nouveau saisie par le froid en allant à la boucherie; elle a été enrouée toute la journée, le lendemain cela avait disparu.

Le rhume revient le 20; ce jour, elle est prise de quintes de toux pendant 1 heure. Depuis, elle continue à tousser sans enrouement.

Le 25, je suggère la disparition de la toux et la prochaine *époque pour le* 6 *mars*.

3 *mars*. — Le rhume avait disparu après la première séance. Le 26 février elle avait eu la migraine, avec malaise, inappétence, expectoration, bouche mauvaise ; depuis deux jours, elle va de nouveau bien. Actuellement elle a un commencement de mal de tête que je dissipe facilement par suggestion.

Le 23. — Depuis la dernière visite, 3 mars, Mme G... a été parfaitement bien portante, sans le moinde malaise, ni toux, ni enrouement. *L'époque est venue le* 7, au lieu du 6, c'est-à-dire *le* 27e *jour*, peu abondante, 3 jours, sans enrouement.

21 *avril*. — La malade a été réglée le 5 avril, c'est-à-dire *le* 29e *jour*, elle attendait le 4. Elle s'est très bien portée jusqu'à il y a huit jours. Depuis lors, ne dort plus, ne mange plus; le manger l'étouffe, elle a une sensation de chaleur vers la tète. Je dissipe le malaise par suggestion.

12 mai. — La malade vient me voir pour un rhume datant de huit jours. Elle a été réglée le 3 mai, *vingt-neuvième jour*, pendant trois jours. Va bien d'ailleurs.

Je ne la revois que le 23 juin. Elle dit s'être très bien portée depuis la dernière séance ; le rhume s'est passé. Elle est toujours exactement réglée le vingt-huitième ou le vingt-neuvième jour.

Je suis retourné la voir le 21 août. La guérison se maintient; plus d'enrouement. Les époques continuent à se montrer régulièrement, à *un ou deux jours près, le vingt-huitième ou le vingt-neuvième jour*.

En résumé une dame de trente-cinq ans qui a des règles abondantes durant cinq ou six jours, tous les onze et quinze jours, qui n'était jamais restée plus de 21 jours entre deux périodes, arrive sous l'influence de la suggestion hypnotique à les avoir successivement le 26e, le 24e, le 25e, le 26e, le 26e, le 24e, le 27e, le 29e, le 29e, et depuis toujours, à deux jours près le 28e ou 29e jour.

Dans les premières périodes, la menstruation n'arrivait pas exactement au jour suggéré ; elle avait de la tendance à y arriver, mais précédait de un ou deux jours.

La première fois, à l'époque habituelle où les règles se seraient montrées sans la suggestion, madame H. sentait les symptômes précurseurs : tiraillements dans le dos, sensation de barre de fer sur l'estomac, puis crampes utérines; puis, vers le 26e jour, elle sent des maux de cœur, des nausées, des vertiges; ce sont les symptômes habituels de ses grossesses. La suggestion fait acte d'inhibition jusqu'au 26e jour. De plus les règles sont peu abondantes et ne durent que trois jours, au lieu de cinq à six.

Les époques suivantes ont lieu sans symptôme précurseur et sans douleur; l'organisme de Mme H... arrive sous l'influence de la suggestion, à régulariser le molimen menstruel à 28 ou 29 jours.

Jetons un coup d'œil d'ensemble sur ces observations. En voici la liste :

A. — *Affections organiques du système nerveux* : 10.

1. Hémorrhagie cérébrale, hémiplégie, hémianesthésie avec tremblement et contracture. *Guérison.*
2. Affection cérébro-spinale : attaques apoplectiformes, paralysies, névrite cubitale. *Guérison.*
3. Hémiplégie gauche incomplète. *Guérison.*
4. Epilepsie traumatique avec rhumatisme traumatique. *Guérison.*
5. Hémianesthésie sensitive organique. *Guérison.*
6. Myélite diffuse rhumatismale. *Amélioration.*
7. Sclérose en plaques cérébro-spinale. *Amélioration notable pendant six mois.*
8. Troubles nerveux (de cause organique ?) dans le plexus

brachial. Suppression passagère des symptômes. *Pas de guérison.*

9. Parésie d'origine traumatique des muscles de la main. *Guérison.*

10. Paralysie des extenseurs de la main et anesthésie saturnine. *Guérison.*

B. — Affections hystériques : 17.

11. Hystéro-épilepsie chez un homme, hémianesthésie sensitivo-sensorielle. *Guérison.*

12. Hystérie, anesthésie sensitivo-sensorielle. Suppression passagère des symptômes. *Pas de guérison.*

13. Hémiplégie avec hémianesthésie gauche sensitivo-sensorielle. *Guérison.*

14. Hémianesthésie hystérique sensitivo-sensorielle. *Guérison.*

15. Crises hystériformes avec somnambulisme hystérique. *Guérison.*

16. Anesthésie. Rachialgie hystérique. *Guérison.*

17. Paralysie avec anesthésie hystérique. *Guérison.*

18. Hystérie convulsive avec hémianesthésie. *Guérison.*

19. Hystérie : crises de pleurs convulsives. *Guérison.*

20. Hystérie convulsive. *Guérison.*

21. Hystérie convulsive avec hémianesthésie. *Guérison.*

22. Hystérie convulsive. *Guérison.*

23. Hystérie convulsive avec hémianesthésie. *Guérison.*

24. Hystérie convulsive avec hémianesthésie. *Guérison.*

25. Hystérie avec hémianesthésie. *Guérison.*

26. Hystérie masculine : pleurs et cris convulsifs. *Guérison* (au moins passagère).

27. Aphonie hystérique. *Guérison.*

C. — Affections névropathiques : 18.

28. Aphonie nerveuse. *Guérison.*

29. Inertie morale avec sensations subjectives dans la tête. *Guérison.*

30. Aphonie nerveuse. *Guérison.*

31. Tremblement, céphalalgie, insomnie post-épileptiques. *Guérison.*

32. Troubles nerveux gastriques. Anesthésie. *Amélioration.*

33. Douleurs névropathiques. *Guérison.*

34. Douleurs épigastriques des membres inférieurs. *Guérison.*

35. Douleurs lombaires névropathiques. Insomnie. *Guérison.*

36. Parésie avec engourdissement de la jambe droite. *Guérison.*

37. Douleurs de la jambe droite. *Guérison.*

38. Douleur en ceinture et à l'aine droite avec difficulté de marcher depuis vingt mois. *Guérison.*

39. Insomnie, inappétence, tristesse, tremblement. *Guérison.*

40. Idées noires. Insomnie, inappétence. *Guérison.*

41. Insomnie par habitude. *Guérison incomplète.*

42. Céphalalgie, obnubilation intellectuelle. *Guérison.*

43. Vertiges, dépression morale liées à une affection cardiaque. *Guérison.*

44. Paresse, indocilité, inappétence chez un enfant. *Guérison.*

45. Pseudo-paraplégie avec tremblement. *Guérison.*

D. — *Névroses diverses :* 15.

46. Secousses choréiques consécutives à la chorée. *Guérison.*

47. Id. id. id.

48. Secousses choréiques par émotion morale. *Guérison.*

49. Tremblement de la main post-choréique. *Guérison.*

50. Trouble des mouvements de l'écriture post-choréique. *Guérison.*

51. Mouvements choréiques des mains. *Guérison.*

52. Hémichorée. Amélioration rapide. *Guérison graduelle.*

53. Chorée généralisée. *Guérison graduelle.*
54. Id. id. id.
55. Crampe des écrivains opiniâtre. Amélioration rapide. *Guérison graduelle.*
56. Accès de tétanie, somnambulisme nocturne. *Guérison.*
57. Somnambulisme nocturne. *Guérison passagère.*
58. Incontinence nocturne d'urine. *Guérison.*
59. Id. id. id.
60. Incontinence nocturne d'urine. Aphonie consécutive à une pneumonie. *Guérison.*

E. — Parésies et paralysies dynamiques : 3.

61. Engourdissement avec parésie du bras gauche. *Guérison.*
62. Paraplégie dynamique psychique. *Guérison.*
63. Douleurs et parésie des membres inférieurs. *Guérison.*

F. — Affections gastro-intestinales : 4.

64. Gastrite alcoolique avec insomnie et faiblesse des jambes. *Amélioration.*
65. Gastrite chronique. Dilatation de l'estomac, vomissements. *Amélioration.*
66. Troubles gastriques. Brûlure sternale. Insomnie. *Guérison.*
67. Catarrhe gastro-intestinal. Métrite. Névropathie. *Amélioration.*

G. — Douleurs diverses : 12.

68. Douleur épigastrique. *Guérison.*
69. Douleur ombilicale et épigastrique. *Guérison.*
70. Douleur interscapulaire. *Guérison.*
71. Douleur thoracique. Insomnie (Diathèse tuberculeuse). *Guérison.*

72. Douleurs hypogastrique et sus-inguinale gauche liées à une ancienne pelvi-péritonite. *Guérison.*

73. Douleur intercostale. *Guérison.*

74. Douleur thoracique. *Guérison graduelle.*

75. Contusion douloureuse du deltoïde. *Guérison.*

76. Douleur musculaire au flanc. *Guérison.*

77. Point douloureux au côté. *Guérison.*

78. Douleurs des muscles épitrochléens. *Guérison.*

79. Douleur de l'épaule et du membre supérieur droit par effort. *Guérison.*

II. — Affections rhumatismales : 19.

80. Paralysie rhumatismale de l'avant-bras droit. *Guérison.*

81. Arthrite rhumatismale scapulo-humérale. *Amélioration sans guérison.*

82. Rhumatisme musculaire avec crampe. *Guérison.*

83. Névralgie iléo-lombaire rhumatismale. *Guérison.*

84. Arthralgie consécutive à une arthrite. *Guérison.*

85. Pleurodysie et douleur lombaire enlevée par suggestion. *Guérison.*

86. Rhumatisme articulaire apyrétique. *Guérison graduelle.*

87. Rhumatisme articulaire chronique (poignets et cous-de-pied). *Guérison.*

88. Rhumatisme musculaire, articulaire et nerveux. *Guérison graduelle.*

89. Douleurs rhumatismales acromio-claviculaire et xiphoïdienne. *Guérison.*

90. Rhumatisme musculaire lombo-crural avec névralgie sacro-sciatique. *Amélioration rapide. Guérison presque totale.*

91. Rhumatisme articulaire apyrétique. *Guérison graduelle.*

92. Douleurs rhumatismales acromio-claviculaires. *Guérison.*

93. Rhumatisme musculaire du bras et de la jambe droite. *Guérison.*

94. Rhumatisme blennorrhagique, *Guérison graduelle.*

95. Rhumatisme articulaire acromio-claviculaire et xiphoïdienne. *Guérison.*

96. Douleurs rhumatismales articulaires. *Guérison.*

97. Douleurs dorsale et métacarpo-phalangiennes rhumatismales. *Guérison.*

98. Douleurs rhumatismales, dorso-lombaires et sciatiques. *Guérison.*

I. — Névralgies : 5.

99. Sciatique rebelle. *Guérison.*

100. Sciatique récente enlevée par une suggestion. *Guérison.*

101. Sciatique rebelle. *Guérison.*

102. Sciatique rebelle. *Guérison graduelle.*

103. Névralgie du trijumeau avec tic facial douloureux. *Guérison presque complète.*

J. — Troubles menstruels : 2.

104. Retard menstruel. Suggestion des règles à jour fixe.

105. Menstrues abondantes tous les 11 à 15 jours. Régularisation par suggestion à 28 ou 29 jours.

CHAPITRE II

La thérapeutique suggestive agit sur la fonction. — Rôle du dynamisme fonctionnel dans les maladies. — Dangers de l'hypnotisme. — Sommeil spontané. — Suggestibilité hypnotique exagérée. — La suggestion corrige ces inconvénients. — L'hypnotisation peut-elle porter atteinte aux facultés cérébrales ? — Abus des hallucinations provoquées. — Hallucinabilité à l'état de veille. — Préceptes médicaux.

J'ai essayé par ces nombreuses observations de démontrer combien est vaste le champ de la psycho-thérapeutique suggestive. Ce n'est pas seulement dans l'hystérie, dans les névroses, dans les maladies nerveuses fonctionnelles pures qu'elle trouve son application. On a vu les résultats qu'elle peut donner dans les affections organiques du système nerveux, dans les rhumatismes articulaires chroniques, dans les affections stomacales, etc. J'ai cherché à expliquer (voir observations I et II) par quel mécanisme la suggestion peut agir utilement dans les cas de ce genre. Il peut paraître puéril au premier abord de faire appel à l'imagination pour guérir ou améliorer des troubles fonctionnels liés à l'hémorrhagie cérébrale, au ramollissement, à une arthrite rhumatismale, à une myélite chronique ! Bien des médecins hausseront les épaules et lèveront les bras au ciel pour protester contre de pareilles assertions ! Qu'ils réfléchissent et qu'ils contrôlent, avant de protester ! Force leur sera de s'incliner devant l'évidence des faits !

Je ne prétends pas que la suggestion agisse directement sur l'organe malade, pour supprimer la congestion vasculaire, résoudre l'exsudat inflammatoire, restaurer les éléments du parenchyme détruit ou dégénéré. Quel est l'agent de la matière médicale capable de susciter ce processus curatif direct? Les maladies guérissent par leur évolution biologique naturelle, quand elles peuvent guérir. Nos moyens thérapeutiques ordinaires consistent à mettre l'organisme dans les meilleures conditions pour que la *restitutio ad integrum* puisse s'opérer; nous supprimons la douleur, nous modifions la fonction, nous mettons l'organe au repos, nous calmons la fièvre, nous ralentissons le pouls, nous provoquons le sommeil, nous activons les sécrétions et les excrétions, et ce faisant, nous permettons à la nature médicatrice, ou pour parler le langage moderne, nous permettons à l'activité des forces et propriétés inhérentes aux éléments biologiques d'accomplir son œuvre. Les agents thérapeutiques dont nous disposons ne sont que des médications fonctionnelles. La suggestion aussi est une médication fonctionnelle puissante.

Tous les organes, toutes les fonctions sont commandés par les centres nerveux. Chaque élément de l'organisme a pour ainsi dire son centre d'action aboutissant à l'encéphale. La sensibilité, le mouvement, la nutrition, les sécrétions, les excrétions, la calorification sont gouvernés ou du moins influencés par cet organisme central qui préside au mécanisme complexe de la physiologie animale. Cet organisme central peut intervenir utilement pour rétablir, dans la mesure du possible, le jeu des organes et fonctions troublés.

Je dis dans la mesure du possible. Voici un malade auquel une hémorrhagie cérébrale a détruit, je suppose, toute la capsule blanche interne; une dégénérescence descendante s'est faite dans le faisceau pyramidal, une hémiplégie rigide s'en est suivie. Ici l'organe moteur *sine quâ non* des mouvements d'une moitié du corps est détruit. Aucune suppléance organique n'est possible. Aucune médication ne peut restaurer ce qui est détruit. La suggestion, pas plus que les autres médications, ne pourra rétablir une fonction dont l'organe indispensable n'existe plus.

Mais je suppose que l'hémorrhagie ait laissé subsister quelques fibres conductrices suffisantes pour transmettre jusqu'aux cellules motrices l'influence centrifuge de la volonté. Ces fibres ne sont affectées que dans leur fonction, frappées par le choc du voisinage, affectées virtuellement. Impuissantes à sortir spontanément de leur torpeur, la suggestion peut agir dynamiquement sur elles; l'activité psychique mise en jeu, concentrée vers ces fibres, leur apporte un stimulus nouveau qui ranime leur modalité engourdie. L'influx cérébral arrive par cette excitation dynamogénique à se frayer une voie jusqu'aux cellules motrices, et la conductibilité interrompue rétablie restaure la fonction.

Or, nous avons vu combien le dynamisme joue un rôle considérable dans les fonctions nerveuses. On sait que des hémianesthésies organiques persistant avec opiniâtreté pendant des années (pendant quatre ans dans une de mes observations) ont été guéries rapidement par des pratiques diverses : électrisation, métallothérapie, magnétothérapie, suggestion. On sait que les paralysies et contractures dynamiques, hystériques psychiques, après avoir persisté pendant des années et défié toute thérapeutique, cèdent quelquefois comme par enchantement à un bouleversement moral violent.

Il n'y a rien d'exceptionnel dans l'organisme vivant; chaque fait qui se produit est susceptible de se reproduire, car ce fait implique la mise en activité d'un mécanisme physiologique inhérent à l'organisme.

Une considération qui ne doit être jamais perdue de vue pour la thérapeutique, est celle-ci : le trouble fonctionnel peut survivre à la cause ou à la lésion organique qui lui a donné naissance : ce trouble n'est plus entretenu par la lésion, mais retenu, si je puis dire, par le système nerveux. Celui-ci a une grande tendance à conserver certaines modalités qui lui ont été imprimées. Un enfant qui a eu beaucoup de convulsions, répète ces convulsions sous la moindre influence; les tics, les mouvements nerveux, les crises hystériques, la toux nerveuse, le vomissement, la diarrhée, etc., sont des actes que les centres nerveux exécutent spontanément, lorsque ces actes, ayant été fréquemment répétés par lui, sont pour ainsi dire, par lui assimilés. Certaines douleurs s'éternisent, alors que la lésion déterminante n'existe plus. Tout chirurgien a vu, à la suite d'une contusion, par exemple, un membre rester dynamiquement affecté : le malade continue à souffrir et à immobiliser son membre; la contusion cependant semble guérie. L'électrisation, l'hydrothérapie, le massage, l'influence morale, la suggestion interviennent souvent utilement pour dissiper les troubles qui survivent.

On concède volontiers que sur le domaine de la pathologie nerveuse, l'influence psychique puisse avoir une certaine efficacité; mais on conçoit plus difficilement que, en dehors de ce domaine, la même influence puisse exercer quelque résultat! Voici, dira-t-on, une arthrite rhumatismale chronique! L'articulation est malade, les tissus articulaires et périarticulaires sont profondément altérés ! Prétendez-vous suggérer à la lésion de se résoudre, à la synoviale de reprendre sa structure normale, au cartilage détruit de se reconstituer ?

Je ne prétends pas cela. Je constate par l'observation que la thérapeutique suggestive est quelquefois incontestablement utile dans des maladies de ce genre. Beaucoup verront et nieront, aveugles de parti pris devant l'évidence des faits, parce qu'ils sont pénétrés de l'infaillibilité de leur propre jugement, parce qu'ils ferment systématiquement les yeux aux vérités qui ne s'adaptent pas à leurs idées préconçues !

Sans doute, contre une articulation luxée, contre une ankylose osseuse ou fibreuse, contre des fongosités articulaires anciennes, la suggestion ne peut rien. Mais tel n'est pas le cas de toutes les arthropathies rhumatismales chroniques. Voici un homme dont les jointures restent gonflées et douloureuses; mais la lésion n'est pas incompatible avec le fonctionnement de la jointure; elle est susceptible de se résoudre; les cartilages et les synoviales n'ont pas subi encore une altération irrémédiable; c'est l'immobilité de l'articulation qui peut entretenir en partie la lésion, elle crée la rétraction du tissu cellulo-fibreux articulaire et péri-articulaire : elle enlève peut-être à la synovie ses qualités onctueuses; elle rend les surfaces cartilagineuses inégales, elle maintient une stase passive, dans les capillaires; les chirurgiens connaissent l'arthrite par repos prolongé. La suggestion calmant la douleur, rendant au malade la possibilité d'imprimer à l'articulation les mouvements nécessaires à son intégrité, restituant ainsi aux tissus fibro-séreux leur souplesse, à la synovie son onctueux, à la circulation capillaire son activité, peut agir efficacement pour améliorer et guérir l'arthropathie.

M. Delbœuf a montré par des expériences ingénieuses qu'une plaie, produite par brûlure, par exemple, détermine moins de réaction inflammatoire et se cicatrise plus vite, si on l'a préalablement insensibilisée par suggestion. « La douleur, dit l'éminent psychologue, fait que le patient pense à son mal; et, en y pensant, il l'exaspère. L'hypnotisme, qui distrait cette attention, opère en sens inverse de la douleur; il diminue le mal en faisant que nous n'y songeons plus. » (*De l'origine des effets curatifs de l'hypnotisme. Bulletin de l'Académie royale de Belgique*, 1877.)

La suggestion attaque la maladie par un de ses éléments, et la suppression de cet élément morbide peut retentir heureusement sur tout l'appareil pathologique dont tous les éléments sont réciproquement subordonnés les uns aux autres. Et quelle autre chose fait la thérapeutique habituelle ? L'opium, la quinine, le salicylate, les frictions, les révulsifs, les vésicatoires, le massage, l'électricité, font-ils autre chose que d'attaquer la maladie par un de ses éléments? Avons-nous beaucoup de médications qui aient la propriété de modifier directement la lésion matérielle? C'est la restauration fonctionnelle qui amène la restauration organique, quand elle est possible.

J'en ai dit assez pour indiquer le point de vue auquel je me place pour expliquer les résultats de la psychothérapeutique suggestive.

Je ne connaissais pas cette méthode thérapeutique, lorsque j'écrivais en 1875 dans le *Dictionnaire encyclopédique*, à l'article *Réaction :*

« Souvent le moral, c'est-à-dire la mise en activité des fonctions psychiques opère des réactions salutaires. Consoler un malade, soutenir son courage ébranlé, éloigner de son âme les angoisses terrifiantes qui le minent, c'est souvent réagir efficacement sur la maladie. A la voix douce et persuasive du médecin, le malade restauré comme par un baume salutaire, sent la confiance renaître et son malaise se dissiper. Sans doute les altérations organiques une fois consommées persistent en dépit de toutes les influences morales. Mais les troubles fonctionnels si nombreux, l'anxiété précordiale, les palpitations nerveuses, la respiration haletante, les idées tristes peuvent être amendés par une modalité nouvelle imprimée aux centres nerveux. Ainsi s'explique ou plutôt se conçoit cette influence immense qu'un médecin de cœur et de tact peut exercer sur son malade par cette médecine morale, vraie réaction névrosthénique qui n'est pas le moins puissant parmi les agents de la thérapeutique. »

Un mot encore, avant de terminer ce livre sur *les dangers de l'hypnotisme.*

L'hypnotisation par elle-même est-elle dangereuse pour celui qui y est soumis ? Je n'hésite pas à affirmer, fort de l'expérience acquise, que lorsqu'elle est bien maniée, elle n'offre pas le moindre inconvénient. Elle ne trouble en rien les fonctions de la vie organique ; nous avons vu que la respiration et la circulation ne sont pas influencées chez les sujets dont l'esprit est au repos. Si quelques-uns ont, lors des premières séances, quelques phénomènes nerveux, tels que secousses musculaires, respiration haletante, malaise, accélération du pouls, si quelques hystériques peuvent avoir des crises convulsives pendant l'opération, ces symptômes, auto-suggestifs pour ainsi dire, dus à l'émotion morale, à un sentiment de crainte, disparaissent toujours dans les séances suivantes, à la faveur d'une suggestion calmante qui ramène une confiance tranquille. L'habitude prise, les sujets s'endorment paisiblement comme du sommeil naturel et se réveilient de même, sans le moindre malaise, si on a soin de suggérer l'absence de malaise au réveil.

Jamais dans ma pratique déjà longue je n'ai vu d'inconvénient succéder au sommeil provoqué, comme nous le faisons ; car la suggestion est toujours là comme correctif de tous ceux qui pourraient se déclarer.

Il en est qu'il importe de connaître et que je vais signaler. Certaines personnes, après avoir été hypnotisées un certain nombre de fois, conservent une disposition facile à s'endormir spontanément. Quelques-unes à peine éveillées, se rendorment de nouveau d'elles-mêmes, peu d'instants après le réveil, du même sommeil hypnotique. D'autres s'endorment ainsi dans le courant de la journée. Cette tendance auto-hypnotisante peut être réprimée par la suggestion. Il suffit d'affirmer au sujet pendant son sommeil qu'une fois réveillé, il le sera complètement et ne pourra plus se rendormir spontanément pendant la journée, pour prévenir cette propension au sommeil spontané.

D'autres deviennent trop facilement hypnotisables ; lorsqu'ils ont été souvent mis en somnambulisme. Le premier venu peut quelquefois les mettre par surprise dans cet état, par simple occlusion des yeux. C'est un danger réel qu'une pareille suggestibilité hypnotique! Livrés à la merci d'un chacun, dépourvus de résistance psychique et morale, certains somnambules deviennent ainsi des êtres taillables et malléables, au gré des suggestionnistes !

Ils ont raison, les moralistes soucieux de la dignité

humaine qui se préoccupent avec anxiété d'une éventualité, aussi grosse de périls! Ils auraient raison de condamner une pratique qui peut enlever à l'homme, sans résistance possible de sa part, ce qu'il a de libre arbitre, ils auraient mille fois raison, si le remède n'était à côté du mal! Quand nous prévoyons chez nos somnambules une disposition pareille, nous avons soin de leur affirmer pendant leur sommeil, et c'est une règle dont il est bon de ne pas se départir : « Personne ne pourra vous endormir, si ce n'est votre médecin, pour vous soulager. » Et le sujet, docile à l'injonction, devient réfractaire à toute suggestion étrangère. Un jour j'essayai d'hypnotiser une excellente somnambule que plusieurs fois j'avais endormie déjà; je ne pus y arriver; j'appelai M. Liébeault à mon aide; il l'endormit en quelques secondes. Je lui demandai alors pourquoi je n'avais pas réussi. Elle me dit que plusieurs mois auparavant M. Beaunis lui avait suggéré pendant son sommeil que M. Liébeault et lui seuls pourraient l'hypnotiser. Cette idée, inscrite dans son cerveau et dont elle n'avait pas conscience à l'état de veille, l'avait prémunie contre ma tentative! Donc le danger d'une suggestibilité hypnotique trop grande peut être écarté par la suggestion elle-même.

Une appréhension plus grave et qui s'impose naturellement est celle-ci : Ne craignez-vous pas, dira-t-on, que l'hypnotisme, alors même qu'il est manié avec prudence, dans un seul but thérapeutique, sans hallucinations provoquées, ne finisse par porter une atteinte grave aux facultés cérébrales? Le cerveau s'engourdit, l'intelligence est déprimée, l'activité cérébrale diminue; le sujet tombe et reste dans un état de torpeur intellectuelle.

L'expérience seule peut répondre. Or, j'ai endormi des personnes très intelligentes, pendant des mois et même des années, journellement, même deux fois par jour ; et jamais je n'ai constaté le moindre préjudice porté aux facultés de l'entendement ; l'initiative cérébrale persistait aussi active ; elle devenait même quelquefois plus active, car bien des troubles fonctionnels dont les malades souffrent, tels que douleurs, inquiétude, agitation nerveuse, insomnie, réagissent d'une façon fâcheuse sur l'activité psychique ; supprimer ces troubles par la suggestion, c'est mettre le cerveau au repos, c'est le dégager d'impressions qui entravent son fonctionnement libre, c'est sauvegarder l'intégrité fonctionnelle de l'organe générateur de la pensée. Le sommeil hypnotique par lui seul est bienfaisant et exempt d'inconvénients, comme le sommeil réel.

Mais un autre ordre de dangers peut résulter des hallucinations provoquées et je dois dire ici toute ma pensée. Sans doute, des hallucinations inoffensives provoquées à d'assez longs intervalles, soit hypnotiques, soit post-hypnotiques, troublent momentanément l'esprit, au même titre que les rêves; mais l'équilibre se rétablit vite quand le rêve hallucinatoire a disparu.

En est-il de même si ces hallucinations sont fréquemment suggérées à l'imagination? Ne peut-il à la longue rester quelque trouble persistant dans le cerveau? N'est-il pas à craindre qu'un dérangement plus ou moins notable des facultés intellectuelles survive? Je ne voudrais pas affirmer que certains cerveaux fragiles, prédisposés à l'aliénation mentale, ne puissent recevoir de ces expériences inopportunes et maladroites une atteinte sérieuse, sachant que toute émotion, tout bouleversement violent peut faire éclore une folie dont le germe diathésique, souvent héréditaire, est inhérent à l'organisme. Je dois dire seulement que, dans les nombreuses expériences que j'ai faites, je n'ai jamais constaté de trouble psychique survivant aux expériences. Chez une de mes malades, dont j'ai parlé, M... G..., femme très intelligente, affectée d'ataxie locomotrice, je me suis permis, sans la violenter, quelques expériences dans ce but, en surveillant avec soin son état psychique, prêt à arrêter l'expérimentation au moindre indice inquiétant qui se manifesterait. Je l'ai, à diverses reprises, soumise plusieurs jours de suite, à des hallucinations complexes, répétées, hypnotiques, post-hypnotiques, à courte et à longue échéance ; et de tout cela, rien n'est resté. Depuis trois ans qu'elle est au service, malgré de très nombreuses suggestions à l'état de veille et de sommeil, son intelligence est restée aussi vive, son initiative n'a pas été atteinte. Je m'empresse d'ajouter que ce fait ne doit pas servir d'encouragement ; une pareille expérimentation est dangereuse ; les expériences d'hallucination provoquée ne doivent être faites qu'avec prudence et réserve.

Un autre danger réel est celui-ci : certains sujets, après de nombreuses hypnotisations, après de nombreuses hallucinations provoquées pendant le sommeil, deviennent suggestibles et hallucinables à l'état de veille.

Leur cerveau réalise avec une extrême facilité toutes les conceptions qu'on y dépose : toute idée devient acte, toute image évoquée devient chez eux une réalité ; ils ne distinguent plus le monde réel du monde imaginaire suggéré. La plupart, il est vrai, ne sont hallucinables ainsi que par la seule personne qui a l'habitude de les hypnotiser.

Mais, parmi ces sujets, et cela surtout si le médecin n'a pas eu la précaution de s'attribuer à lui seul le monopole de la suggestibilité, dans l'intérêt thérapeutique, quelques-uns peuvent être hallucinables et suggestibles par tous, par tous ceux qui savent leur en imposer.

Et cette hallucinabilité extrême une fois produite, cette maladie nerveuse une fois créée, n'est pas toujours facile à guérir ou à atténuer par une nouvelle intervention suggestive. Aussi, ne faut-il pas livrer le cerveau humain à des jeux de cette nature! Sans doute quelques expériences d'hallucinations provoquées de temps en temps sont inoffensives, si elles sont faites avec réserve; répétées sans mesure sur le même sujet, elles peuvent devenir dangereuses.

Faut-il proscrire une chose qui peut être utile, parce que l'abus de cette chose peut être nuisible? Autant proscrire le vin, l'alcool, l'opium, la quinine, parce que l'usage immodéré ou intempestif de ces substances peut entraîner des accidents! Sans doute la suggestion maniée par des gens malhonnêtes ou maladroits est une pratique dangereuse. La loi peut et doit intervenir pour réprimer les abus.

Utilisée dans un but thérapeutique, maniée avec prudence et intelligence, la suggestion n'est que bienfaisante. C'est au médecin d'en dégager l'effet utile et de l'appliquer au soulagement de ses malades. Quand en présence d'un malade, je pense que la thérapeutique suggestive a quelque chance de succès, je me croirais répréhensible, comme médecin, si je ne la proposais à mon client, et si je n'insistais pour le décider à s'y soumettre.

Mais avant de l'appliquer, voici les préceptes auxquels je crois devoir m'astreindre et auxquels tout médecin devra s'astreindre, pour sauvegarder sa conscience et son honneur professionnel :

« 1° Ne jamais endormir aucun sujet sans son consentement formel ou le consentement de ceux ayant autorité sur lui.

2° Ne provoquer le sommeil qu'en présence d'un tiers autorisé, parent, mari, père, etc., qui garantisse à la fois l'hypnotiseur et l'hypnotisé. On préviendra ainsi toute supposition fâcheuse, toute accusation ultérieure, tout soupçon de tentative qui n'aurait pas pour but le soulagement du sujet. » (Beaunis.)

3° Ne pas donner au sujet hypnotisé, sans son consentement, d'autres suggestions que celles nécessaires à sa guérison. Le médecin n'a de droits que ceux qui lui sont conférés par le malade ; il doit se borner à la suggestion thérapeutique : toute autre expérience lui est interdite, sans le consentement formel du malade, fût-elle dans l'intérêt de la science. Encore le médecin ne doit-il pas profiter de son autorité sur le malade pour provoquer ce consentement, lorsqu'il pense que l'expérience qu'il veut faire peut avoir le moindre inconvénient.

C'est la suggestion appliquée à la thérapeutique que, comme médecin et professeur de clinique, j'avais le devoir d'étudier d'une façon spéciale.

J'ai le droit d'affirmer, m'appuyant sur de nombreux faits, que la thérapeutique suggestive existe, sans vouloir dire que cette thérapeutique soit toujours applicable, ni toujours efficace. Mais elle l'est souvent. Ce n'est pas dans un but oiseux, ce n'est même pas dans le seul but de satisfaire une vaine curiosité scientifique que j'ai abordé, il y a plus de six ans, cette étude, à travers bien des obstacles, et que je l'ai poursuivie rigoureusement malgré bien des sourires !

TABLE DES MATIÈRES

PREMIÈRE PARTIE

CHAPITRE PREMIER

CHAPITRE II

CHAPITRE VII

CHAPITRE VIII

CHAPITRE IX

DEUXIÈME PARTIE

DE LA SUGGESTION APPLIQUÉE A LA THÉRAPEUTIQUE

CHAPITRE PREMIER

OBSERVATIONS

I. — AFFECTIONS ORGANIQUES DU SYSTÈME NERVEUX

III. — AFFECTIONS NÉVROPATHIQUES

IV. — NÉVROSES

V. — PARÉSIES ET PARALYSIES DYNAMIQUES

VI. — AFFECTIONS GASTRO-INTESTINALES

VII. — DOULEURS DIVERSES

VIII. — AFFECTIONS RHUMATISMALES

CHAPITRE II

EVREUX, IMPRIMERIE DE CHARLES HÉRISSEY